Klaus-Peter Eschenbach,
Alternatives Rechtschreibungswörterbuch der Medicin und Pharmacie

Walter Fiedler

Klaus-Peter Eschenbach

Alternatives Recht-schreibungs-wörterbuch der Medicin u. Pharmacie

Buchstabierung
Silbentrennung
Betonung
Wortartnennung

Verlag Jungjohann · Neckarsulm

Klaus-Peter Eschenbach
Franklinstraße 16
D-1000 Berlin (West) 10
Telephon (0 30) 392 36 94

1. Auflage Februar 1985

Druck:	Heidelberger Reprographie Andreas Grosch GmbH, Seestraße 72, D-6904 Eppelheim
Schreibsatz:	Klaus-Peter Eschenbach, Berlin, und AK Satzservice GmbH, Postfach 128, D-8912 Kaufering
Umschlagentwurf:	Klaus-Peter Eschenbach
Titelabbildung:	Alfred Stapper

Ich widme dieses Buch

meinem Großvater STANISLAUS LIGOCKI, geb. am 8. Mai 1901 in Stralkowo, dem es leider nicht vergönnt war, sein eigenes Buch zu vollenden,

und seiner Gefährtin
in jungen wie in alten Tagen,

meiner Großmutter FRIEDA MARIE LIGOCKI, geb. SCHWOCHE, geb. am 17. September 1903 in Trebow, in deren Obhut ich die wohl glücklichste Zeit meiner Kindheit verbrachte.

„Man lasse die niedern Classen dergleichen Wörter verunstalten, wie sie wollen; Personen von feinerm Geschmack und bessern Kenntnissen sollten sich billig auch hierin von dem großen Haufen unterscheiden."

Johann Christoph Adelung (1732–1806)

INHALTSVERZEICHNIS

VORWORT DES AUTORS

Dieses Buch ist aus der Arbeit an meinem „Wörterbuch der Medicin Englisch-Deutsch Deutsch-Englisch" hervorgegangen, dessen 1. Aufl. im October 1983 im selben Verlag erschienen ist. Genauer gesagt, ist es aus den 17000 Stichwörtern des deutsch-englischen Teiles dieses Wörterbuches hervorgegangen, die im „Rechtschreibungswörterbuch" auf über 22000 Stichwörter vermehrt wurden. Bei der Arbeit am „Wörterbuch der Medicin" mußte ich zu meinem Bedauern bald feststellen, daß die „Regeln", die gegenwärtig die „Recht"schreibung im Bereich der medicinisch-biologischen und chemisch-pharmaceutischen Fachsprache – ja, der Fremdwörter im allgemeinen – bestimmen, diesen Namen eigentlich kaum verdienen, insofern sie nämlich viele Zweifelsfälle ungelöst lassen und damit breiten Raum für abweichende Schreibungen schaffen. Dies liegt zum einen an der Complexität, Unübersichtlichkeit und Lückenhaftigkeit der Rechtschreibungsregeln, zum anderen an der Schaffung willkürlicher Ausnahmen, die dann einzeln auswendig gelernt werden müssen. Andererseits ist dort, wo die bestehenden Regeln eindeutig sind, ein radicaler Mangel an rationaler Begründung auffallend, der dem Character unserer Fachsprache als eines an Hand gewisser Efficienzcriterien bewußt geformten und controllierten Communicationsinstrumentes mit nationalen und internationalen Dimensionen nicht annähernd gerecht wird.

Zu welchen bedauernswerten – man kann schon sagen, pathologischen – Sprachzuständen die Fehlentwicklung der Rechtschreibung im Laufe der letzten 100 Jahre geführt hat, habe ich ausführlich weiter unten im Abschnitt „Principien und Regeln deutscher Fremdwort-Orthographie" dargestellt. Die aufmerksame Lectüre dieses Abschnittes möchte ich allen Benutzern des „Rechtschreibungswörterbuches" ans Herz legen, da nur so verstanden werden kann, warum in diesem Buch eine Rechtschreibung gewählt wurde, die manchem Leser auf den ersten Blick als ungewohnt, absonderlich oder gar absurd und lächerlich erscheinen mag. Meines Wissens existiert bisher im gesamten deutschen Sprachgebiet nur eine einzige vergleichbare Darstellung der medicinischfachsprachlichen Problematic, die jedoch zu gänzlich anderen Ergebnissen kommt; man findet sie im „Duden ‚Wörterbuch medizinischer Fachausdrücke'", 3. Aufl. 1979, S. 24–37, unter der Überschrift „Zur Rechtschreibung der medizinischen Fachwörter". Mit dieser Darstellung habe ich mich vor allem im Abschnitt 2 der „Principien und Regeln" auseinandergesetzt. Darüber hinaus sind eigentlich nur zwei Versuche erwähnenswert, die deutsche Fremdwortschreibung – insbesondere die Fachwortschreibung – wieder zu größerer internationaler Harmonie und etymologischer Transparenz zurückzuführen: die „Rechtschreibung der technischen und chemischen Fremdwörter" von JANSEN/MACKENSEN, 2. Aufl. 1959, und die „Wissenschaftlichen Fachausdrücke (C-Schreibung)", eine nicht im Buchhandel erhältliche, interne Publication des Julius-Springer-Verlages für seine Autoren (27 Seiten). Obwohl hinter beiden Publicationen leistungsstarke deutsche Wissenschaftsverlage stehen (hinter dem JANSEN/MACKENSEN der Verlag Chemie), konnten sie sich bisher nicht allgemein durchsetzen. Dies dürfte darauf zurückzuführen sein, daß es sich in beiden Fällen um Wörterverzeichnisse handelt, die nicht nur auf die Formulierung und Begründung von Regeln verzichten, sondern die auch die Schreibung der einzelnen Wörter in vollkommen unsystematischer und inconsequenter Weise festlegen. Auf die Ungereimtheiten des JANSEN/MACKENSEN hat besonders ZIMMERLI in der „Neuen Zürcher Zeitung" vom 8. October 1961 ausführlich hingewiesen.

Die Angabe von Sylbentrennung und Betonung ist ein wichtiger Vorteil des „Rechtschreibungswörterbuches", den medicinische Wörterbücher, die sich vornehmlich der Bedeutung der Wörter widmen, in aller Regel nicht zu bieten haben. Die *Sylbentrennung* erfolgte im wesentlichen nach den Regeln des „Duden ‚Wörterbuch medizinischer Fachausdrücke'", S. 17–18. Jedoch wurden, anders als im Duden, nicht nur die schwierigen Sylbentrennungen durch einen Schrägstrich gekennzeichnet, sondern sämtliche Sylbentrennungen, die als zulässig gelten können. Darüber hinaus wurde besonders in einem Puncte von den Duden-Trennungsregeln abgewichen: das Alpha privativum, das in Wörtern wie „a-bacteriell, A-basie, A-blepsie, A-cardie" den Wortsinn ins Gegenteil verwandelt, ist von so großer und eigenständiger Bedeutung, daß es als vom Rest des Wortes abtrennbar gekennzeichnet wurde. Gleiches gilt für das e als Variante des ex, d. h. in der Bedeutung „aus, heraus", in Wörtern wie „E-jaculation, E-longation, E-migration, E-mission, E-vacuation". Die *Betonung* liegt jeweils auf derjenigen Sylbe, die dem Apostroph unmittelbar folgt, z. B. „Ana'tomia, Anato'mie, 'anceps".

In den bisher erschienenen Recensionen des „Wörterbuches der Medicin Englisch-Deutsch Deutsch-Englisch“ in medicinischen und pharmaceutischen Zeitschriften ist immer wieder die Unzufriedenheit der Fachautoren mit den bestehenden chaotischen und irrationalen Zuständen im medicinisch-orthographischen Bereich zum Ausdruck gekommen. Damit verbunden, wurde mit erfreulicher Aufgeschlossenheit die Hoffnung geäußert, es möge den neuen Regeln gelingen, in der Rechtschreibung der medicinischen Fachwörter die Vernunft und Ordnung herzustellen, deren sie so dringend bedarf. Ich möchte mich dieser Hoffnung anschließen und gleichzeitig den Appell an unsere wissenschaftlichen Verleger, Herausgeber, Redacteure, Autoren und Gesellschaften richten, sich für die Verbreitung und Anwendung der neuen Regeln activ einzusetzen. Als Herausgeber der Zeitschrift „Medicinische Fachsprache“ möchte ich sie einladen, ihre Expertisen zu meinen Vorschlägen und Empfehlungen – die selbstverständlich auch in critischer Form willkommen sind – in dieser Zeitschrift zu veröffentlichen, um so die erforderliche fachwissenschaftliche Discussion endlich in Gang zu bringen. Darüber hinaus weise ich darauf hin, daß die Anwendungsmöglichkeiten der neuen Regeln keineswegs auf die medicinisch-biologischen und chemisch-pharmaceutischen Fachsprachen beschränkt sind, sondern ihr großer Vorteil gerade darin besteht, daß sie keine künstlichen Grenzen zwischen benachbarten Fachgebieten errichten und auf alle Fremdwörter gleichermaßen anwendbar sind. Lassen wir uns bei unserer weiteren Discussion immer von dem Grundsatz leiten, daß orthographische Normen nie zum Selbstzweck werden dürfen, sondern sich stets an den ihnen gestellten Aufgaben zu bewähren haben; wo diese Aufgaben durch neue Normen besser erfüllt werden können, haben die alten Normen ihre Daseinsberechtigung verloren.

Abschließend möchte ich den Herren Professoren STRAUSS und KARLSON dafür danken, daß sie mit ihren wohlwollenden Geleitworten ihren hervorragenden wissenschaftlichen Ruf in den Dienst der Sache gestellt haben. Besonderer Dank gebührt wiederum Herrn Dr. med. Hartmut JUNGJOHANN, der durch die Übernahme des verlegerischen Risicos erst die Voraussetzung für das Erscheinen des Buches schuf.

D-1000 Berlin (West), im April 1984
Klaus-Peter Eschenbach

GELEITWORT PROF. KARLSON

Als langjährigem Mitglied und späterem Vorsitzenden der „Commission on Biochemical Nomenclature" ist mir die Bedeutung der Schreibweise chemischer und medicinischer Fachwörter nur zu geläufig. Auch in der englischen Sprache gibt es Probleme, vor allem das der unterschiedlichen Schreibung in Großbritannien und den USA. Soll das Follikelhormon „Oestradiol" oder „Estradiol" geschrieben werden? Im Sachregister eines Lehrbuches wird man unter Umständen bei der einem selbst gewohnten, vom Autor aber nicht bevorzugten Schreibweise das betreffende Stichwort vergeblich suchen.

Eine einheitliche Schreibweise ist deshalb eine Notwendigkeit. Ebenso sind einfache Regeln für die Schreibweise von Fachwörtern ein wichtiges Desideratum. Im deutschen Sprachgebiet hat die mit der großen Rechtschreibungsreform ausgangs des vorigen Jahrhunderts begonnene „Eindeutschung" der vom Lateinischen und Griechischen abgeleiteten Fremdwörter eher Verwirrung gestiftet. Zwar schien zunächst ein einheitliches Princip darin gegeben, daß man auf das c weitgehend verzichten sollte. Aber nicht einmal in der Umgangssprache hat sich das auf die Dauer durchsetzen können. Es wird heute wieder vorzugsweise „Cigarette" und nicht „Zigarette" geschrieben!

Es kommt hinzu, daß der Sprachgebrauch keineswegs einheitlich war und ist. In der Chemie hat man sich nie mit den eingedeutschten Schreibweisen wie „Kalzium", „Kadmium" oder „Azeton" anfreunden können. Die Schreibweise mit c war stets die bevorzugte. Sie wird es weiterhin bleiben, weil sie auch der englischen Schreibweise viel näher steht.

Die Rechtschreibung der Fachwörter ist auch eine internationale Angelegenheit. Man kann zwar sagen, daß im deutschen Text eine deutsche Rechtschreibung zu gelten hat. Andererseits schafft es leicht Verwirrung, wenn im Englischen wie im Deutschen dieselben Wörter gebraucht, aber verschieden geschrieben werden. So hat sich im chemischen Schrifttum die Schreibweise nach den in englischer Sprache formulierten Regeln der „Internationalen Union für reine und angewandte

Chemie" weitgehend durchgesetzt. Hieran sind die Redactionen der wissenschaftlichen Zeitschriften maßgebend beteiligt. Der Process ist noch keineswegs beendet.

Die von Herrn ESCHENBACH vorgelegten Rechtschreibregeln für die c/k/z-Schreibung sind einfach und übersichtlich. Ihre Anwendung führt zu Schreibweisen, die mit denen des Englischen weitgehend übereinstimmen. Ich sehe darin durchaus einen Vorteil, weil das Englische nun einmal in der internationalen Literatur die vorherrschende und bevorzugte Sprache geworden ist. Diese Entwicklung, die sich in den letzten 50 Jahren vollzogen hat, wird man nicht mehr zugunsten einer Bevorzugung der deutschen Sprache verändern können.

Ich wünsche dem Buch einen guten Erfolg und der Schreibweise die allgemeine Anerkennung.

D-3550 Marburg, im März 1984
Prof. Dr. rer. nat. Dr. h. c. Dr. h. c. Peter Karlson

GELEITWORT PROF. STRAUSS

Unter dem derzeitig unbedingt erforderlichen Blickwinkel des unmißverständlichen und weltweiten beruflichen Gedankenaustausches bedienen sich Ärzte und Biologen medicinischer Fachausdrücke. Diese basieren auf Tradition, sofern es sich um nosologische Begriffe handelt, oder auf international anerkannten, nomenclatorischen Beschlüssen, wie z. B. die Nomina anatomica et embryologica et histologica. Die Fachwörter entstammen der lateinischen oder indirect der griechischen Sprache und begegnen sowohl in der Berufs- als auch in der Trivialsprache dem Fachmann und dem Laien. Der zwischenstatlichen Begegnungen wegen sind sie ihrer Herkunft nach bedingungslos correct zu schreiben. Dieser selbstverständlichen Verpflichtung wird leider seit vielen Jahren im deutschen Sprachgebiet nicht immer nachgelebt. Unter dem Einfluß der deutschen Einheitsrechtschreibung, die uns in den verschiedenen DUDEN-Wörterbüchern begegnet, ist die deutliche Absicht zur Eindeutschung von Fremdwörtern zu erkennen. Diesem Streben unterliegen bedauerlicherweise auch die aus dem Lateinischen und Griechischen stammenden medicinberuflichen Fachausdrücke; sie begegnen uns in angeblich „verbesserter" und „leichter auszusprechender" Form im „DUDEN-Wörterbuch medizinischer Fachausdrücke".

Die Bestrebungen der Fremdwortgermanisierung gehen auf am Ende des 19. Jahrhunderts besonders intensiven preußischen Einfluß zurück; er realisierte nicht, daß man ihm in den anderen deutschsprachigen Ländern nicht bedingungslos zustimmte. Aufgrund dieser Einwirkung empfiehlt z. B. das Lexicographen-Gremium des DUDEN-Fachwörterbuches noch heute, für den Trivialausdruck sei „Appendizitis" zu schreiben, falls nicht ein Terminus technicus wie „Appendicitis acuta" oder „Appendicitis chronica" angewandt wird; das gleiche gelte für „Plazenta" statt „Placenta", „Leukozyt" statt „Leucocyt", „Korpus" statt „Corpus", „Zytologie" statt „Cytologie" und für andere, analoge Fachbegriffe. Im gleichen Zug wird von jenen Autoren auch angeraten, z. B. „Anämie" statt „Anaemie", „Hämatom" statt „Haematom", oder „Ösophagus" statt „Oesophagus" zu schreiben. Unberechtigt halten diese Lexicographen den Ärzten vor, die Mediciner würden der Eindeutschung der Trivialwörter wegen ihrer Vorliebe für die c- und Diphthong-Schreibung nicht zustimmen. Die Ärzte sehen aber weiter als 100 Jahre zurück, wofür auch das in den letzten 50 Jahren verstärkte medicinhistorische Interesse spricht; sie sind sich bewußt, daß die Schreibweise der Fachwörter ihrer Genese wegen der Überlieferung entsprechen soll. Deshalb ist auch die von americanischer Seite für die Speiseröhre empfohlene Schreibweise „Esophagus" abzulehnen.

Für die im DUDEN-Fachwörterbuch genannte triviale Schreibweise setzen sich infolge ihrer Folgsamkeit gegenüber der DUDEN-Rechtschreibung bedauerlicherweise auch bekannte Verlage im deutschen Sprachgebiet ein; ihnen ist damit eine mangelnde geschichtliche Verbindung zur Fachwortherkunft anzukreiden. Aufgrund jener Einstellung „verbessern" Berufscorrectoren in wissenschaftlichen Arbeiten gern medicinberufliche Trivialausdrücke. Sie huldigen damit ohne Rücksicht auf Herkunft und fremdsprachliche Bedeutung der wissenschaftlichen Begriffe einer nicht mehr gerechtfertigten Eindeutschung und einem heute übertriebenen Nationalismus. Im Gegensatz zur noch zu Beginn der Neuzeit üblichen Schreibweise hat sich so in der medicinischen Literatur eine sehr auffallende, dictatorisch anmutende und unberechtigte Sprach-Germanisierung breit gemacht. Infolge der differenten Schreibweise von Fach- und Trivialsprache wird ein oft verwirrender Dualismus geschaffen, den es auszumerzen gilt. Es bedarf heute im deutschen Sprachgebiet auch keiner Rücksicht mehr auf die Aussprache, weil der Laie im Fernsehen, im Rundfunk und in der Zeitung täglich mit ihm jetzt vertrauten Fremdwörtern confrontiert wird. Ferner ist ihm durch die entschieden verbesserten Fremdsprachenkenntnisse die je nach Vocal unterschiedliche Sprechweise des c bekannt.

Wer die Möglichkeit hat, das neue „Rechtschreibungswörterbuch der Medicin und Pharmacie" zu consultieren, wird einsehen, daß die bisherige Eindeutschung medicinischer Fremdwörter allzu oft zu Unclarheit und Zwiespalt führte. Um die Verschiedenheiten der Schreibweisen zu eliminieren, muß die Herausgabe des neuen Wörterbuches als wohlgelungene Bemühung um Vereinheitlichung der Schreibweise medicinischer Begriffe betrachtet werden. Es wäre grundsätzlich falsch, den Lexicon-Autor eines sprachlichen Rückschrittes wegen zu verurteilen; ganz im Gegensatz zu einer solchen Critic ist Herrn ESCHENBACH für seinen beeindruckenden und unbedingt lobenswerten Versuch zur Vereinheitlichung der biologisch-medicinischen Fachwortschreibung in deutscher Sprache auch von ärztlicher Seite aus mit allem Nachdruck zu danken. Herr College ESCHENBACH hat es durch seinen beglückenden

Einsatz ausgezeichnet verstanden, auf quasi internationaler Ebene eine Übereinstimmung von Begriffen in unserer Fach- und Trivialsprache zu schaffen. Deshalb darf das neue Lexicon in keiner Ärzte- und Biologen-Fachbibliothec fehlen.

CH-3122 Kehrsatz, im Februar 1984
Prof. Dr. med. Fritz Strauss

PRINCIPIEN UND REGELN DEUTSCHER FREMDWORT-ORTHOGRAPHIE*

1. Historie der Fremdwortschreibung, insbesondere der c/k/z-Schreibung, von der Antique bis zur Gegenwart

1.1. C/k/z-Schreibung in der Antique

Fast alle europaeischen Sprachen der Gegenwart werden mit lateinischen Buchstaben geschrieben, die z. T. durch diacritische Zeichen (Accente, Trema, Cédille, Tilde) modificiert sind. Dies gilt jedenfalls für alle Weltsprachen, wenn man darunter diejenigen Sprachen versteht, die auf mehreren Continenten Amtssprache sind (Englisch, Französisch, Spanisch, Portugiesisch). Ausnahmen sind das Griechische, das mit griechischen Buchstaben geschrieben wird, und einige slavische Sprachen (Russisch, Bulgarisch, Serbisch, Macedonisch), die mit cyrillischen Buchstaben geschrieben werden. Die lateinischen Buchstaben entstanden um 600 v. Chr. Geb. aus den griechischen Buchstaben, aus denen im 9. Jh., also etwa 1500 Jahre später, auch die cyrillischen Buchstaben entwickelt wurden (von den griechischen Brüdern Cyrillus und Methodius). Die griechische Buchstabenschrift entstand um 800 v. Chr. Geb. aus der phoenicischen Sylbenschrift, die ihrerseits um 1500 v. Chr. Geb. aus der aegyptischen Bilderschrift, den berühmten Hieroglyphen, entstand. Letzten Endes läßt die Entstehung der menschlichen Schrift sich bis zu den steinzeitlichen Höhlenzeichnungen zurückverfolgen.

Aus den griechischen Großbuchstaben Gamma, Kappa, Zeta entstanden die lateinischen Buchstaben c, k, z. (Der dritte Buchstabe des Alphabetes ist im Griechischen das Gamma, im Lateinischen das c.) Im Lateinischen wurde dementsprechend ursprünglich der "g"-Laut durch das c dargestellt, der "k"-Laut durch das k. Folgte jedoch dem "k"-Laut ein halbconsonantisches (wie englisches w zu sprechendes) u, so wurde zu dessen Unterscheidung vom vocalischen u der "k"-Laut durch das q dargestellt. (Vgl. lat. "cuius", mit vocalischem u, und lat. "qui", mit halbconsonantischem u.) Folgte dem "k"-Laut ein stimmloser "s"-Laut, so wurde der daraus resultierende "ks"-Laut durch das x dargestellt, wenn zwischen "k"-Laut und "s"-Laut keine Morphemfuge lag. (Vgl. lat. "extractio", aus "ex" + "tractio", und lat. "ecstasis", aus "ec" + "stasis".) Die lateinischen Buchstaben x und q entstanden aus den griechischen Buchstaben Xi und Koppa. Das Koppa ging der griechischen Schrift frühzeitig verloren; im altgriechischen Alphabet stand es zwischen Pi und Rho, was der Stellung des q zwischen den lateinischen Buchstaben p und r bis heute entspricht.

An gewissen deutschen Dialecten, die grundsätzlich das g als "k"-Laut sprechen und das k als "g"-Laut, sehen wir, wie ähnlich "g"-Laut und

*) Dies ist eine völlig neu bearbeitete und stark veränderte Fassung des Abschnittes "C, Ae, Oe, Ph, ss oder K/Z, Ä, Ö, F, ß in Fremdwörtern, insbesondere Fachwörtern der Medicin, Pharmacie, Chemie und Biologie?" in meinem "Wörterbuch der Medicin Englisch-Deutsch Deutsch-Englisch", 1. Aufl. 1983, Hartmut Jungjohann Verlag, Neckarsulm, S. XIII-XXVIII.

"k"-Laut einander sind. (Man kann ebensogut den "g"-Laut als stimmhaften "k"-Laut ansehen wie den "k"-Laut als stimmlosen "g"-Laut.) Diese Ähnlichkeit führte im Lateinischen in einer Zeit, in der man "schrieb, wie man sprach" dazu, daß "k"-Laut und "g"-Laut durch denselben Buchstaben, nämlich das c, dargestellt wurden; qu und x blieben erhalten. So vorteilhaft diese "Vereinfachung" den "fortschrittlichen" und "volksnahen" Schreibern erschienen sein mag, so ebnete sie doch auch so manchen beachtlichen Bedeutungsunterschied ein, z. B. zwischen "lucere" (leuchten) und "lugere" (trauern), so daß schließlich um 300 v. Chr. Geb. der Vorschlag des Spurius Carvilius Ruga oder des Appius Claudius sich durchsetzte, dem c einen Querstrich hinzuzufügen, wenn es den hochsprachlichen "g"-Laut bezeichnen sollte. Auf diese Weise entstand der neue Buchstabe g, wie man an den Großbuchstaben C und G bis heute leicht nachvollziehen kann. Das k, für dessen "k"-Laut nun das c stand, war damit überflüssig geworden und verschwand bis auf ganz wenige Ausnahmen aus der lateinischen Schrift. Es erlebte erst durch die spätere Erweichung des c und die lateinische Transcription nichtromanischer Sprachen eine teilweise Renaissance.

Bis Ende des 4. Jh. wurde nun das c ausschließlich als "k"-Laut gesprochen. Aber im 5. Jh. setzte die bereits erwähnte Erweichung seiner Aussprache ein, die vor hellen Vocalen (e, i, y) und hellen Diphthongen (ae, oe) zur französischen und englischen Aussprache als stimmloser "s"-Laut führte und zur deutschen Aussprache als "ts"-Laut. (Vgl. die Entwicklung von griech. "kéntron" über lat. "centrum" zu franz. "centre", engl. "centre/center", dt. "Centrum/Zentrum", span. "centro", ital. "centro" etc.) Das z behielt im Französischen und Englischen seine griechische und lateinische Aussprache als stimmhafter "s"-Laut, nahm aber im Deutschen - wie das weiche c - den "ts"-Laut an. So kam es im Deutschen, aber nicht im Englischen und Französischen, zwischen dem z und dem weichen c zur Competition um den "ts"-Laut.

Vor dunklen Vocalen (a, o, u) sowie vor Consonanten und am Wortende blieb das c hart, d. h., es behielt im Französischen, Englischen und Deutschen den classisch-lateinischen "k"-Laut. Während jedoch das Französische und das Englische dem lateinischen Vorbild folgten und das griechische k in dieser Stellung fast vollständig durch das lateinische c ersetzten, behielt das Deutsche nicht nur das griechische k bei, sondern begann darüber hinaus im 19. Jh. mit der Ersetzung des lateinischen c durch das griechische k auch in denjenigen Fällen, in denen dieses c nicht auf ein griechisches k zurückging. So kam es im Deutschen, aber wiederum nicht im Französischen und Englischen, zwischen dem k und dem harten c zur Competition um den "k"-Laut.

Durch diese c/k- bzw. c/z-Competition, die im Fremd- und insbesondere im Fachwortbereich bis heute nicht einheitlich entschieden ist, gestaltet die c/k/z-Schreibung sich im Deutschen weitaus problematischer als im Französischen und Englischen, wenngleich die c/k-Competition auch dort in einigen Fällen Anlaß zu Zweifeln gibt. Im Englischen kam es statt dessen zu einer teilweisen c/s-Competition um den stimmlosen "s"-Laut (defense/defence, license/licence, practice/practise) und zu einer teilweisen z/s-Competition um den stimmhaften "s"-Laut (analyse/analyze, metabolise/metabolize), von denen nun allerdings das Deutsche verschont blieb.

Hätten die Lateiner erst gar nicht damit begonnen, sich bei der Verwendung des griechischen Gamma (also des lateinischen c) nach der Aussprache des ungebildeten Volkes zu richten, so wäre es bei der einheitlichen Darstellung des "k"-Lautes durch das k und des "g"-Lautes durch das c geblieben, und unsere heutige Untersuchung der Problematic wäre wahrscheinlich überflüssig geworden. Aus dem griechischen "kéntron" wäre dann kein lateinisches "centrum" geworden, sondern ein lateinisches "kentrum" und ein deutsches "Kentrum", und wir hätten uns heute nicht den Kopf darüber zu zerbrechen, ob wir "Centrum" schreiben oder "Zentrum". Es muß eben vor jeder Anpassung der Schreibung an die Aussprache sorgfältig geprüft werden, ob der dadurch erzielte, unzweifelhafte Vorteil engerer Correspondenz von Laut und Buchstabe nicht durch andere, schwererwiegende Nachteile irrelevant wird.

1.2. C/k/z-Schreibung im Heiligen Römischen Reich Deutscher Nation

Bis ins 19. Jh. hinein galt im deutschen Sprachgebiet noch die Regel, daß abgeleitete Wörter die Stammbuchstaben der Wörter behalten, von denen sie abgeleitet sind. In bezug auf die c/k/z-Schreibung bedeutete dies: (1) In Wörtern germanischer Herkunft war der "k"-Laut durch das k darzustellen, der "ts"-Laut durch das z. Dies war bedingt durch den Einfluß der gotischen Schrift, die direct von der griechischen Schrift abstammte und daher den Wechsel vom griechischen k zum lateinischen c nicht mitmachte. (2) Wörter griechischer Herkunft behielten ihr k, falls dieses nicht bereits vor hellem Vocal oder hellem Diphthong zu einem c latinisiert worden war und dadurch einen Lautwandel von "k" zu "ts" erfahren hatte. (3) Wörter lateinischer Herkunft behielten ihr c, falls dessen Erweichung nicht die Ersetzung durch ein k zur Beibehaltung der gewohnten Aussprache erzwang - z. B. in "Colonia", das über "Coeln" zu "Koeln" und schließlich zu "Köln" wurde; die ursprüngliche c-Schreibung konnte in "Cologne", dem französischen und englischen Namen dieser Stadt, bis heute erhalten bleiben, weil im Französischen und Englischen der dunkle Vocal o nicht zum hellen Diphthong oe umgelautet wurde.

Man schrieb also "Capitel" (lat. "capitulum"), "Doctor" (lat. "doctor"), "Praedicat" (lat. "praedicatum"), "Punct" (lat. "punctum"), "Subject" (lat. "subiectum"), "Pharmacie" (griech. "pharmakeia" über lat. "pharmacia"), "seciren" (lat. "secare"), "Cultur" (lat. "cultura"), "Classe" (lat. "classis"), "Conflict" (lat. "conflictus"), "Bibliothek" (griech. "bibliotheke", lat. "bibliotheca"), "Akademie" (griech. "akademeia", lat. "academia"), "Klinik" (griech. "klinike", lat. "clinica"), "Architektonik" (griech. "architektonike", lat. "architectonica"), "Medicin" (lat. "medicina"). In den Weltsprachen blieben diese c-Schreibungen bis heute erhalten - vgl. engl. "medicine", franz. "médecine", span. "medicina". Die Deutschen - und mit ihnen eine Reihe anderer Staten, die Grund zur Ausbildung eines nationalen Minderwertigkeitscomplexes hatten - glaubten jedoch, einen "besseren" Weg einschlagen zu müssen; schließlich sollte ja "am deutschen Wesen die Welt genesen". Denn auf das Ende des 1000jährigen Heiligen Römischen Reiches Deutscher Nation (Sacrum Imperium Romanum Nationis Germanicae) im Jahre 1806 folgte 1871 die Gründung des Deutschen Reiches. Und dieses Ereignis brachte Consequencen für die deutsche Rechtschreibung, die in erster Linie nicht linguistisch motiviert waren, sondern politisch: die wiedergefundene nationale Einheit und Unabhängigkeit sollte durch die Einheitlichkeit und "Deutschheit" der Rechtschreibung gegenüber dem "entfremdenden" Einfluß ausländischer Sprachen und dem "zersetzenden" culturellen Pluralismus der deutschen Länder gefestigt werden. Es war clar, daß eine solche Reform, die auf den Widerstand sprachlich gebildeter Kreise stoßen mußte, nur mit Unterstützung breiter, also ungebildeter

Volksschichten realisiert werden konnte. Man mußte also eine "volksnahe" Rechtschreibung schaffen, in der dem Grundsatz "Schreibe, wie Du sprichst!" höchstmögliche Geltung zu verschaffen war. Etymologische Continuität und internationale Harmonisation von Fremdwortschreibungen wurden dagegen im besten Falle als nebensächlich erachtet, im schlimmsten Falle sogar als unerwünscht. So tappte man schließlich guten Mutes in dieselbe phonologische Falle, der schon die Lateiner mit der "vereinfachenden" Ersetzung des k durch das c zum Opfer gefallen waren.

1.3. C/k/z-Schreibung nach der I. Orthographischen Conferenz

1876 fanden in Berlin die "Verhandlungen der zur Herstellung größerer Einigung in der deutschen Rechtschreibung berufenen Konferenz" statt. Als Ergebnis dieser sog. I. Orthographischen Conferenz erschienen 1880 "Regeln und Wörterverzeichnis für die deutsche Rechtschreibung zum Gebrauch in den preußischen Schulen, herausgegeben im Auftrage des Königlichen Ministeriums der geistlichen, Unterrichts- und Medizinal-Angelegenheiten". Da der "k"-Laut vor dunklen Vocalen, vor Consonanten und am Wortende in Wörtern deutscher Herkunft ebenso regelmäßig durch das k dargestellt wird, wie er in französischen und englischen Wörtern durch das c dargestellt wird, disqualificierte man das "k" gesprochene c als "undeutsch" und begann mit dessen Ersetzung durch das "deutsche" k. Entsprechendes widerfuhr dem "ts" gesprochenen c, das zu z "eingedeutscht" wurde. (Es sei daran erinnert, daß k und z ebensowenig deutscher Herkunft sind wie das verpoente c; alle drei Buchstaben haben einen gemeinsamen, griechisch-lateinischen Ursprung.)

Konrad DUDEN (1829-1911) wandte die statlichen Regeln in seinem "Vollständigen orthographischen Wörterbuch der deutschen Sprache nach den neuen preußischen und bayerischen Regeln", 1. Aufl. 1880, auf 27.000 Wörter an, von denen etwa die Hälfte Fremdwörter waren. Dabei war er nach eigenem Zeugnis beseelt von "dem Wunsche, diese Orthographie in ganz Deutschland und demnächst, soweit die deutsche Zunge klingt, zum Siege gelangen zu sehen" (S. VIII). (Man beachte den militaristischen Unterton.) Über etwaige Mängel der neuen Schreibungen tröstete er sich mit dem bezeichnenden Dictum seines verehrten Lehrmeisters VON RAUMER hinweg, "daß eine minder gute Orthographie, der ganz Deutschland zustimme, besser sei als eine vorzüglichere, die sich auf einen Teil Deutschlands beschränke" (S. VII).

Im Deutsch-Französischen Krieg von 1870/71 hatte man sich am "Erbfeinde" Frankreich militärisch gerächt; nun machte man sich daran, die deutsche Sprache von französischen und anderen "schädlichen" Fremdeinflüssen zu "reinigen". Aus dem Jahre 1885 stammt ein Gedicht Herman RIEGELs, des Gründers des Allgemeinen Deutschen Sprachvereines, das die Geistesverwandtschaft von ignoranter Xenophobie, arrogantem Nationalismus und deutschtümelnder Sprachpflege unverhohlen zum Ausdruck bringt: "Wie den Boden ihr gereinigt / von dem alten bösen Feind, / der die Väter arg gepeinigt, / daß sie Thränen viel geweint: / Also reinigt auch die Sprache / von dem fremden Quatsch und Tand, / haltet auch hier treue Wache / und sprecht deutsch im deutschen Land." (STOLL, S. 114-115.) Bezeichnenderweise verstand der Allgemeine Deutsche Sprachverein sich in der nationalsocialistischen Zeit als "die SA unserer Muttersprache" (STOLL, S. 117).

In diesen geistesgeschichtlichen Zusammenhang gehört auch, einmal näher auf die Ausdrücke "eindeutschen" und "ausdeutschen" einzugehen, die bis heute zum Standardvocabular der DUDEN-Redaction und der ihr nahestehenden "sprachpflegerischen" Verbände gehören. Es wurde oben bereits darauf hingewiesen, daß wegen der lateinisch-griechischen Herkunft der im Deutschen verwendeten Buchstaben es kaum gerechtfertigt erscheint, zwischen "deutschen" und "undeutschen" Buchstaben und deren Verwendungsweisen zu unterscheiden. Hinzu kommt, daß die Regeln von 1880 mit einer jahrhundertealten Tradition deutscher Fremdwort-c-Schreibung brachen, so daß der von ihnen als "Eindeutschung" declarierte sprachenpolitische Gewaltact der orthographischen Gleichschaltung historisch betrachtet eher "ausdeutschende" Züge trägt. Auf eine kurze Formel gebracht, die den Widersinn dieser Bezeichnungsweise offenbart: sprachhistorisch betrachtet, ist die "ausdeutschende" Fremdwortschreibung "deutscher" als die "eindeutschende", weil sie die längere und ursprünglichere Tradition für sich in Anspruch nehmen kann. Dergestalt auf ihre irrationale Motivation reduciert, entpuppen die Bezeichnungen "eindeutschen" und "ausdeutschen" sich als Etiquetten nationalistischen Jargons, mit denen in praejudicierender Weise Werte wie "Deutschenfreundlichkeit" und "Deutschenfeindlichkeit" suggeriert werden. (Man denke an die im Laufe des II. Weltkrieges erfolgten "Eindeutschungen" gewisser annectierter Gebiete. Auch damals glaubte man ja, sich gewisser "schädlicher Elemente" entledigen zu müssen, um so zu einer größeren völkischen Geschlossenheit zu gelangen. Dergleichen geistesgeschichtliche Zusammenhänge, die ohne Zweifel bestanden, können hier nur angedeutet werden.) Wollte man ebenso polemisch in der Wortwahl sein wie die "Eindeutscher", so läge es nahe, "ausdeutschen" durch "entnazificieren" zu ersetzen. Indes wollen wir uns doch einer wissenschaftlich angemesseneren Ausdrucksweise befleißigen und im folgenden die nicht praejudicierenden Terme "nationalisieren/nationalistisch" (statt "eindeutschen/eindeutschend") und "internationalisieren/internationalistisch" (statt "ausdeutschen/ausdeutschend") gebrauchen. (Es ist nicht ganz einfach, ein treffendes Begriffspaar zu finden, das von den Connotationen der "Ein-" und "Ausdeutschung" frei ist, und man wird fairerweise einräumen müssen, daß dies mit ein Grund für die bisherige Verwendung der Ausdrücke "eindeutschen" und "ausdeutschen" war. Die Ausdrücke "nationalisieren" und "internationalisieren" sind aber nicht nur weitgehend frei von unliebsamen Connotationen, sondern bieten darüber hinaus den Vorteil, auch auf vergleichbare Vorgänge in anderen Sprachen anwendbar zu sein. Dagegen wäre das Begriffspaar "phonologisieren/etymologisieren" zur Erfassung des Sachverhaltes weniger gut geeignet; ich werde weiter unten zu zeigen versuchen, daß eine internationalistische Fremdwortschreibung möglich ist, die in höherem Grade phonologisch ist als ihre nationalistische Alternative. "Nationalistisch/internationalistisch" ist nicht zu verwechseln mit "national/international"; nationale Schreibweisen können nationalistisch oder internationalistisch sein, wie auch international vereinbarte Schreibweisen in bezug auf ihr Verhältnis zu bestimmten nationalen Schreibweisen nationalistisch oder internationalistisch sein können.)

Die Regeln von 1880 stießen erwartungsgemäß zunächst auf den Widerstand gebildeter, conservativer Kreise. In Erwartung dieses Widerstandes waren zahlreiche c-Schreibungen als weiterhin zulässig von der Reform ausgenommen worden, vor allem in Fällen, in denen c/z-Competition bestand. (Die Ersetzung des c durch das k konnte durch die Rückführung auf das griechische k plausibel gemacht werden, was bei der Ersetzung des c durch das z nicht möglich war.) Das Verzeichnis führt auf S. 18-19 folgende Beispiele als weiterhin zulässig an: "Accent, Accord, Accusativ, Acquisition, Adjectiva, Cäsur, Campagne, Ceder, censieren, Censur, central, Centrum, Ceremonie, Cigarre, Cirkular (sic!), ciselieren, Citadelle, Citrone, Civil, Cölibat, Compagnie, Concept, concipieren, Conjunction, Conjunctiv, Deficit, Disciplin, Docent, Emancipation, Flacon, Hyacinthe, municipal, Narcisse, Octroi, Particip, Pharmaceut, präcis, Präcision, Recensent, Redacteur, Rekonvalescent (sic!), social, specifisch, Tricot." Trotz dieser Zugeständnisse an den orthographischen Conservatismus kam es noch im selben Jahr zu Reichscanzler Otto VON BISMARCKs beamtenrechtlichem Verbot der neuen Schreibungen "bei gesteigerten Ordnungsstrafen" (GREBE in GARBE, S. 171).

1.4. C/k/z-Schreibung nach der II. Orthographischen Conferenz

Doch selbst durch allerhöchste Anordnung war der "Eindeutschungs"manie nicht Einhalt zu gebieten. Da die 1880er Regeln, nach denen zwischen c- und k/z-Schreibung unterschieden wurde, ebenso willkürlich wie in sich widersprüchlich waren, setzte DUDEN sich für ihre Vereinheitlichung in Richtung k/z-Schreibung ein. Das c betrachtete er als "auf den Aussterbe-Etat gesetzt oder wenigstens auf seltenere, nur der wissenschaftlichen Sprache angehörige Wörter beschränkt" (S. XII). Seine Ansicht wurde in den "Beratungen über die Einheitlichkeit der deutschen Rechtschreibung" bestätigt, die 1901 in Berlin stattfanden. Als Ergebnis dieser sog. II. Orthographischen Conferenz erschienen 1902 "Regeln für die deutsche Rechtschreibung nebst Wörterverzeichnis, herausgegeben im Auftrage des Königlich Preußischen Ministeriums der geistlichen, Unterrichts- und Medizinal-Angelegenheiten". DUDEN übernahm wiederum die Aufgabe, die statlichen Regeln auf jedes einzelne Wort anzuwenden; im selben Jahr erschien bereits die 7. Aufl. seines "Orthographischen Wörterbuches der deutschen Sprache". Obwohl seit der I. Orthographischen Conferenz 25 Jahre vergangen waren, in denen kräftig ins nationalistische Horn gestoßen worden war, erregten auch die Regeln von 1901/02 noch den Unmut der Conservativen. LOHFF berichtet auf S. 325, daß Kaiser Wilhelm II. die an ihn gerichteten Schreiben hoher preußischer Beamter erst dann zur Kenntnis nahm, wenn sie von ihren Verfassern nach den Regeln der alten Orthographie corrigiert worden waren. Doch der Siegeszug der nationalistischen Orthographie war vorerst nicht aufzuhalten. Laut Beschluß der "Ständigen Konferenz der Kultusminister" vom 18./19.11.1955 (Bundesanzeiger Nr. 242 vom 15.12.1955, S. 4) sind die Regeln von 1902 (in Zweifelsfällen auch der DUDEN "Rechtschreibung der deutschen Sprache und der Fremdwörter") für den Unterricht in allen Schulen (und zwar nur dort!) verbindlich. Es ist also bis heute bei der Zusammenarbeit zwischen Stat und DUDEN-Redaction geblieben. 1980 erschien die 18. (Jubilaeums-)Auflage des DUDEN "Rechtschreibung der deutschen Sprache und der Fremdwörter"; alle oben genannten c-Schreibungen von 1880 sind ihrzufolge unzulässig.

1.5. C/k/z-Schreibung im DUDEN "Wörterbuch medizinischer Fachausdrücke"

Die "Eindeutschung" der Fremdwortschreibung seit dem 19. Jh. wurde, wie gesagt, von dem Bemühen getragen, auch in der Schreibung "deutsch" zu sein, d. h., sich von Sprachen anderer Nationen und Zeiten selbstbewußt abzugrenzen. Hinzu kam das phonologisch verlockende Ziel, den "k"-Laut einheitlich durch das k darzustellen, den "ts"-Laut einheitlich durch das z. Diese Motivationslage ist jedoch inzwischen geradezu in ihr Gegenteil umgeschlagen. Denn die einheitliche Darstellung des "k"-Lautes durch das k und des "ts"-Lautes durch das z hat sich als nicht realisierbar erwiesen; vor allem in mehrgliedrigen lateinischen Termen des Typs "Appendicitis acuta" persistiert die ursprüngliche Schreibung. Und selbst den führenden "Eindeutschern" ist mittlerweile bewußt geworden, daß die terminologische Situation in zunehmendem Maße durch die Notwendigkeit gekennzeichnet ist, den internationalen Informationstransfer durch die internationale Angleichung der Fremdwortschreibungen - insbesondere der Fachwortschreibungen - zu erleichtern. Eine solche orthographische Harmonisation ist aber nicht auf nationalistischer Basis möglich, sondern nur auf internationalistischer. Die heutigen DUDEN-Regeln zur Fremdwortschreibung tragen dieser Notwendigkeit bis zu einem gewissen Grade Rechnung und stellen insofern einen Compromiss dar: fachsprachlich soll das internationalistische Princip gelten, gemeinsprachlich das nationalistische. Daraus ergibt sich natürlich sofort das - wie wir sehen werden, unlösbare - Problem, welches Fremdwort der Fachsprache zuzurechnen ist und welches der Gemeinsprache.

In dieser Hinsicht von centraler Bedeutung ist für den DUDEN "Wörterbuch medizinischer Fachausdrücke", der bisher detailliertesten Stellungnahme der DUDEN-Redaction zum Problem der Fremdwort-Orthographie, die Unterscheidung zwischen (fachsprachlichen) "Termini technici" und (gemeinsprachlichen) "Trivialbezeichnungen": in Trivialbezeichnungen sind c, ae, oe, ph, ss "einzudeutschen" zu k/z, ä, ö, f, ß; in Termini technici sind k/z, ä, ö, f, ß "auszudeutschen" zu c, ae, oe, ph, ss. Termini technici im Sinne des DUDEN sind: (1) Namen, die Teil einer internationalen Nomenclatur sind, z. B. die binare Nomenclatur der Lebewesen, die Nomina anatomica von Basel, Jena und Paris, die Nomina histologica et embryologica von Tokyo, die organisch-chemische und anorganisch-chemische Nomenclatur der International Union of Pure and Applied Chemistry (IUPAC), die biochemische Nomenclatur der International Union of Biochemistry (IUB); (2) Namen mit lateinischer Endung, sofern sie aus mehr als einem Wort bestehen. Alle anderen Namen - ob Fremdwörter oder nicht - sind Trivialbezeichnungen. Sinn dieser Unterscheidung - das "Wörterbuch medizinischer Fachausdrücke" spricht von nicht näher begründeten "berechtigten Interessen der Allgemeinsprache", die zu wahren seien - ist ganz offensichtlich die Beschränkung der "ausdeutschenden" Fremdwortschreibung auf die Fachsprache, d. h. die Erhaltung der "eindeutschenden" Fremdwortschreibung in der Gemeinsprache. Es ist jedoch zu fragen, (1) ob die Kluft zwischen fachsprachlicher und gemeinsprachlicher Fremdwortschreibung, die durch die DUDEN-Dichotomie von "Terminus technicus" und "Trivialbezeichnung" gerissen wird, tatsächlich im Interesse der deutschen Sprache liegt und (2) ob es überhaupt möglich ist, eine eindeutige Grenzlinie zwischen fachsprachlichem und gemeinsprachlichem Fremdwortbestand zu etablieren.

1.6. C/k/z-Schreibungen der Gegenwart, die vom DUDEN abweichen

Wenngleich der DUDEN heute zweifellos die rein zahlenmäßig am weitesten anerkannte Autorität zur deutschen Schreibung - einschl. der Fremd- und Fachwortschreibung - ist, muß man doch feststellen, daß die Fachsprachen der Medicin, Pharmacie, Chemie und Biologie denjenigen Bereich darstellen, in dem seine Autorität am wenigsten respectiert wird und wo demzufolge zahlreiche Abweichungen von den DUDEN-Regeln zur Fremdwortschreibung zu beobachten sind. (Bemerkenswert ist, daß es sich dabei um diejenigen Fachsprachen handelt, in denen die Internationalisation der Nomenclaturen am weitesten fortgeschritten ist und die längste Tradition hat.) Grundsätzlich kann zwischen non-DUDEN-conformen Schreibungen unterschieden werden, die nationalistische Nonconformismen darstellen, und solchen, die internationalistische Nonconformismen darstellen. (Ich spreche hier absichtlich von "Nonconformismen" und nicht von "Aberrationen", weil "Aberration" eine irrtümliche Abweichung meint, während "Nonconformismus" offen läßt, ob es sich um eine absichtliche, erwünschte Abweichung handelt oder um eine unabsichtliche, unerwünschte Abweichung.)

Nationalistische ("eindeutschende") Nonconformismen sind vor allem bei der Schreibung von Namen chemischer Verbindungen zu beobachten, die oft noch - meist in Unkenntnis der IUPAC/IUB- und DUDEN-Regeln - mit k/z statt mit c geschrieben werden, z. B. "Azeton, Azid (Säure), Akonitin, Akridin, Akryl, Aktinium, Anthrazen, Kadmium, Kalzium, Karbon, Zer, Zyanat, Zyklitol, Zyklohexan, Zystein, Dekan, Eikosan, Glukose, Glyzerin, Lakton, Leuzin, Merkaptan, Nikotin, Oktan, Pikrat, Razemat, Resorzin, Rubizen, Salizyl, Silikat, Sukzinat". Correct wären dagegen nach IUPAC/IUB und DUDEN: "Aceton, Acid (Säure), Aconitin, Acridin, Acryl, Actinium, Anthracen, Cadmium, Calcium, Carbon, Cer, Cyanat, Cyclitol, Cyclohexan, Cystein, Decan, Eicosan, Glucose, Glycerin, Lacton, Leucin, Mercaptan, Nicotin, Octan, Picrat, Racemat, Resorcin, Rubicen, Salicyl, Silicat, Succinat".

Internationalistische ("ausdeutschende") Nonconformismen sind vor allem in der medicinischen Fachsprache zu beobachten. Dies beruht darauf, daß der DUDEN in diesem Bereich deutlich weniger Zugeständnisse an die Interessen der Fachsprache macht als im Falle der chemischen Fachsprache. Da die Medicin eine ebenso internationale Wissenschaft ist wie die Chemie, ist ihr Bedürfnis nach internationaler Harmonisation ihrer Fachwörter nicht geringer. Will man diesem Bedürfnis entsprechen, so bleibt folglich nichts anderes, als vom DUDEN in Richtung c-Schreibung abzuweichen. Man findet daher z. B.: "Abducens, Acne, Antibioticum, Appendicitis, Caecitas, Caecum, Carcinom, Caries, cerebral, Coitus, Colon, Conchen, Condylen, Icterus, Laxantien, Leucocyt, Mucosa, Sympathicus, Ulcus". Correct wären dagegen nach DUDEN: "Abduzens, Akne, Antibiotikum, Appendizitis, Zäzitas, Zäkum, Karzinom, Karies, zerebral, Koitus, Kolon, Konchen, Kondylen, Ikterus, Laxanzien, Leukozyt, Mukosa, Sympathikus, Ulkus".

Keine Abweichungen von der DUDEN-Orthographie sind strenggenommen Eigennamen, die ja eine gewisse künstlerische oder auch Narrenfreiheit genießen. Nichtsdestoweniger ist die im Eigennamenbereich zu beobachtende Orientierung an internationalistischen Maßstäben ein Symptom für ein teils aesthetisch, teils functional bestimmtes Unbehagen an der nationalistischen DUDEN-Orthographie. Überwiegend aesthetisch bestimmte Nonconformismen sind die Vornamen, z. B. "Cäcilie, Camilla, Candida, Carina, Carl, Carla, Carmen, Carola, Carsten, Casimir, Clara, Claudia, Claus, Clemens, Clementine, Constanze, Cordelia, Cordula, Corinna, Cornelia, Cornelius, Cosima, Curt". Dagegen dürfte die c-Schreibung in Namen pharmaceutischer Praeparate nicht rein aesthetisch bedingt sein, sondern zu einem großen Teil auch durch die Erfordernisse multinationalen Marketings. Beispiele: "Acedicon, Actocortin, Calciocrin, Carnacid-Cor, Cibacalcin, Dicopac, Dociretic, Functiocardon, Glycocortison H, Haemaccel, Hostacyclin, Infectomycin, Lactacyd, Lecicarbon, Locacorten, Lyovac-Cosmegen, Macocyn, Medicrucin, Microcillin, mono-

-glycocard, Narcaricin, Neocalcit, Nicoplectal, Occodem, Oculotect, Ocu-Vinc, Practo-Clyss, Praecipect, Procto-Celestan, Recarcin, Rusco-rectal, Scandicain, Scillacor, Siccacell, Silicocort, Spasmocyclon, sulfopecticept, Tetracycletten, Thioctacid, Toco-scorbin, Uricovac, Vaccineurin, Varicocid, Vascunicol".

Am interessantesten sind in der Werbesprache diejenigen Wörter, die zwar oft in enger Verbindung mit den eigentlichen Eigennamen auftreten, aber auch außerhalb dieser combinierten Bezeichnungen als selbständige Fremdwörter vorkommen und daher nicht urheberrechtlich geschützt sind, z. B. "Café, Camera, Capsel, Carat, Carbonband, Caribic, Cassette, Center, central, Cervelatwurst, Chic, Cigarette, Citronentee, Code, Collection, Color, Comfort, compact, Comprette, Computer, Concentrat, Concert, Confitüre, Contactlinse, Cosmetic, Creation, creativ, Credit, Creme, electric, electronic, exclusiv, metallic, micro, Mocca, opalescent, Processor, Recorder, special". Einige der spectacularsten Abweichungen vom DUDEN waren in den 1970er Jahren zu beobachten, als die gegenwärtig größten Congress-Centren der Bundesrepublic Deutschland auf die Namen "Internationales Congress Centrum (ICC) Berlin" und "Congress Centrum Hamburg (CCH)" getauft wurden. Nach den DUDEN-Regeln hätten sie "Internationales Kongreßzentrum (IKZ) Berlin" und "Kongreßzentrum Hamburg (KZH)" heißen müssen. (Ob man das DUDEN-"KZ" in den Abkürzungen als zu symbolträchtig empfand?) Eine solche Haeresie wird vielleicht nur noch überboten durch das blau-weiße "CMA"-Emblem, das als Abkürzung für "Centrale Marketinggesellschaft der deutschen Agrarwirtschaft mbH", wie es heißt, "Markenqualität aus deutschen Landen" kennzeichnet und auf diese Weise den Bacillus des orthographischen Ungehorsams bis in die gute deutsche Küche verschleppt! Aber Spaß beiseite - bemerkenswert ist jedenfalls, daß im Falle der Werbesprache, und insbesondere der Productnamen, ein durch multinationales Marketing geprägtes Communicationsbedürfnis mit internationalistischen ("ausdeutschenden") Abweichungen vom Geist der DUDEN-Rechtschreibung correliert. Es ist nämlich nicht einfach so, wie einige DUDEN-Getreue der Werbesprache als "niederen Beweggrund" unterstellen zu müssen glauben - daß es nämlich den Werbetextern lediglich darauf ankomme, mit ihren Abweichungen vom DUDEN größtmögliche Aufmerksamkeit zu erregen. Kein Werbetexter käme z. B. auf die Idee, sein alcoholisches Getränk einen "Lichör" zu nennen; dagegen könnte die ebenfalls non-DUDEN-conforme Schreibung "Liqueur" sich durchaus als werbewirksam erweisen. Warum? Weil man nicht hoch gebildet zu sein braucht, um zu empfinden, daß diese Schreibung im Grunde "richtiger" ist und "besser paßt" als der nicht gerade von feiner Lebensart zeugende Versuch des DUDEN, dieses ursprünglich französische Wort zu einem deutschen "Likör" zu verpanschen.

2. Critic am DUDEN "Wörterbuch medizinischer Fachausdrücke", insbesondere der darin empfohlenen c/k/z-Schreibung

2.1. Die Fremdwort-Orthographie des DUDEN ist anti-europaeisch

Die internationale Harmonisation der Fremdwortschreibungen, insbesondere der Fachwortschreibungen, ist vor allem für diejenigen Nationen wichtig,

lateinisch	Eschenbach	Duden	englisch	französisch	spanisch
abscessus	Abscess	Abszeß	abscess	abscès	absceso
cacophonia	Cacophonie	Kakophonie	cacophony	cacophonie	cacofonia
cadaver	Cadaver	Kadaver	cadaver	cadavre	cadáver
caecalis	caecal	zäkal	caecal	caecal	cecal
calamitas	Calamität	Kalamität	calamity	calamité	calamidad
calcaemia	Calcaemie	Kalzämie	calcaemia	calcémie	calcemia
calcificatio	Calcification	Kalzifikation	calcification	calcification	calcificación
calculare	calculieren	kalkulieren	calculate	calculer	calcular
calendarium	Calender	Kalender	calendar	calendrier	calendario
callositas	Callosität	Kallosität	callosity	callosité	callosidad
calorimetrum	Calorimeter	Kalorimeter	calorimetre	calorimètre	calorimetro
camera	Camera	Kamera	camera	caméra	cámara
canalis	Canal	Kanal	canal	canal	canal
cancerosus	canceros	kanzerös	cancerous	cancéreux	canceroso
candidatus	Candidat	Kandidat	candidate	candidat	candidato
cantharis	Cantharide	Kantharide	cantharid	cantharide	cantárida
capacitas	Capacität	Kapazität	capacity	capacité	capacidad
carcinoma	Carcinom	Karzinom	carcinoma	carcinome	carcinoma
cardialis	cardial	kardial	cardiac	cardiaque	cardiaco
causalis	causal	kausal	causal	causal	causal
cellula	Celle	Zelle	cell	cellule	célula
cementum	Cement	Zement	cement	cément	cemento
censura	Censur	Zensur	censure	censure	censura
centimetrum	Centimeter	Zentimeter	centimetre	centimètre	centimetro
centralis	central	zentral	central	central	central
cephalalgia	Cephalalgie	Zephalalgie	cephalalgia	céphalalgie	cefalalgia
cerebralis	cerebral	zerebral	cerebral	cérébral	cerebral
certificatum	Certificat	Zertifikat	certificate	certificat	certificado
cifra	Ciffer	Ziffer	cipher	chiffre	cifra
ciliaris	ciliar	ziliar	ciliary	ciliaire	ciliar
circulatio	Circulation	Zirkulation	circulation	circulation	circulación
civilis	civil	zivil	civil	civil	civil

clarus	clar	klar	clear	clair	claro
classis	Classe	Klasse	class	classe	clase
clinica	Clinic	Klinik	clinic	clinique	clinica
cloaca	Cloake	Kloake	cloaca	cloaque	cloaca
coagulatio	Coagulation	Koagulation	coagulation	coagulation	coagulación
coccus	Cocke	Kokke	coccus	coccus	coco
colica	Colic	Kolik	colic	colique	cólico
collapsus	Collaps	Kollaps	collapse	collapsus	colapso
contractio	Contraction	Kontraktion	contraction	contraction	contracción
corticalis	cortical	kortikal	cortical	cortical	cortical
craniologia	Craniologie	Kraniologie	craniology	craniologie	craneologia
criminologia	Criminologie	Kriminologie	criminology	criminologie	criminologia
crisis	Crise	Krise	crisis	crise	crisis
critica	Critic	Kritik	critique	critique	critica
cruciformis	cruciform	kruziform	cruciform	cruciforme	cruciforme
crudus	crud	krud	crude	cru	crudo
cruralis	crural	krural	crural	crural	crural
crypta	Crypte	Krypte	crypt	crypte	cripta
crystallus	Crystall	Kristall	crystal	cristal	cristal
cubitalis	cubital	kubital	cubital	cubital	cubital
cubus	Cubus	Kubus	cube	cube	cubo
culminare	culminieren	kulminieren	culminate	culminer	culminar
cultura	Cultur	Kultur	culture	culture	cultura
cutaneus	cutan	kutan	cutaneous	cutané	cutáneo
cyanosis	Cyanosis	Zyanose	cyanosis	cyanose	cianosis
cyclothymia	Cyclothymie	Zyklothymie	cyclothymia	cyclothymie	ciclotimia
cylindrus	Cylinder	Zylinder	cylinder	cylindre	cilindro
cynicus	cynisch	zynisch	cynical	cynique	cinico
cypressus	Cypresse	Zypresse	cypress	cyprès	ciprés
Cyrillicus	cyrillisch	kyrillisch	Cyrillic	cyrillique	cirilico
cystoscopia	Cystoscopie	Zystoskopie	cystoscopy	cystoscopie	cistoscopia
cytologia	Cytologie	Zytologie	cytology	cytologie	citologia

Deutsche Fremdwortschreibungen nach Duden bzw. Eschenbach im Vergleich mit den wichtigsten Weltsprachen

deren Sprachen - wie das Deutsche - nicht zu den eigentlichen Weltsprachen gehören und die sich demzufolge keinen Alleingang leisten können, wenn sie den Anschluß an die internationale Entwicklung nicht verlieren wollen. Sie ist möglich und wünschenswert, wo die Fremdwörter einer gemeinsamen sprachlichen (meist lateinisch-griechischen) Wurzel entspringen, d. h. auf Grund etymologischer Verwandtschaft. Wir haben jedoch bereits bei der Erörterung der historischen Zusammenhänge gesehen, daß es nationalistische Tendencen gibt, die an einer solchen sprachlichen Angleichung ebensowenig interessiert sind wie an einer Verständigung der Völker insgesamt. Mit rhetorisch glänzenden und emotional überfrachteten, aber inhaltlich leider nicht stichhaltigen Argumenten bramarbasieren die Sprach"pfleger" und -"schützer" von ihrer Aufgabe, eine angeblich in Gefahr geratene nationalsprachliche Identität zu bewahren.

Das Lateinische war im Mittelalter das allgemeine Verständigungsmittel der europaeischen Wissenschaft, und zwar in noch höherem Maße, als dies heute das Englische ist. (Es ist jedoch interessant, daß das Englische, bedingt durch französischen Einfluß, in weitaus höherem Maße von lateinisch-griechischem Wortgut durchsetzt ist als z. B. das Deutsche und daß heute viele lateinisch-griechische Fremdwörter durch den Umweg über das Englische Eingang in die deutsche Sprache finden. Man wird nicht fehlgehen in der Annahme, daß neben der Schaffung des größten Colonialreiches der Weltgeschichte dieser hohe Latinisierungsgrad der englischen Sprache ein Grund dafür war, daß das Englische die Nachfolge des Lateinischen so erfolgreich übernehmen konnte.) Seinen damaligen Status als lebende Sprache hat das Lateinische nur insofern verloren, als es heute nicht mehr die Matrix, die Grundsubstanz, des wissenschaftlichen Gedankenaustausches darstellt. Diese Function haben vielmehr die einzelnen Nationalsprachen übernommen, im internationalen Maßstab vor allem das Englische. Aber eingebettet in diese unterschiedlichen nationalsprachigen Matrices, sind gerade die Fremdwörter lateinisch-griechischer Herkunft die centralen bedeutungstragenden Elemente.

Die Tatsache, daß diese Fremdwörter bei ihrer Integration in die Nationalsprachen relativ geringfügige Modificationen erfahren und die gemeinsamen Urformen somit erkennbar bleiben, ist ein glücklicher Umstand, ohne den die internationale Verständigung colossal erschwert wäre. Spricht z. B. ein deutscher Neurologe in Anlehnung an die lateinisch-griechische Bezeichnung "diencephalon" vom "Diencephalon" und sein americanischer College vom "diencephalon", so werden beide - wenn ihr Ohr für die nationalsprachen-specifischen Ausspracheverschiedenheiten nicht ganz unempfindlich ist - auf Anhieb wissen, worum es geht. Redet dagegen der Deutsche vom "Zwischenhirn" und der Americaner vom "between-brain", so ist es schon fraglich, ob sie sich noch verstehen. Dabei ist in diesem Beispiel die Verständigungsschwierigkeit noch relativ gering, da deutscher und englischer Ausdruck wörtlich ineinander übersetzbar sind.

Aus diesem Grunde werden auch heute noch neue wissenschaftliche Concepte vorzugsweise mit lateinisch-griechischen Termini belegt. Diese Termini breiten sich, wenn sie ihrer Bezeichnungsfunction gerecht werden, über den ganzen Erdball aus und werden auf diese Weise Bestandteil des "internationalen wissenschaftlichen Vocabulars". Als Angehöriger einer internationalen Wissenschaft - und welche Wissenschaft ist eigentlich heute nicht international? - weiß man nicht recht, ob man darüber lachen oder weinen soll, wenn in gewissen sprach"pflegerischen" Kreisen als Ergebnis erregter Discussionen der Consens erreicht wird,

Fremdwörter hätten wohl dort eine sinnvolle Function, wo es für sie kein acceptables deutsches Wort gebe, seien aber ansonsten nach Möglichkeit zu vermeiden, weil sie die Verständigung "erschwerten". Mit einer solchen Sprach"pflege" ist der Bock zum Gärtner gemacht; ihre Vertreter haben nicht begriffen oder wollen nicht begreifen, daß - heute mehr denn je - keine Sprache eine Insel ist, für die so etwas wie eine "splendid isolation" möglich wäre. Spätestens seit Ende des II. Weltkrieges geht der Trend eindeutig in Richtung Fremdwort; daß dieser Trend unumkehrbar ist, wird jeder begrüßen, dem es ernsthaft um Völkerverständigung zu tun ist.

Es ist ein sprachhistorisches Factum, daß Wörter gleicher Herkunft in verschiedenen Sprachen sich lautlich immer weiter voneinander fort entwickeln. (Man denke z. B. an die Aussprache des c vor hellen Vocalen, die in den europaeischen Sprachen ganz unterschiedlich ist und sich z. T. ganz erheblich vom ursprünglichen "g"- bzw. "k"-Laut unterscheidet: "ts" im Deutschen, stimmloses "s" im Englischen und Französischen, stimmlos gelispeltes, d. h. wie stimmloses englisches th zu sprechendes "s" im Spanischen, "tsch" im Italienischen etc.) Eine Rechtschreibung, die es als ihre vordringliche Aufgabe ansieht, sich in regelmäßigen Zeitabständen an die veränderte Aussprache anzupassen, wird daher zwangsläufig dazu führen, daß im Gefolge der nationalsprachlichen Aussprachen auch die nationalsprachlichen Schreibungen sich immer weiter voneinander entfernen. Dabei beschleunigt jede Anpassung der Schreibung an die Aussprache nur die weitere Veränderung der Aussprache und vergrößert damit paradoxerweise sogar den Abstand zwischen Schreibung und Aussprache, und zwar deshalb, weil sie das wichtigste Hemmnis für die weitere Veränderung der Aussprache - nämlich die ursprüngliche Schreibung - eliminiert. Derartige Processe sind sehr treffend als "Teufelskreise" bezeichnet worden, weil sie aus sich selbst nicht zum Stillstand kommen und den Zustand der Dinge mit jeder durchlaufenen Periode weiter verschlimmern.

Ein anderer Teufelskreis wird durch die Veröffentlichung von Wörterbüchern geschaffen, die den mehrheitlichen Sprachgebrauch einer Gegenwart verzeichnen. Daß vom linguistischen Establishment practisch nur Wörterbücher ernstgenommen werden, die nach dieser Methode erstellt wurden, ist eine Modetorheit, vor der man nicht eindringlich genug warnen kann. Diese Wörterbücher verstehen sich als "descriptiv", d. h. als möglichst objective Beschreibung eines Sprachzustandes, dessen subjective Bewertung sie vordergründig scheuen wie der Teufel das Weihwasser. Die Lexicographie litt von jeher unter dem nicht ganz unbegründeten Gefühl, keine exacte Wissenschaft zu sein; nun glaubt sie, in der Sprachstatistic ihr Heil sehen zu müssen. Es ist ja auch viel bequemer, keine eigene Meinung über die herrschenden Sprachzustände zu haben, sondern sich statt dessen auf die "objective Description" zu verlegen: man läßt die vielcitierte sociale Verantwortung des Wissenschaftlers ein Steckenpferd sein und kümmert sich einen Dreck darum - es paßt halt nicht ins Concept -, daß in Wirklichkeit die Canone nach hinten losgeht. Denn in der Praxis wirken die "descriptiven" Wörterbücher ebenso praescriptiv, wie wenn man gar nicht erst versucht hätte, etwas anderes als praescriptive Wörterbücher aus ihnen zu machen; sie werden in aller Regel dazu benutzt, um sich mit seinem eigenen Sprachgebrauch an ihnen zu orientieren. Auf diese Weise wird das gegenwärtig Vorherrschende practisch (freilich nicht theoretisch) zur Norm erhoben und erfährt damit die wohl stärkste subjective Bewertung, die man sich denken kann.

Im DUDEN nun finden wir alle diese negativen Tendencen versammelt und in concentrierter Form. Da ist zum ersten der anti-fremdwörtliche Nationalismus, dem der DUDEN seine Entstehung zu einem großen Teil verdankt. Dieser "Purismus", wie er meist genannt wird, weist dem "fremden" Wort eine Existenzberechtigung als Lückenbüßer zu, will es aber überall dort durch "deutsche" Wörter ersetzen, wo dies ohne Verlust an Information möglich scheint. Demgegenüber vertrete ich die Ansicht, daß der Gebrauch eines Fremdwortes aus Gründen internationaler Verständigung auch dort vorzuziehen ist, wo es ohne Informationsverlust durch ein Nicht-Fremdwort ersetzbar ist. Man sollte also z. B. die Bezeichnung "Interlobulararterie" - oder besser noch "Arteria interlobularis" - gegenüber dem Synonym "Zwischenläppchenarterie" bevorzugen, wie dies heute auch bereits die Regel ist. Wie im Falle der Ausdrücke "eindeutschen" und "ausdeutschen", die durch "nationalisieren" und "internationalisieren" ersetzt werden sollten, scheint es auch in diesem Zusammenhang angezeigt, eine terminologische Richtigstellung vorzunehmen. LINK und andere haben vorgeschlagen, die Unterscheidung zwischen Wörtern deutscher und nicht-deutscher Herkunft durch eine Unterscheidung zwischen schwer verständlichen und leicht verständlichen Wörtern zu ersetzen. "Fremde" Wörter wären dann deutsche oder nicht-deutsche Wörter, deren Sinn nicht verstanden wird. Eine Unterscheidung zwischen Wörtern deutscher und nicht-deutscher Herkunft ist m. E. gerade unter orthographischen Gesichtspuncten unverzichtbar und auch weitgehend unproblematisch. Zudem wäre eine Classification der Wörter in fremde und nicht-fremde sonst gar nicht mehr objectiv möglich; vielmehr käme es auf den subjectiven Bildungsstand des einzelnen Sprachteilnehmers an, ob dieser ein Wort als "fremd" oder "nicht-fremd" empfindet. Der Ansatz von LINK hat aber trotz seiner gravierenden grundsätzlichen Schwächen einen positiven Teilaspect: er stellt richtig, daß viele "Fremdwörter" dem Deutschsprachigen ebensowenig fremd sind wie "deutsche" Wörter, ja u. U. sogar weniger fremd als gewisse schwer verständliche "deutsche" Wörter. Auch ich halte es daher für sinnvoll, bei Wörtern nicht-deutscher Herkunft nicht mehr grundsätzlich von "Fremdwörtern" zu sprechen. Angesichts der weitgehenden Integration in die deutsche Sprache und der weiten internationalen Verbreitung sollte man statt dessen von "Internationalismen" sprechen.

Zum zweiten finden wir im DUDEN ganz deutlich das Princip vertreten, daß die Schreibung der Internationalismen ("Fremdwörter") nicht internationalistisch ("ausdeutschend") zu sein habe, sondern nationalistisch ("eindeutschend"). Es wurde bereits im Abschnitt 1 darauf hingewiesen, daß dies z. T. auf einen mit der Reichsgründung zusammenhängenden politischen Nationalismus zurückzuführen ist, z. T. aber auch auf die irrige Ansicht, man könne durch eine solche Nationalisation eine engere Correspondenz von Schreibung und Lautung erreichen. Der heutige DUDEN fragt gar nicht erst, ob z. B. das ursprüngliche c in k/z verwandelt werden sollte; es geht ihm nur noch darum, wann das c zu k wird und wann zu z. DUDEN "Fremdwörterbuch" 1982, S. 22: "Ob das c des Fremdworts im Zuge der Eindeutschung k oder z wird, hängt von seiner ursprünglichen Aussprache ab. Es wird zu k vor a, o, u und vor Konsonanten. Es wird zu z vor e, i und y, ä und ö. Beispiele: Café, Copie, Procura, Crematorium, Spectrum, Penicillin, Cyclamen, Cäsur; eingedeutscht: Kaffee, Kopie, Prokura, Krematorium, Spektrum, Penizillin, Zyklamen, Zäsur." (Man beachte im übrigen auch die bedingungslose Unterwerfung heischende Selbstverständlichkeit, mit der hier Processe geradezu befohlen werden, die angeblich selbsttätig, unbeeinflußt und gesetzmäßig ablaufen.)

Immerhin muß auch der DUDEN "Fremdwörterbuch" 1982, S. 22, einräumen: "In einzelnen Fachsprachen, so besonders in der der Chemie, besteht die Neigung, zum Zwecke einer internationalen Sprachangleichung c in Fremdwörtern dann weitgehend zu erhalten, wenn diese im Rahmen eines festen Systems bestimmte terminologische Aufgaben haben. In solchen Fällen werden fachsprachlich nicht nur Eindeutschungen vermieden, sondern es kommen auch immer häufiger 'Ausdeutschungen' vor, auch bei Fremdwörtern, die in der Gemeinsprache fest verankert sind. Beispiele: zyklisch, fachspr.: cyclisch; Nikotin, fachspr.: Nicotin; Kampfer, fachspr.: Campher." Und S. 10: "Heute sind auf Grund des starken internationalen Kontaktes - aber auch weil es als 'chic' angesehen wird - im Bereich der Eindeutschungen schon wieder rückläufige Entwicklungen zu beobachten ('Centrum' auf Straßenverkehrsschildern; 'Cigarette' in der Werbung)."

Wer die irrationale Argumentation des DUDEN von ihren Motiven her verstehen will - und nur von dorther ist sie überhaupt einigermaßen zu verstehen -, muß sich erinnern, daß der DUDEN seit seiner 1. Aufl. von 1880 seine Aufgabe in nichts anderem sieht als in der Anwendung und Durchsetzung der statlichen Regeln. Im DUDEN "Rechtschreibung der deutschen Sprache und der Fremdwörter", 18. Aufl. 1980, S. 5, heißt es ganz unmißverständlich: "Nicht geändert hat sich die Aufgabe, die dieses Buch zu erfüllen hat: die Schreibweise der Wörter nach den amtlichen Regeln festzulegen und die Schreibung der deutschen Sprache im gesamten deutschsprachigen Raum einheitlich zu gestalten." Der DUDEN ist also ein praescriptives Wörterbuch. Dagegen ist grundsätzlich nichts einzuwenden; auch mein "Rechtschreibungswörterbuch der Medicin und Pharmacie" versteht sich als praescriptives Wörterbuch, insofern es Empfehlungen zur Fremdwortschreibung auf Grund subjectiver Bewertungen ausspricht; auf die Schwäche der sog. "descriptiven" Lexicographie habe ich ja bereits hingewiesen. Was uns allerdings die Praescriptionen des DUDEN als äußerst suspect erscheinen lassen muß, ist die Tatsache, daß der DUDEN die ihnen zugrunde liegenden statlichen Regeln von 1902 nie ernsthaft in Zweifel gezogen, sondern sich ihnen criticlos unterworfen und in geradezu sclavischer Weise angedient hat. Dies geschah und geschieht nicht etwa deshalb, weil die Eignung der statlichen Regeln zweifelsfrei feststeht (davon kann überhaupt keine Rede sein, wie inofficiell auch die DUDEN-Redaction einräumt), sondern einzig und allein deswegen, weil es sich eben um statliche Regeln handelt und man die Einheitlichkeit der Rechtschreibung nur durch statliche Regeln sichern zu können glaubt.

Als Gegenleistung dafür, daß der DUDEN die subalterne Rolle eines Interpreten statlicher Regeln übernahm und in dieser Rolle auf jede officielle Critic an den statlichen Regeln verzichtete, erhielt er vom Stat das Rechtschreibungsmonopol in der Schule - ein Seelenhandel, der sich finantiell äußerst günstig für ihn auswirkte. Die Autorität und der Verkaufserfolg des DUDEN beruhen also im Grunde nicht auf sachlicher Competenz, sondern auf einem bis heute weitgehend unhinterfragten, anachronistischen Dogma aus Kaisers Zeiten, das durch permanente statliche Sanction künstlich am Leben erhalten werden muß, weil es aus Mangel an eigener, innerer Überzeugungskraft sonst längst von zeitgemäßeren, rationaleren Rechtschreibungsregeln abgelöst worden wäre. Die gesamte officielle Argumentation des DUDEN verfolgt den einen Zweck, dieses statliche Dogma im nachhinein, und allen noch so begründeten Einwänden zum Trotz, zu legitimieren, denn die Existenz des DUDEN hängt davon ab, wie gut ihm dies gelingt: der DUDEN fungiert als ideologisch-sprachwissenschaftlicher Überbau der statlichen Rechtschreibungspolitic, ist also zur vorurteilsfreien Evaluation seiner Praemissen, d. h. zu wissenschaftlicher Selbstcritic, nicht imstande.

Die Tatsache, daß der DUDEN ein subjectiv-praescriptives Wörterbuch ist und seine Autorität letzten Endes aus der Androhung statlicher Sanctionen bezieht, ist der DUDEN-Redaction ganz offensichtlich peinlich. Es wurde bereits darauf hingewiesen, daß es dem modischen Selbstverständnis heutiger Linguistic entspricht, als wissenschaftlich nur das anzuerkennen, was an Hand "objectiv-descriptiver" Criterien der gesprochenen und geschriebenen Wirklichkeit einer Sprache abgelesen und als solches verificiert werden kann. Alles andere, so heißt es, sei keine Wissenschaft, sondern Politic. Einem solchen "unpolitischen" Selbstverständnis der Sprachwissenschaft huldigt im Grunde auch die DUDEN-Redaction, und es ist daher kein Wunder, daß die verdrängte Problematic des Interessengegensatzes von Wissenschaft und Politic sich bei ihr zu einem Schuldcomplex verselbständigt hat. Zwar läßt es sich - vor allem in Insider-Kreisen - nicht ganz verheimlichen, daß der DUDEN keine Sprachwissenschaft betreibt, sondern wilhelminische Sprachenpolitic; aber es ist schon erstaunlich, wie gut es der DUDEN-Redaction gelungen ist, die ganz große Mehrheit ihrer Leser über diesen von ihr zu Recht als schuldhaft empfundenen Sachverhalt im unclaren zu lassen. Statt dessen beruft sie sich neuerdings mit Vorliebe auf den mehrheitlichen Sprachgebrauch der Gegenwart, der ja den DUDEN-Regeln entspreche. Dieser mehrheitliche Sprachgebrauch ist jedoch erst dadurch zustande gekommen, daß massive statliche Eingriffe in die Sprachwirklichkeit des ausgehenden 19. und beginnenden 20. Jh. bis in die Gegenwart hinein die allgemeine Beachtung der DUDEN-Regeln erzwangen. Da es sich insofern um einen manipulierten Sprachgebrauch handelt, kann dieser nicht - in Form eines Circulus vitiosus - zur Legitimation der DUDEN-Regeln herangezogen werden. Darüber hinaus wird spätestens dann, wenn der mehrheitliche Sprachgebrauch von den statlichen Regeln abweicht, deutlich, wie vorgeschoben - man kann schon sagen: wie cynisch - die DUDEN-Argumentation mit dem angeblichen democratischen Recht des mehrheitlichen Sprachgebrauches ist. Überall dort nämlich, wo der mehrheitliche Sprachgebrauch von den DUDEN-Regeln abweicht und sich folglich auch nicht zur "democratischen" Legitimation der DUDEN-Regeln eignet, wird ihm vom DUDEN der Anspruch auf objectiv-descriptive Erfassung - also gewissermaßen das "Wahlrecht" - aberkannt. (Vgl. auch DUDEN "Wörterbuch medizinischer Fachausdrücke", S. 28: "Von vagen und uneinheitlichen Tendenzen zu bestimmten Schreibweisen abgesehen, ist eigentlich nur noch die generelle Vorliebe der Mediziner für die c-Schreibung bemerkenswert, was der Lexikograph nicht ohne Unbehagen registriert." Woher kommt das plötzliche Unbehagen des sich ansonsten so objectiv gebärdenden DUDEN-Lexicographen?) Facit: Der DUDEN betreibt nicht nur Sprachenpolitic; er betreibt sie auch auf eine Weise, die uns sonst nur von gewissen Bananenrepubliken her bekannt ist.

Man verstehe mich nicht falsch. Es soll hier nicht bestritten werden, daß statliche Regeln ein legitimer Weg zur Sicherung der notwendigen Einheitlichkeit in der Rechtschreibung dort sind, wo statliche Interessen direct berührt sind, z. B. im behördlichen Schriftverkehr und im Rechtschreibungsunterricht der Schule. (Andererseits gibt es zu denken, daß die englische Rechtschreibung, insbesondere was den hier in Rede stehenden fremdwörtlichen Bereich betrifft, ein wesentlich einheitlicheres Bild bietet als die deutsche, obwohl - oder vielleicht auch gerade weil? - sie auf die Ultimae rationes statlicher Regeln und orthographischer Anpassungen an die Lautung verzichtet.) Es ist auch anzuerkennen, daß der DUDEN für das Verständnis und die Codification der deutschen Sprache viel Gutes und Grundlegendes, ja Unverzichtbares, geleistet hat. Aber mit Entschiedenheit ist dem Anspruch entgegenzutreten, daß einmal gesetzte statliche Normen nicht revisionsbedürftig seien und daß diese Normen auch dort Geltung besäßen, wo einzig und allein der mündige Bürger über seinen persönlichen Sprachgebrauch entscheidet. Die DUDEN-Redaction ist voll verantwortlich dafür, wenn sie durch mangelnde Aufclärung über die begrenzte Geltung der von ihr propagierten Regeln dem Eindruck Vorschub leistet, alles aus ihrem Hause Kommende habe quasi "amtlichen" Character und als solches ein Recht auf bedingungslose Anerkennung. Insbesondere ist darauf zu bestehen, daß die nationalen Fachverbände der Wissenschaften in internationaler Zusammenarbeit mit ihren Schwesterorganisationen ihre eigenen Fachsprachen ohne Einmischung fachfremder Institutionen so regeln können, wie ihnen dies in Anbetracht der specifischen fachsprachlichen Problematic ihres Zuständigkeitsbereiches geboten erscheint. Nur so ist die internationale Gesellschaftsfähigkeit der deutschen Sprache als ernst zu nehmendes Medium der wissenschaftlichen Communication sicherzustellen. Angesichts des Niederganges, den das Deutsche in den letzten 100 Jahren als Wissenschaftssprache erfahren hat, wird man zugeben müssen, daß gerade unsere Sprache hier einen besonderen Nachholbedarf, ein besonders starkes Bedürfnis nach internationaler Rehabilitation, hat. Es ist im übrigen kein Zufall - ich habe dies bereits angedeutet -, daß dieser Niedergang zeitlich mit der Erstarkung eines deutschen Nationalismus in Sprache und Politic zusammenfällt, an dessen Monstrositäten ganz Deutschland bis in die unabsehbare Zukunft hinein schwer zu tragen haben wird.

Die lateinische Sprache und die altgriechische Sprache sind ein gemeinsames culturelles Erbe aller europaeischen Sprachen, von dem die internationale Communication, besonders im Bereich der wissenschaftlichen Fachsprachen, bis heute in hohem Maße profitiert. Die Besinnung auf dieses gemeinsame europaeische Erbe ist zur Stärkung eines gemeinsamen europaeischen Bewußtseins geeignet und trägt damit zur culturellen und politischen Integration Europas bei. Umgekehrt bedeutet dies, daß alles, was uns von diesem gemeinsamen sprachlichen Erbe entfernt, uns auch von der sprachlichen, culturellen und politischen Integration Europas entfernt. Die Geschichte des 20. Jh. hat eindrucksvoll gezeigt, daß Entwicklungen, die sich an Sprachen vollziehen, in aller Regel auch Ausdruck correspondierender politischer Entwicklungen sind. In diesem Zusammenhang ist aufschlußreich, wie eng der Begriff der Nation mit dem der Sprachengemeinschaft zusammenfällt. Wenn es eine europaeische Nationalität gibt oder geben soll, so muß zu ihrem Wesen auch eine gewisse sprachliche Identität gehören; diese europaeische Sprachenidentität können wir nur im Lateinischen finden. Die Tabelle am Anfang des Abschnittes 2.1 zeigt überdeutlich, welche Dissonancen das statlich-DUDENsche Nationalisierungs-("Eindeutschungs"-)Dogma im Concert der wichtigsten europaeischen Sprachen erzeugt hat. Man beachte, wie gut die alphabetische Reihenfolge der lateinischen Spalte bei allen Spalten mit Ausnahme der DUDEN-Spalte erhalten bleibt. In der "Eschenbach" überschriebenen Spalte nehme ich eigene Empfehlungen vorweg, auf die im Abschnitt 3 näher einzugehen sein wird. In der spanischen Spalte ist aus satztechnischen Gründen das mit Accentus acutus versehene (also betonte) i durch i dargestellt.

Das exponentielle Wachstum der Wissenschaften und ihrer Fachsprachen macht eine immer engere sprachliche Coordination erforderlich, die nur mit Hilfe eines internationalen wissenschaftlichen Vocabulars auf lateinisch-griechischer Grundlage vorstellbar ist. Angesichts des bisher Vorgebrachten wird sich hoffentlich niemand mehr darüber wundern, daß ich die Fremdwort-Orthographie des DUDEN "anti-europaeisch" nenne. Für die Beurteilung dieses Vorwurfes ist es vollkommen irrelevant, ob der DUDEN sich selbst als anti-europaeisch versteht, d. h., ob er sich dessen bewußt ist, daß er sowohl historisch als auch practisch die Verkörperung einer anti-europaeischen Sprachenpolitic ist; einzig und allein entscheidend ist vielmehr, ob dieser Vorwurf objectiv zu Recht erhoben wird, d. h., ob eine Fremdwort-Orthographie möglich ist, die den Interessen der europaeischen Integration in höherem Maße Rechnung trägt als der DUDEN. Bei der weiteren Untersuchung dieser Frage wird sich im folgenden zeigen, daß ein Gegensatz zwischen europaeischem und deutschem Interesse nicht besteht, daß vielmehr die Angleichung der deutschen Fremdwort-Orthographie an die bedeutendsten Weltsprachen auch für die innerdeutsche Communication bemerkenswerte Vorteile bringt. So gesehen, ist der DUDEN, indem er einer solchen Angleichung entgegenwirkt, nicht nur anti-europaeisch, sondern auch anti-deutsch, wenngleich er diesen Vorwurf mit allergrößtem Nachdruck von sich weisen wird. Wir hatten ja bereits gesehen, daß Selbstcritic sich mit der Rolle des DUDEN als eines Repraesentanten und Apologeten wilhelminischer Orthographie-Dogmen nicht verträgt und allenfalls als internes "Sandkastenspiel" in Frage kommt.

2.2. Zur DUDEN-Orthographie eingliedriger lateinischer Bezeichnungen

Auch wenn man von der schon an sich wünschenswerten internationalen Harmonisation absieht, ist es sinnvoll, innerhalb einer Sprache die etymologische Verwandtschaft von Wörtern - die selbstredend auch eine semantische Verwandtschaft ist - in der Schreibung zum Ausdruck kommen zu lassen. So gelten z. B. folgende semantische Beziehungen, die in etymologischer Schreibweise nahezu evident werden: <u>Calc</u>aemie = überhöhter <u>Calci</u>umgehalt des Blutes; <u>Carp</u>algelenk = Gelenk im <u>Carp</u>us; <u>Cav</u>ographie = Darstellung der Vena <u>cav</u>a; <u>Cerebell</u>itis = Entzündung des <u>Cerebell</u>ums; <u>Clavic</u>otomie = Durchtrennung der <u>Clavic</u>ula; <u>Colo</u>ptose = Ptose des <u>Colo</u>ns; <u>Crani</u>ometrie = Messung des <u>Crani</u>ums; <u>Cubit</u>aldrüse = Lymphknoten am <u>Cubit</u>us; <u>Occipit</u>alpunction = Punction am <u>Occip</u>ut. Dergleichen semantisch-etymologische Zusammenhänge, deren Erkenntnis sprachliches Verstehen, sprachliches Lernen und damit auch sprachliche Communication erleichtert, werden durch die DUDEN-Orthographie verwischt. Denn laut DUDEN "Wörterbuch medizinischer Fachausdrücke" sind "<u>Calc</u>ium, <u>Carp</u>us, Vena <u>cav</u>a, <u>Cerebell</u>um, <u>Clavic</u>ula, <u>Colo</u>n, <u>Crani</u>um, <u>Cubit</u>us, <u>Occip</u>ut" Termini technici und daher "ausdeutschend" zu schreiben; dagegen seien "<u>Kalz</u>ämie, <u>Karp</u>algelenk, <u>Kav</u>ographie, <u>Zerebell</u>itis, <u>Klavik</u>otomie, <u>Kolo</u>ptose, <u>Krani</u>ometrie, <u>Kubit</u>aldrüse, <u>Okzip</u>italpunktion" Trivialbezeichnungen und daher "eindeutschend" zu schreiben. Ganz abgesehen von der sinnentstellenden orthographischen Auseinanderreißung etymologisch und semantisch zusammengehörender Wortfamilien, ergeben sich durch die DUDEN-Schreibung weitere Nachteile. Nicht nur liegen zwischen dem Terminus technicus "Cerebrum" und der Trivialbezeichnung "zerebral" im alphabetisch geordneten DUDEN "Wörterbuch medizinischer Fachausdrücke" ganze 571 Seiten; was den Wahnsinn erst perfect macht, ist die Tatsache, daß mit der Aufgabe der etymologischen Schreibung bei den Trivialbezeichnungen das genaue Gegenteil von dem erreicht wird, was mit ihr bezweckt worden war. Während nämlich in der etymologischen Schreibweise in Termini technici und Trivialbezeichnungen dieselbe

Lautcombination durch dieselbe Buchstabencombination repraesentiert ist, trifft dies in der angeblich "phonologischen" DUDEN-Schreibweise nicht mehr zu. (Ein Motiv für die "Eindeutschung" ist ja, daß man "schreibt, wie man spricht", daß also eine engere Correspondenz von Schreibung und Lautung erzielt wird, daß, kurz gesagt, die Schreibung "phonologisch" sei.) Es ergibt sich also die auf den ersten Blick überraschende Tatsache, daß die angeblich "unphonologische" etymologische Schreibung in Wirklichkeit phonologischer ist als die angeblich "phonologische" un-etymologische Schreibung. Facit: Die DUDEN-Schreibung der Fremdwörter ist nicht nur un-etymologisch, sondern auch unphonologisch; sie schafft mithin keine engere Correspondenz von Schreibung und Lautung, sondern zerstört sie. Dies ist aber erst der Auftact zu den Ungereimtheiten der DUDEN-Richtlinien; es kommt noch weit ärger, wie wir im folgenden sehen werden.

Der DUDEN "Wörterbuch medizinischer Fachausdrücke" verlangt nämlich, vollkommen gleich lautende Wörter lateinischer Endung das eine Mal "eindeutschend" zu schreiben, das andere Mal "ausdeutschend". So müßte z. B. laut DUDEN geschrieben werden: "Die Appendicitis acuta ist eine Appendizitis; der Ascites adiposus ist ein Aszites; die Caecitas verbalis ist eine Zäzitas; die Calcinosis intervertebralis ist eine Kalzinosis; das Carcinoma asbolicum ist ein Karzinoma; der Clonus uteri ist ein Klonus; der Coitus reservatus ist ein Koitus; das Coma diabeticum ist ein Koma; die Commotio cerebri ist eine Kommotio; die Conjunctivitis allergica ist eine Konjunktivitis." Dergleichen Incongruencen beruhen auf der im Grunde willkürlichen DUDEN-Festlegung, daß lateinische Bezeichnungen, die keiner internationalen Nomenclatur angehören, nur dann Termini technici sein sollen, wenn sie aus mehr als einem Wort bestehen. Zu begründen versucht man dies mit der angeblichen Bedeutungsunschärfe eingliedriger Bezeichnungen - ein Standpunct, der aus terminologischer Sicht als vollkommen unhaltbar erscheint und daher wohl eher als mißglückter Versuch eines falschen Alibis anzusehen ist. Denn was Appendicitis, Ascites, Caecitas, Calcinosis, Carcinoma, Clonus, Coitus, Coma, Commotio, Conjunctivitis etc. sind, kann ebenso genau definiert werden wie deren specielle Formen Appendicitis acuta, Ascites adiposus, Caecitas verbalis, Calcinosis intervertebralis, Carcinoma asbolicum, Clonus uteri, Coitus reservatus, Coma diabeticum, Commotio cerebri, Conjunctivitis allergica etc. Eine mehrgliedrige lateinische Bezeichnung kann sogar weniger genau definiert sein als eine eingliedrige, so daß die bloße Anzahl der Wörter ein ganz und gar lächerliches Criterium für die Unterscheidung zwischen Terminus technicus und Trivialbezeichnung ist. Daß der DUDEN eingliedrige lateinische Bezeichnungen als Termini technici anerkennt, wenn sie Teil einer internationalen Nomenclatur sind, zeigt ja bereits, daß die Eingliedrigkeit einer lateinischen Bezeichnung kein Hindernis für ihre Einstufung als Terminus technicus sein kann. Ob eine eingliedrige lateinische Bezeichnung Teil einer internationalen Nomenclatur ist oder nicht, darf aber m. E. nicht über die Schreibweise dieser Bezeichnung entscheiden. Denn erstens würde ihre Schreibweise sich durch die bloße Äußerlichkeit ihrer Aufnahme in die Nomenclatur ändern, und zweitens wäre infolgedessen die neueste detaillierte Kenntnis aller internationalen Nomenclaturen Voraussetzung für ihre richtige Schreibung. Daß diese Kenntnis bei 10.000 separaten Nomenclaturen mit zusammen mehreren Millionen Termini technici (Tendenz steigend!) nicht einmal der DUDEN-Redaction mit ihren vergleichsweise riesigen personellen und apparativen Ressourcen zugemutet werden kann, werden wir weiter unten an einem besonders eclatanten Beispiel aus der biochemischen Fachsprache sehen.

In vielen Fällen wird darüber hinaus die eingliedrige Form als Synonym einer mehrgliedrigen Form verwendet, z. B. "Commotio" im Sinne von "Commotio cerebri", wobei in der Regel der Context für die semantische Disambiguierung sorgt. In solchen Fällen verfügt also die eingliedrige Form plus Context (und auch die weiteren Glieder mehrgliedriger Formen sind ja nichts anderes als ein Context) über dieselbe Bedeutungsschärfe bzw. -unschärfe wie die von ihr vertretene mehrgliedrige Form. Es wäre also bei consequenter Anwendung des semantischen DUDEN-Criteriums innerhalb der eingliedrigen lateinischen Formen zu unterscheiden zwischen (1) solchen, die Ellipsen mehrgliedriger Formen darstellen und demnach wie Termini technici zu schreiben wären, und (2) solchen, die keine Ellipsen darstellen und demnach wie Trivialbezeichnungen zu schreiben wären. Diese Unterscheidung wird in einigen Fällen gar nicht möglich sein, da mancher Context es offenläßt, ob der Autor die eingliedrige Form als solche meint oder als Ellipse einer mehrgliedrigen Form.

Aber damit nicht genug - um das Maß der Verwirrung voll zu machen, postuliert der DUDEN "Wörterbuch medizinischer Fachausdrücke", S. 28, daß eingliedrige lateinische Bezeichnungen unter gewissen Voraussetzungen auch dann "eindeutschend" geschrieben werden dürfen, wenn sie Teil einer internationalen Nomenclatur oder Ellipsen mehrgliedriger lateinischer Bezeichnungen sind. Somit müßten vor der Entscheidung über die Schreibung einer eingliedrigen lateinischen Bezeichnung folgende Fragen geclärt werden: (1) Enthält eine internationale Nomenclatur diese Bezeichnung als solche, d. h. nicht nur als Bestandteil mehrgliedriger lateinischer Bezeichnungen? (2) Steht diese Bezeichnung in dem concreten Zusammenhang, in dem sie verwendet wird, für eine mehrgliedrige lateinische Bezeichnung? Wären beide Fragen mit Nein zu beantworten, so wäre "eindeutschend" zu schreiben. Wäre dagegen mindestens eine der beiden Fragen mit Ja zu beantworten, so könnte zwar "ausdeutschend" geschrieben werden; es könnte aber auch weitergefragt werden: (3) Kommt diese Bezeichnung gelegentlich als Bestimmungs- oder Grundwort in trivialsprachlichen Zusammensetzungen vor, wie z. B. "Cervix" in "Cervixcatarrh"? (4) Hat diese Bezeichnung in der Allgemeinsprache eine gewisse Verbreitung und Popularität gefunden, und sei es auch nur mit einer anderen, nicht fachsprachlichen Bedeutung, wie z. B. "Oesophagus" oder "Corpus"? (5) Kommt diese Bezeichnung auch mit einer "eingedeutschten" Pluralform vor, wie z. B. "Condylen" oder "Conchen"? Wäre mindestens eine der Fragen 3-5 mit Ja zu beantworten, so sei damit eine "trivialsprachliche Nebenform" zum Terminus technicus gesichert und die "eindeutschende" Schreibweise folglich zumindest zulässig, wenn nicht sogar empfehlenswert. Es könne also z. B. ebensogut "Zervix, Ösophagus, Korpus, Kondylus, Koncha" geschrieben werden wie "Cervix, Oesophagus, Corpus, Condylus, Concha".

Die DUDEN-Orthographie eingliedriger Bezeichnungen lateinischer Endung ist also - wenn man sie consequent anwendet - nur an Hand complicierter linguistischer Analysen practicabel. Die Analysen sind so compliciert, daß nicht einmal die DUDEN-Redaction selbst sie bewältigen kann; um wieviel weniger sind sie dem durchschnittlichen, auf sich selbst gestellten Sprachteilnehmer zuzumuten! (So wird z. B. das auf S. A48 der officiellen "Nomina Anatomica" als Terminus technicus ausgewiesene "Caecum" vom DUDEN "Wörterbuch medizinischer Fachausdrücke" fälschlich als Trivialbezeichnung eingestuft und demzufolge "Zäkum" geschrieben.) Aber auch bei consequentester Anwendung der DUDEN-Regeln bleibt ein umfangreicher Restbestand an zulässigen fachsprachlich-gemeinsprachlichen Doppelschreibungen vollkommen gleich lautender Bezeichnungen, wie wir gesehen haben, z. B. "Cadmium/Kadmium, Calcium/Kalzium, Oesophagus/Ösophagus, Oxid/Oxyd". Diese Doppelschreibungen beruhen darauf, daß der DUDEN einerseits die streng fachsprachliche, "ausdeutschende" Schreibung anerkennt, andererseits aber zur "eindeutschenden" Schreibung ausdrücklich ermuntert, indem er ihr unter Hinweis auf angeblich entgegenstehende, nicht näher begründete "Interessen der Allgemeinsprache ... als Hauptform den Vorzug" gibt (S. 35). Dem ist entgegenzuhalten, daß Doppelschreibungen nicht im längerfristigen Interesse einer Sprache liegen können, sondern bestenfalls in einer Zeit sprachlichen Wandels dem allmählichen Übergang von einer Schreibung zur anderen dienen können. Dieses Argument wird auch vom DUDEN "Rechtschreibung der deutschen Sprache und der Fremdwörter" verwendet, wenn er seine Existenz damit zu begründen versucht, daß "unsere kulturell und technisch hochentwickelte Gesellschaft auf eine einheitlich geregelte Rechtschreibung nicht verzichten kann" (S. 5). Wir können uns also wieder einmal davon überzeugen, daß der DUDEN in seiner Argumentation ideologisch vorprogrammiert ist, daß er sein eigenes Argument dort nicht gelten läßt, wo es nicht in sein strategisches Concept paßt. Wenn es tatsächlich Doppelschreibungen geben muß, so sollten es m. E. die fachsprachlichen Schreibungen sein, denen man als Hauptform den Vorzug gibt, da sie gegenüber den gemeinsprachlichen Schreibungen den Vorteil terminologischer Rationalität besitzen.

2.3. Zur DUDEN-Orthographie biochemischer Bezeichnungen

Biochemische Bezeichnungen sind, terminologisch gesehen, im Grunde nichts anderes als chemische Bezeichnungen. Ihre Nomenclatur wird von der "Internationalen Union für Biochemie" (engl. "International Union of Biochemistry"), kurz "IUB", festgelegt, wie die Nomenclatur der organischen und der anorganischen Chemie von der "Internationalen Union für reine und angewandte Chemie" (engl. "International Union of Pure and Applied Chemistry"), kurz "IUPAC", festgelegt wird. Grundsätzlich ist daher auch der DUDEN der Meinung, daß biochemische Bezeichnungen wie andere chemische Bezeichnungen zu schreiben seien, d. h. nach den internationalen Vereinbarungen, also "ausdeutschend". Es müßte folglich nach IUPAC/IUB und DUDEN einheitlich heißen: "Cadaverin, Carbonsäure, Carboxyglutamat, Cellulose, Ceramid, Cerebrosid, cis-Aconitat, Citrat, Citronensäure, Citrullin, Cycloserin, Cystin, Glucose, Glycin, Lactat, Leucin, Nicotin, Succinat". Leider liegt die Betonung auf "müßte", denn natürlich kann der DUDEN es auch hier nicht lassen, von seinen eigenen Regeln in völlig unsinniger Weise abzuweichen. Die meisten der oben angeführten Bezeichnungen wurden erst gar nicht im DUDEN "Wörterbuch medizinischer Fachausdrücke" erfaßt, das sich auf chemisch-biochemischem Gebiet als äußerst unergiebig erweist. Von den erfaßten finden sich nur "Glucose" und "Lactat" als Hauptform mit "Glukose" und "Laktat" als Nebenform, sowie "Citrat" als Nebenform mit "Zitrat" als Hauptform. Daneben erscheinen noch "Nikotin, Zerebrosid, Zitronensäure, Zystin" als Hauptform, wobei die correcten Schreibungen nicht einmal als Nebenformen Erwähnung finden. Die Schreibungen "Zitronensäure" und "Nikotin" werden auf S. 36 damit gerechtfertigt, daß sie "weitgehend popularisiert" und damit "selbstverständlich" von der allgemeinen Regelung ausgenommen seien. (Es kann laut DUDEN, S. 32, "Bruzellose, Nokardiose", aber auch "Brucellose, Nocardiose" geschrieben werden, weil diese Bezeichnungen von den Personennamen "Bruce" und "Nocard" abstammen; aber es muß laut DUDEN immer "Nikotin" geschrieben werden, obwohl diese Bezeichnung vom Personennamen "Nicotin" abstammt!)

Angesichts dessen, was nun folgt, wäre man allerdings fast geneigt, ein "So weit, so gut" zu seufzen. Denn zu den chemischen, insbesondere biochemischen Verbindungen gehören bekanntlich auch die Hormone und Enzyme. Die Namen ausgerechnet dieser chemischen Verbindungen sollen nun nach dem unerfindlichen Wunsch der DUDEN-Redaction als Ausnahmen behandelt, d. h. "eindeutschend" geschrieben werden (S. 30). Daß es Nicht-Fachleuten in aller Regel unmöglich ist, bei Namen wie "Calciferol, Calcitonin, Carboxybiotin, Carotin" auf den ersten Blick zu entscheiden, ob es sich um Hormone bzw. Enzyme handelt; daß für die eine Art von Lebewesen ein Hormon oder Enzym ist, was für die andere kein Hormon oder Enzym ist; daß auch in bezug auf den Menschen nicht unumstritten ist, welche Verbindungen im einzelnen zu diesen Stoffclassen zu rechnen sind; daß mithin ein ganzes neues Problemfeld durch diese Ausnahmeregelung aufgerissen wird: alles das ist für den DUDEN Nebensache, wenn es ihm dafür nur gelingt, die "Eindeutschungsfront" ein kleines Stück weiter ins "Feindesland" vorzuverlegen. Folgende "Glanzstücke" deutscher Orthographie-"Einheitlichkeit" könnte der DUDEN seinem Conto "gut"schreiben, wenn es tatsächlich nach seiner Nase ginge: "1,25-Dihydroxy-Cholekalziferol (Hormon) ist hydroxyliertes 25-Hydroxy--cholecalciferol (kein Hormon); Tetrahydro-corticosteron (kein Hormon) ist hydrogeniertes Kortikosteron (Hormon); 3-Karboxy-Ziszismukonat-Zykloisomerase (Enzym) isomerisiert 3-Carboxy-cis-cis-muconat (kein Enzym); Karbamoylphosphat-Synthetase (Enzym) synthetisiert Carbamoylphosphat (kein Enzym); Zitrakonat-Hydratase (Enzym) hydriert Citraconat (kein Enzym)" etc., etc. Wir haben ähnliche Incongruencen bereits im Abschnitt 2.2 bei nicht-chemischen Bezeichnungen kennengelernt.

Das Beispiel der enzymatischen und endocrinologischen Nomenclatur ist für uns besonders interessant, weil wir an ihm sehr deutlich sehen können, wie der DUDEN diejenigen terminologischen Freiräume ausnutzt, die er durch scheinbare oder tatsächliche Versäumnisse der wissenschaftlichen Fachverbände unbesetzt glaubt: er schert sich einen Dreck um die ihm angeblich so heilige Einheitlichkeit der deutschen Rechtschreibung, wenn er nur mit seinem "Eindeutschungs"auftrag zu Potte kommen kann. Dabei ist es ihm entweder egal, oder es fehlt ihm der Sachverstand dafür, welches Chaos seine ungeschickten Einmischungen in einer Fachsprache anzurichten geeignet wären, die ohne diese Einmischungen ein Muster an Regularität und Einheitlichkeit ist. Den Beweis dafür, wie wenig der DUDEN zur Vertretung fachsprachlicher Interessen willens und in der Lage ist, erbringt in eindrucksvoller Weise die internationale enzymatische Nomenclatur, die zu den DUDEN-Regeln in scharfem Gegensatz steht. Von dieser Nomenclatur, die seit 1961 von IUPAC und IUB herausgegeben wird und in ihrer 1978er Ausgabe immerhin 4244 officielle Enzymnamen auflistet, hat der DUDEN bis heute nicht einmal Kenntnis genommen. Nach den Regeln der internationalen "Enzym-Commission" (engl. "Enzyme Commission"), kurz "EC", müssen die oben als Beispiele angeführten Enzyme "3-Carboxy-cis-cis-muconat-cycloisomerase", "Carbamoylphosphat-synthetase" und "Citraconat-hydratase" geschrieben werden, was mit einem Schlag die Einheitlichkeit wiederherstellt, die der DUDEN so einfallsreich zu zerstören angetreten ist. Man kann nur hoffen, daß dieses Beispiel den terminologisch activen Fachverbänden die Augen dafür öffnet, wie schlecht ihre orthographischen Interessen bei der DUDEN-Redaction aufgehoben sind.

3. Principien und Regeln einer neuen deutschen Fremdwort-Orthographie, insbesondere im "Rechtschreibungswörterbuch der Medicin und Pharmacie"

3.1. Die "Fremdwort-Eindeutschung" ist eine Sackgasse

In den vorhergehenden Abschnitten 1 und 2 habe ich hoffentlich deutlich machen können, daß der DUDEN an seiner Aufgabe, die "Fremdwort"-schreibung im Deutschen einheitlich, übersichtlich und functionsgerecht zu ordnen, gründlich gescheitert ist. Ich sage "gründlich", weil Uneinheitlichkeit, Unübersichtlichkeit und Dysfunctionalität der DUDEN-"Fremdwort"-Orthographie ein erschreckendes Ausmaß erreicht haben und keineswegs auf die wenigen Beispiele beschränkt sind, die hier concret zur Sprache gebracht werden konnten, sondern practisch den gesamten deutschen "Fremdwort"schatz betreffen. Ich sage "gründlich" auch deshalb, weil dieser Zustand nicht das Ergebnis quasi zufälliger, unverschuldeter Entwicklungen ist, die jederzeit corrigiert werden könnten, sobald ihre Schädlichkeit erkannt ist. Die historische Analyse hat vielmehr gezeigt, daß der "Eindeutschungs"wahn, der für alle diese fehlerhaften Entwicklungen letzten Endes verantwortlich ist, Methode hat. Die Weisheit der DUDEN-Redaction erschöpft sich in der Auslegung und Anwendung der nationalistischen statlichen Regeln von 1902; solange diese Regeln nicht geändert werden, wird sich auch an den DUDEN-Regeln nichts ändern.

Worin liegt nun, auf einen Nenner gebracht, der entscheidende Fehler der statlich-DUDENschen "Fremdwort"-Orthographie, und wie kann er berichtigt werden? Wir hatten gesehen, daß das ursprüngliche Ziel der orthographischen Conferencen von 1876 und 1901 die Angleichung der "Fremdwort"schreibung an die Schreibung der Nicht-"Fremdwörter" war, um auf diese Weise zu einer möglichst einheitlichen Orthographie zu gelangen, in der höchstmögliche Übereinstimmung von Schreibung und Lautung herrschen sollte. Dieser Vorgang wurde von seinen Protagonisten "Fremdwort-Eindeutschung" genannt, was zwar dem nationalistischen Geist der Jahrhundertwende entsprach, aber nicht den sprachhistorischen Tatsachen (s. o., Abschnitt 1.3). Man wußte, daß die "Eindeutschung" nicht vollständig möglich war, daß vielmehr ein gewisser Teil des "Fremdwort"schatzes seine originale Schreibung behalten mußte, z. B. die mehrgliedrigen lateinischen Bezeichnungen. Aber man glaubte, daß dieser Teil des "Fremdwort"schatzes, den man zudem für relativ klein und unbedeutend hielt, sich vom "einzudeutschenden" Teil des "Fremdwort"-schatzes sauber und problemlos abgrenzen lasse. Man legte also mit einer Naivität, über die man nur den Kopf schütteln kann, quer durch den deutschen "Fremdwort"schatz eine künstliche Grenze, die sich ebensowenig an den natürlich gewachsenen Eigentümlichkeiten des Terrains orientierte wie die Linealstriche auf der Landcarte, mit denen man damals die Grenzen neucolonialisierter Gebiete festzulegen pflegte. Dann bestimmte man, daß die "Fremdwörter" diesseits dieser Grenze "einen Anspruch darauf hätten, der deutschen Schreibung teilhaftig zu werden" (DUDEN, S. XI - welche Auszeichnung für die "Fremdlinge" und "Eindringlinge"!), daß aber die "Fremdwörter" jenseits dieser Grenze "ehrlicherweise" auch an ihrer Schreibung erkennen lassen sollten, daß sie "undeutscher" Herkunft seien. Und eben mit dieser überheblichen Mißachtung natürlich gewachsener - wenn man so will, "sprachen-oecologischer" - Zusammenhänge beging man den entscheidenden Fehler, an dessen Auswirkungen die deutsche "Fremdwort"schreibung bis heute von einer mißglückten Orthographie-Reform zur nächsten siecht.

Denn diese künstliche Grenze führte dazu, daß Wörter und Wortbestandteile gleicher Herkunft, gleicher Bedeutung und gleicher Lautung unterschiedlich geschrieben werden mußten: "Caecum", aber "Zäkumdivertikel"; "Zyklus", aber "Cyclohexan"; "Koagulationsfaktor", aber "Coagulation-factor Xa" (EC 3.4.21.6); "Remedium antibioticum", aber "Antibiotikum" etc. (s. o., Abschnitte 2.2 und 2.3). Auf die schwerwiegenden sprachdidactischen Nachteile und die äußerst bedenkliche ideologische Motivation dieser Orthographie-Politic wurde bereits hingewiesen. Daß die Grenze zwischen "eindeutschend" und "ausdeutschend" zu schreibenden "Fremdwörtern" künstlich ist, zeigt sich auch daran, daß sie in weiten Bereichen nicht einmal mit Hilfe eines Regelapparates definierbar ist, der auf Grund seiner Complexität ohnehin nur noch von Specialisten handhabbar ist. Dies führt zu einer großen Unsicherheit bei der Schreibung der "Fremdwörter", insbesondere in der medicinischen Fachsprache. Der DUDEN erzeugt diese Unsicherheit durch die Unvernunft seiner Regeln; er rechtfertigt diese Regeln aber gerade mit der Notwendigkeit, diese Unsicherheit zu beseitigen; m. a. W.: er macht sich dadurch unentbehrlich, daß er zunächst einen Mißstand schafft, den anschließend zu beseitigen er sich erbietet. Jedermann, der nicht gerade Actionar des Bibliographischen Institutes AG ist, wird zustimmen, daß dies untragbare Verhältnisse sind, die schnellstmöglich einer durchgreifenden Reform zugeführt werden müssen.

Aber ist überhaupt eine bessere "Fremdwort"-Orthographie als die vom DUDEN propagierte möglich, und wie müßte sie aussehen? Nachdem der grundsätzliche Fehler ausgemacht ist, der zur orthographischen Verwirrung im "Fremdwort"bereich geführt hat, ist es geradezu ein Kinderspiel, durch restlose Beseitigung dieses Fehlers die Einheitlichkeit wiederherzustellen, die im Namen eben dieser Einheitlichkeit von den "Eindeutschern" zerstört worden ist. Alle Versuche zur Schaffung von Criterien, nach denen "Fremdwörter" in "einzudeutschende" und "auszudeutschende" zu teilen sind - sei es die Unterscheidung zwischen "eingebürgerten Fremdwörtern" und "nicht-eingebürgerten Fremdwörtern", sei es die Unterscheidung zwischen "Termini technici" und "Trivialbezeichnungen" -, scheitern letzten Endes notwendig und vorhersagbar daran, daß mit ihrer Hilfe Wörter und Wortbestandteile gleicher Herkunft, gleicher Bedeutung und gleicher Lautung unterschiedlich geschrieben werden sollen. Denn schon dieses Ziel an sich ist offensichtlich widersinnig und rein dogmatisch gesetzt, und es wird dadurch nicht aufgewertet, daß es auch mit allergrößtem Aufwand an Gedankenverschwendung nicht zu praecisieren ist. Auf der Basis einer intra-"fremdwörtlichen" Dichotomie sind Einheitlichkeit und Übersichtlichkeit der deutschen Rechtschreibung nicht realisierbar; dies nicht einzusehen, ist der Irrtum aller bisherigen "Fremdwort"orthographie-Reformen, die in weitgehender Verkennung der fachsprachlichen Problematic nur in immer excessiverer "Eindeutschung" der "Fremdwörter" und in deren geschichtsloser und sinnentstellender orthographischer Assimilation an die Lautung ihr Heil sahen.

3.2. Grundregeln der neuen "Fremdwort"-Orthographie

Statt dessen ist der umgekehrte Weg einzuschlagen. Dieser Weg besteht darin, Wörter und Wortbestandteile gleicher Herkunft auch gleich zu schreiben: "Caecum" und "Caecumdivertikel"; "Cyclus" und "Cyclohexan"; "Coagulationsfactor" und "Coagulation-factor Xa"; "Remedium antibioticum" und "Antibioticum". Jede unvoreingenommene Prüfung wird ergeben, daß nahezu alle Ungereimtheiten, die wir dem DUDEN verdanken, dadurch ausgemerzt werden. Grundsätzlich wäre eine solche Vereinheitlichung sowohl auf "eindeutschender" als auch auf "ausdeutschender" Basis denkbar. Sie auf "eindeutschender" Basis consequent durchzuführen, hätte sogar den Vorteil, daß ein grundsätzlicher Unterschied in der Schreibung "deutscher" und "fremder" Wörter nicht bestünde; es hätte aber auch den entscheidenden Nachteil, daß mit der "Eindeutschung" vor mehrgliedrigen lateinischen Termini und anderen Internationalismen im Interesse der Einheitlichkeit nicht haltgemacht werden dürfte und wir es folglich mit Formen wie "Appendizitis akuta" und "Karzinoma asbolikum" zu tun hätten. Solche Formen wären dann eigentlich nicht mehr "lateinisch" zu nennen, und sie würden den letzten Rest an orthographischer Internationalität zerstören, den die deutsche Wissenschaft über die Zeit der nationalistischen Verirrung hinwegretten konnte. Selbst hartgesottene "Eindeutscher" sind denn auch im allgemeinen der Ansicht, daß eine solchermaßen consequente "Eindeutschung" kein gangbarer Weg ist. Wenn aber auf dem Wege der "Eindeutschung" keine Einheitlichkeit der "Fremdwort"-schreibung erreicht werden kann, dann muß sie in der entgegengesetzten Richtung gesucht werden.

Was bedeutet nun aber die Forderung nach einer consequenten "Ausdeutschung" der "Fremdwort"schreibung im einzelnen, d. h., zu welchen concreten Rechtschreibungsregeln gelangen wir auf diesem Weg? Die grundlegendsten Regeln können vielleicht wie folgt formuliert werden: (1) Wortbestandteile sind möglichst weitgehend so zu schreiben wie ihre etymologisch erschließbare Urform; (2) sie sind möglichst weitgehend so zu schreiben wie in den wichtigsten Weltsprachen; (3) sie sind möglichst weitgehend so zu schreiben, wie es ihrer Lautung entspricht. Man könnte diese drei Grundregeln die "etymologische", die "internationalistische" und die "phonologische" Regel nennen und die mit ihnen angestrebten Ziele die "Etymologisation", die "Internationalisation" und die "Phonologisation" der "Fremdwort"-Orthographie. Ein Teilaspect der phonologischen Regel ist (4) die Forderung nach möglichst weitgehender orthoepischer Neutralität der orthographischen Reform, d. h., daß die neue Schreibung nicht zu einer neuen Aussprache führen soll. Man könnte nun meinen, daß diese auf den ersten Blick so verschieden erscheinenden Regeln zueinander in zahlreichen Widersprüchen stehen; in der Praxis zeigt sich jedoch glücklicherweise, wenn auch nicht zufälligerweise, daß durch Anwendung der einen Regel die anderen Regeln nicht nur nicht verletzt, sondern in den meisten Fällen gewissermaßen automatisch mitbefolgt werden. Der Beweis dafür ist ein lautneutral reformiertes "Fremdwort"-Rechtschreibungssystem, das gleichzeitig alle drei Forderungen (Etymologisation, Internationalisation, Phonologisation) deutlich besser erfüllt als der DUDEN. Conflicte zwischen den drei Grundregeln sind freilich nicht völlig auszuschließen, und es muß dann im Einzelfall abgewogen werden, welcher Regel Vorrang gebührt; insgesamt ist aber die Zahl der internen Widersprüche ungleich geringer und leichter regulierbar als im DUDEN.

Durch die Anwendung der etymologischen und der internationalistischen Rechtschreibungsregel zerfallen die Wörter und Wortbestandteile der deutschen Sprache wie von selbst in zwei große Gruppen: (a) solche, die germanischer Herkunft sind und nur in Ausnahmenfällen als Internationalismen auftreten, und (b) solche, die romanischer, also letzten

Endes lateinischer Herkunft sind und den weitaus größten Teil der Internationalismen stellen. Daneben finden wir (c) eine kleinere Zahl von Wörtern anderer, "exotischer" Herkunft. Diese Gruppen ergeben sich, wie gesagt, dadurch, daß sie nach der etymologisch-internationalistischen Regel unterschiedlich zu schreiben sind. Diese Grundregel liefert uns also gleichzeitig ein Criterium dafür, welche Wörter wir als "Fremdwörter" ansehen können (nämlich die Gruppen b und c) und welche als Nicht-"Fremdwörter" (die Gruppe a). Statt den deutschen Wortschatz durch Einsatz eines vollkommen veralteten, schwer handhabbaren und unzweckmäßigen Regelapparates ohne Sinn für die kunstvolle anatomische Gliederung dieses in Jahrtausenden gewachsenen Organismus in "deutsch" und nicht-"deutsch" zu schreibende Wörter und Wortbestandteile barbarisch zu zersägen, haben wir auf diese zwanglose Weise die natürlichen Grenzen zwischen den "nativen" und den "fremden" Bestandteilen des deutschen Wortschatzes vom Schutt der primitiv nivellierenden, nationalistischen Orthographie und ihres pseudowissenschaftlichen, nur ideologisch zu verstehenden Überbaues befreit. Es ist, wie wenn ein altes Mosaic unter dem Staub der Jahrhunderte beinahe unversehrt zum Vorschein kommt und man das Leuchten seiner Farben und die Harmonie seiner vielen einzelnen Teile in ihrer ursprünglichen Schönheit bewundern kann. Welch eines Frevels haben sich jene "Philologen", jene angeblichen "Liebhaber" und "Kenner" des Wortes, schuldig gemacht, als sie mit ihren groben und stumpfen Werkzeugen Hand an dieses Kunstwerk, unser aller Erbe, legten und es soweit verunstalteten, daß nach nur 100 Jahren kaum noch jemand von dessen glorreicher Vergangenheit weiß, geschweige denn darum trauert, und welche Denkmäler hat man den Herren DUDEN, VON RAUMER & CO. zum Lohn für diese Freveltat errichtet! Doch ihre Denkmäler stehen auf den tönernen Füßen tyrannischer Unvernunft und Widernatur; sie selbst wird das Schicksal ereilen, das sie der altehrwürdigen deutschen "Fremdwort"-Orthographie des 18. Jh. zugedacht hatten. Diese aber wird sich erheben wie ein Phoenix aus der Asche und der deutschen Sprache der Wissenschaft jene selbstverständliche Internationalität des schriftlichen Ausdruckes wiederbringen, die ihr angestammtes Recht von jeher war, ist und sein wird.

Betrachten wir nun im einzelnen die größeren und kleineren, die erhalten gebliebenen und zu restaurierenden, die vollendeten und noch zu vollendenden Teile des Kunstwerkes, das die deutsche "Fremdwort"-schreibung einst war und wieder werden muß.

3.3. Die neue c/k/z-Schreibung

In Wörtern und Wortbestandteilen germanischer Herkunft wird seit langer Zeit der "k"-Laut in allen Positionen durch das k dargestellt, der "ts"-Laut in allen Positionen durch das z. Darüber hinaus haben die Germanismen nur in Ausnahmefällen Verbreitung in mehreren Weltsprachen gefunden und dann im allgemeinen ihre germanische Schreibung bewahrt. Wir können also für unsere Zwecke die k/z-Schreibung in Wörtern und Wortbestandteilen germanischer Herkunft, so wie sie im DUDEN verzeichnet sind, aus etymologischer und internationalistischer Sicht als hinreichend abgesichert ansehen und sie von einer orthographischen Reform ausnehmen. Damit ist nicht gesagt, daß nicht auch dieser Bereich irgendwann einmal näher auf eventuelle Illogismen hin untersucht und nach Möglichkeit rationalisiert werden sollte. Diese Frage gehört aber in einen ganz anderen Rahmen und kann von uns bequem ausgeklammert werden.

Anders sieht es bei den "Fremdwörtern" aus. Hier kommen wir durch Anwendung der etymologisch-internationalistisch-phonologischen Grundregel zu folgenden c/k/z-Regeln.

Grundregel: (1) Der "k"-Laut ist vor den dunklen Vocalen a, o, u und vor Consonanten sowie am Wortende durch das c darzustellen, vor den hellen Vocalen e, i, y, ae/ä, oe/ö dagegen durch das k: "calculieren, Contraction, Electronic, Keton, Kinase, Kyphose, Käse, Köln, prekär, viskös"; weitere Beispiele s. die Tab. im Abschnitt 2.1.

Ausnahmeregeln: (1a) Der "k"-Laut ist vor halbconsonantischem u durch das q darzustellen: "Aquarium, Frequenz, Liquor, Qualität, Quotient". (1b) Der "k"-Laut ist in einigen, meist französischen Wörtern vor Vocal durch qu darzustellen: "Bouquet, Claqueur, Clique, Liqueur, Quarantaine, Vabanque". (1c) Der "k"-Laut ist in einigen, meist griechischen Wörtern durch ch darzustellen: "Chaos, Character, Charta, Chorion, Chrom"; ebenso, falls nicht als "ch"-Laut gesprochen: "Chelat, Chemie, Chiasma, China, Chondropathie, Chymotrypsin". (1d) Der "k"-Laut ist vor "s"-Laut mit diesem zusammen durch das x darzustellen, wenn zwischen "k"-Laut und "s"-Laut keine Morphemfuge liegt: "Extraction", aus "ex" + "tractio"; aber "Ecstase", aus "ec" + "stasis"; ebenso "Axiom, Axolotl, Xanthophyll, Xenon, Xiphoid, Xylophon". (1e) Der "k"-Laut ist den Eigennamen und chemischen Elementsymbolen entsprechend in einigen Fällen durch das k auch dort darzustellen, wo dies der Grundregel widerspricht: "Kalium", Symbol "K"; "Krypton", Symbol "Kr"; "Klebsiella", benannt nach Edwin Klebs.

Grundregel: (2) Der "ts"-Laut ist vor den dunklen Vocalen a, o, u und vor Consonanten sowie am Wortende durch das z darzustellen, vor den hellen Vocalen e, i, y, ae/ä, oe/ö dagegen durch das c: "Abscess, Azalee, Azteke, Azur, Caecum, Celle, Citrone, Coelom, Cyste, Indiz, Zoologie"; weitere Beispiele s. die Tab. im Abschnitt 2.1.

Ausnahmeregeln: (2a) Der "ts"-Laut ist in einigen, meist griechischen Wörtern bzw. den chemischen Elementsymbolen entsprechend durch das z auch dort darzustellen, wo dies der Grundregel widerspricht: "Azimut, Enzym, Zelot, Zygote"; "Zinc/Zincum", Symbol "Zn"; "Zirconium", Symbol "Zr"; "Azid", die Nitrogenverbindung, aber "Acid", die Säure. (2b) Der "ts"-Laut ist in einigen, meist lateinischen Wörtern durch das t darzustellen, wenn dem t ein i plus gesprochener Vocal folgt: "Actie, Action, Adjuvantien, Differentiation, finantiell, Gratie, gratios, initiieren, Potential, potentiell". (2c) Der "ts"-Laut ist in einigen, meist exotischen Wörtern durch ts darzustellen: "Tsetse-Fliege".

Betrachten wir nun das Für und Wider dieser Regeln, insbesondere die etwas problematischeren Puncte, etwas genauer. Ein wichtiger Unterschied zur "Fremdwort"schreibung des 18. Jh. ist, abgesehen von den in den Ausnahmeregeln angeführten Fällen, der Wegfall einer Unterscheidung zwischen Wörtern lateinischer und griechischer Herkunft. Dafür gibt es mehrere Gründe, die so zusammengefaßt werden können, daß in diesem Fall die internationalistische Regel und die phonologische Regel gut anwendbar sind, während die Anwendung der etymologischen Regel auf Schwierigkeiten stößt. Sie stößt deshalb auf Schwierigkeiten, weil sehr viele griechische Wörter von den Römern in latinisierter Form übernommen wurden, so daß sowohl eine griechische als auch eine lateinische Form existiert. Man muß sich also für eine der beiden classischen Sprachen entscheiden. Aus etymologischer Sicht spricht für die lateinische Form, daß die Entlehnung griechischer Wörter ins Deutsche überwiegend in latinisierter Form erfolgte und das Lateinische zumindest insofern als

Quelle unserer "Fremdwörter" dominiert. Darüber hinaus schreiben wir mit lateinischen und nicht mit griechischen Buchstaben, sind also auch insofern den lateinischen Formen viel näher. Für eine kleinere Zahl griechischer "Fremdwörter" läßt sich keine lateinische Parallelform nachweisen; in solchen Fällen können wir die lateinische Schreibweise (c statt k) etymologisch damit begründen, daß wir die von den Römern begonnene Latinisierung griechischer Wörter in unserer Zeit consequent fortsetzen. Es ist auch für den etymologisch ungeschulten Blick nicht unmittelbar erkennbar, ob es sich um ein "Fremdwort" lateinischer, griechischer, latinisiert-griechischer, graecisiert-lateinischer oder gar arabischer Herkunft handelt (wie z. B. bei "Alcohol"), so daß die Practicabilität einer "Fremdwort"schreibung, die auf derartigen Unterscheidungen basiert, verneint werden muß. Nichts zwingt uns, bei der Festlegung der etymologisch relevanten Urform zeitlich noch hinter das Lateinische zurückzugehen, zumal wir damit das Buchstabensystem verlassen würden, dessen wir uns bis heute bedienen. Es widerspricht also nicht unbedingt der etymologischen Regel, wenn wir die orthographische Unterscheidung zwischen lateinischen und griechischen Wörtern zugunsten der internationalistischen und der phonologischen Regel und zugunsten leichterer Anwendbarkeit aufgeben. Von seiten der internationalistischen Regel aber ist die Sachlage eindeutig: alle Weltsprachen verzichten auf eine orthographische Unterscheidung zwischen lateinischen und griechischen Wörtern bis auf wenige, inconsequente Ausnahmen, die als Nebenformen ein bescheidenes Dasein fristen. Auch von seiten der phonologischen Regel gibt es keinen Zweifel, daß ein Verzicht auf die orthographische Unterscheidung zwischen lateinischen und griechischen Wörtern zu engeren Phonem-Graphem-Beziehungen führt.

Die c/k/z-Regel 1 führt unter anderem zu den Schreibungen "Physic/Physiker, Technic/Techniken", und die c/k/z-Regel 2 führt in Verbindung mit c/k/z-Regel 2b unter anderem zu den Schreibungen "Differenz/Differencen/Differential, Potenz/Potencen/Potential". Demgegenüber empfiehlt der DUDEN "Physik/Physiker, Technik/Techniken, Differenz/Differenzen/Differential, Potenz/Potenzen/Potential". Es hat also zunächst den Anschein, als habe der DUDEN engere Phonem-Graphem-Relationen anzubieten, wo es um die orthographische Repraesentation des "k"-Lautes und des "ts"-Lautes am Wortende und um die orthographischen Consequencen syntactisch erforderlicher Erweiterungen dieser Wortenden geht. Man muß aber diesen punctuellen, sehr begrenzten Vorteil des DUDEN zu den viel schwerer wiegenden systematischen Nachteilen des DUDEN in Beziehung setzen und kommt dann zu einem ganz anderen Urteil. Innerhalb eines nach der etymologisch-internationalistisch-phonologischen Grundregel reformierten Systemes der "Fremdwort"schreibung sind die DUDEN-Schreibungen "Physik, Technik, Differenzen, Potenzen", von denen wir mit unseren Schreibungen "Physic, Technic, Differencen, Potencen" abweichen, nämlich wie folgt zu beurteilen.

Die Schreibungen "Differenzen, Potenzen" sind etymologisch nicht besser und nicht schlechter begründet als die Schreibungen "Differencen, Potencen", denn die etymologisch relevanten Primarformen sind in lateinisch "differentiae, potentiae" zu sehen. (Diese Primarformen scheinen in den Schreibungen "Differential, Potential" durch, in denen wir mit dem DUDEN übereinstimmen.) Dagegen liegt internationalistisch der Vorteil eindeutig bei den Schreibungen "Differencen, Potencen"; vgl. englisch "differences, potencies", franz. "différences, puissances", spanisch "diferencias, potencias", port. "diferenças, potências". Der einzige Vorteil der DUDEN-Schreibungen scheint also phonologisch zu sein. Doch auch dieser "Vorteil" entpuppt sich bei genauerem Hinsehen als das genaue Gegenteil von dem, was er zu sein scheint. Denn die Schreibungen "Differenzen, Potenzen" verstoßen gegen die c/k/z-Grundregel 2, nach welcher der "ts"-Laut vor hellem Vocal durch das c darzustellen ist. So elegant die Congruenz der Singularformen "Differenz, Potenz" mit den DUDEN-Pluralformen "Differenzen, Potenzen" auch scheint, so muß man sich doch clarmachen, daß das z am Ende der Singularformen eine rein phonologisch begründete Notlösung zur Disambiguierung des Lautwertes ist, deren z. B. die Weltsprachen nicht bedürfen, weil in ihnen der orthographische Repraesentant des "ts"-Lautes nicht am Wortende steht; vgl. engl. "difference, potency", franz. "différence, puissance", span. "diferencia, potencia", port. "diferença, potência". Die Notlösung zur Basis anti-internationalistischer Pluralschreibungen zu machen und für diesen Unsinn auch noch zusätzliche Ausnahmeregeln in Kauf zu nehmen, verrät wieder einmal den irrationalen Dogmatismus der statlich-DUDENschen "Fremdwort"-Orthographie. Wer sich scheut, "Differencen" etc. zu schreiben, wird auch nicht "differencieren" schreiben wollen, sondern DUDEN-gemäß "differenzieren" etc. In den meisten Fällen ist aber die Verb-Endung "-cieren" auf das Lateinische rückführbar, z. B. in "inficieren, multiplicieren", lat. "inficere, multiplicare". Es ist nun m. E. wie im Falle der etymologischen Unterscheidung zwischen Wörtern griechischer und lateinischer Herkunft, die zugunsten phonologischer und internationalistischer Principien aufgegeben werden sollte, der Mehrzahl der Sprachteilnehmer nicht zumutbar, zwischen "Fremdwort"schreibungen nach den Mustern "differenzieren" und "inficieren" auf etymologischer Basis zu unterscheiden, zumal dafür keinerlei Notwendigkeit besteht. Durch DUDEN-conforme Ausnahmeschreibungen nach dem Muster "Differenzen, differenzieren" werden darüber hinaus auch für diejenigen Sprachteilnehmer Zweifelsfälle geschaffen, welche die Etymologie kennen, z. B. "indicieren/indizieren, Indicien/Indizien", die sowohl auf "Indiz" als auch auf lat. "indicare, indicium" rückführbar sind. Vor solchen überflüssigen Zweifelsfällen und den daraus resultierenden Doppelschreibungen bewahrt uns nur eine durchgreifende, übersichtliche Neuordnung nach Maßgabe der c/k/z-Grundregel 2. Für Schreibungen nach dem Muster "Differencen, differencieren" spricht im übrigen auch aus etymologischer Sicht, daß viele analoge "Fremdwörter" durch den Umweg über das Französische und das Englische ins Deutsche gelangen, so daß auch die in diesen Sprachen übliche Schreibung mit c Berücksichtigung finden sollte. Statt dessen wurde in der Reformdiscussion der letzten Jahrzehnte immer wieder vorgeschlagen, nicht nur die Schreibungen "Differenzen, differenzieren, Potenzen, potenzieren" beizubehalten, sondern zwecks weiterer Vereinheitlichung auch "Differenzial, Potenzial" zu schreiben. Dabei wird dann gerne das Italienische als "unmittelbarer Erbe der griechischen Klassik" (DROSDOWSKI, S. 9) bemüht, das uns dergleichen Verballhornungen mit seinen Schreibungen "differenziale, potenziale" vormacht. Das Italienische ist aber ebensowenig eine Weltsprache wie das Deutsche, und es hat das Erbe der griechischen Classic schlechter verwaltet als manche geographisch abgelegenere Sprachregion; es ist daher abwegig und opportunistisch, sich in diesem Puncte an ihm orientieren zu wollen. Eher kämen dann noch Schreibungen wie "Differencial, Potencial" nach dem spanischen und portugiesischen Vorbild "diferencial, potencial" in Frage, die ich aber in Hinblick auf die lateinischen Primarformen mit t nicht empfehlen kann, die sich auch in engl. "differential, potential" und franz. "différentiel, potentiel" sowie in den heutigen DUDEN-Schreibungen erhalten haben. Immerhin hat sich in einigen vergleichbaren Fällen die Schreibung mit c in den Weltsprachen durchgesetzt, z. B. engl. "financial", franz. "financier", span. "financiero", port. "financeiro" - alle von lat. "finantia". Die unrühmlichen Ausnahmen bilden wiederum das italienische "finanziario" und das DUDEN-Deutsch "finanziell".

Ein ähnliches Bild, wenn auch mit anderer Accentsetzung, ergibt sich bei der Beurteilung des "k"-Lautes am Wortende. Wieder scheint der DUDEN mit "Physik/Physiker, Technik/Techniken" gegenüber den Reformschreibungen "Physic/Physiker, Technic/Techniken" engere Phonem-Graphem-Relationen zu bieten. Nimmt man jedoch die unverzichtbare Reformschreibung "physicalisch" hinzu, so wird bereits deutlich, daß man ohne eine c/k-Alternanz nicht auskommt; die Frage ist also lediglich, wo man zwischen c- und k-Schreibung in diesen Fällen die Grenze zieht. Etymologisch und internationalistisch gesehen, ist es sinnvoll, die k-Schreibung zugunsten der c-Schreibung so weit wie möglich zurückzudrängen, da die Endung "-ic/-ik" in der Regel auf die griechischen Adjectiv-Endungen masculin "-ikos", feminin "-ike", neutral "-ikon" zurückgeht. Diese griechischen Endungen wurden von den Römern zu "-icus", "-ica", "-icum" latinisiert; die Schreibungen mit c sind also die für uns relevanten etymologischen Primarformen. Auch die Weltsprachen bedienen sich in diesen Fällen nicht der "k"-Schreibung; vgl. engl. "physic(s)", physical, physicist", franz. "physique, physicochimique, physicien", span. und port. "fisica, fisico".

Etymologisch-internationalistisch ist es also sinnvoller, die Grenze zwischen "Physic, physicalisch" einerseits und "Physiker" andererseits zu legen, als sie zwischen "physicalisch" einerseits und "Physik, Physiker" andererseits zu legen. Aber auch aus phonologischer Sicht ist "Physic" sinnvoller als "Physik"; die Repraesentation des "k"-Lautes am Wortende durch das c ermöglicht nämlich die Zusammenfassung der c/k/z-Grundregeln 1 und 2 zu einer einzigen c/k/z-Grundregel. Diese lautet: Vor den dunklen Vocalen a, o, u und vor Consonanten sowie am Wortende wird der "k"-Laut durch das c dargestellt und der "ts"-Laut durch das z; vor den hellen Vocalen e, i, y, ae/ä, oe/ö wird der "k"-Laut durch das k dargestellt und der "ts"-Laut durch das c. Mit anderen Worten: dasselbe Criterium, das darüber entscheidet, ob der "k"-Laut durch das c oder das k dargestellt wird (nämlich das Criterium, ob dem Laut innerhalb desselben Wortes ein heller Vocal folgt oder nicht), entscheidet auch darüber, ob der "ts"-Laut durch das c oder das z dargestellt wird.

Wollte man sich ganz auf den Boden der etymologisch-internationalistischen Interessen stellen, so käme man zu den Schreibungen "Physic/Physicer, Technic/Technicen/Technicer, Critic/Criticen/Criticer" etc. Dies würde jedoch das phonologische Interesse zu wenig berücksichtigen und gegen die c/k/z-Grundregel verstoßen, daß der "k"-Laut vor hellem Vocal durch das k darzustellen ist. Um ein actuelles Beispiel anzuführen: wer meint, auf eine Verbform zu "Aerobic" nicht verzichten zu können, sollte nicht "aerobicen" oder "aerobiccen" schreiben, was unphonologisch wäre, sondern "aerobiken" oder "aerobicken"; für die Schreibung mit ck sprechen dabei einerseits englische Analogien nach dem Muster von "traffic/trafficking", andererseits größere Einheitlichkeit bei der Conjugation "ich aerobicke/aerobike, du aerobickst/aerobicst ..." sowie die Tatsache, daß das i kurz zu sprechen ist, was in der Regel durch Verdoppelung des folgenden Consonanten angezeigt wird.

Während die hier empfohlenen Reformschreibungen "Physic, Technic,

Differencen, differencieren" etc. den c/k/z-Regeln 1 bis 2c conform sind, muß nun noch auf eine zusätzliche Ausnahmeregel (1f) eingegangen werden. Die c/k/z-Grundregel sieht vor, daß der "k"-Laut vor hellem Vocal - Monophthong oder Diphthong - durch das k darzustellen ist. Dies würde unter anderem zu den Schreibungen "Leukaemie, Glykaemie" führen, die mit den internationalen lateinischen Formen "leucaemia, glycaemia", aber auch mit den deutschen Formen "Leucocyt, Glycogen", unangenehm contrastieren. Etymologisch gesehen, ist die Schreibung mit c vorzuziehen, da diese auch in den lateinischen Primarformen verwendet wird; daß es sich dabei oft - wie in den angeführten Beispielen - um ein latinisiertes Kappa handelt, ist nebensächlich. Auch internationalistisch gesehen dominiert die c-Schreibung; vgl. franz. "leucémie, glycémie", span. und ital. "leucemia, glicemia". Im Englischen existieren beide Formen: "leucaemia/leukaemia, glycaemia/glykaemia". Gegen die Schreibungen "Leucaemie, Glycaemie" etc. spricht also nur der phonologische Aspect, daß ihre Aussprache mit "k"-Laut gegen die c/k/z-Grundregel verstößt. Für die Gewichtung dieses Umstandes sind m. E. zwei Gesichtspuncte entscheidend. Erstens erfolgt die Aussprache der Formen engl. "leucaemia, glycaemia", franz. "leucémie, glycémie", span. "leucemia, glicemia", ital. "leucemia, glicemia" phonologisch, d. h. nicht mit "k"-Laut, so daß von daher einiges für eine "ts"-Aussprache des c in dt. "Leucaemie, Glycaemie" spricht; es hieße jedenfalls die Aussprache praejudicieren und einer denkbaren internationalen Angleichung auch in diesem orthoepischen Puncte entgegenwirken, wollte man die Schreibungen "Leucaemie, Glycaemie" unter Hinweis auf die gegenwärtig vorherrschende deutsche Aussprache mit "k"-Laut ablehnen. Zweitens ist es leicht möglich, die betreffenden Fälle in einer Ausnahmeregel 1f zusammenzufassen und damit in den Griff zu bekommen. Sie sind nämlich dadurch gekennzeichnet und abgrenzbar, daß in ihnen das c der letzte Buchstabe eines Bestimmungswortes ist und daher je nachdem, ob das Grundwort mit einem hellen Vocal beginnt oder nicht, die Anwendung der c/k/z-Grundregel zu unterschiedlichen Lautungen des c bzw. bei gleichbleibender Lautung zu c/k-Alternanz führen würde. Es spricht daher m. E. alles für die c/k/z-Ausnahmeregel: (1f) Der "k"-Laut vor hellem Vocal wird dort durch das c dargestellt, wo die Grenze zwischen "k"-Laut und hellem Vocal mit der Grenze zwischen Bestimmungswort und Grundwort zusammenfällt, z. B. "Leuc-aemie, Glyc-aemie"; damit ist jedoch nicht gesagt, daß ein so positioniertes c stets als "k"-Laut zu sprechen ist, z. B. "Calc-aemie".

3.4. Ä oder ae/ai/a/e; ö oder oe/eu/o/e?

Die überwiegend am Beispiel der c/k/z-Schreibung entwickelten orthographischen Principien, nämlich das etymologische, das internationalistische und das phonologische Princip, müssen natürlich auch auf diese Frage angewendet werden. Dadurch erhalten wir wieder zunächst zwei große Gruppen von Wörtern und Wortbestandteilen: "deutsche" und "fremde". In "deutschen" Wörtern gehen ä und ö etymologisch auf a und o zurück, die zu einem "e"-Laut umgelautet wurden; vgl. "Eltern, älteren", die beide auf "alt" zurückgehen. Da man diese etymologische Beziehung auch in der Schreibung zum Ausdruck bringen wollte, behielt man in der Regel die Schreibung des Umlautes als a bzw. o bei, setzte aber zur Verdeutlichung der umgelauteten Aussprache ein e in kleinerer Schrifttype über das a bzw. o. Aus diesem superscribierten e entstand schließlich das Trema, der horizontale Doppelpunct; vgl. "Vater/Väter, Saum/Säume, offen/öffnen" etc. Es besteht keine Veranlassung, im Rahmen unseres Reformvorhabens an dieser Regelung irgendetwas zu ändern. Anders sieht es dagegen bei den Wörtern fremder Herkunft aus. Nehmen wir zunächst die lateinischen ae und oe, die oft auf griechische ai und oi zurückgehen; vgl. lat. "oeconomia, aether", von griech. "oikonomia, aither". Im Lateinischen waren ae und oe, wie ihre griechischen Vorfahren ai und oi, als Diphthonge zu sprechen, also als "a"-Laut plus "e"- oder "i"-Laut bzw. als "o"-Laut plus "e"- oder "i"-Laut, wie es der Schreibung entspricht. Diese Diphthonge entwickelten sich im Deutschen zu Monophthongen, die wie ä bzw. ö zu sprechen sind. Es lag daher für die "Eindeutscher" nahe, lateinisches ae/oe zu deutsches ä/ö umzuwandeln, also z. B. "Ökonomie, Äther" zu schreiben. (In der Schweiz, in der es zwar die kleinen Buchstaben ä, ö, ü gibt, aber nicht die großen Buchstaben Ä, Ö, Ü, ist es allerdings bei den Schreibungen "Oekonomie, Aether" etc. - auch in "deutschen" Wörtern - geblieben.) Ähnliche Nationalisationen vollzogen sich in den anderen europaeischen Sprachen; vgl. engl. "economy, ether", franz. "économie, éther", span. "economia, éter", port. "economia, éter", ital. "economia, etere". Wir haben hier also den Fall, daß etymologisches und internationalistisches Interesse einander zu widersprechen scheinen: internationalistisch müßten wir "Economie, Ether" schreiben; etymologisch wäre "Oeconomie, Aether" vorzuziehen. Man darf jedoch das internationalistische Interesse nicht zu eng mit dem gegenwärtigen Zustand der Weltsprachen identificieren; eine optimale internationale Unification wird nur auf etymologischer Basis möglich sein, und auch in den Weltsprachen besteht daher Anlaß, sich auf diese gemeinsame etymologische Basis zu besinnen. Ich bin daher der Meinung, daß man im Deutschen bei den lateinischen Schreibungen "Oeconomie, Aether" etc. bleiben sollte; dies wäre dann einer der wenigen Puncte, in denen die Weltsprachen vom Deutschen lernen könnten. Interessant ist in dieser Hinsicht das Englische, das z. T. beide Schreibweisen - ae/oe und e - zuläßt, wobei das americanische Englisch zur e-Schreibung und das britische bzw. Commonwealth-Englisch zur ae/oe-Schreibung tendiert; vgl. "anaemia/anemia, caecum/cecum, oesophagus/esophagus, oestrus/estrus".

Von Wörtern wie "Öconomie, Äther", in denen ä/ö auf lat. ae/oe zurückgehen und die deswegen besser "Oeconomie, Aether" geschrieben werden, müssen Wörter wie "Körper, käsig, natürlich, primär, viskös" unterschieden werden, in denen ä/ö/ü echte Umlaute sind, die auf lat. a/o/u zurückgehen; vgl. lat. "corpus, caseosus, naturalis, primarius, viscosus", engl. "corpse, caseous, natural, primary, viscous", franz. "corps, caséine, naturel, primaire, visqueux", span. "corpúsculo, caseoso, natural, primario, viscoso", port. "corpúsculo, caseina, natural, primário, viscoso", ital. "corpo, caseoso, naturale, primario, viscoso". Die Etymologisation und Internationalisation müßte also in solchen Fällen ä/ö/ü nicht durch ae/oe/ue ersetzen, sondern durch a/o/u. Dies hätte zwar den Vorteil, daß gleichzeitig das phonologisch notwendige k vor ä/ö/ü durch das etymologisch-internationalistische c vor a/o/u ersetzt werden könnte; vgl. "Körper/Corper, käsig/casig, natürlich/naturlich, primär/primar, viskös/viscos". Es hätte aber auch den schwerwiegenden Nachteil, daß diese Ersetzung nicht lautneutral wäre, sondern zu einer völlig ungewohnten Aussprache führen würde. Ich bin daher der Meinung, daß von einer Reform in diesem Puncte Abstand genommen werden sollte - mit Ausnahme der Adjectiv-Endungen -ös/-är, was ich im folgenden näher begründen werde.

Den lateinischen Adjectiv-Endungen -aris/-are und -arius/-aria/-arium etymologisch verwandt sind die französische Adjectiv-Endung -aire, die englischen Adjectiv-Endungen -ar und -ary, die spanischen Adjectiv-Endungen -ar und -ario/-aria, die portugiesischen Adjectiv-Endungen -ário/-ária und die italienischen Adjectiv-Endungen -ario/-aria. Etymologisch verwandt sind auch die Adjectiv-Endungen lat. -osus/-osa/-osum, franz. -eux/-euse, engl. -ous, span./port./ital. -oso/-osa. Der DUDEN "deutscht" diese Endungen ohne erkennbares System "ein": z. T. läßt er den dunklen Vocal unverändert, z. B. "binokular, linear, palmar, plantar, volar"; z. T. wird dieser durch den correspondierenden Umlaut ersetzt, z. B. "autoritär, bilokulär, granulös, muskulär, muskulös, primär"; z. T. werden beide Formen zugelassen, z. B. "binar/binär, viskos/viskös, zellular/zellulär". Der einzige denkbare systematische Ansatz zur Unterscheidung der umgelauteten von den nicht-umgelauteten Formen liegt darin, daß die umgelauteten Formen im Gegensatz zu den nicht-umgelauteten Formen über das Französische ins Deutsche gelangten, ihr ä/ö mithin auf französisches ai/eu zurückgeht. Es ist aber dem deutschen Sprachbenutzer nicht zuzumuten, in seiner Rechtschreibung zwischen Adjectiven lateinischen Ursprunges zu unterscheiden, die über das Französische ins Deutsche gelangten, und solchen, die über eine andere Sprache ins Deutsche gelangten. Aus etymologischer und internationalistischer Sicht spricht daher alles dafür, in diesen Fällen die Umlaute ä/ö durch die Stammvocale a/o zu ersetzen und dafür eine geringe Änderung der gewohnten Aussprache in Kauf zu nehmen, zumal eben bereits analoge Formen selbst im DUDEN-Deutsch existieren. Die etymologisch transparentere Schreibung ohne Umlaut hätte auch den Vorteil, dem Ausländer ungewohnte Schriftzeichen zu ersparen. Es sind also Schreibungen nach folgendem Muster zu empfehlen: "autoritar, bilocular, binar, binocular, cellular, erythrocytar, granulos, linear, muscular, musculos, palmar, plantar, primar, revolutionar, secundar, spectacular, tuberculos, ulceros, viscos, volar". Die Endung -zytär (DUDEN-Schreibweise), die auf franz. -cytaire zurückgeht, ist noch besser als durch -cytar durch -cytisch zu ersetzen, da die (lateinischen) Nomina anatomica et histologica et embryologica (wohl in Anlehnung an engl. -cytic) durchweg die Endung -cyticus/-cytica/-cyticum verwenden; lat. -icus/-ica/-icum und engl. -ic(al) entspricht dt. -ischer/-ische/-isches und franz. -ique. Die Franzosen sollten dementsprechend -cytaire durch -cytique ersetzen. Die Endungen -ar/-är kommen auch in Substantiven vor und haben dort dieselben etymologischen und internationalen Verwandtschaften wie in Adjectiven; schließlich handelt es sich zu einem guten Teil um substantivierte Adjective. Mit den Adjectiv-Endungen haben die Substantiv-Endungen auch die Regellosigkeit gemein; vgl. "Jubilar, Commissar, Notar, Ocular, Pessar, Vicar", aber "Militär, Millionär, Revolutionär, Secretär". Grundsätzlich wären auch in diesen Fällen die Schreibungen "Militar, Millionar, Revolutionar, Secretar" ein Fortschritt zurück zum Etymon und zu größerer nationaler und internationaler Einheitlichkeit; anders als bei den Adjectiv-Endungen sind aber hier Zweifelsfälle und Doppelschreibungen relativ selten, so daß ich meine, daß wegen der Ausspracheänderung, die eine Ersetzung von -är durch -ar mit sich bringt, diese Ersetzung auf die Adjectiv-Endungen beschränkt bleiben sollte. Die Adjectiv-Endung -ar bleibt, wie bisher, bei der Steigerung des Adjectives erhalten: Positiv -ar, Comparativ -arer, Superlativ am -arsten.

Ich brauche wohl kaum noch zu erläutern, daß aus etymologisch-internationalistischen Gründen auch französisches aine/eur nicht zu än/ör "eingedeutscht" werden sollte, z. B. in "Acteur, Capitaine, Collaborateur, Friseur, Liqueur, Masseur, Quarantaine, Redacteur". Hier käme allenfalls ein Rückgang zu lateinischen Formen in Frage, z. B. "Collaborator", wobei aber semantische Differencen zu beachten sind; vgl. "Liqueur" (alcoholisches Getränk), aber "Liquor" (Gehirnflüssigkeit).

3.5. Ph oder f?

Im Altgriechischen galten folgende Ausspracheregeln: Phi = Pi + Spiritus asper; Chi = Kappa + Spiritus asper; Theta = Tau + Spiritus asper. Die Römer übernahmen daher diese griechischen Einzelbuchstaben als Combinationen zweier lateinischer Buchstaben - nämlich ph, ch, th - und sprachen sie wie die alten Griechen als "p" + "h", "k" + "h", "t" + "h". Im Neugriechischen wird das Phi als "f"-Laut gesprochen, das Chi als I"ch"- bzw. A"ch"-Laut, das Theta als stimmlos gelispelter "s"-Laut (wie stimmloses englisches th). Auch in den lateinisch schreibenden Sprachen wird heute das ph als "f"-Laut gesprochen. Einige Völker, z. B. die Spanier, Portugiesen und Italiener, meinten daher, unter Berufung auf die uns bereits bekannte phonetische/phonologische/phonematische Argumentation das ph durch das f ersetzen zu sollen. Im Englischen und Französischen, ganz überwiegend auch im Deutschen, blieb es dagegen bei der ursprünglichen Schreibweise. Es sind also gegenwärtig z. B. folgende nationale Schreibweisen üblich: lat. "photographicus, phosphorus", engl. "photographic, phosphorus", franz. "photographique, phosphore", span. und port. "fotográfico, fósforo", ital. "fotografico, fosforo", dt. "photographisch/fotografisch, Phosphor". Es ist zwar richtig, daß die vollständige Ersetzung des ph durch das f engere Phonem-Graphem-Relationen schaffen würde; es ist aber ebenso richtig, daß eine solche vollständige Ersetzung zumindest so lange unmöglich ist, wie es internationale Nomenclaturen auf der Basis des Lateinischen gibt. In den wichtigsten Weltsprachen der Gegenwart, dem Englischen und dem Französischen, sind keine Tendencen zu einer Ersetzung des ph durch das f zu erkennen. Bei der englischen Bezeichnung für "Schwefel" geht der Unterschied zwischen dem britischen "sulphur" und dem americanischen "sulfur" auf eine doppelte Schreibweise bereits in den lateinischen Urformen zurück, wobei "sulphur" die frühere Form gewesen zu sein scheint, die auf eine noch frühere Form "sulpur" zurückgeht. Das Princip der etymologischen Priorität spricht also für die britische Schreibweise auch im Deutschen, also "Sulphur", nicht "Sulfur". Wer die vorhergehenden Abschnitte aufmerksam gelesen hat, wird nicht überrascht sein, wenn ich angesichts dieser Sachlage entschieden für eine Beibehaltung des ph eintrete. Statt das ph durch das f zu ersetzen, ist den Spaniern, Portugiesen, Italienern etc. durchaus zuzumuten, im Interesse der internationalen Harmonisation ihr f durch das ph zu ersetzen. Eine nur teilweise Ersetzung des ph durch das f im Deutschen, wie sie an den modischen Schreibungen "fotografisch, telefonisch" zu beobachten ist, würde nicht zu einer Vereinfachung der Schreibung führen, sondern nur zu zusätzlichen Doppelschreibungen und Zweifelsfällen.

3.6. Ss oder ß?

Das ß ist ein Buchstabe, der wohl nur im Deutschen vorkommt. Aber nicht einmal im ganzen deutschen Sprachgebiet wird er verwendet; die Schweiz hat ihn, wohl auch bedingt durch die Mehrsprachigkeit dieses Landes, durch ss ersetzt. Die Schreibung als ss (nicht als sz!) empfiehlt auch der DUDEN, wenn das Schriftzeichen ß (z. B. auf der Schreibmaschine) nicht verfügbar ist. In "Fremdwörtern" geht das ß regelmäßig auf ss zurück, und in anderen Nationalsprachen entsprechen ihm das ss oder das s; vgl. lat. "congressus", engl. "congress", franz. "congrès", span. "congreso", port./ital. "congresso". Aus allen diesen Gründen kann es nur eine Antwort auf die Frage "ss oder ß in 'Fremdwörtern'?" geben: natürlich ss. Man sollte daher im Deutschen die DUDEN-Schreibungen "Kongreß, Prozeß, Abszeß, Stewardeß, Miß, Kompromiß, Fairneß" etc. durch "Congress, Process, Abscess, Stewardess, Miss, Compromiss, Fairness" etc. ersetzen.

3.7. Zu den Möglichkeiten practischer Anwendung der neuen Regeln

Es ist eines, ein System der Rechtschreibung zu critisieren; es ist etwas anderes, ein besseres System zu entwickeln; es ist ein Drittes, dieses bessere System in der Praxis durchzusetzen. Das gesamte "Rechtschreibungswörterbuch der Medicin und Pharmacie", einschließlich des werbetechnisch besonders empfindlichen Umschlages, ist hundertprocentig nach den von mir empfohlenen Regeln der "Fremdwort"schreibung geschrieben worden. Darüber hinaus möchte ich darauf hinweisen, daß ich meinen gesamten, nicht unerheblichen Schriftverkehr als Herausgeber der Zeitschrift "Medicinische Fachsprache" nach diesen Regeln gestalte. Kein unvoreingenommener Beobachter wird behaupten können, daß die Anwendung der neuen Regeln zu irgendwelchen Störungen der Communication geführt habe oder führen müsse. Damit glaube ich den Beweis erbracht zu haben, daß ein umfassendes, in sich widerspruchsfreies, übersichtliches, modernes und gleichzeitig traditionsreiches System der deutschen "Fremdwort"schreibung, das den Grundsätzen internationaler Harmonisation und etymologisch-semantischer Transparenz sowie phonematisch-graphematischer Congruenz in weitaus höherem Maße genügt als der DUDEN, nicht nur theoretisch möglich ist, sondern unter den gegebenen Umständen - hier und jetzt - auch practisch realisiert werden kann. Trotz dieses Beweises wird es nicht leicht sein, dieses System in der Praxis gegen den DUDEN durchzusetzen. Denn "DUDEN-Schreibung" ist für autoritätsgläubige Sprachteilnehmer derart synonym mit "richtige Schreibung", daß der absichtlich vom DUDEN Abweichende sich in die Gefahr begibt, von diesen Unaufgeclärten als der deutschen Sprache nicht mächtig angesehen zu werden. Bedingt durch vielfältige Abhängigkeiten und ein relativ schwach entwickeltes sprachliches Bewußtsein breiter Bevölkerungsschichten, wird es daher nicht jedem möglich sein, dasjenige Maß an orthographischer Freiheit und Vernunft zu entwickeln, das er selbst für wünschenswert hält. Es muß daher auch jedem einzelnen überlassen bleiben, bis zu welchem Grade er dem zu erwartenden Conformitätsdruck der DUDEN-Anhänger standhalten will oder kann. Aber fast jeder, der eine Reform der deutschen "Fremdwort"schreibung in der von mir skizzierten Richtung für anstrebenswert hält, kann seinen Teil dazu beitragen. Es soll daher im folgenden ein mehrgliedriges Orientierungsschema entworfen werden, das Hinweise darauf gibt, wie jeder Sprachteilnehmer den Möglichkeiten seiner Situation gemäß an dieser Reform mitwirken kann.

Es ist ein sehr wichtiger Gesichtspunct, daß man unterscheidet zwischen einerseits dem theoretischen System in Reincultur und andererseits den concreten Schritten, die man in der Praxis zur Realisation dieses Systemes unternehmen kann. Das theoretische System muß gegenüber dem bestehenden System ausreichende Vorteile bieten, um den practischen Reformaufwand zu rechtfertigen. Ein wichtiges Qualitätsmerkmal jedes Systemes, das den Namen "System" verdient, ist seine Systemhaftigkeit, d. h. vor allem seine innere Widerspruchsfreiheit. Je weniger Regeln das System benötigt, um diese innere Widerspruchsfreiheit zu gewährleisten - jede Ausnahme steht im Widerspruch zu den Regeln und bedarf zu ihrer Regulation einer zusätzlichen Ausnahmeregel -, desto übersichtlicher und leichter beherrschbar ist dieses System. Es ist also für die Attractivität des neuen Systemes unumgänglich, mit den bestehenden Sprachzuständen keine Compromisse einzugehen, welche die Systemhaftigkeit des Systemes, den Kern seiner Existenz, gefährden. Dies gilt jedoch nur begrenzt für die practische Anwendung des Systemes, für die der Verzicht auf compromisslose Consequenz geradezu eine existentielle Voraussetzung sein kann. Eine ganze Reihe vernünftiger Reformansätze für die Gemeinsprache sind in der Vergangenheit daran gescheitert, daß man auf Maximalforderungen beharrte, deren sofortige Erfüllung zu plötzlich einen zu radicalen Bruch mit dem Bestehenden bewirkt hätte und die deshalb einfach nicht realisierbar waren. Deshalb muß bei der practischen Anwendung des theoretischen Systemes behutsam vorgegangen und der Abstand zum Bestehenden Stück für Stück überbrückt werden. Deshalb ist es aber auch unmöglich, einen starren Plan für die etappenweise Reformarbeit festzulegen; es kann niemandem abgenommen werden, durch Anpassung an die besonderen Erfordernisse seiner Situation seine ganz persönliche Reformstrategie zu entwickeln und flexibel zu gestalten.

Ich möchte dies an einem Beispiel veranschaulichen. Die Ausnahme von Wörtern, die allgemein kaum noch als Wörter fremder Herkunft erkannt werden, sog. "Lehnwörter" also, wie "clar, costen, Crampf, Crone, Cupfer, Cur" (von lat. "clarus, constare, crampus, corona, cuprum, cura"), von den allgemeinen Rechtschreibungsregeln, also ihre Schreibung als "klar, kosten, Krampf, Krone, Kupfer, Kur" (wie der DUDEN es empfiehlt), würde zu einer unacceptablen Aushöhlung des neuen Systemes führen, da dann von Fall zu Fall einzeln, und natürlich mehr oder weniger willkürlich, festgelegt und memoriert werden müßte, welches Wort noch als "Fremdwort" gelten soll und welches bereits als Lehnwort. Da aber die entsprechenden Reformschreibungen mit c wegen der Gewöhnlichkeit der Schreibungen mit k auf unüberwindbaren Widerstand stoßen könnten, wäre eine Situation vorstellbar, in der ein Verfasser auf Reformschreibungen in gemeinsprachlichen "Fremd"- oder Lehnwörtern verzichtet, um seine Reformschreibungen in fachsprachlichen "Fremdwörtern", wie "Caecum, cerebral, Abducens, Acceptor, Mucosa" etc., nicht zu gefährden. Während also die consequenten Schreibungen "clar, costen, Crampf, Crone, Cupfer, Cur" etc. für das anzustrebende System unverzichtbar sind, kann es u. U. geradezu notwendig sein, bei der concreten Anstrebung des Systemes im Interesse des Ganzen auf sie vorerst zu verzichten.

Daraus ergeben sich nun Probleme, die nicht im neuen System selbst begründet sind, sondern in dem Abstand zwischen altem und neuem System und in der Notwendigkeit, diesen Abstand stückweise und den Besonderheiten des Terrains gemäß zu überbrücken. Denn selbst wenn es nicht möglich ist, einen starren, allgemeingültigen Stufenplan festzulegen, müssen doch die einzelnen Stufen, in denen die Realisation vor sich gehen soll, gegeneinander hinreichend scharf abgrenzbar und in sich selbst hinreichend consequent sein, wenn sie nicht wieder zu unacceptablen Zweifelsfällen und Doppelschreibungen führen sollen.

(1) Das Mindeste, was man tun kann, ist die Ausschöpfung sämtlicher Möglichkeiten der internationalen Harmonisation, die der DUDEN zuläßt bzw. sogar empfiehlt. Dies betrifft vor allem die c-Schreibung in Namen, die vom DUDEN als "Termini technici" eingestuft werden, also z. B. IUPAC/IUB-Namen chemischer und biochemischer Substancen wie "Aceton, Acetyl, Acid (Säure), Aconitin, Acridin, Actinium, Acyl, Cadmium, Calcium, Carbogen, Cer". Wer sich scheut, "Leucocyt" zu schreiben, weil im DUDEN "Leukozyt" steht, der kann "Leucocytus" schreiben, da der DUDEN dieses Nomen histologicum, wie auch andere internationale lateinische Namen, als Terminus technicus anerkennt (s. o.). Formen wie "Leucocytus" (Plural "Leucocyti") sind Formen wie "Leucocyt" (Plural "Leucocyten") sogar vorzuziehen, da sie das Maximum an internationaler Harmonisation und etymologischer Transparenz darstellen.

(2) Die erste Abweichung von den DUDEN-Regeln ergibt sich, wenn man grundsätzlich alle Namen chemischer Substancen mit c schreibt, also z. B. auch die Namen der Enzyme und Hormone. Bezüglich der lateinischen Namen kommt es zur ersten Abweichung, wenn man alle Bezeichnungen lateinischer Endung, also auch die eingliedrigen, lateinisch schreibt, d. h. mit c statt k/z etc.: "Abducens, Abductor, Acceptor, Accessorius, Acephalus, Acne, Antibioticum, Appendicitis, Ascites, Caecum, Carcinoma, Caries, Cervix, Coitus, Colon, Concha, Condylus, Continuum, Conus, Corpus, Criterium, Curriculum, Expectorans, Factor, Factum, Icterus, Oesophagus, Oestrus, Sympathicus, Ulcus" etc. Diese Schreibungen können in einem weiteren Schritt auf Fälle ausgedehnt werden, in denen die lateinischen Namen nicht isoliert stehen, sondern in Zusammensetzungen: "Acceptorsubstanz, Accessoriuslähmung, Calciumspiegel, Cariesprophylaxe, Colonmotoric, Raum-Zeit-Continuum, Corpusanalyse, Proportionalitätsfactor, Verschlußicterus, Sympathicusblockade, Ulcusdiaet" etc.

(3) Mit der reformierten Schreibung aller Wörter, die mit den unter 1 und 2 genannten Wörtern etymologisch verwandt sind, wäre bereits das Endziel erreicht. Für die schrittweise Erreichung dieser Stufe sind verschiedene Einteilungen möglich. (a) So könnte man sich zunächst auf die Substantive beschränken, dann die Adjective und schließlich auch die Verben hinzunehmen. (b) Oder man beschränkt sich zunächst auf die "Fremdwörter" des Fachgebietes, in das der abzufassende Text gehört, z. B. anatomische, pathologische, physiologische etc. Bezeichnungen. Diese Alternative kann dann so weit ausgedehnt werden, daß man in allen medicinischen und chemischen Texten die reformierte "Fremdwort"schreibung 100%ig anwendet.

Wer über die erforderlichen etymologischen Kenntnisse verfügt, kann sich parallel dazu auf die Ersetzung des DUDEN-k/z durch das c in denjenigen Fällen beschränken, in denen dieses k/z auf c zurückgeht, und in den anderen Fällen k/z vorerst beibehalten.

Darüber hinaus sind andere Stufenpläne denkbar. Es ist clar, daß die auf diese Weise erreichten Etappen nur Zwischenlösungen sein können, deren Mangel an Consequenz ihnen den Anspruch auf Dauer verweigert. Der Mangel an Consequenz, der mit diesen Zwischenlösungen notwendig verbunden ist, sollte jedoch in denjenigen Fällen nicht von ihnen abschrecken, in denen sie die einzige realistische Möglichkeit darstellen, zu der angestrebten Reform einen Beitrag zu leisten. Entscheidend ist in dieser Hinsicht die Richtung; stimmt sie, so erreicht man das Ziel früher oder später auch dann, wenn man nur kleine Schritte nehmen kann.

BIBLIOGRAPHIE

AHRENS, Gerhard, "Naturwissenschaftliches und medizinisches Latein", 8. Aufl., VEB Verlag Enzyklopädie (Leipzig), 1983

ALISCH, Alfred, "Richtlinien für den Satz fremder Sprachen", 3. Aufl., VEB Fachbuchverlag (Leipzig) u. Verlag Dokumentation (München), 1970

ALLEN, W. Sidney, "Vox Latina - A Guide to the Pronunciation of Classical Latin", 2nd ed., Cambridge University Press (Cambridge), 1978

ALLEN, W. Sidney, "Vox Graeca - A Guide to the Pronunciation of Classical Greek", 2nd ed., Cambridge University Press (Cambridge), 1974

ALLEN, W. Sidney, "Accent and Rhythm - Prosodic Features of Latin and Greek", Cambridge University Press (Cambridge), 1973

BAUSCH, Karl-Heinz, SCHEWE, Wolfgang, SPIEGEL, Heinz-Rudi (Hg.), "Fachsprachen - Terminologie, Struktur, Normung", Beuth Verlag (West-Berlin), 1976

BILLUPS, Norman F., "American Drug Index", 27th ed., J. B. Lippincott Co. (Philadelphia), 1983

"Biochemical Nomenclature and Related Documents", The Biochemical Society (London), 1978

"Blakiston's Gould Medical Dictionary", 4th ed., McGraw-Hill Book Co. (New York), 1979

BRAUN, Peter, "Fremdwörter als Internationalismen - Ein Beitrag zur interlinguistischen Behandlung von Fremdwortfragen", in BRAUN, Peter (Hg.), "Fremdwort-Diskussion", S. 95-103

BRAUN, Peter (Hg.), "Fremdwort-Diskussion", Wilhelm Fink Verlag (München), 1979

"British Approved Names 1981", British Pharmacopoeia Commission (ed.), Her Majesty's Stationery Office (London), 1981

"British National Formulary", 6th ed., British Medical Association (London) and The Pharmaceutical Press (London), 1983

"Butterworths Medical Dictionary", 2nd ed., Butterworth & Co. (London), 1978

DILG, Peter, JÜTTNER, Guido, "Pharmazeutische Terminologie - Die Fachsprache des Apothekers", 2. Aufl., Govi-Verlag (Frankfurt am Main), 1975

"DIN-Norm 2330 'Begriffe und Benennungen - Allgemeine Grundsätze'", Beuth Verlag (West-Berlin), 1979

DOMINOK, G. W., JESSERER, H., PAPE, K. (Hg.), "Nomina osteoarthrologica", Johann Ambrosius Barth Verlag (Leipzig), 1980

"Dorland's Illustrated Medical Dictionary", 25th ed., W. B. Saunders Co. (Philadelphia), 1974

DROSDOWSKI, Günther, "Möglichkeiten und Grenzen einer Reform der Fremdwortorthographie", in "Jahrbuch für internationale Germanistik", 6. Jg., Heft 2, S. 8-19, Verlag Herbert Lang & Cie. (Bern), 1974

DUDEN, Konrad, "Vollständiges orthographisches Wörterbuch der deutschen Sprache", Facsimile der Ausgabe von 1880, Bibliographisches Institut AG (Mannheim), 1962

"Duden 'Wörterbuch medizinischer Fachausdrücke'", 3. Aufl., Bibliographisches Institut AG (Mannheim) u. Georg Thieme Verlag (Stuttgart), 1979

"Duden 'Das große Wörterbuch der deutschen Sprache'", 6 Bände, Bibliographisches Institut AG (Mannheim), 1976-1981

"Duden 'Rechtschreibung der deutschen Sprache und der Fremdwörter'", 18. Aufl., Bibliographisches Institut AG (Mannheim), 1980

"Duden 'Satz- und Korrekturanweisungen - Richtlinien für die Texterfassung'", 4. Aufl., Bibliographisches Institut AG (Mannheim), 1980

"Duden 'Zweifelsfälle der deutschen Sprache - Wörterbuch der sprachlichen Hauptschwierigkeiten'", 2. Aufl., Bibliographisches Institut AG (Mannheim), 1972

"Duden 'Die Regeln der deutschen Rechtschreibung'", 2. Aufl., Bibliographisches Institut AG (Mannheim), 1981

"Enzyme Nomenclature 1978 - Recommendations of the Nomenclature Committee of the International Union of Biochemistry on the nomenclature and classification of enzymes", Academic Press (London), 1979

ESCHENBACH, Klaus-Peter, "C, Ae, Oe, Ph, ss oder K/Z, Ä, Ö, F, ß in Fremdwörtern, insbesondere Fachwörtern der Medicin, Pharmacie, Chemie und Biologie?", in ESCHENBACH, Klaus-Peter, "Wörterbuch der Medicin Englisch-Deutsch Deutsch-Englisch", S. XIII-XXVIII

ESCHENBACH, Klaus-Peter, "Wörterbuch der Medicin Englisch-Deutsch Deutsch-Englisch", Hartmut Jungjohann Verlag (Neckarsulm), 1983

FENEIS, Heinz, "Anatomisches Bildwörterbuch der internationalen Nomenklatur", 5. Aufl., Georg Thieme Verlag (Stuttgart), 1982

FLUCK, Hans-Rüdiger, "Fachsprachen - Einführung und Bibliographie", A. Francke Verlag (München), 1976

GARBE, Burckhard (Hg.), "Die deutsche rechtschreibung und ihre reform 1722-1974", Max Niemeyer Verlag (Tübingen), 1978

GARNIER, Marcel, DELAMARE, Valery, "Dictionnaire des termes techniques de médecine", 20e éd., Maloine (Paris), 1978

GREBE, Paul (Hg.), "Akten zur Geschichte der deutschen Einheitsschreibung 1870-1880", Bibliographisches Institut AG (Mannheim), 1963

"Großes Fremdwörterbuch", 4. Aufl., VEB Bibliographisches Institut (Leipzig), 1982

GUNTZ, M., "Nomenclature anatomique illustrée", Masson (Paris), 1975

"Hart's Rules for Compositors and Readers at the University Press, Oxford", 38th ed., Oxford University Press (Oxford), 1978

HECKL, Reiner W., "Der Arztbrief - Eine praktische Anleitung", Georg Thieme Verlag (Stuttgart), 1983

HELLER, Klaus, "Zum Problem einer Reform der Fremdwortschreibung unter dem Aspekt von Zentrum und Peripherie des Sprachsystems", in NERIUS, Dieter, SCHARNHORST, Jürgen (Hg.), "Theoretische Probleme der deutschen Orthographie", S. 162-192

HELLER, Klaus, LIEBSCHER, Wolfgang, "Zum Problem der Schreibung wissenschaftlicher Fachbezeichnungen, dargestellt am Beispiel der Nomenklatur chemischer Elemente und Verbindungen", in "Mitteilungsblatt der Chemischen Gesellschaft der DDR", 26. Jg., Heft 2, S. 38-42, Chemische Gesellschaft der DDR (Ost-Berlin), 1979

HERMANN, Ursula, "Knaurs Fremdwörter-Lexikon", Droemersche Verlagsanstalt (München), 1982

HOFFMANN-OSTENHOF, Otto, "Biochemical Terminology - An Example for Successful International Co-operation in the Natural Sciences", in "Lebende Sprachen - Zeitschrift für fremde Sprachen in Wissenschaft und Praxis", 21. Jg., Heft 2, S. 51-53, Langenscheidt Verlag (West-Berlin), 1976

HEYSE, Johann Christian August, "Allgemeines verdeutschendes und erklärendes Fremdwörterbuch", Facsimile der Ausgabe von 1922, Georg Olms Verlag (Hildesheim), 1978

HUNNIUS, Curt, "Pharmazeutisches Wörterbuch", 5. Aufl., Verlag Walter de

Gruyter (West-Berlin), 1975
HYRTL, Joseph, "Die alten deutschen Kunstworte der Anatomie", Facsimile der Ausgabe von 1884, Werner Fritsch Antiquariat (München), 1966
HYRTL, Joseph, "Das Arabische und Hebräische in der Anatomie", Facsimile der Ausgabe von 1879, Sändig Reprint Verlag (Liechtenstein), 1983
"Index Nominum", 11. Aufl., Schweizerischer Apothekerverein (Zürich), 1982
"Infoterm Series 4 - World guide to terminological activities", Verlag Dokumentation (München), 1977
"Infoterm Series 7 - Terminologies for the eighties", K. G. Saur Verlag (München), 1982
"International Code of Botanical Nomenclature", Bohn, Scheltema & Holkema (Utrecht), 1978
"International Code of Nomenclature of Bacteria", American Society for Microbiology (Washington), 1975
"Internationale Regeln für die chemische Nomenklatur und Terminologie - Deutsche Ausgabe", Verlag Chemie (Weinheim), 1975 ff.
"ISO Recommendation R 860 'International unification of concepts and terms'", Beuth Verlag (West-Berlin), 1968
JANSEN, Hubert, MACKENSEN, Lutz, "Rechtschreibung der technischen und chemischen Fremdwörter", 2. Aufl., VDI-Verlag (Düsseldorf) u. Verlag Chemie (Weinheim), 1959
KÜMMEL, Werner Friedrich, SIEFERT, Helmut, "Kursus der medizinischen Terminologie", 2. Aufl., F. K. Schattauer Verlag (Stuttgart), 1976
"Langenscheidts Großwörterbuch Französisch-Deutsch", Langenscheidt KG (West-Berlin), 1979
"Langenscheidts Großwörterbuch Griechisch-Deutsch", 24. Aufl., Langenscheidt KG (West-Berlin), 1981
"Langenscheidts Großwörterbuch Italienisch-Deutsch", 2. Aufl., Langenscheidt KG (West-Berlin), 1984
"Langenscheidts Großwörterbuch Lateinisch-Deutsch", 21. Aufl., Langenscheidt KG (West-Berlin), 1981
"Langenscheidts Handwörterbuch Spanisch-Deutsch", 9. Aufl., Langenscheidt KG (West-Berlin), 1978
"Langenscheidts Taschenwörterbuch Portugiesisch-Deutsch", 2. Aufl., Langenscheidt KG (West-Berlin), 1982
"Langenscheidts Taschenwörterbuch Neugriechisch-Deutsch", 10. Aufl., Langenscheidt KG (West-Berlin), 1982
LEUTERT, Gerald, "Die anatomischen Nomenklaturen von Basel, Jena, Paris in dreifacher Gegenüberstellung", VEB Georg Thieme (Leipzig), 1963
LEWANDOWSKI, Theodor, "Linguistisches Wörterbuch", 3 Bände, 3. Aufl., Quelle & Meyer (Heidelberg), 1979-1980
LIEBSCHER, Wolfgang, "Schreibweisen der Namen chemischer Verbindungen - Form und Interpunktion", in "Mitteilungsblatt der Chemischen Gesellschaft der DDR", 22. Jg., Heft 11, S. 239-246, Chemische Gesellschaft der DDR (Ost-Berlin), 1975
LIEBSCHER, Wolfgang, "IUPAC-Schreibweise chemischer Namen ab 1979", in "Mitteilungsblatt der Chemischen Gesellschaft der DDR", 25. Jg., S. 259-262, Chemische Gesellschaft der DDR (Ost-Berlin), 1978
LIEBSCHER, Wolfgang, "C6H6 = Benzen - Veränderte Nomenklatur chemischer Verbindungen", in "Wissenschaft und Fortschritt", 29. Jg., Heft 1, S. 19-23, Akademie-Verlag (Ost-Berlin), 1979
LIEDTKE, Rainer K. (Hg.), "Wörterbuch der Klinischen Pharmakologie", Gustav Fischer Verlag (Stuttgart), 1980
LINK, Elisabeth, "Fremdwörter - der Deutschen liebste Schwere Wörter?",

in "Deutsche Sprache", Heft 1/83, S. 47-77, Erich Schmidt Verlag (West-Berlin), 1983

LOHFF, Christoph, "Zur Herausbildung einer einheitlichen deutschen Orthographie zwischen 1876 und 1901", in NERIUS, Dieter, SCHARNHORST, Jürgen (Hg.), "Theoretische Probleme der deutschen Orthographie", S. 306-329

MACKENSEN, Lutz, "Deutsches Wörterbuch", 10. Aufl., Südwest Verlag (München), 1982

MACKENSEN, Lutz, "Das Fachwort im täglichen Gebrauch", Südwest Verlag (München), 1981

MARLER, E. E. J., "Pharmacological and Chemical Synonyms", 7th ed., Excerpta Medica (Amsterdam), 1983

MICHLER, Markwart, BENEDUM, Jost, "Einführung in die medizinische Fachsprache", 2. Aufl., Springer-Verlag (West-Berlin), 1981

MITCHELL, Richard Scott, "Mineral Names - What do they mean?", Van Nostrand Reinhold Co. (New York), 1979

MÖCKER, Hermann, "Wie 'international' kann unsere Rechtschreibung gemacht werden? - Beobachtungen und Überlegungen zur 'Eindeutschung' von Fremdwörter", in "Muttersprache", 85. Jg., Heft 6, S. 379-399, Gesellschaft für deutsche Sprache e. V. (Wiesbaden), 1975

MÖCKER, Hermann, "Reformprogramm '1976' für die deutsche Rechtschreibung (mit Nachträgen bis zum 31.12.1980)", in "Österreich in Geschichte und Literatur", 24. Jg., Heft 6-7, S. 446-451, Wilhelm Braumüller Verlag (Wien), 1980

MÖCKER, Hermann, "Die slawischen Sprachen als Wegweiser für die Eindeutschung von Fremdwörtern?", in "Muttersprache", 93. Jg., Heft 5-6, S. 355-358, Gesellschaft für deutsche Sprache e. V. (Wiesbaden), 1983

MÖCKER, Hermann, "Geleitwort zum Eschenbachschen System der 'ausdeutschenden' Fremdwortschreibung", in ESCHENBACH, Klaus-Peter, "Wörterbuch der Medicin Englisch-Deutsch Deutsch-Englisch", S. IX-XI

NERIUS, Dieter, SCHARNHORST, Jürgen (Hg.), "Theoretische Probleme der deutschen Orthographie", Akademie-Verlag (Ost-Berlin), 1980

"Nomenclature of Organic Chemistry", 4th ed., Pergamon Press (Oxford), 1979

"Nomina Anatomica, Nomina Histologica, and Nomina Embryologica", 4th ed., Excerpta Medica (Amsterdam), 1977

OSMAN, Nabil (Hg.), "Kleines Lexikon deutscher Wörter arabischer Herkunft", C. H. Beck'sche Verlagsbuchhandlung (München), 1982

"Österreichisches Wörterbuch", 35. Aufl., Österreichischer Bundesverlag (Wien), 1979

"Oxford Dictionary for Writers and Editors", Oxford University Press (Oxford), 1981

POREP, Rüdiger, STEUDEL, Wolf-Ingo, "Medizinische Terminologie - Ein programmierter Kurs zur Einführung in die medizinische Fachsprache", Georg Thieme Verlag (Stuttgart), 1974

PSCHYREMBEL, Willibald, "Klinisches Wörterbuch", 254. Aufl., Verlag Walter de Gruyter (West-Berlin), 1982

RAHNENFÜHRER, Ilse, "Zu den Prinzipien der Schreibung des Deutschen", in NERIUS, Dieter, SCHARNHORST, Jürgen (Hg.), "Theoretische Probleme der deutschen Orthographie", S. 231-259

REDIES, Hans, "Medizinisches Fachwörter-ABC", 4. Aufl., W. Girardet Buchverlag (Essen), 1982

"Regeln für die deutsche Rechtschreibung nebst Wörterverzeichnis, herausgegeben im Auftrage des Königlich Preußischen Ministeriums der geistlichen, Unterrichts- und Medizinal-Angelegenheiten", Facsimile der Ausgabe von 1902, ohne Wörterverzeichnis in NERIUS, Dieter, SCHARNHORST, Jürgen (Hg.), "Theoretische Probleme der deutschen Orthographie", S. 351-371

"Regeln und Wörterverzeichnis für die deutsche Rechtschreibung zum Gebrauch in den preußischen Schulen, herausgegeben im Auftrage des Königlichen Ministeriums der geistlichen, Unterrichts- und Medizinal-Angelegenheiten", Facsimile der Ausgabe von 1880, Bibliographisches Institut AG (Mannheim), 1962

ROPER, Nancy (ed.), "Medical Dictionary", Gustav Fischer Verlag (Stuttgart), 1981

"Rote Liste 1983", Editio Cantor (Aulendorf), 1983

SCHACHT, Roland (Hg.), "Ullstein Fremdwörter-Lexikon", 405.-410. Tsd., Ullstein GmbH (Frankfurt am Main), 1981

"Shorter Oxford English Dictionary", 2 vol., Oxford University Press (Oxford), 1980

SOBOTTA, Johannes, "Atlas d'Anatomie Humaine, Edition française, Tome 4 - Nomenclature Anatomique Française", Urban & Schwarzenberg (München) u. Masson (Paris), 1977

"Stedman's Medical Dictionary Illustrated", 23rd ed., The Williams & Wilkins Co. (Baltimore), 1976

STOLL, Christoph, "Institutionalisierungsprozesse von Sprachnormierung", in PRESCH, Gunter, GLOY, Klaus (Hg.), "Sprachnormen II - Theoretische Begründungen, außerschulische Sprachnormenpraxis", S. 106-124, Friedrich Frommann Verlag (Stuttgart), 1976

"Symbole, Einheiten und Nomenklatur in der Physik - Deutsche Ausgabe", 2. Aufl., Physik-Verlag (Weinheim), 1981

THIELE, Günter (Hg.), "Handlexikon der Medizin", 2 Bände, Urban & Schwarzenberg (München), 1980

THIELE, Otto Wolfgang, "Ich füttere dich, ich hungere dich - Anglizismen in Biochemie und Medizin", in "Münchener Medizinische Wochenschrift", 125. Jg., Heft 31, S. 31-37, MMW Medizin Verlag (München), 1983

TRIEPEL, Hermann, STIEVE, Hermann, HERRLINGER, Robert, FALLER, Adolf, "Die Fachwörter der Anatomie, Histologie und Embryologie - Ableitung und Aussprache", 29. Aufl., J. F. Bergmann Verlag (München), 1978

TURNER, Paul, VOLANS, Glyn N., "The Drugs Handbook", 2nd ed., The Macmillan Press (London), 1980

"Webster's Medical Speller", G. & C. Merriam Co. (Springfield), 1975

"Webster's New Collegiate Dictionary", 8th ed., G. & C. Merriam Co. (Springfield), 1980

WAHRIG, Gerhard (Hg.), "Fremdwörter-Lexikon", Bertelsmann GmbH (Gütersloh), 1974

WERNER, Fritz Clemens, "Wortelemente lateinisch-griechischer Fachausdrücke in den biologischen Wissenschaften", 3. Aufl., VEB Max Niemeyer Verlag (Halle), 1968

"Wissenschaftliche Fachausdrücke (C-Schreibung)", Springer-Verlag (West-Berlin), o. J., nicht im Buchhandel

ZETKIN, SCHALDACH, Herbert (Hg.), "Wörterbuch der Medizin", 6. Aufl., Georg Thieme Verlag (Stuttgart) u. Deutscher Taschenbuch Verlag (München), 1978

ZIMMERLI, Erich, "Zur Schreibung naturwissenschaftlicher und medizinischer Fachwörter", in "Neue Zürcher Zeitung", Nr. 3716, vom 8.10.1961

ABKÜRZUNGEN

ad = deutsches Adjectiv und Adverb

adj = lateinisches Adjectiv*

f = feminines Substantiv

m = masculines Substantiv

n = neutrales Substantiv

pl = Plural

v = Verb

*) Lateinische Adjective sind unter ihrer masculinen Form alphabetisiert. Ist nur eine Form angegeben, so ist diese masculin, feminin und neutral. Sind zwei Formen angegeben, so ist die erste masculin und feminin, die zweite neutral. Sind drei Formen angegeben, so ist die erste masculin, die zweite feminin, die dritte neutral.

a/bac/te/ri/'ell (ad)
A/bac/te/ri/u'rie (f)
A/'ba/sia (f)
A/ba/'sie (f)
a/'ba/tisch (ad)
Ab/'do/men (n)
ab/do/mi/'nal (ad)
Ab/do/mi/'nal/epi/lep/sie (f)
Ab/do/mi/'nal/gan/gli/on (n)
Ab/do/mi/'nal/gra/vi/di/tät (f)
ab/do/mi/'na/lis, -le (adj)
Ab/do/mi/na/li/sa/ti/'on (f)
ab/do/mi/na/li/'sie/ren (v)
Ab/do/mi/'nal/re/flex (m)
Ab/do/mi/'nal/tu/mor (m)
Ab/do/mi/'nal/ty/phus (m)
Ab/do/mi/no/sco/'pie (f)
ab/do/mi/no/sco/'pie/ren (v)
ab/do/mi/no/'sco/pisch (ad)
Ab/'du/cens (m)
ab/'du/cens (adj)
ab/du/'cie/ren (v)
Ab/'duc/tio (f)
Ab/duc/ti/'on (f)
Ab/'duc/tor (m)
ab/'duc/tus, -ta, -tum (adj)
ab/'er/rans (adj)
ab/er/'rant (ad)
Ab/er/'ra/tio (f)
Ab/er/ra/ti/'on (f)
ab/er/'rie/ren (v)
A/be/ta/li/po/pro/te/in/'ae/mia (f)
A/be/ta/li/po/pro/te/in/ae/'mie, -ä'mie (f)
A/bio/ge/'ne/se (f)
A/bio/'ge/ne/sis (f)
a/bio/ge/'ne/tisch (ad)
A/bio/ge/'nie (f)
A/bi'o/se (f)
A/bi'o/sis (f)
a/bi'o/tisch (ad)
a/bio/'troph (ad)
A/bio/tro/'phie (f)
Ab/lac/ta/ti/'on (f)
ab/lac/'tie/ren (v)
Ab/lac/'ton* (n)
Ab/'la/tio (f)
Ab/la/ti/'on (f)
ab/la/'tiv (ad)
A/ble/'pha/ria (f)
A/ble/pha/'rie (f)
A/'ble/pha/ron (n)
A/'blep/sia (f)
A/blep/'sie (f)
ab/'norm (ad)
ab/nor/'mal (ad)
Ab/nor/ma/li/'tät (f)
Ab/nor/mi/'tät (f)
Ab/o'ma/sum (n)
Ab/o'ma/sus (m)
ab/o'ral (ad)
Ab/'ort (m)
Ab/or/'tin (n)
Ab/'or/tio (f)
ab/or/'tiv (ad)
Ab/or/'ti/vum (n)
Ab/'or/tus (m)
A/'bra/chia (f)
A/bra/'chie (f)
a/bra/chio/ce/'phal (ad)
A/bra/chio/ce/'pha/lia (f)
A/bra/chio/ce/pha/'lie (f)
A/bra/chio/'ce/pha/lus (m)
A/'bra/chi/us (m)
Ab/ra/'dat (n)
ab/ra/'die/ren (v)
Ab/'ra/sio (f)
Ab/ra/si/'on (f)
ab/ra/'siv (ad)
A/'bro/sia (f)
Ab/'rup/tio (f)
Ab/rup/ti/'on (f)
abs/ce/'die/ren (v)
Abs/'cess (m)
Abs/'ces/sus (m)
Ab/'scis/sa (f)
Ab/'scis/se (f)
Ab/'sen/ce (f)
Ab/'sen/tia (f)
Ab/'senz (f)
Ab/'sinth (m)
Ab/sin/'this/mus (m)
ab/so/'lut (ad)
ab/so/'lu/tus, -ta, -tum (adj)
Ab/'sor/bens (n)
ab/'sor/bens (adj)
Ab/'sor/ber (m)
ab/sor/'bie/ren (v)
Ab/'sorp/tio (f)
Ab/sorp/tio/'me/ter (n)
ab/sorp/tio/'me/trisch (ad)
Ab/sorp/ti/'on (f)
ab/sorp/'tiv (ad)
abs/ti/'nent (ad)
Abs/ti/'nen/tia (f)
Abs/ti/'nenz (f)
Abs/'trac/tio (f)
Abs/trac/ti/'on (f)
abs/tra/'hie/ren (v)

A/'bu/lia (f)
A/bu/'lie (f)
ab/un/'dant (ad)
Ab/un/'dan/tia (f)
Ab/un/'danz (f)
Ab/'usus (m)
A'ca/cia (f)
A'ca/cie (f)
A/cal/ci/'co/se (f)
A/cal/ci/'co/sis (f)
A/cal/'cu/lia (f)
A/cal/cu/'lie (f)
Acanth/aes/'the/sia (f)
Acanth/aes/the/'sie, -äs- (f)
Acan/tho/ame/lo/bla/'stom (n)
Acan/tho/ame/lo/bla/'sto/ma (n)
Acan/tho/ce/pha/li'a/se (f)
Acan/tho/ce/pha/'lia/sis (f)
Acan/tho/chei/lo/ne/mi'a/se (f)
Acan/tho/chei/lo/ne/'mia/sis (f)
Acan/tho/'cyt (m)
Acan/tho/'cy/tus (m)
Acan/tho/ke/ra/to/'der/mia (f)
Acan/tho/ke/ra/to/der/'mie (f)
Acan/tho/'ly/se (f)
Acan/'tho/ly/sis (f)
acan/tho/'ly/ti/cus, -ca, -cum (adj)
Acan/'thom (n)
Acan/'tho/ma (n)
Acan/tho/pa/pil/'lom (n)
Acan/tho/pa/pil/'lo/ma (n)
Acan/tho/'pel/vis (f)
Acan/thor/'rhe/xis (f)
Acan/'tho/se (f)
Acan/'tho/sis (f)
acan/'tho/tisch (ad)
A/'cap/nia (f)
A/cap/'nie (f)
a/cap/su/'lar, -lär (ad)
A/'car/bia (f)
A/car/'bie (f)
A/'car/dia (f)
A/car/'dia/cus (m)
A/car/'die (f)
A/car/dio/'hae/mia (f)
A/car/dio/hae/'mie, -hä- (f)
A/car/dio/'tro/phia (f)
A/car/dio/tro/'phie (f)
A/'car/di/us (m)
Aca/ri'a/se (f)
Aca/'ria/sis (f)
Aca/ri/'cid (n)
Aca/ri/'no/se (f)
Aca/ri/'no/sis (f)
Aca/ri'o/se (f)
Aca/ri'o/sis (f)
Aca/ro/der/ma/'ti/tis (f)
aca/ro/der/ma/'ti/tisch (ad)
aca/ro/'id (ad)
Aca/ro/'pho/bia (f)
Aca/ro/pho/'bie (f)
aca/ro/'to/xisch (ad)
A/ca/ta/las/'ae/mia (f)
A/ca/ta/las/ae/'mie, -ä'mie (f)
a/ca/ta/las/'ae/misch, -'ämisch (ad)
A/ca/ta/'la/sia (f)
A/ca/ta/la/'sie (f)
A/ca/ta/'lep/sia (f)
A/ca/ta/lep/'sie (f)
a/ca/ta/'lep/tisch (ad)
A/ca/ta/'pha/sia (f)
A/ca/ta/pha/'sie (f)
A/ca/'thi/sia (f)
A/ca/thi/'sie (f)
a/cau/'dal (ad)
Ac/'ce/le/rans (m/n)
ac/'ce/le/rans (adj)
Ac/'ce/le/rans/glo/bu/lin (n)
Ac/ce/le/ra/ti/'on (f)
Ac/ce/le/'ra/tor (m)
Ac/ce/le/'ra/tor/glo/bu/lin (n)
Ac/ce/le/'rin (n)
Ac/ce/le/ro/'me/ter (n)
Ac/'cep/tor (m)
Ac/ces/'so/ri/us (m)
ac/ci/den/'tell (ad)
Ac/cli/ma/ti/sa/ti/'on (f)
ac/cli/ma/ti/'sie/ren (v)
Ac/com/mo/da/ti/'on (f)
Ac/com/mo/da/ti/'ons/cen/trum (n)
ac/com/mo/'die/ren (v)
Ac/com/mo/do/'me/ter (n)
Ac/cou/che/'ment (n)
Ac/cou/'cheur (m)
Ac/cou/'cheu/se (f)
Ac/'cre/tio (f)
Ac/cre/ti/'on (f)
Ace/di/'con* (n)
Ace/'lat* (n)
a/cel/lu/'lar, -'lär (ad)
Ace/naph/'then (n)
Ace/no/cou/ma/'rol (n)
a/'cen/trisch (ad)
a/ce/'phal (ad)
A/ce/'pha/lia (f)
A/ce/pha/'lie (f)
A/ce/pha/lo/'bra/chia (f)

A/ce/pha/lo/bra/'chie (f)
A/ce/pha/lo/'bra/chi/us (m)
A/ce/pha/lo/'car/dia (f)
A/ce/pha/lo/car/'die (f)
A/ce/pha/lo/'car/di/us (m)
A/ce/pha/lo/'chi/ria (f)
A/ce/pha/lo/chi/'rie (f)
A/ce/pha/lo/'chi/rus (m)
A/ce/pha/lo/'cy/stis (f)
A/ce/pha/lo/'ga/ster (m)
A/ce/pha/lo/'ga/stria (f)
A/ce/pha/lo/'po/dia (f)
A/ce/pha/lo/'po/di/us (m)
A/ce/pha/lor/'rha/chia (f)
A/ce/pha/lor/rha/'chie (f)
A/ce/pha/lor/'rha/chus (m)
A/ce/pha/lo/'sto/mia (f)
A/ce/pha/lo/sto/'mie (f)
A/ce/pha/'lo/sto/mus (m)
A/ce/pha/lo/tho/'ra/cia (f)
A/ce/pha/lo/'tho/rax (m)
A/'ce/pha/lus (m)
A'cer/bi/tas (f)
Acer/bo/'pho/bia (f)
Acer/bo/pho/'bie (f)
A'cer/vu/lus (m)
ace/ta/bu/'lar, -lär (ad)
Ace/ta/bul/ec/to/'mie (f)
Ace/ta/bu/lo/'pla/stic (f)
Ace/'ta/bu/lum (n)
Ace/'tal (m)
A'cet/al/de/hyd (m)
A'cet/amid (n)
Acet/ami/no/'phen (n)
A'cet/an/hy/drid (n)
A'cet/ani/lid (n)
Acet/ar/'sol (n)
Ace/'tat (n)
Acet/azol/a'mid (n)
Ace/thro/'pan* (n)
Ace/to/'bac/ter (n)
Ace/to/'ly/se (f)
Ace/'to/ly/sis (f)
Ace/to/'lyt* (n)
Ace/to/'me/ter (n)
ace/to/'me/trisch (ad)
Ace/'ton (n)
Ace/ton/'ae/mia (f)
Ace/ton/ae/'mie, -ä'mie (f)
Ace/to/'nal* (n)
Ace/ton/'asth/ma (n)
Ace/'ton/chlo/ro/form (n)
Ace/to/ni/'tril (n)
Ace/ton/'uria (f)
Ace/ton/u'rie (f)
Ace/to/py/'rin (n)
Ace/to/stea/'rin (n)
Acet/'oxy- (pr)
A'ce/tum (n)
Ace/'tyl (n)
Ace/'tyl/ace/ton (n)
Ace/'tyl/cel/lu/lo/se (f)
Ace/'tyl/chlo/rid (n)
Ace/'tyl/cho/lin (n)
Ace/'tyl/cho/lin/chlo/rid (n)
Ace/'tyl/cho/lin/este/ra/se (f)
Ace/'tyl/cy/ste/in (n)
Ace/'tyl/di/gi/to/xin (n)
Ace/ty/'len (n)
ace/ty/'lie/ren (v)
Ace/ty/'lin* (n)
Ace/tyl/sa/li/'cyl- (pr)
Ace/'ty/lum (n)
A/cha/'la/sia (f)
A/cha/la/'sie (f)
A/'chei/lia (f)
A/chei/'lie (f)
A/'chei/lus (m)
A/'chi/lia (f)
A/chi/'lie (f)
A/'chi/lus (m)
Achil/lo/bur/'si/tis (f)
Achill/o'dy/nia (f)
Achill/ody/'nie (f)
Achil/lor/rha/'phie (f)
Achil/lo/te/no/to/'mie (f)
Achil/lo/to/'mie (f)
a/chi/'ral (ad)
A/chlor/'hy/dria (f)
A/chlor/hy/'drie (f)
A/chlor/'op/sia (f)
A/chlor/op/'sie (f)
a/chlor/'op/tisch (ad)
A/'cho/lia (f)
A/cho/'lie (f)
a/'cho/lisch (ad)
A/chol/'uria (f)
A/chol/u'rie (f)
A/chon/dro/'pla/sia (f)
A/chon/dro/pla/'sie (f)
a/chon/dro/'pla/stisch (ad)
A/cho/'re/sis (f)
A'cho/ri/on (n)
A/chro/'ma/sia (f)
A/chro/ma/'sie (f)
A/chro/ma/'tin (n)
a/chro/'ma/tisch (ad)
A/chro/mat/'op/sia (f)
A/chro/mat/op/'sie (f)
a/chro/mat/'op/tisch (ad)

A/chro/ma/'to/se (f)
A/chro/ma/'to/sis (f)
A/chro/mat/'uria (f)
A/chro/mat/u'rie (f)
A/'chro/mia (f)
A/chro/'mie (f)
A/chro/mo/'bac/ter (n)
A/chro/mo/'der/ma (n)
A/chro/mo/'der/mia (f)
A/chro/mo/der/'mie (f)
A/chro/mo/'tri/chia (f)
A/chro/mo/tri/'chie (f)
Achro/my/'cin* (n)
A/chroo/amy/lo/'id (n)
A/chroo/cy/'to/se (f)
A/chroo/cy/'to/sis (f)
A/chroo/dex/'trin (n)
A/chyl/an/'ae/mia (f)
A/chyl/an/ae/'mie, -ä'mie (f)
A/'chy/lia (f)
A/chy/'lie (f)
A/chy/'lo/se (f)
A/chy/'lo/sis (f)
A/'chy/mia (f)
A/chy/'mie (f)
A'cid (n)
Acid/'ae/mia (f)
Acid/ae/'mie, -ä'mie (f)
Aci/di/fi/ca/ti/'on (f)
aci/di/fi/'cie/ren (v)
Aci/di/'me/ter (n)
Aci/di/me/'trie (f)
aci/di/'me/trisch (ad)
a'ci/disch (ad)
Aci/di/'tät (f)
Aci/do/'cyt (m)
Aci/do/cy/to/'pe/nia (f)
Aci/do/cy/to/pe/'nie (f)
Aci/do/cy/'to/se (f)
Aci/do/cy/'to/sis (f)
aci/do/'gen (ad)
aci/do/'phil (ad)
Aci/do/'phi/lia (f)
Aci/do/phi/'lie (f)
aci/'do/phi/lus, -la, -lum (adj)
Aci/'do/se (f)
Aci/'do/sis (f)
aci/'do/tisch (ad)
'Aci/dum (n)
Acid/'uria (f)
Acid/u'rie (f)
Aci/fu/'gan* (n)
aci/'nar, -'när (ad)
aci/'nos, -'nös (ad)
aci/no/tu/bu/'lar, -'lär (ad)
'Aci/nus (m)
A/'cla/sia (f)
A/'cla/sis (f)
a/'cla/stisch (ad)
A/clei/sto/'car/dia (f)
A/clei/sto/car/'die (f)
'Ac/me (f)
'Acne (f)
acnei/'form (ad)
acnei/'for/mis, -me (adj)
acnei/'gen (ad)
A/'cne/mia (f)
A/cne/'mie (f)
A'cni/tis (f)
Aco/'as/ma (n)
Acoc/an/the/'rin (n)
A/'coe/lia (f)
A/coe/'lie, -cö- (f)
A/coen/aes/'the/sia (f)
A/coen/aes/the/'sie, -cön/äs- (f)
Aco/'in* (n)
A/co/'la/sia (f)
Aco/'nin (n)
Aco/ni/'ta/se (f)
Aco/ni/'tin (n)
Aco/ni/ty/'sat* (n)
Acon/u're/se (f)
Acon/u're/sis (f)
A/co/'pro/sis (f)
A/'co/ria (f)
A/co/'rie (f)
A/'cor/mus (m)
ac/qui/'rie/ren (v)
a'cral (ad)
a'cra/lis, -le (adj)
A/'cra/nia (f)
A/cra/'nie (f)
A/'cra/ni/us (m)
A/crat/u're/se (f)
A/crat/u're/sis (f)
Acre/mo/ni'o/se (f)
Acre/mo/ni'o/sis (f)
Acri/'din (n)
Acri/fla/'vin (n)
Acri/su/'xin* (n)
A/cri/to/chro/ma/'sie (f)
Acro/aes/'the/sia (f)
Acro/aes/the/'sie, -äs- (f)
Acro/a'gno/sis (f)
Acro/an/aes/'the/sia (f)
Acro/an/aes/the/'sie, -äs- (f)
Acro/ar/'thri/tis (f)
Acro/a'sphy/xia (f)
Acro/asphy/'xie (f)
Acro/a'ta/xia (f)

Acro/'blast (m)
Acro/'bla/stus (m)
Acro/bra/chy/ce/'pha/lia (f)
Acro/bra/chy/ce/pha/'lie (f)
acro/'cen/tri/cus, -ca, -cum (adj)
acro/'cen/trisch (ad)
acro/ce/'phal (ad)
Acro/ce/'pha/lia (f)
Acro/ce/pha/'lie (f)
Acro/ce/pha/'lo/pa/gus (m)
Acro/ce/pha/lo/po/ly/syn/dac/'ty-lia (f)
Acro/ce/pha/lo/po/ly/syn/dac/ty-'lie (f)
Acro/ce/pha/lo/syn/dac/'ty/lia (f)
Acro/ce/pha/lo/syn/dac/ty/'lie (f)
Acro/'chor/don (n)
Acro/con/trac/'tur (f)
Acro/cya/'no/se (f)
Acro/cya/'no/sis (f)
acro/cya/'no/tisch (ad)
Acro/der/ma/'ti/tis (f)
acro/der/ma/'ti/tisch (ad)
Acro/do/li/cho/'me/lia (f)
Acro/do/li/cho/me/'lie (f)
acro/'dont (ad)
Acro/'dy/nia (f)
Acro/dy/'nie (f)
Acro/'ge/ria (f)
Acro/ge/'rie (f)
Acro/'gno/sis (f)
Acro/hy/per/hi/'dro/se (f)
Acro/hy/per/hi/'dro/sis (f)
Acro/hy/po/'ther/mia (f)
Acro/hy/po/ther/'mie (f)
Acro/ke/ra/'to/se (f)
Acro/ke/ra/'to/sis (f)
Acro/ki/'ne/se (f)
Acro/ki/'ne/sis (f)
acro/ki/'ne/tisch (ad)
Acro/le/'in (n)
Acro/'ma/nia (f)
Acro/ma/'nie (f)
Acro/ma/'sti/tis (f)
Acro/me/'ga/lia (f)
Acro/me/ga/'lie (f)
acro/me/ga/lo/'id (ad)
Acro/mel/'al/gia (f)
Acro/mel/al/'gie (f)
Acro/'mer (n)
Acro/me/ta/ge/'ne/se (f)
Acro/me/ta/'ge/ne/sis (f)
acro/mi/'al (ad)
acro/mi'a/lis, -le (adj)
Acro/'mi/cria (f)
Acro/mi/'crie (f)
acro/mio/cla/vi/cu/'lar, -'lär (ad)
acro/mio/cla/vi/cu/'la/ris, -re (adj)
acro/mio/co/ra/co/'id (ad)
acro/mio/hu/me/'ral (ad)
A'cro/mi/on (n)
Acro/mi/on/ec/to/'mie (f)
acro/mio/tho/ra/'cal (ad)
A'crom/pha/lus (m)
Acro/myo/'to/nia (f)
Acro/myo/to/'nie (f)
Acro/myo/'to/nus (m)
acro/nar/'co/tisch (ad)
Acro/neu/ro/'pa/thia (f)
Acro/neu/ro/pa/'thie (f)
Acro/neu/'ro/se (f)
Acro/neu/'ro/sis (f)
acro/neu/'ro/tisch (ad)
Acro/'nin (n)
acro/'nych (ad)
A'cro/nyx (m)
Acro/oe/'de/ma (n)
Acro/oe/'dem, -ö'dem (n)
Acro/osteo/'ly/se (f)
Acro/oste'o/ly/sis (f)
acro/osteo/'ly/tisch (ad)
Acro/pa/chy/'der/ma (n)
Acro/par/aes/'the/sia (f)
Acro/par/aes/the/'sie, -äs- (f)
Acro/pa/ra/'ly/se (f)
Acro/pa/'ra/ly/sis (f)
acro/pa/ra/'ly/tisch (ad)
Acro/pa/tho/'lo/gia (f)
Acro/pa/tho/lo/'gie (f)
acro/pa/tho/'lo/gisch (ad)
acro/pe/'tal (ad)
Acro/'pho/bia (f)
Acro/pho/'bie (f)
Acro/pig/men/'ta/tio (f)
Acro/pig/men/ta/ti/'on (f)
Acro/pos/'thi/tis (f)
acro/pos/'thi/tisch (ad)
Acro/scle/ro/'der/ma (n)
Acro/scle/'ro/se (f)
Acro/scle/'ro/sis (f)
acro/scle/'ro/tisch (ad)
Acro/'sin (n)
Acro/'som (n)
Acro/'so/ma (n)
acro/so/'mal (ad)

Acro/ste/'al/gia (f)
Acro/ste/al/'gie (f)
A/cro/'tis/mus (m)
Acro/tro/pho/neu/'ro/se (f)
Acro/tro/pho/neu/'ro/sis (f)
acro/tro/pho/neu/'ro/tisch (ad)
A'cryl (n)
Acry/lo/ni/'tril (n)
Ac/'tin (n)
Ac/ti/'nid (n)
ac/ti/ni/'form (ad)
ac/ti/ni/'for/mis, -me (adj)
Ac/ti/'nis/mus (m)
Ac/'ti/ni/um (n)
Ac/ti/no/ba/cil/'lo/se (f)
Ac/ti/no/ba/cil/'lo/sis (f)
Ac/ti/no/ba/'cil/lus (m)
Ac/ti/no/che/'mie (f)
ac/ti/no/'che/misch (ad)
Ac/ti/no/der/ma/'ti/tis (f)
ac/ti/no/der/ma/'ti/tisch (ad)
Ac/ti/no/'gen (n)
ac/ti/no/'gen (ad)
Ac/ti/no/ge/'ne/se (f)
Ac/ti/no/'ge/ne/sis (f)
ac/ti/no/ge/'ne/tisch (ad)
Ac/ti/no/'graph (m)
Ac/ti/no/lo/'gie (f)
Ac/ti/no/'lyt (m)
Ac/ti/no/'me/ter (n)
Ac/ti/no/me/'trie (f)
ac/ti/no/'me/trisch (ad)
Ac/ti/no/my/'cet (m)
Ac/ti/no/my/ce/'tin (n)
Ac/ti/no/my/'cin (n)
Ac/ti/no/my/'com (n)
Ac/ti/no/my/'co/ma (n)
Ac/ti/no/my/'co/se (f)
Ac/ti/no/my/'co/sis (f)
ac/ti/no/my/'co/tisch (ad)
Ac/ti/'non (n)
Ac/ti/no/neu/'ri/tis (f)
Ac/ti/no/ru/'bin (n)
Ac/ti/no/the/ra/'pie (f)
Ac/ti/'ons/po/ten/ti/al (n)
Ac/ti/'ons/tre/mor (m)
ac/'tiv (ad)
Ac/ti/va/ti/'on (f)
Ac/ti/'va/tor (m)
ac/ti/'vie/ren (v)
Ac/ti/vi/'tät (f)
Ac/ti/vi/'täts/co/ef/fi/ci/ent (m)
Ac/to/di/'gin (n)
Ac/to/myo/'sin (n)
ac/tu'a/lis, -le (adj)
ac/tu/'ell (ad)
Acui/'tät (f)
Acu/le/'at (m)
Acu/'me/ter (n)
Acu/pres/'sur (f)
Acu/punc/'tur (f)
A'cu/sti/cus (m)
a'cu/sti/cus, -ca, -cum (adj)
a'cu/stisch (ad)
a'cut (ad)
a'cu/tus, -ta, -tum (adj)
A/cya/no/'blep/sia (f)
A/cya/no/blep/'sie (f)
A/cy/an/'op/sia (f)
A/cy/an/op/'sie (f)
a/cya/'no/tisch (ad)
A/'cy/clia (f)
A/cy/'clie (f)
a/'cy/clisch (ad)
A/cy'e/se (f)
A/cy'e/sis (f)
a/cy'e/tisch (ad)
A'cyl (n)
Acy/la/ti/'on (f)
acy/'lie/ren (v)
A/'cy/stia (f)
A/cy/'stie (f)
a/'cy/stisch (ad)
A/'da/crya (f)
A/dac/'ty/lia (f)
A/dac/ty/'lie (f)
A/'dac/ty/lus (m)
Ada/man/'tin (n)
ada/'man/ti/nus, -na, -num (adj)
Ada/man/ti/no/car/ci/'nom (n)
Ada/man/ti/no/car/ci/'no/ma (n)
Ada/man/ti/'nom (n)
Ada/man/ti/'no/ma (n)
Ada/man/to/'blast (m)
Ad/ap/ta/ti/'on (f)
ad/ap/'tie/ren (v)
ad/ap/'tiv (ad)
Ad/ap/to/'me/ter (n)
Ad/'ap/tor (m)
Ad/di/so/'nis/mus (m)
Ad/di/ti/'on (f)
ad/'du/cens (adj)
ad/du/'cie/ren (v)
Ad/'duc/tio (f)
Ad/duc/ti/'on (f)
Ad/'duc/tor (m)
Ad/'duc/tor/re/flex (m)
a/de/lo/'morph (ad)
Adel/pho/'ta/xis (f)

Aden/'al/gia (f)
Aden/al/'gie (f)
Ade/'na/se (f)
Aden/a'sthe/nia (f)
Aden/asthe/'nie (f)
a/den/'dri/tisch (ad)
Aden/ec/to/'mie (f)
Aden/ec/'to/pia (f)
Aden/ec/to/'pie (f)
ade/ni/'form (ad)
Ade/'nin (n)
Ade/'ni/tis (f)
Ade/no/acan/'thom (n)
Ade/no/acan/'tho/ma (n)
Ade/no/ame/lo/bla/'stom (n)
Ade/no/ame/lo/bla/'sto/ma (n)
Ade/no/an/gio/sar/'com (n)
Ade/no/an/gio/sar/'co/ma (n)
Ade/no/can/cro/'id (n)
Ade/no/car/ci/'nom (n)
Ade/no/car/ci/'no/ma (n)
ade/no/car/ci/no/ma/'tos, -'tös (ad)
Ade/no/car/ci/no/ma/'to/se (f)
Ade/no/car/ci/no/ma/'to/sis (f)
Ade/no/'ce/le (f)
Ade/no/cel/lu/'li/tis (f)
Ade/no/chon/'drom (n)
Ade/no/chon/'dro/ma (n)
ade/no/'cy/stisch (ad)
Ade/no/cy/sto/car/ci/'nom (n)
Ade/no/cy/sto/car/ci/'no/ma (n)
Ade/no/cy/'stom (n)
Ade/no/cy/'sto/ma (n)
Ade/no/cy/sto/sar/'com (n)
Ade/no/cy/sto/sar/'co/ma (n)
Ade/no/fi/'brom (n)
Ade/no/fi/'bro/ma (n)
Ade/no/fi/'bro/se (f)
Ade/no/fi/'bro/sis (f)
Ade/no/ge/'ne/se (f)
Ade/no/'ge/ne/sis (f)
Ade/no/hy/per/'sthe/nia (f)
Ade/no/hy/per/sthe/'nie (f)
Ade/no/hy/po/'phy/se (f)
Ade/no/hy/'po/phy/sis (f)
ade/no/'id (ad)
Ade/no/id/ec/'to/mia (f)
Ade/no/id/ec/to/'mie (f)
ade/no/id/ec/to/'mie/ren (v)
ade/no/'ide/us, -'idea, -um (adj)
Ade/no/i'dis/mus (m)
Ade/no/i'di/tis (f)
Ade/no/leio/myo/fi/'brom (n)
Ade/no/leio/myo/fi/'bro/ma (n)
Ade/no/leio/my/'om (n)
Ade/no/leio/my'o/ma (n)
Ade/no/li/'pom (n)
Ade/no/li/'po/ma (n)
Ade/no/lo/ga/'di/tis (f)
Ade/no/lym/'phi/tis (f)
Ade/no/lym/pho/'ce/le (f)
Ade/no/lym/'phom (n)
Ade/no/lym/'pho/ma (n)
Ade/'nom (n)
Ade/'no/ma (n)
Ade/no/ma/'la/cia (f)
Ade/no/ma/la/'cie (f)
ade/no/ma/'tos, -'tös (ad)
Ade/no/ma/'to/se (f)
Ade/no/ma/'to/sis (f)
ade/no/ma/'to/sus, -sa, -sum (adj)
Ade/no/'mer (n)
Ade/no/myo/sar/'com (n)
Ade/no/myo/sar/'co/ma (n)
Ade/no/my'o/se (f)
Ade/no/my'o/sis (f)
Ade/no/my/xo/chon/dro/sar/'com (n)
Ade/no/my/xo/chon/dro/sar/'co/ma (n)
Ade/no/my/xo/sar/'com (n)
Ade/no/my/xo/sar/'co/ma (n)
Aden/'on/cus (m)
Ade/no/'pa/thia (f)
Ade/no/pa/'thie (f)
Ade/no/sar/'com (n)
Ade/no/sar/'co/ma (n)
Ade/no/scle/'ro/se (f)
Ade/no/scle/'ro/sis (f)
Ade/no/'sin (n)
Ade/no/'sin/phos/phat (n)
Ade/no/'sin/phos/pha/ta/se (f)
Ade/'no/sis (f)
Ade/no/'tom (n)
Ade/no/'to/mia (f)
Ade/no/to/'mie (f)
Ade/no/'vi/rus (n)
Ade/'nyl (n)
Ade/'nyl/cy/cla/se (f)
Ade/'pha/gia (f)
Ade/pha/'gie (f)
'Adeps (m/f)
A/'der/mia (f)
A/der/'mie (f)
A/der/mo/ge/'ne/se (f)
A/der/mo/'ge/ne/sis (f)
ad/'hae/rens (adj)

ad/hae/'rent, -hä- (ad)
ad/hae/'rie/ren, -hä- (v)
Ad/'hae/sio (f)
Ad/hae/sio/'ly/se, -hä- (f)
Ad/hae/si'o/ly/sis (f)
Ad/hae/si/'on, -hä- (f)
ad/hae/'siv, -hä- (ad)
ad/hae/'si/vus, -va, -vum (adj)
A/dia/do/cho/ki/'ne/se (f)
A/dia/do/cho/ki/'ne/sis (f)
A/dia/pho/'re/se (f)
A/dia/pho/'re/sis (f)
A/dia/pho/'re/ti/cum (n)
a/dia/pho/'re/tisch (ad)
A/di'a/sto/le (f)
a/dia/'sto/lisch (ad)
Adip/ec/'to/mia (f)
Adip/ec/to/'mie (f)
adip/ec/to/'mie/ren (v)
Adi/po/'ce/le (f)
adi/po/cel/lu/'lar, -'lär (ad)
Adi/po/'cyt (m)
adi/po/ki/'ne/tisch (ad)
Adi/po/'ly/se (f)
Adi/'po/ly/sis (f)
adi/po/'ly/tisch (ad)
Adi/'pom (n)
Adi/'po/ma (n)
Adi/po/ne/'cro/se (f)
Adi/po/ne/'cro/sis (f)
adi/po/ne/'cro/tisch (ad)
adi/'pos, -'pös (ad)
Adi/pos/'al/gia (f)
Adi/pos/al/'gie (f)
Adi/'po/sis (f)
Adi/'po/si/tas (f)
Adi/po/'si/tis (f)
adi/po/so/ge/ni/'tal (ad)
adi/po/so/ge/ni/'ta/lis, -le (adj)
Adi/pos/'uria (f)
Adi/pos/u'rie (f)
adi/'po/sus, -sa, -sum (adj)
A/'dip/sia (f)
A/dip/'sie (f)
'Ad/itus (m)
'Ad/iu/vans (n)
ad/iu/'vant, -ju- (ad)
Ad/mi/'ni/cu/lum (n)
Ad/nex/ec/'to/mia (f)
Ad/nex/ec/to/'mie (f)
ad/nex/ec/to/'mie/ren (v)
Ad/ne/'xi/tis (f)
ad/ne/'xi/tisch (ad)
Ad/ne/xo/'ge/ne/sis (f)
Ad/'ne/xum (n)
Ado/'les/cens (m)
ado/'les/cens (adj)
Ado/les/'cent (m)
ado/les/'cent (ad)
Ado/les/'cen/tia (f)
Ado/les/'cenz (f)
Ado/ni/'din (n)
Ado/'nin (n)
A'do/nis (f)
ad/o'ral (ad)
ad/or/bi/'tal (ad)
ad/re/'nal (ad)
Ad/re/nal/ec/'to/mia (f)
Ad/re/nal/ec/to/'mie (f)
ad/re/nal/ec/to/'mie/ren (v)
Ad/re/na/'lin (n)
Ad/re/na/lin/'ae/mia (f)
Ad/re/na/lin/ae/'mie, -ä'mie (f)
Ad/re/na/lin/'uria (f)
Ad/re/na/lin/u'rie (f)
ad/re/'na/lis, -le (adj)
Ad/re/na/'lis/mus (m)
Ad/re/na/'li/tis (f)
ad/re/na/'li/tisch (ad)
Ad/ren/'ar/che (f)
ad/ren/'erg (ad)
Ad/re/'nin (n)
Ad/re/'ni/tis (f)
Ad/re/no/'chrom (n)
ad/re/no/cor/ti/'cal (ad)
Ad/re/no/cor/ti/co/'id (n)
ad/re/no/cor/ti/co/mi/'me/tisch (ad)
ad/re/no/cor/ti/co/'trop (ad)
Ad/re/no/cor/ti/co/tro/'pin (n)
ad/re/no/ge/ni/'tal (ad)
Ad/re/no/leu/co/dys/'tro/phia (f)
Ad/re/no/leu/co/dys/tro/'phie (f)
Ad/re/no/'ly/ti/cum (n)
ad/re/no/'ly/tisch (ad)
ad/re/no/me/dul/'lar, -'lär (ad)
ad/re/no/mi/'me/tisch (ad)
Ad/re/no/'pau/se (f)
Ad/re/no/ste/'ron (n)
ad/re/no/sym/'pa/thisch (ad)
ad/re/no/'trop (ad)
Ad/re/no/tro/'pin (n)
A/'dro/mia (f)
A/dro/'mie (f)
Ad/sor/'bat (n)
Ad/'sor/bens (n)
ad/'sor/bens (adj)
ad/sor/'bie/ren (v)
Ad/sorp/ti/'on (f)
ad/sorp/'tiv (ad)

ad/ster/'nal (ad)
Ad/'strin/gens (n)
ad/'strin/gens (adj)
ad/strin/'gie/ren (v)
a'dult (ad)
a'dul/tus, -ta, -tum (adj)
ad/um/bi/li/'cal (ad)
ad/um/bi/li/'ca/lis, -le (adj)
Ad/ven/'ti/tia (f)
ad/ven/'ti/ti/us, -tia, -um (adj)
A/dy/'na/mia (f)
a/dy/'na/mi/cus, -ca, -cum (adj)
A/dy/na/'mie (f)
a/dy/'na/misch (ad)
ae/'qua/lis, -le (adj)
Ae/'qua/tor (m)
Aer/'ae/mia (f)
Aer/ae/'mie, -ä'mie (f)
ae/ri/'fer (ad)
Ae/ro/atel/ec/'ta/se (f)
Ae/ro/atel/'ec/ta/sis (f)
Ae/ro/'bac/ter (n)
Ae/'ro/bi/er (m)
Ae/ro/bio/lo/'gie (f)
Ae/ro/bi/'ont (m)
Ae/ro/bio/'scop (n)
Ae/ro/bi'o/se (f)
Ae/ro/bi'o/sis (f)
Ae/ro/'ce/le (f)
Ae/ro/'col/pos (m)
Ae/ro/cy/sto/'scop (n)
Ae/ro/cy/sto/'sco/pia (f)
Ae/ro/cy/sto/sco/'pie (f)
ae/ro/cy/sto/sco/'pie/ren (v)
ae/ro/cy/sto/'sco/pisch (ad)
Aer/odont/'al/gia (f)
Aer/odont/al/'gie (f)
Ae/ro/em/bo/'lis/mus (m)
Ae/ro/em/phy/'sem (n)
Ae/ro/em/phy/'se/ma (n)
ae/ro/'gen (ad)
Ae/ro/'ge/ne/sis (f)
Ae/ro/'gramm (n)
Ae/ro/'gra/phia (f)
Ae/ro/gra/'phie (f)
Ae/ro/hy/dro/the/ra/'pie (f)
Ae/ro/io/ni/sa/ti/'on (f)
Ae/ro/io/no/the/ra/'pie (f)
Ae/ro/'me/ter (n)
Ae/ro/neu/'ro/se (f)
Ae/ro/neu/'ro/sis (f)
Ae/ro/o'ti/tis (f)
ae/ro/o'ti/tisch (ad)
Ae/ro/'pa/thia (f)
Ae/ro/pa/'thie (f)
Ae/ro/'pha/gia (f)
Ae/ro/pha/'gie (f)
ae/ro/'phil (ad)
Ae/ro/'phi/lia (f)
Ae/ro/phi/'lie (f)
ae/ro/'phob (ad)
Ae/ro/'pho/bia (f)
Ae/ro/pho/'bie (f)
Ae/ro/'planc/ton (n)
Ae/ro/ple/thys/mo/'graph (m)
Ae/ro/'scop (n)
Ae/ro/sia/lo/'pha/gia (f)
Ae/'ro/sis (f)
Ae/ro/'sol (n)
Ae/ro/'ta/xis (f)
Ae/ro/the/ra/'peu/tic (f)
Ae/ro/the/ra/'pie (f)
Ae/ro/ther/mo/the/ra/'pie (f)
Aer/o'ti/tis (f)
Ae/ro/to/no/'me/ter (n)
ae/ro/'trop (ad)
Ae/ro/tro/'pis/mus (m)
Ae/ro/ure/thro/'scop (n)
'Aes/cu/lap, 'Äs- (m)
Aes/cu/'la/pi/us (m)
'Aes/cu/lus (f)
Aes/'the/sia (f)
Aes/the/'sie, Äs- (f)
Aes/the/sio/'lo/gia (f)
Aes/the/sio/lo/'gie, Äs- (f)
Aes/the/sio/'me/ter, Äs- (n)
aes/'the/tisch, äs- (ad)
ae/sti/'val, ästi- (ad)
ae/sti/vo-au/tum/'nal, ästi- (ad)
ae/'sti/vus, -va, -vum (adj)
Ae/'than, Ä'than, E'than (n)
Ae/tha/'nol, Ätha-, Etha- (n)
Ae/tha/nol/a'min, Ätha-, Etha- (n)
Ae/'then, Ä'then, E'then (n)
'Ae/ther, 'Äther, 'Ether (m)
Ae/the/ri/fi/ca/ti/'on, Äthe-, Ethe- (f)
ae/the/ri/fi/'cie/ren, äthe-, ethe- (v)
ae/'the/risch, ä'the-, e'the- (ad)
'Ae/ther/re/flex, 'Äther-, 'Ether- (m)
Ae/'thin, Ä'thin, E'thin (n)
Ae/thi/'nyl, Äthi-, Ethi- (n)
Ae/'thyl, Ä'thyl, E'thyl (n)
Ae/'thyl/al/co/hol, Ä'thyl-, E'thyl- (m)

Ae/'thyl/bro/mid, Ä'thyl-, E'thyl- (n)
Ae/'thyl/cel/lu/lo/se, Ä'thyl-, E'thyl- (f)
Ae/'thyl/chlo/rid, Ä'thyl-, E'thyl- (n)
Ae/thy/'len, Äthy-, Ethy- (n)
Ae/'thyl/io/did, Ä'thyl-, E'thyl- (n)
Ae/'thyl/ni/trit, Ä'thyl-, E'thyl- (n)
Ae/tio/'lo/gia (f)
Ae/tio/lo/'gie, Ätio- (f)
ae/tio/'lo/gisch, ätio- (ad)
Ae/tio/pa/tho/ge/'ne/se, Ätio- (f)
Ae/tio/pa/tho/'ge/ne/sis (f)
ae/tio/'trop, ätio- (ad)
a/fe/'bril (ad)
a/fe/'bri/lis, -le (adj)
Af/'fect (m)
Af/fec/ta/bi/li/'tät (f)
Af/'fec/tio (f)
Af/fec/ti/'on (f)
af/fec/'tiv (ad)
Af/fec/ti/vi/'tät (f)
Af/'fec/tus (m)
'af/fe/rens (adj)
af/fe/'rent (ad)
Af/fe/'renz (f)
af/fi/'cie/ren (v)
af/'fin (ad)
Af/fi/ni/'tät (f)
af/'fi/xus, -xa, -xum (adj)
af/flu/'ent (ad)
Af/flu/'enz (f)
'Af/flux (m)
A/fi/bri/no/gen/'ae/mia (f)
A/fi/bri/no/gen/ae/'mie, -ä'mie (f)
A/fla/to/'xin (n)
a/foe/'tal, -fö- (ad)
a/func/tio/'nal (ad)
A/ga/'lac/tia (f)
A/ga/lac/'tie (f)
A/ga/lor/'rhoea (f)
A/ga/'met (m)
a/ga/'me/tisch (ad)
A/gam/ma/glo/bu/lin/'ae/mia (f)
A/gam/ma/glo/bu/lin/ae/'mie, -ä'mie (f)
A/ga/mo/ge/'ne/se (f)
A/ga/mo/'ge/ne/sis (f)
A/ga/mo/'go/nia (f)
A/ga/mo/go/'nie (f)
a/gan/glio/'nar, -'när (ad)
A/gan/glio/'no/se (f)
A/gan/glio/'no/sis (f)
'Agar (m/n)
Agar-'Agar (m/n)
Aga/ri/'cin (n)
aga/ri/'ci/ni/cus, -ca, -cum (adj)
A'ga/ri/cus (m)
A/'ga/stria (f)
a/'ga/stri/cus, -ca, -cum (adj)
A/ga/'strie (f)
a/'ga/strisch (ad)
A/ge/'ne/sia (f)
A/ge/ne/'sie (f)
A/'ge/ne/sis (f)
A/ge/ni/ta/'lis/mus (m)
'Agens (n)
A/'geu/sia (f)
A/geu/'sie (f)
'Ag/ger (m)
Ag/glo/me/'rat (n)
Ag/glo/me/'ra/tio (f)
Ag/glo/me/ra/ti/'on (f)
ag/glo/me/'ra/tus, -ta, -tum (adj)
ag/glo/me/'rie/ren (v)
Ag/glo/me/'rin (n)
ag/glu/ti/'na/bel (ad)
Ag/glu/ti/'na/tio (f)
Ag/glu/ti/na/ti/'on (f)
ag/glu/ti/'nie/ren (v)
Ag/glu/ti/'nin (n)
Ag/glu/ti/no/'gen (n)
Ag/glu/ti/no/'id (n)
ag/glu/ti/no/'phil (ad)
Ag/glu/ti/no/'scop (n)
Ag/gra/va/ti/'on (f)
ag/gra/'vie/ren (v)
Ag/gre/'gat (n)
Ag/gre/ga/ti/'on (f)
ag/gre/'ga/tus, -ta, -tum (adj)
ag/gre/'gie/ren (v)
Ag/gres/'sin (n)
Ag/gres/si/'on (f)
ag/gres/'siv (ad)
'agi/tans (adj)
Agi/'ta/tio (f)
Agi/ta/ti/'on (f)
Agi/'ta/tor (m)
agi/'ta/tus, -ta, -tum (adj)
agi/'tie/ren (v)
a/glan/du/'lar, -'lär (ad)
A/glo/bu/'lie (f)
a/glo/me/ru/'lar, -'lär (ad)
A/'glos/sia (f)

A/glos/'sie (f)
A/'glos/sus (m)
A/glu/'con (n)
A/glu/cos/'uria (f)
A/glu/cos/u'rie (f)
a/glu/cos/'urisch (ad)
A/glu/ti/ti/'on (f)
A/glyc/'ae/mia (f)
A/glyc/ae/'mie, -ä'mie (f)
a/glyc/'ae/misch, -'ämisch (ad)
A/gly/'con (n)
A/gly/cos/'uria (f)
A/gly/cos/u'rie (f)
a/gly/cos/'urisch (ad)
A/'gna/thia (f)
A/gna/'thie (f)
A/'gna/thus (m)
A/'gno/sia (f)
A/gno/'sie (f)
A/'gno/sis (f)
a/'gno/stisch (ad)
A/gom/'phia/sis (f)
A/go/na/'dis/mus (m)
ago/'nal (ad)
Ago/'nie (f)
Ago/'nist (m)
Ago/ra/'pho/bia (f)
A/gram/ma/'tis/mus (m)
a/gra/nu/'lar, -'lär (ad)
A/gra/nu/lo/'cyt (m)
A/gra/nu/lo/cyt/'hae/mia (f)
A/gra/nu/lo/cyt/hae/'mie, -hä- (f)
A/gra/nu/lo/cy/'to/se (f)
A/gra/nu/lo/cy/'to/sis (f)
a/gra/nu/lo/cy/'to/ti/cus, -ca, -cum (ad)
a/gra/nu/lo/cy/'to/tisch (ad)
A/'gra/phia (f)
A/gra/'phie (f)
Agro/bac/'te/ri/um (n)
A/gy/'rie (f)
A/ke/ra/'to/se (f)
A/ke/ra/'to/sis (f)
a/ke/ra/'to/tisch (ad)
A/kin/aes/'the/sia (f)
A/kin/aes/the/'sie, -äs- (f)
a/kin/aes/'the/tisch, -äs- (ad)
A/ki/'ne/sia (f)
A/ki/ne/'sie (f)
a/ki/'ne/tisch (ad)
'Ala (f)
A/'la/lia (f)
A/la/'lie (f)
Ala/'nin (n)
Ala/'nyl (n)
a'la/ris, -re (adj)
a/la/ryn/ge/'al (ad)
A'la/strim (n)
a'la/tus, -ta, -tum (adj)
'al/bi/cans (adj)
Al/bi/'nis/mus (m)
Al/'bi/no (m)
al/bu/'gi/ne/us, -nea, -um (adj)
Al/'bu/go (f)
Al/'bu/men (n)
Al/bu/'min (n)
Al/bu/mi/'nat (n)
Al/bu/mi/ni/'me/ter (n)
al/bu/mi/no/'gen (ad)
Al/bu/mi/no/'id (n)
al/bu/mi/no/'id (ad)
al/bu/mi/'nos, -'nös (ad)
al/bu/mi/'no/sus, -sa, -sum (adj)
Al/bu/min/'uria (f)
Al/bu/min/u'rie (f)
al/bu/min/'urisch (ad)
Al/bu/'mo/se (f)
Al/bu/mos/'uria (f)
al/bu/mos/'uri/cus, -ca, -cum (adj)
Al/bu/mos/u'rie (f)
al/bu/mos/'urisch (ad)
'al/bus, -ba, -bum (adj)
Al/che/'mie (f)
Al/che/'mil/la (f)
Al/che/'mist (m)
al/che/'mi/stisch (ad)
Al/chi/'mie (f)
Al/co/'gel (n)
'Al/co/hol (m)
Al/co/ho/'la/se (f)
Al/co/ho/'lat (n)
Al/co/hol/de/hy/dro/ge/'na/se (f)
al/co/'ho/lisch (ad)
al/co/ho/li/'sie/ren (v)
Al/co/ho/'lis/mus (m)
Al/co/ho/lo/'me/ter (n)
Al/co/hol/'uria (f)
Al/co/hol/u'rie (f)
Al/co/'ho/lus (m)
Al/co/ho/'ly/se (f)
Al/co/'ho/ly/sis (f)
Al/co/'sol (n)
Al/de/'hyd (m)
Al/do/he/'xo/se (f)
Al/dol (m)
Al/do/'la/se (f)
Al/do/pen/'to/se (f)

Al/'do/se (f)
Al/do/ste/'ron (n)
Al/do/ste/ro/'nis/mus (m)
Al/do/ste/ro/'nom (n)
Al/do/te/'tro/se (f)
Ald/o'xim (n)
a/le/ci/'thal (ad)
A/leuc/'ae/mia (f)
a/leuc/'ae/mi/cus, -ca, -cum (adj)
A/leuc/ae/'mie, -ä'mie (f)
a/leuc/'ae/misch, -'ämisch (ad)
A/leu/co/cy/'to/se (f)
A/leu/co/cy/'to/sis (f)
a/leu/co/cy/'to/ti/cus, -ca, -cum (adj)
a/leu/co/cy/'to/tisch (ad)
A/'le/xia (f)
A/le/'xie (f)
A/ley/di/'gis/mus (m)
Alg/an/aes/'the/sia (f)
Alg/an/aes/the/'sie, -äs- (f)
Alg/an/aes/'the/ti/cum (n)
alg/an/aes/'the/tisch, -äs- (ad)
Al/'ge/sia (f)
Al/ge/'sie (f)
Al/ge/si/'me/ter (n)
Al/ge/sio/'me/ter (n)
al/'ge/tisch (ad)
'Al/gia (f)
Al/'gie (f)
al/go/'gen (ad)
Al/go/'ge/ne/sis (f)
Al/go/'gramm (n)
Al/go/'la/gnia (f)
Al/go/la/'gnie (f)
Al/go/'me/ter (n)
Al/go/'pho/bia (f)
Al/go/pho/'bie (f)
'Al/gor (m)
Al/go/'spas/mus (m)
al/go/'spa/stisch (ad)
ali/'cy/clisch (ad)
Alie/'na/tio (f)
Alie/na/ti/'on (f)
A/lie/'nie (f)
ali'e/nus, -na, -num (adj)
Ali/este/'ra/se (f)
ali/'form (ad)
ali/'for/mis, -me (adj)
Ali/'ment (n)
ali/men/'tar, -'tär (ad)
ali/men/'ta/ri/us, -ria, -um (adj)
Ali/men/ta/ti/'on (f)
Ali/men/to/the/ra/'pie (f)
ali/'pha/tisch (ad)
A/li/quor/'rhoe, -'rhö (f)
A/li/quor/'rhoea (f)
Ali/za/'rin (n)
Al/kal/'ae/mia (f)
Al/kal/ae/'mie, -ä'mie (f)
al/kal/'ae/misch, -'ämisch (ad)
Al/ka/les/'cenz (f)
Al/'ka/li (n)
Al/ka/li/'me/ter (n)
al/ka/'lin (ad)
al/ka/li/'nie/ren (v)
Al/ka/li/ni/'tät (f)
al/'ka/lisch (ad)
al/ka/li/'sie/ren (v)
Al/ka/lo/'id (n)
Al/ka/lo/'pe/nia (f)
Al/ka/lo/pe/'nie (f)
Al/ka/'lo/se (f)
Al/ka/'lo/sis (f)
Al/ka/'lo/ti/cum (n)
al/ka/'lo/tisch (ad)
Al/'kan (n)
Alk/ap/'ton (n)
Alk/ap/ton/'uria (f)
alk/ap/ton/'uri/cus, -ca, -cum (adj)
Alk/ap/ton/u'rie (f)
alk/ap/ton/'urisch (ad)
Al/'ken (n)
Alk/'oxy- (pr)
Alk/o'xyl (n)
Al/'kyl (n)
al/ky/'lie/ren (v)
All/aes/'the/sia (f)
All/aes/the/'sie, -äs- (f)
all/aes/'the/ti/cus, -ca, -cum (adj)
all/aes/'the/tisch, -äs- (ad)
Al/lan/to/'in (n)
Al/'lan/to/is (f)
Al/'lel (n)
Al/le/'lie (f)
al/le/lo/'morph (ad)
All/en/'the/se (f)
All/'en/the/sis (f)
All/er/'gen (n)
all/er/'gen (ad)
All/'er/gia (f)
all/'er/gi/cus, -ca, -cum (adj)
All/er/'gie (f)
All/'er/gi/ker (m)
all/'er/gisch (ad)
all/er/gi/'sie/ren (v)

All/er/go/'id (n)
All/er/go/'lo/gia (f)
All/er/go/lo/'gie (f)
all/er/go/'lo/gisch (ad)
All/er/'go/se (f)
All/er/'go/sis (f)
Al/li/'ga/tio (f)
Al/li/ga/ti/'on (f)
'Al/li/um (n)
Al/lo/al/bu/min/'ae/mia (f)
Al/lo/al/bu/min/ae/'mie, -ä'mie (f)
Al/lo/ar/thro/'pla/stic (f)
al/lo/ar/thro/'pla/stisch (ad)
Al/lo/bi'o/sis (f)
Al/lo/'che/zia (f)
Al/lo/che/'zie (f)
Al/lo/'chi/ria (f)
Al/lo/chi/'rie (f)
Al/lo/'cor/tex (m)
Al/lo/ero/'tis/mus (m)
al/lo/'gen (ad)
Al/lo/iso/leu/'cin (n)
Al/lo/ki/'ne/sia (f)
Al/lo/ki/ne/'sie (f)
al/lo/'morph (ad)
Al/lo/mor/'phie (f)
Al/lo/mor/'phis/mus (m)
Al/lo/'path (m)
Al/lo/'pa/thia (f)
Al/lo/pa/'thie (f)
al/lo/'pa/thisch (ad)
Al/lo/'plas/ma (n)
Al/lo/'pla/stic (f)
al/lo/'pla/stisch (ad)
Al/lo/pu/ri/'nol (n)
Al/lor/'rhyth/mia (f)
Al/lor/rhyth/'mie (f)
al/lor/'rhyth/misch (ad)
Al/'lo/se (f)
Al/lo/'som (n)
al/lo/'ste/risch (ad)
Al/lo/trans/plan/'tat (n)
Al/lo/trio/'geu/sia (f)
Al/lo/trio/geu/'sie (f)
Al/lo/trio/'pha/gia (f)
Al/lo/trio/pha/'gie (f)
All/o'xan (n)
'Aloe (f)
Aloe/'tin (n)
A/'lo/gia (f)
A/lo/'gie (f)
Alo/'in (n)
Alo/'pe/cia (f)
Alo/pe/'cie (f)
'Al/pha (n)
'al/pha-ad/ren/erg (ad)
'Al/pha/cel/le (f)
'Al/pha/glo/bu/lin (n)
Al/pha/'he/lix (f)
'Al/pha/li/po/pro/te/in (n)
'Al/pha/par/ti/kel (f)
Al/pha/re/'cep/tor (m)
Al/pha/'rhyth/mus (m)
Al/pho/'der/ma (n)
Al/pho/'der/mia (f)
Al/pho/der/'mie (f)
'Al/te/rans (n)
'al/te/rans (adj)
al/'ter/nans (adj)
al/ter/'nie/ren (v)
'al/tus, -ta, -tum (adj)
Alu/'mi/ni/um (n)
Alu/mi/'no/se (f)
Alu/mi/'no/sis (f)
al/ve/'ar, -'är (ad)
al/ve'a/ris, -re (adj)
al/ve'a/tus, -ta, -tum (adj)
al/veo/'lar, -'lär (ad)
al/veo/'la/ris, -re (adj)
al/veo/'la/tus, -ta, -tum (adj)
Al/ve'o/le (f)
Al/ve/ol/ec/'to/mia (f)
Al/ve/ol/ec/to/'mie (f)
Al/veo/'li/tis (f)
Al/veo/lo/'cla/sia (f)
Al/veo/lo/cla/'sie (f)
Al/'veo/lus (m)
'Al/ve/us (m)
'Al/vus (m)
A/'lym/phia (f)
A/lym/'phie (f)
A/lym/pho/cy/'to/se (f)
A/lym/pho/cy/'to/sis (f)
a/lym/pho/cy/'to/ti/cus, -ca, -cum (adj)
a/lym/pho/cy/'to/tisch (ad)
a/ma/'crin (ad)
a/'ma/cri/nus, -na, -num (adj)
Amal/'gam (n)
Ama/'ni/ta (f)
Ama/ni/'tin (n)
A'ma/rum (n)
A/'ma/stia (f)
A/ma/'stie (f)
Amau/'ro/se (f)
Amau/'ro/sis (f)
amau/'ro/ti/cus, -ca, -cum (adj)
amau/'ro/tisch (ad)
A/'ma/zia (f)

Am/bi/'dex/ter (m)
am/bi/'dex/ter, -tra, -trum (adj)
'amb/iens (adj)
amb/i'ent (ad)
amb/'igu/us, -'igua, -um (adj)
Am/bi/ten/'denz (f)
am/bi/va/'lent (ad)
Am/bi/va/'lenz (f)
Am/bly/a'cu/sia (f)
Am/bly/'om/ma (n)
am/bly/'op (ad)
Am/bly/'opia (f)
Am/blyo/'scop (n)
Am/bo/'cep/tor (m)
Am/bo/my/'cin (n)
'am/bu/lans (adj)
am/bu/'lant (ad)
Am/bu/'lanz (f)
am/bu/la/'to/risch (ad)
Am/bu/la/'to/ri/um (n)
am/bu/la/'to/ri/us, -ria, -um (adj)
Amb/'ustio (f)
Amb/usti/'on (f)
A/mei'o/sis (f)
a/mei'o/tisch (ad)
a/me/la/'no/tisch (ad)
A/'me/lia (f)
Ame/lo/'blast (m)
ame/lo/'bla/sti/cus, -ca, -cum (adj)
ame/lo/'bla/stisch (ad)
Ame/lo/bla/'sto/ma (n)
Ame/lo/'bla/stus (m)
Ame/lo/'ge/ne/sis (f)
'A/me/lus (m)
A/me/nor/'rhoe, -'rhö (f)
A/me/nor/'rhoea (f)
a/me/nor/'rho/isch (ad)
a/'ment (ad)
A/'men/tia (f)
A/'menz (f)
Ame/'ri/ci/um (n)
A/'me/tria (f)
A/me/tro/'hae/mia (f)
a/me/'trop (ad)
A/me/'tro/pia (f)
A/mi/cro/bi'o/sis (f)
A'mid (n)
Ami/'da/se (f)
Ami/'din (n)
Amid/o'xim (n)
A/'mi/mia (f)
A'min (n)
Amin/a'crin (n)
ami/'nie/ren (v)
Ami/no/a'cid (n)
Ami/no/acid/carb/oxy/'la/se (f)
Ami/no/aci/do/'pa/thia (f)
Ami/no/acid/oxi/'da/se (f)
Ami/no/acid/'uria (f)
Ami/no/acid/u'rie (f)
Ami/no/gly/co/'sid (n)
Ami/no/li/'pid (n)
Ami/no/pent/a'mid (n)
Ami/no/pep/ti/'da/se (f)
Ami/no/pte/'rin (n)
Ami/no/pu/'rin (n)
Ami/no/sa/li/cy/'lat (n)
Amin/'uria (f)
A/mi/'to/sis (f)
a/mi/'to/tisch (ad)
Am/mon/'ae/mia (f)
Am/mo/ni/'ac (n)
Am/'mo/ni/um (n)
Am/mo/ni/um/bro/'mid (n)
Am/mo/ni/um/car/bo/'nat (n)
Am/mo/ni/um/chlo/'rid (n)
Am/mo/ni/um/hy/dro/'xid (n)
Am/mo/ni/um/io/'did (n)
Am/mo/ni/um/phos/'phat (n)
Am/mo/ni/um/sa/li/cy/'lat (n)
Am/mo/ni/um/sul/'phat (n)
A/'mne/sia (f)
A/mne/'sie (f)
a/'mne/stisch (ad)
am/ni'a/lis, -le (adj)
Am/nio/cen/'te/se (f)
Am/nio/cen/'te/sis (f)
Am/nio/'ge/ne/sis (f)
Am/nio/'gra/phia (f)
'Am/ni/on (n)
Am/ni/or/'rhe/xis (f)
Am/ni/or/'rhoea (f)
Am/nio/'sco/pia (f)
Am/nio/'ti/tis (f)
Am/nio/'to/mia (f)
A'moe/ba (f)
A'moe/be, A'mö- (f)
Amoe/'bia/sis (f)
Amoe/bi/'cid, Amö- (n)
amoe/bi/'cid, amö- (ad)
amoe/bo/'id, amö- (ad)
Amoe/'bo/ma (n)
A'moe/bu/la (f)
Amoeb/'uria (f)
'Amor (m)
A/mo/'ra/lia (f)
a/'morph (ad)

A/'mor/phia (f)
A/mor/phi/'nis/mus (m)
A/mor/'phis/mus (m)
A/'mor/phus (m)
a/'mor/phus, -pha, -phum (adj)
A/'mo/tio (f)
Am/'père (n)
Am/père/'me/ter (n)
Am/phi/ar/'thro/sis (f)
am/phi/ar/'thro/tisch (ad)
am/'phi/bisch (ad)
Am/'phi/bi/um (n)
am/phi/'bla/stisch (ad)
Am/phi/'bla/stu/la (f)
am/phi/'bol (ad)
am/phi/'coel, -'cöl (ad)
Am/phi/'cra/nia (f)
Am/phi/crea/ti/'nin (n)
Am/phi/'cyt (m)
Am/phi/'go/nia (f)
Am/phi/'mi/xis (f)
Am/phi/'mo/ru/la (f)
Am/pho/di/'plo/pia (f)
Am/pho/'lyt (m)
am/pho/'ly/tisch (ad)
Am/pho/my/'cin (n)
am/pho/'phil (ad)
am/'pho/risch (ad)
am/pho/'ter (ad)
Am/pli/fi/'ca/tio (f)
Am/pli/fi/ca/ti/'on (f)
Am/pli/fi/'ca/tor (m)
am/pli/fi/'cie/ren (v)
Am/pli/'tu/de (f)
Am/pli/'tu/do (f)
Am/'pul/la (f)
Am/'pul/le (f)
Am/pu/'ta/tio (f)
Am/pu/ta/ti/'on (f)
Am/pu/ta/ti/'ons/neu/rom (n)
am/pu/'tie/ren (v)
A/'mu/sia (f)
A/my/'dria/sis (f)
A/my/el/en/ce/'pha/lia (f)
A/my/el/en/ce/pha/'lie (f)
A/my/el/en/'ce/pha/lus (m)
A/my'e/lia (f)
A/'mye/lus (m)
A'myg/da/la (f)
Amyg/da/'lin (n)
Amyg/da/lo/'id (n)
amyg/da/lo/'id (ad)
Amyg/da/lo/id/ec/'to/mia (f)
Amyg/da/lo/id/ec/to/'mie (f)
amyg/da/lo/id/ec/to/'mie/ren (v)
Amyg/da/lo/'ide/um (n)
amyg/da/lo/'ide/us, -'idea, -um (adj)
Amyg/da/lo/'to/mia (f)
Amyg/da/lo/to/'mie (f)
amyg/da/lo/to/'mie/ren (v)
Amy/'la/se (f)
Amy/lo/dys/'pep/sia (f)
Amy/lo/'id (n)
Amy/lo/i'do/se (f)
Amy/lo/i'do/sis (f)
Amy/'lo/ly/sis (f)
amy/lo/'ly/tisch (ad)
Amy/lo/mal/'ta/se (f)
Amy/lo/pec/'tin (n)
Amy/lo/pec/ti/'no/sis (f)
Amy/lo/phos/pho/ry/'la/se (f)
Amy/'lo/se (f)
Amy/lo/su/'cra/se (f)
Amy/lo/trans/glu/co/sy/'la/se (f)
'Amy/lum (n)
Amyl/'uria (f)
Amyl/u'rie (f)
A/myo/aes/'the/sia (f)
a/myo/aes/'the/tisch, -äs- (ad)
A/myo/'pla/sia (f)
a/myo/'pla/stisch (ad)
A/myo/'sta/sia (f)
a/myo/'sta/tisch (ad)
a/myo/'tac/tisch (ad)
A/myo/'ta/xia (f)
a/myo/'ton (ad)
A/myo/'to/nia (f)
a/myo/'troph (ad)
A/myo/'tro/phia (f)
A/'my/xia (f)
A/my/xor/'rhoe, -'rhö (f)
A/my/xor/'rhoea (f)
ana/'bol (ad)
Ana/'bo/li/cum (n)
Ana/bo/'lis/mus (m)
An/aci/di/'tät (f)
Ana/ca/ta/'di/dy/mus (m)
ana/'crot (ad)
An/a'cu/sia (f)
An/a'de/nia (f)
Ana/'di/dy/mus (m)
An/'ae/mia (f)
An/ae/'mie, -ä'mie (f)
an/'ae/misch, -'ämisch (ad)
an/ae/'rob (ad)
An/ae/'ro/bi/er (m)
An/ae/ro/bi'o/sis (f)
an/ae/ro/bi'o/tisch (ad)
An/aes/'the/sia (f)

An/aes/the/'sie, -äs- (f)
an/aes/the/'sie/ren, -äs- (v)
An/aes/the/sio/'lo/ge, -äs- (m)
An/aes/the/sio/'lo/gia (f)
An/aes/the/sio/lo/'gie, -äs- (f)
An/aes/the/'sist, -äs- (m)
An/aes/'the/ti/cum (n)
an/aes/'the/ti/cus, -ca, -cum (adj)
an/aes/'the/tisch, -äs- (ad)
a'nal (ad)
An/al/bu/min/'ae/mia (f)
Ana/'lep/ti/cum (n)
ana/'lep/ti/cus, -ca, -cum (adj)
ana/'lep/tisch (ad)
A'nal/fis/sur (f)
A'nal/fi/stel (f)
An/al/'ge/sia (f)
An/al/ge/'sie (f)
An/al/'ge/ti/cum (n)
an/al/'ge/ti/cus, -ca, -cum (adj)
an/al/'ge/tisch (ad)
a'na/lis, -le (adj)
an/all/'er/gisch (ad)
ana/'log (ad)
Ana/lo/'gie (f)
A'na/lo/gon (n)
A'nal/pa/pil/le (f)
A'nal/re/flex (m)
Ana/ly/'sa/tor (m)
Ana/'ly/se (f)
A'na/ly/sis (f)
ana/'ly/ti/cus, -ca, -cum (adj)
Ana/'ly/ti/ker (m)
ana/'ly/tisch (ad)
Ana/'mne/se (f)
Ana/'mne/sis (f)
ana/'mne/stisch (ad)
An/ana/'ba/sia (f)
An/ana/'sta/sia (f)
An/'an/dria (f)
Ana/'pha/se (f)
Ana/pho/'re/se (f)
Ana/pho/'re/sis (f)
ana/pho/'re/tisch (ad)
An/aphro/'di/sia (f)
An/aphro/di/'sia/cum (n)
ana/phy/'lac/ti/cus, -ca, -cum (adj)
ana/phy/'lac/tisch (ad)
Ana/phy/lac/to/'gen (n)
ana/phy/lac/to/'gen (ad)
ana/phy/lac/to/'id (ad)
Ana/phy/la/to/'xin (n)
Ana/phy/'la/xe (f)
Ana/phy/'la/xis (f)
Ana/'pla/sia (f)
Ana/plas/'mo/sis (f)
Ana/'pla/stic (f)
ana/'pla/stisch (ad)
Ana/ple/'ro/sis (f)
An/a'rith/mia (f)
An/'ar/thria (f)
Ana/'sar/ca (f)
an/astig/'ma/tisch (ad)
An/astig/ma/'tis/mus (m)
Ana/sto/'mo/se (f)
ana/sto/mo/'sie/ren (v)
Ana/sto/'mo/sis (f)
ana/sto/'mo/ti/cus, -ca, -cum (adj)
ana/sto/'mo/tisch (ad)
Ana/'tom (m)
Ana/'to/mia (f)
ana/'to/mi/cus, -ca, -cum (adj)
Ana/to/'mie (f)
ana/to/'mie/ren (v)
ana/'to/misch (ad)
an/a'troph (ad)
ana/'troph (ad)
An/azot/'uria (f)
'an/ceps (adj)
An/co/'nae/us (m)
an/co/'nae/us, -'naea, -um (adj)
An/cy/lo/'ble/pha/ron (n)
An/cy/lo/'chi/lia (f)
An/cy/lo/dac/'ty/lia (f)
An/cy/lo/dac/ty/'lie (f)
An/cy/lo/'glos/sia (f)
an/cy/lo/po'e/ti/cus, -ca, -cum (adj)
an/cy/'lo/sans (adj)
An/cy/'lo/se (f)
An/cy/'lo/sis (f)
An/cy/'lo/sto/ma (n)
An/cy/lo/sto/mi'a/se (f)
An/cy/lo/sto/'mia/sis (f)
an/cy/'lo/tisch (ad)
An/dri'a/tria (f)
An/dria/'trie (f)
an/dri'a/trisch (ad)
An/dro/bla/'sto/ma (n)
An/dro/ga/'mon (n)
an/dro/'gen (ad)
an/dro/'gyn (ad)
An/dro/'gy/nia (f)
an/dro/'id (ad)
An/dro/'lo/ge (m)

An/dro/'lo/gia (f)
An/dro/lo/'gie (f)
an/dro/'lo/gisch (ad)
an/dro/'morph (ad)
An/dro/'mor/phia (f)
An/dro/'stan (n)
An/dro/ste/'ron (n)
an/elec/tro/'ton (ad)
An/elec/tro/'to/nus (m)
Ane/mo/'nin (n)
an/en/ce/'phal (ad)
An/en/ce/'pha/lia (f)
An/en/ce/pha/'lie (f)
An/en/'ce/pha/lus (m)
a/'ne/phrisch (ad)
An/er/'ga/sia (f)
An/'er/gia (f)
a/ne/ro/'id (ad)
An/ery/thro/po'e/sis (f)
an/ery/thro/po'e/tisch (ad)
An/ery/'throp/sia (f)
an/ery/'throp/tisch (ad)
Ane/to/'der/ma (n)
an/eu/plo/'id (ad)
An/eu/plo/i'die (f)
A/'neu/ria (f)
A/neu/'rin (n)
An/eu/'rys/ma (n)
an/eu/rys/'ma/tisch (ad)
An/eu/rys/mec/to/'mie (f)
An/eu/rys/mo/'pla/stic (f)
An/eu/rys/mor/rha/'phie (f)
An/eu/rys/mo/to/'mie (f)
An/gi/ec/'ta/sia (f)
An/gi/ec/ta/'sie (f)
An/gi/'ec/ta/sis (f)
an/gi/ec/'ta/tisch (ad)
An/gi/ec/'to/mia (f)
An/gi/ec/to/'mie (f)
An/gi/ec/'to/pia (f)
An/gi/ec/to/'pie (f)
An/gi/'itis (f)
An/'gi/na (f)
An/gio/'blast (m)
an/gio/'bla/stisch (ad)
An/gio/bla/'sto/ma (n)
An/gio/car/dio/'gramm (n)
An/gio/car/dio/'gra/phia (f)
An/gio/car/dio/gra/'phie (f)
an/gio/car/dio/'gra/phisch (ad)
An/gio/car/dio/'pa/thia (f)
An/gio/car/dio/pa/'thie (f)
an/gio/car/dio/'pa/thisch (ad)
An/gio/chon/'dro/ma (n)
An/gio/dys/'tro/phia (f)
An/gio/fi/'bro/ma (n)
An/gio/'ge/ne/sis (f)
An/gio/gli'o/ma (n)
An/gio/'gramm (n)
An/gio/gra/'phie (f)
an/gio/'id (ad)
An/gio/ke/ra/'to/ma (n)
An/gio/'lo/gia (f)
An/gio/lo/'gie (f)
an/gio/'lo/gisch (ad)
An/gio/lu/po/'id (n)
An/gio/'ly/se (f)
An/gi'o/ly/sis (f)
an/gio/'ly/tisch (ad)
An/gi/'om (n)
An/gi'o/ma (n)
An/gio/ma/'la/cia (f)
An/gio/ma/la/'cie (f)
an/gio/ma/'tos, -'tös (ad)
An/gio/ma/'to/sis (f)
an/gio/ma/'to/sus, -sa, -sum (adj)
An/gio/myo/sar/'com (n)
An/gio/myo/sar/'co/ma (n)
An/gio/neur/ec/'to/mia (f)
An/gio/neur/ec/to/'mie (f)
An/gio/pa/'ra/ly/sis (f)
an/gio/pa/ra/'ly/tisch (ad)
An/gio/pa/'re/sis (f)
an/gio/pa/'re/tisch (ad)
An/gio/'pa/thia (f)
An/gio/pa/'thie (f)
an/gio/'pa/thisch (ad)
An/gio/pha/co/ma/'to/sis (f)
An/gio/'pla/stic (f)
an/gio/'pla/stisch (ad)
An/gio/po'e/sis (f)
an/gio/po'e/tisch (ad)
An/gio/pres/'sur (f)
An/gi/or/'rha/phia (f)
An/gi/or/'rhe/xis (f)
An/gio/sar/'com (n)
An/gio/sar/'co/ma (n)
An/gio/scle/'ro/sis (f)
an/gio/scle/'ro/tisch (ad)
An/gio/'scop (n)
An/gio/'sco/pia (f)
An/gio/sco/'pie (f)
an/gio/'sco/pisch (ad)
An/gio/'spas/mus (m)
an/gio/'spa/sti/cus, -ca, -cum (adj)
an/gio/'spa/stisch (ad)
An/gio/ste/'no/sis (f)
An/gio/ten/'sin (n)

An/gio/ten/si/'na/se (f)
An/gio/ten/si/no/'gen (n)
An/gio/to/'mie (f)
an/gio/'ton (ad)
An/gio/to/'nin (n)
an/gio/'troph (ad)
'Ång/ström (n)
an/gu/'lar, -'lär (ad)
an/gu/'la/ris, -re (adj)
An/gu/la/ti/'on (f)
an/gu/'lie/ren (v)
'An/gu/lus (m)
An/'gu/stia (f)
an/'gu/stus, -sta, -stum (adj)
An/hae/ma/to/po'e/sis (f)
an/hae/mo/'ly/tisch, -hä- (ad)
An/hal/a'min (n)
An/ha/'lin (n)
An/ha/lo/ni/'din (n)
An/ha/lo/'nin (n)
An/he/'do/nia (f)
An/hi/'dro/sis (f)
an/hi/'dro/tisch (ad)
An/hy/'drae/mia (f)
An/hy/drae/'mie, -drä- (f)
An/hy/'dra/se (f)
An/hy/'drid (n)
an/ic/'te/risch (ad)
An/'ide/us (m)
Ani/'lid (n)
Ani/'lin (n)
Ani/'lin/gus (m)
'Ani/ma (f)
ani/'mal (ad)
'An/ion (n)
an/'io/nisch (ad)
An/i'ri/dia (f)
An/iri/'die (f)
An/is/i'co/nia (f)
An/is/ico/'nie (f)
an/iso/'chrom (ad)
An/iso/'chro/mia (f)
An/iso/chro/'mie (f)
An/iso/'co/ria (f)
An/iso/co/'rie (f)
An/iso/cy/'to/sis (f)
an/iso/cy/'to/ti/cus, -ca, -cum (adj)
an/iso/cy/'to/tisch (ad)
an/iso/dac/'tyl (ad)
An/iso/'dac/ty/lus (m)
an/is/o'dont (ad)
An/is/o'don/tia (f)
An/is/odon/'tie (f)
An/iso/ga/'mie (f)
an/iso/'gnath (ad)
An/iso/'gna/thia (f)
An/iso/gna/'thie (f)
An/iso/gy/nae/co/'ma/stia (f)
An/iso/gy/nae/co/ma/'stie, -nä- (f)
An/iso/'me/lia (f)
An/iso/me/'lie (f)
an/iso/'mer (ad)
An/iso/'me/ria (f)
An/iso/me/'rie (f)
an/iso/me/'trop (ad)
An/iso/me/'tro/pia (f)
An/iso/me/tro/'pie (f)
an/iso/'morph (ad)
An/iso/'mor/phia (f)
An/iso/mor/'phie (f)
An/iso/nu/cle'o/sis (f)
an/iso/'sthe/nisch (ad)
an/iso/'ton (ad)
an/iso/'trop (ad)
ano/coc/cy/ge/'al (ad)
ano/coc/'cy/ge/us, -gea, -um (adj)
ano/coc/'cy/gi/cus, -ca, -cum (adj)
An/'ode (f)
an/o'dont (ad)
An/o'don/tia (f)
An/odon/'tie (f)
an/o'dyn (ad)
An/o'dy/nia (f)
An/ody/'nie (f)
A/no'e/sia (f)
A/no'e/sis (f)
a/no'e/tisch (ad)
ano/ge/ni/'tal (ad)
a/no/'mal (ad)
A/no/ma/'lie (f)
A/no/ma/lo/'scop (n)
Ano/'mer (n)
ano/'mer (ad)
An/o'ny/chia (f)
An/ony/'chie (f)
an/o'nym (ad)
an/'ony/mus, -ma, -mum (adj)
An/oph/'thal/mia (f)
An/oph/thal/'mie (f)
An/oph/'thal/mus (m)
an/'op (ad)
An/'opia (f)
Ano/'pla/stic (f)
An/'op/sia (f)
an/'op/tisch (ad)
An/'or/chia (f)

An/'or/chus (m)
ano/rec/'tal (ad)
ano/rec/'ta/lis, -le (adj)
an/o'rec/tisch (ad)
Ano/rec/to/'pla/stic (f)
An/o're/xia (f)
an/ore/xi/'gen (ad)
An/or/'gas/mia (f)
An/or/gas/'mie (f)
Ano/'scop (n)
Ano/'sco/pia (f)
Ano/sco/'pie (f)
ano/sco/'pie/ren (v)
ano/'sco/pisch (ad)
An/'os/mia (f)
An/os/'mie (f)
an/'os/misch (ad)
A/no/so/'gno/sia (f)
A/no/so/gno/'sie (f)
A/no/so/'gno/sis (f)
a/no/so/'gno/stisch (ad)
An/osteo/'ge/ne/sis (f)
An/o'sto/sis (f)
An/'otia (f)
An/o'tie (f)
An/'otus (m)
An/o'va/ria (f)
An/ova/'rie (f)
An/ox/'ae/mia (f)
An/ox/ae/'mie, -ä'mie (f)
an/ox/'ae/misch, -'ämisch (ad)
An/'oxia (f)
An/o'xie (f)
an/'oxisch (ad)
'An/sa (f)
an/se/'ri/nus, -na, -num (adj)
Ant/a'cid (n)
Ant/'aci/dum (n)
Ant/ago/'nis/mus (m)
Ant/ago/'nist (m)
ant/ago/'ni/stisch (ad)
an/te/bra/chi/'al (ad)
An/te/'bra/chi/um (n)
an/te/cu/bi/'tal (ad)
An/te/cur/va/'tur (f)
An/te/cur/va/'tu/ra (f)
An/te/fi/'xa/tio (f)
An/te/fi/xa/ti/'on (f)
an/te/fi/'xie/ren (v)
an/te/'fi/xus, -xa, -xum (adj)
an/te/flec/'tie/ren (v)
An/te/'fle/xio (f)
An/te/fle/xi/'on (f)
an/'te/ri/or, -us (adj)
an/te/ro/'grad (ad)
an/te/ro/in/'fe/ri/or, -us (adj)
an/te/ro/la/te/'ral (ad)
an/te/ro/me/di/'al (ad)
an/te/ro/pa/rie/'tal (ad)
an/te/ro/po/'ste/ri/or, -us (adj)
an/te/ro/su/'pe/ri/or, -us (adj)
an/te/ro/trans/'vers (ad)
An/te/'ver/sio (f)
An/te/ver/si/'on (f)
an/te/ver/'tie/ren (v)
Ant/'he/lix (f)
Ant/hel/'min/thi/cum (n)
ant/hel/'min/thisch (ad)
Ant/hel/my/'cin (n)
Ant/hi/'dro/ti/cum (n)
ant/hi/'dro/tisch (ad)
An/thrac/'ae/mia (f)
An/thrac/ae/'mie, -ä'mie (f)
an/thrac/'ae/misch, -'ämisch (ad)
an/thra/co/'id (ad)
An/thra/'co/se (f)
An/thra/co/si/li/'co/se (f)
An/thra/co/si/li/'co/sis (f)
an/thra/co/si/li/'co/tisch (ad)
An/thra/'co/sis (f)
an/thra/'co/tisch (ad)
'An/thrax (m)
An/thro/po/bio/lo/'gie (f)
An/thro/po/'ge/ne/sis (f)
an/thro/po/ge/'ne/tisch (ad)
an/thro/po/'id (ad)
An/thro/po/lo/'gie (f)
an/thro/po/'lo/gisch (ad)
An/thro/po/me/'trie (f)
an/thro/po/'me/trisch (ad)
an/thro/po/'morph (ad)
An/thro/po/mor/'phis/mus (m)
an/thro/po/mor/'phi/stisch (ad)
an/thro/po/'phag (ad)
An/thro/po/'pha/gia (f)
An/thro/po/pha/'gie (f)
an/thro/po/'phil (ad)
An/thro/po/'phi/lia (f)
An/thro/po/phi/'lie (f)
an/thro/po/'phob (ad)
An/thro/po/'pho/bia (f)
An/thro/po/pho/'bie (f)
An/thro/po/zoo/'no/sis (f)
an/thro/po/zoo/'no/tisch (ad)
an/ti/ad/ren/'erg (ad)
An/ti/ag/glu/ti/'nin (n)
An/ti/an/dro/'gen (n)
an/ti/an/dro/'gen (ad)
An/ti/ar/'rhyth/mi/cum (n)

an/ti/ar/'rhyth/misch (ad)
An/ti/ar/'thri/ti/cum (n)
an/ti/ar/'thri/tisch (ad)
An/ti/asth/'ma/ti/cum (n)
an/ti/asth/'ma/tisch (ad)
an/ti/bac/te/ri/'ell (ad)
An/ti/bi'o/se (f)
An/ti/bi'o/sis (f)
An/ti/bi'o/ti/cum (n)
an/ti/bi'o/tisch (ad)
An/ti/bo/tu/'li/num-Se/rum (n)
an/ti/car/ci/no/'gen (ad)
an/ti/ca/rio/'gen (ad)
An/ti/ca/ta/ly/'sa/tor (m)
an/ti/cho/lin/'erg (ad)
An/ti/ci/pa/ti/'on (f)
an/ti/ci/'pie/ren (v)
An/ti/co/'agu/lans (n)
an/ti/co/'agu/lans (adj)
An/ti/co/agu/la/ti/'on (f)
an/ti/co/agu/'lie/ren (v)
An/ti/'co/don (n)
an/ti/con/vul/'siv (ad)
An/ti/con/vul/'si/vum (n)
an/'ti/cus, -ca, -cum (adj)
an/ti/de/pres/'siv (ad)
An/ti/de/pres/'si/vum (n)
An/ti/dia/'be/ti/cum (n)
an/ti/dia/'be/tisch (ad)
An/ti/di/ar/'rhoi/cum (n)
an/ti/di/ar/'rho/isch (ad)
An/ti/di/u're/se (f)
An/ti/di/u're/sis (f)
An/ti/di/u're/ti/cum (n)
an/ti/di/u're/tisch (ad)
An/ti/'dot (n)
An/ti/do/'ta/ri/um (n)
An/'ti/do/tum (n)
an/ti/'drom (ad)
An/ti/dys/en/'te/ri/cum (n)
an/ti/dys/en/'te/risch (ad)
An/ti/ec/ze/'ma/ti/cum (n)
an/ti/ec/ze/'ma/ti/cus, -ca, -cum (adj)
an/ti/ec/ze/'ma/tisch (ad)
An/ti/e'me/ti/cum (n)
an/ti/e'me/ti/cus, -ca, -cum (adj)
an/ti/e'me/tisch (ad)
An/ti/epi/'lep/ti/cum (n)
an/ti/epi/'lep/ti/cus, -ca, -cum (adj)
an/ti/epi/'lep/tisch (ad)
An/ti/fi/bri/no/ly/'sin (n)
an/ti/fi/bri/no/'ly/tisch (ad)
An/ti/'gen (n)
an/ti/'gen (ad)
An/ti/gen/'ae/mia (f)
An/ti/gen/ae/'mie, -ä'mie (f)
An/ti/ge/ni/'tät (f)
An/ti/glo/bu/'lin (n)
An/ti/hae/mo/ly/'sin, -hä- (n)
an/ti/hae/mo/'ly/tisch, -hä- (ad)
an/ti/hae/mo/'phil, -hä- (ad)
An/ti/hae/mor/'rha/gi/cum (n)
an/ti/hae/mor/'rha/gi/cus, -ca, -cum (adj)
an/ti/hae/mor/'rha/gisch, -hä- (ad)
An/ti/hi/'dro/ti/cum (n)
an/ti/hi/'dro/ti/cus, -ca, -cum (adj)
an/ti/hi/'dro/tisch (ad)
An/ti/hi/sta/'mi/ni/cum (n)
an/ti/hi/sta/'mi/ni/cus, -ca, -cum (adj)
an/ti/hy/per/'ton (ad)
An/ti/hy/per/'to/ni/cum (n)
an/ti/hy/per/'to/ni/cus, -ca, -cum (adj)
An/ti/hyp/'no/ti/cum (n)
an/ti/hyp/'no/ti/cus, -ca, -cum (adj)
an/ti/hyp/'no/tisch (ad)
an/ti-in/flam/ma/'to/risch (ad)
An/ti/ke/to/'gen (n)
an/ti/ke/to/'gen (ad)
an/ti/leuc/'ae/misch, -'ämisch (ad)
an/ti/leu/co/cy/'tar, -'tär (ad)
An/ti/'lui/cum (n)
an/ti/'lui/cus, -ca, -cum (adj)
an/ti/'lu/isch (ad)
an/ti/lym/pho/cy/'tar, -'tär (ad)
An/ti/me/nin/go/'coc/cus-Se/rum (n)
An/ti/me/nor/'rha/gi/cum (n)
an/ti/me/nor/'rha/gi/cus, -ca, -cum (adj)
an/ti/me/nor/'rha/gisch (ad)
An/ti/me/ta/bo/'lit (m)
an/ti/me/'trop (ad)
An/ti/me/'tro/pia (f)
An/ti/me/tro/'pie (f)
an/ti/mi/cro/bi/'ell (ad)
An/ti/mi/'to/ti/cum (n)
an/ti/mi/'to/ti/cus, -ca, -cum (adj)
an/ti/mi/'to/tisch (ad)
An/ti/'mon (n)

An/ti/'mo/ni/um (n)
An/ti/my/'cin (n)
An/ti/my/'co/ti/cum (n)
an/ti/my/'co/ti/cus, -ca, -cum (adj)
an/ti/my/'co/tisch (ad)
An/ti/nar/'co/ti/cum (n)
an/ti/nar/'co/ti/cus, -ca, -cum (adj)
an/ti/nar/'co/tisch (ad)
an/ti/neo/'pla/stisch (ad)
An/ti/neur/'al/gi/cum (n)
an/ti/neur/'al/gi/cus, -ca, -cum (adj)
an/ti/neur/'al/gisch (ad)
An/ti/neu/'ri/ti/cum (n)
an/ti/neu/'ri/ti/cus, -ca, -cum (adj)
an/ti/neu/'ri/tisch (ad)
an/ti/nu/cle/'ar, -'är (ad)
an/ti/nu/cle'a/ris, -re (adj)
An/ti/odont/'al/gi/cum (n)
an/ti/odont/'al/gi/cus, -ca, -cum (adj)
an/ti/odont/'al/gisch (ad)
An/ti/pa/ra/'si/ti/cum (n)
an/ti/pa/ra/'si/ti/cus, -ca, -cum (adj)
An/ti/phlo/'gi/sti/cum (n)
an/ti/phlo/'gi/sti/cus, -ca, -cum (adj)
an/ti/phlo/'gi/stisch (ad)
An/ti/plas/'min (n)
An/ti/pneu/mo/'coc/cus-Se/rum (n)
an/ti/po/'dal (ad)
an/ti/pres/'so/risch (ad)
An/ti/pro/throm/'bin (n)
An/ti/pru/ri/gi/'no/sum (n)
an/ti/pru/ri/gi/'no/sus, -sa, -sum (adj)
An/ti/psy/'cho/ti/cum (n)
an/ti/psy/'cho/ti/cus, -ca, -cum (adj)
an/ti/psy/'cho/tisch (ad)
An/ti/py/'re/ti/cum (n)
an/ti/py/'re/ti/cus, -ca, -cum (adj)
an/ti/py/'re/tisch (ad)
An/ti/rha/'chi/ti/cum (n)
an/ti/rha/'chi/ti/cus, -ca, -cum (adj)
an/ti/rha/'chi/tisch (ad)
An/ti/rheu/'ma/ti/cum (n)
an/ti/rheu/'ma/ti/cus, -ca, -cum (adj)
an/ti/rheu/'ma/tisch (ad)
An/ti/sca/bi'o/sum (n)
an/ti/sca/bi'o/sus, -sa, -sum (adj)
An/ti/se/bor/'rhoi/cum (n)
an/ti/se/bor/'rhoi/cus, -ca, -cum (adj)
an/ti/se/bor/'rho/isch (ad)
An/ti/'sep/sis (f)
An/ti/'sep/ti/cum (n)
an/ti/'sep/ti/cus, -ca, -cum (adj)
an/ti/'sep/tisch (ad)
An/ti/'se/rum (n)
an/ti/so/ci/'al (ad)
An/ti/spas/'mo/di/cum (n)
an/ti/spas/'mo/di/cus, -ca, -cum (adj)
an/ti/spas/'mo/disch (ad)
An/ti/'spa/sti/cum (n)
an/ti/'spa/sti/cus, -ca, -cum (adj)
an/ti/'spa/stisch (ad)
An/ti/spi/ro/'chae/ti/cum (n)
an/ti/spi/ro/'chae/ti/cus, -ca, -cum (adj)
an/ti/spi/ro/'chae/tisch, -'chä- (ad)
An/ti/sta/phy/lo/ly/'sin (n)
An/ti/strep/to/ly/'sin (n)
an/ti/su/do/ri/'fer (ad)
an/ti/su/'do/ri/fer, -do/'ri/fe-ra, -do/'ri/fe/rum (adj)
An/ti/su/do/'ri/fe/rum (n)
An/ti/sy/phi/'li/ti/cum (n)
an/ti/sy/phi/'li/ti/cus, -ca, -cum (adj)
an/ti/sy/phi/'li/tisch (ad)
An/ti/throm/'bin (n)
An/ti/throm/'bo/ti/cum (n)
an/ti/throm/'bo/ti/cus, -ca, -cum (adj)
an/ti/throm/'bo/tisch (ad)
An/ti/to/'xin (n)
an/ti/'to/xisch (ad)
an/ti/'tra/gi/cus, -ca, -cum (adj)
An/'ti/tra/gus (m)
an/ti/tra/go/he/li/'ci/nus, -na, -num (adj)
An/ti/tryp/'sin (n)
an/ti/tu/ber/cu/'los, -'lös (ad)
an/ti/tu/ber/cu/'lo/sus, -sa, -sum (adj)

an/ti/tus/'siv (ad)
An/ti/tus/'si/vum (n)
an/ti/ver/ti/gi/'nos, -'nös (ad)
An/ti/ver/ti/gi/'no/sum (n)
an/ti/ver/ti/gi/'no/sus, -sa,
-sum (adj)
an/ti/vi/'ral (ad)
An/ti/vit/a'min (n)
an/'tral (ad)
An/trec/'to/mia (f)
An/trec/to/'mie (f)
an/trec/to/'mie/ren (v)
An/'tri/tis (f)
An/tro/at/ti/co/'to/mia (f)
An/tro/at/ti/co/to/'mie (f)
an/tro/at/ti/co/to/'mie/ren (v)
An/tro/'ce/le (f)
An/tro/'scop (n)
An/tro/'sco/pia (f)
An/tro/sco/'pie (f)
an/tro/sco/'pie/ren (v)
'An/trum (n)
a/nu/cle/'ar, -'är (ad)
a/nu/cleo/'lar, -lär (ad)
anu/'lar, -'lär (ad)
anu/'la/ris, -re (adj)
anu/'la/tus, -ta, -tum (adj)
Anu/lo/'cyt (m)
Anu/lo/'cy/tus (m)
'Anu/lus (m)
An/u're/se (f)
An/u're/sis (f)
an/u're/ti/cus, -ca, -cum (adj)
An/'uria (f)
an/'uri/cus, -ca, -cum (adj)
An/u'rie (f)
an/'urisch (ad)
'Anus (m)
An/'xie/tas (f)
An/xio/'ly/se (f)
An/xi'o/ly/sis (f)
An/xio/'ly/ti/cum (n)
an/xio/'ly/ti/cus, -ca, -cum
(adj)
an/xio/'ly/tisch (ad)
A'or/ta (f)
aor/'tal (ad)
Aort/'al/gia (f)
Aort/al/'gie (f)
aor/ti/co/re/'nal (ad)
aor/ti/co/re/'na/lis, -le (adj)
a'or/ti/cus, -ca, -cum (adj)
Aor/'ti/tis (f)
aor/to/ca/'val (ad)
Aor/to/gra/'phie (f)
aor/to/ilia/'cal (ad)
A/pall/aes/'the/sia (f)
A/pall/aes/the/'sie, -äs- (f)
a/'pal/lisch (ad)
A/'pa/thia (f)
A/pa/'thie (f)
a/'pa/thisch (ad)
a/pa/tho/'gen (ad)
A/'pep/sia (f)
A/pep/'sie (f)
a/'pep/tisch (ad)
a/pe/ri/'odisch (ad)
A/pe/ri/'stal/sis (f)
A/pe/ri/'stal/tic (f)
a/pe/ri/'stal/tisch (ad)
ape/ri/'tiv (ad)
Ape/ri/'ti/vum (n)
Aper/'tur (f)
Aper/'tu/ra (f)
a'per/tus, -ta, -tum (adj)
'Apex (m)
Apex/car/dio/'gramm (n)
Apex/car/dio/gra/'phie (f)
A/'pha/cia (f)
A/pha/'cie (f)
A/pha/'lan/gia (f)
A/'pha/sia (f)
A/'pho/nia (f)
A/'phra/sia (f)
A/'phre/nia (f)
Aphro/di/'sia/cum (n)
aphro/di/'sia/cus, -ca, -cum
Aphro/di/'sie (f)
aphro/'di/sisch (ad)
'Aph/tha (f)
'Aph/the (f)
Aph/tho/'id (n)
aph/tho/'id (ad)
A/'phthon/gia (f)
aph/'thos, -'thös (ad)
Aph/'tho/se (f)
Aph/'tho/sis (f)
aph/'tho/sus, -sa, -sum (adj)
api/'cal (ad)
api/'ca/lis, -le (adj)
Apic/ec/'to/mia (f)
Apic/ec/to/'mie (f)
apic/ec/to/'mie/ren (v)
Api/co/'ly/se (f)
Api/'co/ly/sis (f)
api/co/'ly/ti/cus, -ca, -cum
api/co/'ly/tisch (ad)
api/co/po/ste/ri/'or (ad)
api/co/po/'ste/ri/or, -us (adj)
Api/co/'to/mia (f)

Api/co/to/'mie (f)
api/co/to/'mie/ren (v)
'Apis (f)
A/pi/tui/ta/'ris/mus (m)
a/pla/cen/'tar, -'tär (ad)
A/'pla/sia (f)
A/pla/'sie (f)
a/'pla/sti/cus, -ca, -cum (adj)
a/'pla/stisch (ad)
A/'pnoe (f)
A/'pnoea (f)
a/'pno/isch (ad)
Apo/atro/'pin (n)
Apo/cam/'no/se (f)
Apo/cam/'no/sis (f)
Apo/co/de/'in (n)
apo/'crin (ad)
a'po/cri/nus, -na, -num (adj)
a/po/'dal (ad)
A/'po/dia (f)
A/po/'die (f)
Apo/en/'zym (n)
Apo/fer/'ment (n)
Apo/fer/ri/'tin (n)
a/po/'lar (ad)
Apo/mor/'phin (n)
Apo/neu/ror/rha/'phie (f)
Apo/neu/'ro/se (f)
Apo/neu/'ro/sis (f)
apo/neu/'ro/ti/cus, -ca, -cum (adj)
apo/neu/'ro/tisch (ad)
Apo/neu/ro/to/'mie (f)
Apo/'phy/se (f)
A'po/phy/sis (f)
Apo/phy/'si/tis (f)
apo/'plec/ti/cus, -ca, -cum (adj)
apo/plec/ti/'for/mis, -me (adj)
apo/'plec/tisch (ad)
Apo/'ple/xia (f)
Apo/ple/'xie (f)
Apo/pro/te/'in (n)
Apo/si/de/'rin (n)
Apo/'stem (n)
Apo/'ste/ma (n)
apo/ste/ma/'tos, -'tös (ad)
apo/ste/ma/'to/sus, -sa, -sum (adj)
Apo/the/'ca/ri/us (m)
Apo/'the/ke (f)
Apo/'the/ker (m)
Ap/pa/'rat (m)
Ap/pa/'ra/tus (m)
ap/pa/'rent (ad)
Ap/pend/ec/'to/mia (f)
Ap/pend/ec/to/'mie (f)
ap/pend/ec/to/'mie/ren (v)
Ap/pen/di/'ci/tis (f)
ap/pen/di/'ci/tisch (ad)
Ap/pen/di/co/'lith (m)
Ap/pen/di/co/'pa/thia (f)
Ap/pen/di/co/pa/'thie (f)
ap/pen/di/co/'pa/thisch (ad)
Ap/pen/di/co/'sto/mia (f)
Ap/pen/di/co/sto/'mie (f)
Ap/pen/'di/cu/la (f)
ap/pen/di/cu/'lar, -'lär (ad)
ap/pen/di/cu/'la/ris, -re (adj)
ap/pen/di/cu/'la/tus, -ta, -tum (adj)
Ap/'pen/dix (f)
Ap/per/'cep/tio (f)
Ap/per/cep/ti/'on (f)
ap/per/cep/'tiv (ad)
ap/per/ci/'pie/ren (v)
'ap/pe/tens (adj)
Ap/pe/'ten/tia (f)
Ap/pe/'tenz (f)
Ap/pe/'tit (m)
Ap/pe/'ti/tus (m)
Ap/pla/'na/tio (f)
Ap/pla/na/ti/'on (f)
Ap/pla/na/ti/'ons/to/no/me/trie (f)
ap/pla/'na/tus, -ta, -tum (adj)
ap/pla/'nie/ren (v)
ap/pli/'ca/bel (ad)
ap/pli/'ca/bi/lis, -le (adj)
Ap/pli/ca/bi/li/'tät (f)
Ap/pli/'ca/tio (f)
Ap/pli/ca/ti/'on (f)
Ap/pli/'ca/tor (m)
ap/pli/'ca/tus, -ta, -tum (adj)
ap/pli/'cie/ren (v)
ap/po/'nie/ren (v)
Ap/po/'si/tio (f)
Ap/po/si/ti/'on (f)
Ap/pro/ba/ti/'on (f)
ap/pro/'bie/ren (v)
Ap/pro/xi/ma/ti/'on (f)
ap/pro/xi/'mie/ren (v)
a/'prac/tisch (ad)
A/'pra/xia (f)
A/pra/'xie (f)
A/pros/'opia (f)
A/pros/o'pie (f)
A/ptya/'lis/mus (m)
'A/pus (m)
a/pu/'trid (ad)
a/'pu/tri/dus, -da, -dum (adj)

'Aqua (f)
Aquae/'duct, Aquä- (m)
Aquae/'duc/tus (m)
Aquo/co/bal/a'min (n)
a'quo/sus, -sa, -sum (adj)
Ara/bi/'no/se (f)
arach/no/dac/'tyl (ad)
Arach/no/dac/'ty/lia (f)
Arach/no/dac/ty/'lie (f)
Arach/no/'idea (f)
arach/no/'ide/us, -'idea, -um (adj)
Arach/no/i'di/tis (f)
Arach/no/ly/'sin (n)
'Ar/bor (m)
ar/bo/'res/cens (adj)
ar/bo/res/'cent (ad)
Ar/bo/res/'cenz (f)
Ar/bo/ri/sa/ti/'on (f)
ar/bo/ri/'sie/ren (v)
Ar/bo/'vi/rus (n)
'Arc (m)
Ar/'ca/de (f)
Ar/'ca/num (n)
ar/'ca/nus, -na, -num (adj)
ar/'cha/isch (ad)
Ar/che/'go/ni/um (n)
arch/en/ce/'phal (ad)
arch/en/ce/'pha/li/cus, -ca, -cum (adj)
Arch/en/'ce/pha/lon (n)
arch/en/'te/ri/cus, -ca, -cum (adj)
Arch/'en/te/ron (n)
Ar/chi/'pal/li/um (n)
Ar/chi/tec/'to/nic (f)
Ar/chi/tec/'to/ni/ca (f)
ar/chi/tec/'to/ni/cus, -ca, -cum (adj)
ar/chi/tec/'to/nisch (ad)
Ar/cho/'plas/ma (n)
ar/cu'a/tus, -ta, -tum (adj)
'Ar/cus (m)
'Area (f)
Are/'al (n)
are'a/tus, -ta, -tum (adj)
A/re/'fle/xia (f)
A/re/fle/'xie (f)
A/re/ge/ne/'ra/tio (f)
A/re/ge/ne/ra/ti/'on (f)
a/re/ge/ne/ra/'tiv (ad)
A'reo/la (f)
areo/'lar, -'lär (ad)
areo/'la/ris, -re (adj)
ar/gent/af/'fin (ad)
Ar/'gen/tum (n)
Ar/gi/'na/se (f)
Ar/gi/'nin (n)
Ar/gi/'nyl (n)
'Ar/gon (n)
Ar/'gy/ria (f)
Ar/gy/'rie (f)
ar/gy/ro/'phil (ad)
ar/gy/ro/phi/lo/'cy/ti/cus, -ca, -cum (adj)
Ar/gy/ro/phi/lo/'cy/tus (m)
A/ri/bo/fla/vi/'no/sis (f)
Arith/'me/tic (f)
arith/'me/tisch (ad)
Arith/mo/'ma/nia (f)
Ar/ma/men/'ta/ri/um (n)
aro/'ma/tisch (ad)
Ar/'rec/tor (m)
Ar/'rest (m)
ar/re/'stie/ren (v)
Ar/'re/stum (n)
Ar/rhe/no/bla/'sto/ma (n)
Ar/rhe/no/'to/cia (f)
ar/rhin/en/ce/'phal (ad)
Ar/rhin/en/ce/'pha/lia (f)
ar/rhin/en/ce/'pha/li/cus, -ca, -cum (adj)
Ar/rhin/en/ce/pha/'lie (f)
Ar/rhin/en/'ce/pha/lus (m)
Ar/'rhi/nia (f)
Ar/rhi/'nie (f)
Ar/'rhyth/mia (f)
Ar/rhyth/'mie (f)
ar/'rhyth/misch (ad)
ar/rhyth/mo/'gen (ad)
Ar/'sen (n)
Ar/te/'fact (n)
ar/te/'fac/tisch (ad)
Ar/te/'fac/tum (n)
ar/te/'fac/tus, -ta, -tum (adj)
Ar/'te/ria (f)
ar/te/ri'a/lis, -le (adj)
Ar/te/ria/li/sa/ti/'on (f)
ar/te/ria/li/'sie/ren (v)
Ar/te/ri/'ec/ta/sis (f)
Ar/te/ri/ec/'to/mia (f)
Ar/te/ri/ec/to/'mie (f)
Ar/te/ri/ec/'to/pia (f)
Ar/te/ri/ec/to/'pie (f)
ar/te/ri/'ell (ad)
Ar/te/ri/'itis (f)
ar/te/ri/'itisch (ad)
ar/te/rio/ar/te/ri/'ell (ad)
ar/te/rio/ca/pil/'lar, -'lär (ad)
Ar/te/rio/fi/'bro/sis (f)

Ar/te/rio/'gramm (n)
Ar/te/rio/gra/'phie (f)
ar/te/rio/'gra/phisch (ad)
Ar/te/'rio/la (f)
ar/te/rio/'lar, -'lär (ad)
ar/te/rio/'la/ris, -re (adj)
Ar/te/ri'o/le (f)
Ar/te/rio/'lith (m)
Ar/te/rio/'li/tis (f)
Ar/te/rio/lo/pa/'thie (f)
Ar/te/rio/lo/scle/'ro/se (f)
Ar/te/rio/lo/scle/'ro/sis (f)
ar/te/rio/lo/scle/'ro/tisch (ad)
Ar/te/rio/ma/'la/cia (f)
Ar/te/rio/ma/la/'cie (f)
ar/te/rio/ma/'la/cisch (ad)
Ar/te/rio/ne/'cro/se (f)
Ar/te/rio/ne/'cro/sis (f)
ar/te/rio/ne/'cro/tisch (ad)
Ar/te/rio/pa/'thie (f)
Ar/te/rio/'pla/stic (f)
ar/te/rio/'pla/stisch (ad)
ar/te/rio/pres/'so/risch (ad)
Ar/te/rio/punc/'tur (f)
Ar/te/ri/or/'rha/phia (f)
Ar/te/ri/or/rha/'phie (f)
Ar/te/ri/or/'rhe/xis (f)
Ar/te/rio/scle/'ro/se (f)
Ar/te/rio/scle/'ro/sis (f)
ar/te/rio/scle/'ro/tisch (ad)
Ar/te/rio/'spas/mus (m)
ar/te/rio/'spa/stisch (ad)
Ar/te/rio/ste/'no/sis (f)
Ar/te/rio/'tom (n)
Ar/te/rio/'to/mia (f)
Ar/te/rio/to/'mie (f)
ar/te/rio/to/'mie/ren (v)
ar/te/rio/ve/'nos, -'nös (ad)
ar/te/rio/ve/'no/sus, -sa, -sum (adj)
Ar/'thral/gia (f)
Ar/thral/'gie (f)
ar/'thral/gisch (ad)
Ar/threc/'to/mia (f)
Ar/threc/to/'mie (f)
ar/threc/to/'mie/ren (v)
Ar/thraes/'the/sia (f)
Ar/thraes/the/'sie, -thräs- (f)
ar/thraes/'the/tisch, -thräs- (ad)
Ar/'thri/tis (f)
ar/'thri/tisch (ad)
Ar/thro/'ce/le (f)
Ar/thro/cen/'te/se (f)
Ar/thro/cen/'te/sis (f)
ar/thro/'dyn (ad)
Ar/thro/'dy/nia (f)
Ar/thro/dy/'nie (f)
Ar/thro/dys/'pla/sia (f)
Ar/thro/'gramm (n)
Ar/thro/'gra/phia (f)
Ar/thro/gra/'phie (f)
ar/thro/'gra/phisch (ad)
Ar/thro/gry/'po/sis (f)
Ar/thro/'lith (m)
Ar/thro/li/'thia/sis (f)
Ar/thro/'lo/gia (f)
ar/thro/'lo/gi/cus, -ca, -cum (adj)
Ar/thro/lo/'gie (f)
ar/thro/'lo/gisch (ad)
Ar/thro/'ly/se (f)
Ar/'thro/ly/sis (f)
ar/thro/'ly/ti/cus, -ca, -cum (adj)
ar/thro/'ly/tisch (ad)
Ar/thro/'me/ter (n)
Ar/thro/me/'trie (f)
Ar/'thron/cus (m)
Ar/thro/'pa/thia (f)
Ar/thro/pa/'thie (f)
ar/thro/'pa/thisch (ad)
Ar/thro/'pla/stic (f)
ar/thro/'pla/stisch (ad)
Ar/thro/scle/'ro/se (f)
Ar/thro/scle/'ro/sis (f)
ar/thro/scle/'ro/tisch (ad)
Ar/thro/'scop (n)
Ar/thro/'sco/pia (f)
Ar/thro/sco/'pie (f)
ar/thro/sco/'pie/ren (v)
ar/thro/'sco/pisch (ad)
Ar/thro/'sco/pi/um (n)
Ar/'thro/sis (f)
Ar/thro/'sto/mia (f)
Ar/thro/sto/'mie (f)
Ar/thro/'tom (n)
Ar/thro/'to/mia (f)
Ar/thro/to/'mie (f)
ar/thro/to/'mie/ren (v)
ar/ti/cu/'lar, -'lär (ad)
ar/ti/cu/'la/ris, -re (adj)
Ar/ti/cu/'la/tio (f)
Ar/ti/cu/la/ti/'on (f)
ar/ti/cu/'la/tus, -ta, -tum (adj)
ar/ti/cu/'lie/ren (v)
Ar/'ti/cu/lus (m)
ar/ti/fi/ci'a/lis, -le (adj)
ar/ti/fi/ci/'ell (ad)
ary/epi/'glot/ti/cus, -ca, -cum

(adj)
A'ryl (n)
ary/tae/no/'id, -tä- (ad)
ary/tae/no/'ide/us, -'idea, -um (adj)
Ary/tae/no/i'di/tis (f)
ary/tae/no/i'di/tisch, -tä- (ad)
Ary/tae/no/ido/'pe/xia (f)
Ary/tae/no/ido/pe/'xie, -tä- (f)
As/be/'sto/sis (f)
As/ca/ri'a/se (f)
As/ca/'ria/sis (f)
As/ca/ri/'cid (n)
as/ca/ri/'cid (ad)
'As/ca/ris (f)
a/'scen/dens (adj)
a/scen/'dent (ad)
A/scen/'denz (f)
a/scen/'die/ren (v)
As/'ci/tes (m)
as/'ci/tisch (ad)
A/scor/'bat (n)
A/scor/'bin- (pr)
A/'sep/sis (f)
a/'sep/tisch (ad)
a/se/xu/'ell (ad)
A/si'a/lia (f)
A/sia/'lie (f)
A/si/de/'ro/se (f)
A/si/de/'ro/sis (f)
a/si/de/'ro/tisch (ad)
a/so/ci/'al (ad)
A/so/cia/li/'tät (f)
A/'som/nia (f)
A/som/'nie (f)
As/pa/ra/'gin (n)
As/pa/ra/gi/'na/se (f)
As/pa/ra/gi/'nyl (n)
As/par/'ta/se (f)
As/par/'tat (n)
As/par/to/ki/'na/se (f)
As/par/to/'yl (n)
As/par/'tyl (n)
As/par/tyl/gly/cos/amin/'uria (f)
As/par/tyl/gly/cos/amin/u'rie (f)
a/'spa/stisch (ad)
a/spe/'ci/fi/cus, -ca, -cum (adj)
a/spe/'ci/fisch (ad)
A/'spect (m)
A/'spec/tus (m)
As/per/gil/'lom (n)
As/per/gil/'lo/ma (n)
As/per/gil/'lo/se (f)
As/per/gil/'lo/sis (f)
as/per/gil/'lo/tisch (ad)
As/per/'gil/lus (m)
a/sper/'ma/tisch (ad)
A/sper/ma/'tis/mus (m)
A/sper/ma/to/'ge/ne/sis (f)
A/'sper/mia (f)
a/'sper/misch (ad)
A/sper/'mie (f)
a/'sphyc/tisch (ad)
A/'sphy/xia (f)
A/sphy/'xie (f)
a/sphy/'xie/ren (v)
A/spi/'rat (n)
A/spi/'ra/tio (f)
A/spi/ra/ti/'on (f)
A/spi/'ra/tor (m)
a/spi/'rie/ren (v)
A/spi/'rin* (n)
A/'sple/nia (f)
A/sple/'nie (f)
a/spo/ro/'gen (ad)
'As/say (n)
as/si/mi/'la/bel (ad)
As/si/mi/'la/tio (f)
As/si/mi/la/ti/'on (f)
as/si/mi/'lie/ren (v)
As/so/ci/'at (n)
As/so/ci'a/tio (f)
As/so/cia/ti/'on (f)
as/so/cia/'tiv (ad)
as/so/ci'a/tus, -ta, -tum (adj)
as/so/ci/'ie/ren (v)
A/'sta/sia (f)
A/sta/'sie (f)
a/'sta/tisch (ad)
A/stea/'to/se (f)
A/stea/'to/sis (f)
A/ste/reo/'gno/sis (f)
A/ste/reo/'sco/pia (f)
A/ste/reo/sco/'pie (f)
a/ste/reo/'sco/pisch (ad)
A/'ster/nia (f)
A/ster/'nie (f)
A/'sthe/nia (f)
A/sthe/'nie (f)
A/'sthe/ni/ker (m)
a/'sthe/nisch (ad)
A/sthe/no/bi'o/sis (f)
A/sthe/no/'co/ria (f)
A/sthe/no/co/'rie (f)
a/sthen/'op (ad)
A/sthen/'opia (f)
A/sthen/o'pie (f)
A/sthe/no/'sper/mia (f)
A/sthen/'oxia (f)
A/sthen/o'xie (f)

'Asth/ma (n)
asth/'ma/ti/cus, -ca, -cum (adj)
Asth/'ma/ti/ker (m)
Asth/'ma/ti/ke/rin (f)
asth/'ma/tisch (ad)
a/stig/'ma/tisch (ad)
A/stig/ma/'tis/mus (m)
A/'sto/mia (f)
A/sto/'mie (f)
Astro/'blast (m)
Astro/'bla/stus (m)
Astro/'cyt (m)
astro/cy/'tar, -'tär (ad)
Astro/cy/'tom (n)
Astro/cy/'to/ma (n)
Astro/cy/'to/se (f)
Astro/cy/'to/sis (f)
astro/cy/'to/ti/cus, -ca, -cum
(adj)
astro/cy/'to/tisch (ad)
Astro/'cy/tus (m)
Astro/'glia (f)
Astro/me/di/'cin (f)
Astro/me/di/'ci/na (f)
Astro/'me/di/cus (m)
A/sym/'bo/lia (f)
A/sym/bo/'lie (f)
A/sym/'me/tria (f)
A/sym/me/'trie (f)
a/sym/'me/trisch (ad)
a/sym/pto/'ma/ti/cus, -ca, -cum
(adj)
a/sym/pto/'ma/tisch (ad)
A/sym/'pto/te (f)
a/sym/'pto/ti/cus, -ca, -cum
(adj)
a/sym/'pto/tisch (ad)
A/syn/'ap/sis (f)
A/syn/chro/'nie (f)
A/syn/cli/'tis/mus (m)
a/syn/'erg (ad)
A/syn/'er/gia (f)
A/syn/er/'gie (f)
a/sy/ste/'ma/tisch (ad)
a/sy/'ste/misch (ad)
A/'sy/sto/le (f)
A/sy/'sto/lia (f)
A/sy/sto/'lie (f)
a/sy/'sto/lisch (ad)
a/'tac/ti/cus, -ca, -cum (adj)
a/'tac/tisch (ad)
A/ta/'rac/ti/cum (n)
a/ta/'rac/ti/cus, -ca, -cum (adj)
a/ta/'rac/tisch (ad)
A/ta/'ra/xia (f)
A/ta/ra/'xie (f)
At/a'vis/mus (m)
at/a'vi/stisch (ad)
A/'ta/xia (f)
A/ta/'xie (f)
A/tel/ec/'ta/se (f)
A/tel/'ec/ta/sis (f)
a/tel/ec/'ta/tisch (ad)
a/tel/en/ce/'phal (ad)
A/tel/en/ce/'pha/lia (f)
A/tel/en/ce/pha/'lie (f)
A/tel/en/'ce/pha/lus (m)
A/te/lo/'car/dia (f)
a/te/lo/car/di/'al (ad)
A/te/lo/car/'die (f)
a/te/lo/ce/'phal (ad)
A/te/lo/ce/'pha/lia (f)
a/te/lo/ce/'pha/li/cus, -ca, -cum
(adj)
A/te/lo/ce/pha/'lie (f)
A/te/lo/'ce/pha/lus (m)
A/te/lo/'chi/ria (f)
A/te/lo/chi/'rie (f)
A/te/lo/'glos/sia (f)
A/te/lo/glos/'sie (f)
A/te/lo/'gna/thia (f)
A/te/lo/gna/'thie (f)
A/te/lo/my'e/lia (f)
A/te/lo/mye/'lie (f)
A/te/lo/'po/dia (f)
A/te/lo/po/'die (f)
A/te/lo/pros/'opia (f)
A/te/lo/pros/o'pie (f)
A/te/lo/rha/'chi/dia (f)
A/te/lo/rha/chi/'die (f)
A/te/lo/'sto/mia (f)
A/te/lo/sto/'mie (f)
A/'the/lia (f)
A/the/'lie (f)
Athe/ro/em/bo/li/sa/ti/'on (f)
athe/ro/'gen (ad)
Athe/ro/ge/'ne/se (f)
Athe/ro/'ge/ne/sis (f)
athe/ro/ge/'ne/tisch (ad)
Athe/'rom (n)
Athe/'ro/ma (n)
athe/ro/ma/'tos, -'tös (ad)
athe/ro/ma/'to/sus, -sa, -sum
(adj)
athe/ro/scle/ro/'gen (ad)
Athe/ro/scle/'ro/se (f)
Athe/ro/scle/'ro/sis (f)
athe/ro/scle/'ro/ti/cus, -ca,
-cum (adj)
athe/ro/scle/'ro/tisch (ad)

a/the/to/'id (ad)
A/the/'to/se (f)
A/the/'to/sis (f)
a/the/'to/ti/cus, -ca, -cum (adj)
A/the/'to/ti/ker (m)
a/the/'to/tisch (ad)
A/thi/ami/'no/se (f)
A/thi/ami/'no/sis (f)
Ath/'let (m)
Ath/'le/tic (f)
Ath/'le/ti/ca (f)
ath/'le/ti/cus, -ca, -cum (adj)
Ath/'le/ti/ker (m)
ath/'le/tisch (ad)
A/'tho/rus (m)
A/'thy/mia (f)
A/thy/'mie (f)
A/thy/re'o/se (f)
A/thy/re'o/sis (f)
a/thy/re'o/tisch (ad)
a/tlan/'tal (ad)
a/tlan/'ta/lis, -le (adj)
a/tlan/to/axi/'al (ad)
a/tlan/to/axi'a/lis, -le (adj)
a/tlan/to/oc/ci/pi/'tal (ad)
a/tlan/to/oc/ci/pi/'ta/lis, -le (adj)
a/tlan/to/den/'tal (ad)
a/tlan/to/den/'ta/lis, -le (adj)
'A/tlas (m)
At/mo/'sphae/re, -'sphä- (f)
at/mo/'sphae/risch, -'sphä- (ad)
A/'to/cia (f)
A/'tom (n)
a/to/'mar (ad)
A/to/mi/'sa/tor (m)
a/to/mi/'sie/ren (v)
A/'to/nia (f)
A/to/'nie (f)
A/'to/pia (f)
A/to/'pie (f)
a/'to/xisch (ad)
A/trans/fer/rin/'ae/mia (f)
A/trans/fer/rin/ae/'mie, -ä'mie (f)
a/trau/'ma/tisch (ad)
A/'tre/sia (f)
A/tre/'sie (f)
a/'tre/ti/cus, -ca, -cum (adj)
a/'tre/tisch (ad)
A/tre/to/'ce/pha/lus (m)
A/tre/to/'cor/mus (m)
A/tre/to/'cy/stia (f)
A/tre/to/cy/'stie (f)
A/tre/to/'ga/stria (f)
A/tre/tor/'rhi/nia (f)
A/tre/to/'sto/mia (f)
A/tret/u're/thria (f)
A/tret/ure/'thrie (f)
atri/'al (ad)
atri'a/lis, -le (adj)
A/'tri/chia (f)
A/tri/'chie (f)
atrio/ven/tri/cu/'lar, -'lär (ad)
atrio/ven/tri/cu/'la/ris, -re (adj)
'Atri/um (n)
a/'troph (ad)
A/'tro/phia (f)
A/tro/'phie (f)
a/tro/'phie/ren (v)
A/tro/pho/'der/ma (n)
A/tro/pho/'der/mia (f)
A/tro/pho/der/'mie (f)
A/troph/oe/'dem, -ö'dem (n)
A/troph/oe/'de/ma (n)
Atro/'pin (n)
Atro/'scin (n)
At/te/nua/ti/'on (f)
at/te/nu/'ie/ren (v)
At/'test (n)
at/te/'stie/ren (v)
At/ti/'ci/tis (f)
at/ti/'ci/tisch (ad)
At/ti/co/an/tro/'to/mia (f)
At/ti/co/an/tro/to/'mie (f)
at/ti/co/ma/sto/'id (ad)
At/ti/co/'to/mia (f)
At/ti/co/to/'mie (f)
'At/ti/cus (m)
At/to/ni/'tät (f)
at/'to/ni/tus, -ta, -tum (adj)
A/'ty/pia (f)
a/'ty/pi/cus, -ca, -cum (adj)
A/ty/'pie (f)
a/'ty/pisch (ad)
Au/di/'mu/ti/tas (f)
au/dio/'gen (ad)
Au/dio/'gramm (n)
Au/dio/'gram/ma (n)
Au/dio/'lo/gia (f)
Au/dio/lo/'gie (f)
Au/dio/'me/ter (n)
Au/dio/'me/tria (f)
au/dio/'me/tri/cus, -ca, -cum (adj)
Au/dio/me/'trie (f)
au/dio/'me/trisch (ad)
Au/dio/'me/trum (n)
au/dio-ocu/'lar, -'lär (ad)

au/dio/vi/su/'ell (ad)
Au/'di/tio (f)
Au/di/ti/'on (f)
au/di/'tiv (ad)
au/di/'ti/vus, -va, -vum (adj)
au/di/'to/risch (ad)
au/di/'to/ri/us, -ria, -um (adj)
Au/'di/tus (m)
Aug/men/ta/ti/'on (f)
aug/men/'tie/ren (v)
Aug/'men/tum (n)
'Au/ra (f)
au/'ral (ad)
Au/ran/ti/ama/'rin (n)
Au/ran/'tia/sis (f)
Au/'ran/ti/um (n)
Au/'ri/cu/la (f)
au/ri/cu/'lar, -'lär (ad)
au/ri/cu/'la/ris, -re (adj)
au/ri/cu/lo/tem/po/'ral (ad)
au/ri/cu/lo/tem/po/'ra/lis, -le (adj)
Au/ri/cu/lo/tem/po/'ral/punct (m)
'Au/ris (f)
Au/ro/the/'ra/pia (f)
Au/ro/the/ra/'pie (f)
Au/ro/thio/glu/'co/se (f)
'Au/rum (n)
aus/cul/'ta/bel (ad)
Aus/cul/'ta/tio (f)
Aus/cul/ta/ti/'on (f)
Aus/cul/'ta/tor (m)
aus/cul/ta/'to/risch (ad)
aus/cul/'tie/ren (v)
Aut/'eme/sis (f)
Au/'tis/mus (m)
au/'ti/stisch (ad)
Au/to/ag/glu/ti/na/ti/'on (f)
Au/to/ag/glu/ti/'nin (n)
Au/to/am/pu/ta/ti/'on (f)
Au/to/a'na/ly/sis (f)
au/to/ana/'ly/tisch (ad)
Au/to/ana/'mne/se (f)
Au/to/ana/'mne/sis (f)
au/to/ana/'mne/stisch (ad)
Au/to/ca/ta/ly/'sa/tor (m)
Au/to/ca/ta/'ly/se (f)
Au/to/ca/'ta/ly/sis (f)
au/to/ca/ta/'ly/ti/cus, -ca, -cum (adj)
au/to/ca/ta/'ly/tisch (ad)
Au/to/ca/'thar/sis (f)
au/to/ca/'thar/tisch (ad)
Au/to/cho/le/cy/sto/duo/de/no/sto-mie (f)
au/to/'chthon (ad)
Au/to/'cla/sis (f)
Au/to/'clav (m)
Au/to/cy/to/to/'xin (n)
Au/to/di/ge/sti/'on (f)
au/to/di/ge/'stiv (ad)
Au/to/echo/'la/lia (f)
Au/to/echo/'pra/xia (f)
Au/to/emas/cu/la/ti/'on (f)
au/to/e'ro/tisch (ad)
Au/to/ero/'tis/mus (m)
Au/to/fel/'la/tio (f)
au/to/'gam (ad)
Au/to/'ga/mia (f)
Au/to/ga/'mie (f)
au/to/'gen (ad)
Au/to/'ge/ne/sis (f)
Au/to/haem/ag/glu/ti/'na/tio (f)
Au/to/haem/ag/glu/ti/na/ti/'on, -häm- (f)
Au/to/hae/mo/ly/'sin, -hä- (n)
Au/to/hae/mo/'ly/se, -hä- (f)
Au/to/hae/'mo/ly/sis (f)
au/to/hae/mo/'ly/tisch, -hä- (ad)
Au/to/hae/mo/the/'ra/pia (f)
Au/to/hae/mo/the/ra/'pie, -hä- (f)
Au/to/hy/'dro/ly/sis (f)
Au/to/hyp/'no/sis (f)
au/to/hyp/'no/tisch (ad)
au/to/im/'mun (ad)
Au/to/im/mu/ni/sa/ti/'on (f)
Au/to/im/'mu/ni/tas (f)
Au/to/im/mu/ni/'tät (f)
Au/to/in/fec/ti/'on (f)
au/to/in/fi/'cie/ren (v)
Au/to/in/ocu/la/ti/'on (f)
au/to/in/ocu/'lie/ren (v)
Au/to/in/'to/xi/cans (n)
Au/to/in/to/xi/'ca/tio (f)
Au/to/in/to/xi/ca/ti/'on (f)
au/to/in/to/xi/'cie/ren (v)
au/to/'log (ad)
Au/to/ly/'sat (n)
Au/to/'ly/se (f)
au/to/ly/'sie/ren (v)
Au/to/ly/'sin (n)
Au/'to/ly/sis (f)
au/to/'ly/ti/cus, -ca, -cum (adj)
au/to/'ly/tisch (ad)
Au/to/ma/'tis/mus (m)
Au/to/ne/phrec/to/'mie (f)
au/to/'nom (ad)
au/to/'no/mi/cus, -ca, -cum

Au/to/'pla/stic (f)
au/to/'pla/stisch (ad)
Au/to/pro/throm/'bin (n)
Au/to/pro/to/'ly/se (f)
Au/to/pro/'to/ly/sis (f)
au/to/pro/to/'ly/ti/cus, -ca, -cum (adj)
au/to/pro/to/'ly/tisch (ad)
Aut/'op/sia (f)
Aut/op/'sie (f)
aut/'op/tisch (ad)
Au/to/re/gu/la/ti/'on (f)
Au/to/'sit (m)
au/to/'si/ti/cus, -ca, -cum (adj)
Au/to/'si/tus (m)
Au/to/'som (n)
Au/to/'so/ma (n)
au/to/so/'mal (ad)
au/to/so/'ma/lis, -le (adj)
au/to/sug/ge/'sti/bel (ad)
Au/to/sug/ge/sti/bi/li/'tät (f)
Au/to/sug/ge/sti/'on (f)
au/to/sug/ge/'stiv (ad)
Au/to/top/a'gno/sia (f)
Au/to/top/agno/'sie (f)
Au/to/top/a'gno/sis (f)
au/to/top/a'gno/stisch (ad)
au/to/trans/fun/'die/ren (v)
Au/to/trans/fu/si/'on (f)
Au/to/trans/plan/'tat (n)
Au/to/trans/plan/ta/ti/'on (f)
au/to/trans/plan/'tie/ren (v)
au/to/'troph (ad)
Au/to/'tro/phia (f)
Au/to/tro/'phie (f)
Au/to/vac/'cin (n)
Au/to/vac/ci/na/ti/'on (f)
Au/to/vac/'ci/ne (f)
au/to/vac/ci/'nie/ren (v)
au/tum/'nal (ad)
Au/tum/'nal/ca/tarrh (m)
au/tum/'na/lis, -le (adj)
au/xi/li/'ar (ad)
au/xi/li'a/ris, -re (adj)
a/vas/cu/'lar, -'lär (ad)
a/vas/cu/'la/ris, -re (adj)
A/vas/cu/la/ri/sa/ti/'on (f)
a/vas/cu/la/ri/'sie/ren (v)
A/'ver/sio (f)
A/ver/si/'on (f)
A/ver/si/'ons/the/ra/pie (f)
a/ver/'siv (ad)
avi/'ar, -'är (ad)
a'vid (ad)
A'vi/di/tas (f)
Avi/di/'tät (f)
a/vi/ru/'lent (ad)
A/vi/ru/'lenz (f)
'Avis (f)
A/vit/ami/'no/se (f)
A/vit/ami/'no/sis (f)
a/vit/ami/'no/tisch (ad)
A/'vul/sio (f)
A/vul/si/'on (f)
A/vul/si/'ons/frac/tur (f)
a/'vul/sus, -sa, -sum (adj)
A/xanth/'op/sia (f)
A/xanth/op/'sie (f)
a/'xe/nisch (ad)
A/xer/oph/'thol (n)
axi/'al (ad)
axi'a/lis, -le (adj)
A'xil/la (f)
axil/'lar (ad)
axil/'la/ris, -re (adj)
'Axis (m)
'Axis/cy/lin/der (m)
'Axis/de/via/ti/on (f)
axo/axo/'nal (ad)
axo/axo/'na/lis, -le (adj)
axo/den/'dri/ti/cus, -ca, -cum (adj)
axo/den/'dri/tisch (ad)
Axo/'lemm (n)
Axo/'lem/ma (n)
'Axon (n)
axo/'nal (ad)
axo/'na/lis, -le (adj)
Axo/'ne/ma (n)
Axo/no/'me/ter (n)
Axo/no/'tme/sis (f)
A'xo/num (n)
Axo/'plas/ma (n)
axo/plas/'ma/tisch (ad)
axo/so/'ma/ti/cus, -ca, -cum (adj)
axo/so/'ma/tisch (ad)
axo/vas/cu/'lar, -'lär (ad)
axo/vas/cu/'la/ris, -re (adj)
Aza/gua/'nin (n)
Aza/se/'rin (n)
Aza/thio/'prin (n)
A'zid (n)
A'zin (n)
Azo/ben/'zen (n)
Azo/car/'min (n)
Azol/i'min (n)
Azo/lit/'min (n)
A/zoo/'sper/mia (f)
A/zoo/sper/'mie (f)

Azo/pro/te/'in (n)
Azo/ru/'bin (n)
Azot/'ae/mia (f)
azot/'ae/mi/cus, -ca, -cum (adj)
Azot/ae/'mie, -ä'mie (f)
azot/'ae/misch, -'ämisch (ad)
Azo/to/'bac/ter (n)
Azo/to/my/'cin (n)
Azo/tor/'rhoe, -'rhö (f)
Azo/tor/'rhoea (f)
azo/tor/'rho/isch (ad)
Azot/'uria (f)
azot/'uri/cus, -ca, -cum (adj)
Azot/u'rie (f)
azot/'urisch (ad)
A'zur (n)
azu/ro/'phil (ad)
Azu/ro/'phi/lia (f)
azu/ro/'phi/li/cus, -ca, -cum (adj)
Azu/ro/phi/'lie (f)
A/'zy/mia (f)
A/zy/'mie (f)
Bab/cock-'Levy-Test (m)
'Bab/cock-Test (m)
Ba/'be/sia (f)
Ba/be/si'a/se (f)
Ba/be/'sia/sis (f)
Ba/'be/sie (f)
Ba/be/si'o/se (f)
Ba/be/si'o/sis (f)
Ba/bin/ski-Na/'geot/te-Syn/drom (n)
Ba/'bin/ski-Re/flex (m)
'Ba/by (n)
Ba/cill/'ae/mia (f)
ba/cill/'ae/mi/cus, -ca, -cum (adj)
Ba/cill/ae/'mie, -ä'mie (f)
ba/cill/'ae/misch, -'ämisch (ad)
ba/cil/li/'form (ad)
ba/cil/li/'for/mis, -me (adj)
Ba/cill/'uria (f)
ba/cill/'uri/cus, -ca, -cum (adj)
Ba/cill/u'rie (f)
ba/cill/'urisch (ad)
Ba/'cil/lus (m)
Ba/ci/tra/'cin (n)
Bac/ter/'ae/mia (f)
bac/ter/'ae/mi/cus, -ca, -cum (adj)
Bac/ter/ae/'mie, -ä'mie (f)
bac/ter/'ae/misch, -'ämisch (ad)
Bac/te/ri/'ae/mia (f)
bac/te/ri/'ae/mi/cus, -ca, -cum (adj)
Bac/te/ri/ae/'mie, -ä'mie (f)
bac/te/ri/'ae/misch, -'ämisch (ad)
Bac/te/ri/'cid (n)
bac/te/ri/'cid (ad)
Bac/te/ri/ci/'din (n)
Bac/'te/rie (f)
bac/te/ri/'ell (ad)
Bac/te/rio/chlo/ro/'phyll (n)
Bac/te/rio/'cin (n)
Bac/te/rio/'cla/sia (f)
Bac/te/rio/cla/'sie (f)
Bac/te/rio/ery/'thrin (n)
bac/te/rio/'gen (ad)
Bac/te/rio/hae/mo/ly/'sin, -hä- (n)
Bac/te/rio/'id (n)
bac/te/rio/'id (ad)
Bac/te/rio/'lo/ge (m)
Bac/te/rio/'lo/gia (f)
bac/te/rio/'lo/gi/cus, -ca, -cum (adj)
Bac/te/rio/lo/'gie (f)
bac/te/rio/'lo/gisch (ad)
Bac/te/rio/'ly/se (f)
Bac/te/rio/ly/'sin (n)
Bac/te/ri'o/ly/sis (f)
bac/te/rio/'ly/ti/cus, -ca, -cum (adj)
bac/te/rio/'ly/tisch (ad)
Bac/te/rio/'ne/ma (n)
bac/te/rio/'phag (ad)
Bac/te/rio/'pha/ge (m)
Bac/te/rio/'pha/gia (f)
Bac/te/rio/pha/'gie (f)
Bac/te/rio/'sta/se (f)
Bac/te/rio/'sta/ti/cum (n)
bac/te/rio/'sta/tisch (ad)
Bac/'te/ri/um (n)
Bac/te/ri/'uria (f)
bac/te/ri/'uri/cus, -ca, -cum (adj)
Bac/te/ri/u'rie (f)
bac/te/ri/'urisch (ad)
Bac/te/ro/'ides (m)
bac/te/ro/'ides (adj)
Ba/gas/'so/se (f)
Ba/gas/'so/sis (f)
'Bain/bridge-Re/flex (m)
Ba/'lan/ce (f)
ba/lan/'cie/ren (v)
Ba/la/'ni/tis (f)
ba/la/'ni/tisch (ad)
Ba/la/no/'pla/stic (f)

Ba/la/no/pos/'thi/tis (f)
ba/la/no/prae/pu/ti/'al, -prä- (ad)
ba/la/no/prae/pu/ti'a/lis, -le (adj)
ba/lan/ti/di/'al (ad)
Ba/lan/ti/di'a/se (f)
Ba/lan/ti/'dia/sis (f)
Ba/lan/'ti/di/um (n)
Bal/'lis/mus (m)
bal/'li/stisch (ad)
Bal/li/sto/car/dio/'gramm (n)
Bal/li/sto/car/dio/'graph (m)
Bal/li/sto/car/dio/gra/'phie (f)
Bal/'lon (m)
Bal/'lon/ca/the/ter (m)
Ba/lon/ne/'ment (n)
bal/lon/'nie/ren (v)
Bal/lot/te/'ment (n)
Bal/neo/'lo/ge (m)
Bal/neo/'lo/gia (f)
bal/neo/'lo/gi/cus, -ca, -cum (adj)
Bal/neo/lo/'gie (f)
bal/neo/'lo/gisch (ad)
Bal/neo/the/ra/'peut (m)
Bal/neo/the/ra/'peu/tic (f)
bal/neo/the/ra/'peu/ti/cus, -ca, -cum (adj)
bal/neo/the/ra/'peu/tisch (ad)
Bal/neo/the/'ra/pia (f)
Bal/neo/the/ra/'pie (f)
'Bal/ne/um (n)
'Bal/sam (m)
'Bal/sa/mum (n)
ba/'nal (ad)
'Ban/croft-Fi/la/ria/sis (f)
'Ban/croft-Fi/la/rie (f)
Ban/'da/ge (f)
ban/da/'gie/ren (v)
'Bang-In/fec/ti/on (f)
'Ban/ti-Syn/drom (n)
Bar (n)
Bar/aes/'the/sia (f)
Bar/aes/the/'sie, -äs- (f)
'Bar/ba (f)
Bar/bi/'tal (n)
Bar/bi/tu/'rat (n)
Bar/bi/tu/'ris/mus (m)
'Bar/bu/la (f)
'Ba/ri/um (n)
Ba/ro/'cep/tor (m)
Ba/ro/'gno/sis (f)
Ba/ro/'me/ter (n)
Ba/ro/'me/tria (f)
ba/ro/'me/tri/cus, -ca, -cum (adj)
ba/ro/'me/trisch (ad)
Ba/ro/'me/trum (n)
Ba/ro/re/'cep/tor (m)
Bar/ot/'al/gia (f)
Bar/o'ti/tis (f)
Ba/ro/'trau/ma (n)
Bar/tho/li/'ni/tis (f)
Bar/to/'nel/la (f)
Bar/to/nel/'lia/sis (f)
Bar/to/nel/'lo/sis (f)
Ba/ry/'to/sis (f)
ba/'sal (ad)
Ba/'sal/cel/le (f)
Ba/'sal/gan/gli/on (n)
Ba/sa/li/'om (n)
Ba/sa/li'o/ma (n)
ba/'sa/lis, -le (adj)
Ba/'sal/mem/bran (f)
Ba/'sal/tem/pe/ra/tur (f)
'Ba/se (f)
Ba/'si/die (f)
Ba/'si/di/um (n)
ba/si/'lar (ad)
ba/si/'la/ris, -re (adj)
Ba/si/'lar/mem/bran (f)
Ba/'si/li/ca (f)
ba/'si/li/cus, -ca, -cum (adj)
'Ba/si/on (n)
'Ba/sis (f)
'ba/sisch (ad)
'Ba/sis/frac/tur (f)
ba/so/cel/lu/'lar, -'lär (ad)
ba/so/cel/lu/'la/ris, -re (adj)
ba/so/'phil (ad)
ba/so/'phi/li/cus, -ca, -cum (adj)
Ba/so/phi/'lie (f)
Ba/'so/phi/lus (m)
ba/so/'phob (ad)
Ba/so/'pho/bia (f)
Ba/so/pho/'bie (f)
Bas/'si/ni-Ope/ra/ti/on (f)
bath/mo/'trop (ad)
ba/thro/ce/'phal (ad)
Ba/thro/ce/'pha/lia (f)
ba/thro/ce/'pha/li/cus, -ca, -cum (adj)
Ba/thro/ce/pha/'lie (f)
Ba/thro/'ce/pha/lus (m)
Ba/thy/'car/dia (f)
Ba/thy/car/'die (f)
Bat/ta/'ris/mus (m)
'Bay/liss-Ef/fect (m)

'Beck-Tri/as (f)
Bec/que/'rel (n)
Be/ha/vio/'ris/mus (m)
be/ha/vio/'ri/stisch (ad)
'Beh/çet-Syn/drom (n)
Bel (n)
Bel/la/'don/na (f)
Bel/la/don/'nin (n)
'Bell-Phae/no/men, -Phä- (n)
Ben/azo/'lin (n)
Bence-'Jones-Cy/lin/der (m)
Bence-'Jones-Pro/te/in (n)
Ben/'da-Test (m)
be/'ni/gne (ad)
Be/ni/gni/'tät (f)
be/'ni/gnus, -gna, -gnum (adj)
'Ben/nett-Frac/tur (f)
Ben/to/'nit (m)
Benz/al/de/'hyd (m)
Benz/al/ko/ni/um/chlo/'rid (n)
Benz/an/thra/'cen (n)
Ben/'zen (n)
Ben/zen/he/xa/chlo/'rid (n)
Benz/etho/ni/um/chlo/'rid (n)
Benz/imid/a'zol (n)
Benz/in/do/py/'rin (n)
Ben/zo/'at (n)
Benz/oct/a'min (n)
Ben/zo/di/o'xan (n)
'Ben/zoe- (pr)
Ben/'zol (n)
Ben/zo/ni/'tril (n)
Ben/zo/phe/'non (n)
Ben/zo/'yl (n)
Benz/phet/a'min (n)
Benz/py/'ren (n)
Benz/tro/'pin (n)
Ben/'zyl (n)
Ben/zy/li/'den (n)
Be/ri/'be/ri (f)
'Berke/li/um (n)
Ber/'loque-Der/ma/ti/tis (f)
Ber/noul/'li-Prin/cip (n)
Be/ryl/li'o/se (f)
Be/ryl/li'o/sis (f)
Be/'ryl/li/um (n)
'Be/ta (n)
'be/ta (adj)
be/ta/ad/ren/'erg (ad)
'Be/ta/cel/le (f)
Be/ta/'cis/mus (m)
Be/ta/glo/bu/'lin (n)
Be/ta/hae/mo/ly/'sin, -hä- (n)
Be/ta/hi/sti/'din (n)
Be/ta/'in (n)
Be/ta/li/po/pro/te/'in (n)
Be/ta/mi/'me/ti/cum (n)
Be/ta/par/'ti/kel (f)
Be/ta/re/'cep/tor (m)
Be/ta/'rhyth/mus (m)
'Be/ta/tron (n)
Bi/astig/ma/'tis/mus (m)
bi/atri'a/tus, -ta, -tum (adj)
bi/axi/'al (ad)
Bi/blio/the/ra/'pie (f)
Bi/car/bo/'nat (n)
'Bi/ceps (m)
'bi/ceps (adj)
bi/ci/pi/'tal (ad)
bi/ci/pi/'ta/lis, -le (adj)
bi/con/'cav (ad)
bi/con/'vex (ad)
bi/'cor/nis, -ne (adj)
bi/cus/pi/'dal (ad)
bi/cus/pi/'da/lis, -le (adj)
bi/cus/pi/'da/tus, -ta, -tum (adj)
Bi/dac/'ty/lia (f)
Bi/dac/ty/'lie (f)
bi/de/stil/'la/tus, -ta, -tum (adj)
'bi/fi/dus, -da, -dum (adj)
bi/fo/'cal (ad)
Bi/fur/'ca/tio (f)
Bi/fur/ca/ti/'on (f)
bi/fur/'ca/tus, -ta, -tum (adj)
Bi/ge/mi/'nie (f)
bi/'ge/mi/nus, -na, -num (adj)
bi/la/mi/'nar (ad)
Bi/'lanz (f)
bi/la/te/'ral (ad)
bi/la/te/'ra/lis, -le (adj)
Bil/'har/zia (f)
Bil/har/'zia/sis (f)
Bil/'har/zie (f)
bi/li/'ar, -'är (ad)
bi/li'a/ris, -re (adj)
Bi/li/cya/'nin (n)
bi/li/'fer (ad)
'bi/li/fer, bi/'li/fe/ra, bi/'li/fe-rum (adj)
Bi/li/fla/'vin (n)
Bi/li/fus/'cin (n)
bi/li/'os, -'ös (ad)
bi/li'o/sus, -sa, -sum (adj)
Bi/li/pra/'sin (n)
Bi/li/ru/'bin (n)
Bi/li/ru/bin/'ae/mia (f)
bi/li/ru/bin/'ae/mi/cus, -ca, -cum (adj)

Bi/li/ru/bin/ae/'mie, -ä'mie (f)
Bi/li/ru/bin/'uria (f)
Bi/li/ru/bin/u'rie (f)
Bi/li/ver/'din (n)
bi/lo/'ba/tus, -ta, -tum (adj)
Bi/lob/ec/'to/mia (f)
Bi/lob/ec/to/'mie (f)
bi/lob/ec/to/'mie/ren (v)
bi/lo/cu/'lar, -'lär (ad)
bi/lo/cu/'la/ris, -re (adj)
bi/ma/nu/'ell (ad)
bi/'nar, -'när (ad)
bi/'na/ri/us, -ria, -um (adj)
bin/au/'ral (ad)
bin/au/'ra/lis, -le (adj)
Bin/ocu/'lar (n)
bin/ocu/'lar (ad)
bin/ocu/'la/ris, -re (adj)
bi/no/mi/'al (ad)
bi/'no/mi/us, -mia, -um (adj)
bi/nu/cle/'ar, -'är (ad)
Bio/'as/say (m)
Bio/ca/ta/ly/'sa/tor (m)
Bio/ca/ta/'ly/se (f)
Bio/ca/'ta/ly/sis (f)
bio/ca/ta/'ly/ti/cus, -ca, -cum (adj)
bio/ca/ta/'ly/tisch (ad)
bi/oc/ci/pi/'tal (ad)
Bio/'che/mia (f)
Bio/che/'mie (f)
Bio/'che/mi/ker (m)
bio/'che/misch (ad)
Bio/'chrom (n)
Bio/cli/ma/to/'lo/gia (f)
bio/cli/ma/to/'lo/gi/cus, -ca, -cum (adj)
Bio/cli/ma/to/lo/'gie (f)
bio/cli/ma/to/'lo/gisch (ad)
Bio/coe/'no/se, -cö- (f)
Bio/coe/'no/sis (f)
bio/coe/'no/tisch, -cö- (ad)
bio/'cy/cli/cus, -ca, -cum (adj)
bio/'cy/clisch (ad)
Bio/'cy/clus (m)
Bio/elec/tri/ci/'tät (f)
bio/e'lec/trisch (ad)
Bio/en/er/'ge/tic (f)
bio/en/er/'ge/tisch (ad)
Bio/'ethic (f)
Bio/'ethi/ca (f)
bio/'ethisch (ad)
Bio/'feed/back (n)
Bio/fla/vo/no/'id (n)
Bio/'ge/ne/sis (f)
bio/ge/'ne/ti/cus, -ca, -cum (adj)
bio/ge/'ne/tisch (ad)
Bio/ki/'ne/tic (f)
Bio/'lo/ge (m)
Bio/'lo/gia (f)
bio/'lo/gi/cus, -ca, -cum (adj)
Bio/lo/'gie (f)
Bio/'lo/gin (f)
bio/'lo/gisch (ad)
Bio/lu/mi/nes/'cenz (f)
Bio/ma/the/ma/'tic (f)
Bio/ma/the/'ma/ti/ca (f)
Bio/me/'cha/nic (f)
Bio/me/'cha/ni/ca (f)
Bio/me/di/'cin (f)
Bio/me/di/'ci/na (f)
bio/me/di/ci/'na/lis, -le (adj)
bio/me/di/'ci/nisch (ad)
Bio/mi/cro/'sco/pia (f)
Bio/mi/cro/sco/'pie (f)
Bi'o/nic (f)
Bio/phar/ma/'ceu/tic (f)
Bio/phy/'sic (f)
Bio/'phy/si/ca (f)
bio/'phy/si/cus, -ca, -cum (adj)
bio/'phy/sisch (ad)
Bi/'op/sia (f)
Bi/op/'sie (f)
bi/'op/tisch (ad)
Bio/pte/'rin (n)
Bio/'rhyth/mus (m)
Bio/sta/'ti/stic (f)
bio/sta/'ti/stisch (ad)
Bio/syn/'the/se (f)
Bio/'syn/the/sis (f)
bio/syn/'the/tisch (ad)
Bio/'tin (n)
Bio/'top (m)
Bio/trans/for/ma/ti/'on (f)
'Bi/pa/ra (f)
bi/pa/rie/'tal (ad)
bi/par/'tit (ad)
bi/par/'ti/tus, -ta, -tum (adj)
bi/pen/'na/tus, -ta, -tum (adj)
Bi/phen/a'min (n)
Bi/phe/'nyl (n)
bi/po/'lar (ad)
bi/po/'la/ris, -re (adj)
Bi/po/la/ri/'tät (f)
bi/se/'cie/ren (v)
Bi/'sec/tio (f)
Bi/sec/ti/'on (f)
bi/se/xu'a/lis, -le (adj)
Bi/se/xua/li/'tät (f)

bi/se/xu/'ell (ad)
'Bis/mut (n)
Bis/mu/'tis/mus (m)
Bis/'mu/tum (n)
Bis/oxa/'tin (n)
Bi/sul/'phid (n)
Bi/sul/'phit (n)
Bi/tar/'trat (n)
bi/tem/po/'ral (ad)
bi/tem/po/'ra/lis, -le (adj)
Bi/thio/'nol (n)
Bi/thio/no/'lat (n)
'Bi/tis (f)
Bi/u'rat (n)
Bi/u'ret (n)
Bi/u'ret-Re/ac/ti/on (f)
'bi/va/lens (adj)
bi/va/'lent (ad)
Bi/va/'len/tia (f)
Bi/va/'lenz (f)
bi/ven/tri/cu/'lar, -'lär (ad)
bi/ven/tri/cu/'la/ris, -re (adj)
bi/zy/go/'ma/ti/cus, -ca, -cum (adj)
bi/zy/go/'ma/tisch (ad)
'Bjer/rum-Sco/tom (n)
'Black/out (m)
'Blake/more-Son/de (f)
bland (ad)
'blan/dus, -da, -dum (adj)
Blast (m)
'Blast/cel/le (f)
Bla/'stem (n)
Bla/'ste/ma (n)
bla/ste/'mal (ad)
bla/ste/'ma/lis, -le (adj)
Bla/'stin (n)
'bla/stisch (ad)
Bla/sto/'coe/lia (f)
Bla/sto/'cy/ste (f)
Bla/sto/'cy/stis (f)
Bla/sto/'derm (n)
Bla/sto/'ge/ne/sis (f)
Bla/sto/ki/'nin (n)
Bla/sto/'ly/se (f)
Bla/'sto/ly/sis (f)
Bla/'stom (n)
Bla/'sto/ma (n)
bla/sto/ma/to/'gen (ad)
Bla/sto/'mer (m)
Bla/sto/'my/ces (m)
Bla/sto/my/'cet (m)
bla/sto/my/'ce/tisch (ad)
Bla/sto/my/'cin (n)
Bla/sto/my/'co/se (f)
Bla/sto/my/'co/sis (f)
bla/sto/my/'co/ti/cus, -ca, -cum (adj)
bla/sto/my/'co/tisch (ad)
Bla/'sto/po/rus (m)
'Bla/stu/la (f)
Bla/stu/la/ti/'on (f)
Blen/nor/'rha/gia (f)
Blen/nor/rha/'gie (f)
blen/nor/'rha/gisch (ad)
Blen/nor/'rhoe, -'rhö (f)
Blen/nor/'rhoea (f)
Ble/phar/ade/'ni/tis (f)
Ble/phar/ec/'to/mia (f)
Ble/phar/ec/to/'mie (f)
ble/phar/ec/to/'mie/ren (v)
Ble/pha/'ri/tis (f)
Ble/pha/ro/'cha/la/sis (f)
Ble/pha/ro/con/junc/ti/'vi/tis (f)
Ble/phar/oe/'dem, -ö'dem (n)
Ble/phar/oe/'de/ma (n)
'Ble/pha/ron (n)
Ble/phar/'on/cus (m)
Ble/pha/ro/phi/'mo/sis (f)
Ble/phar/ophry/'pla/stic (f)
Ble/pha/ro/'pla/stic (f)
Ble/pha/ro/'ple/gia (f)
Ble/pha/ro/'pto/sis (f)
Ble/pha/ro/py/or/'rhoe, -rhö (f)
Ble/pha/ro/py/or/'rhoea (f)
Ble/pha/ror/'rha/phia (f)
Ble/pha/ror/rha/'phie (f)
ble/pha/ror/rha/'phie/ren (v)
Ble/pha/ro/'spas/mus (m)
Ble/pha/ro/sphinc/ter/ec/'to/mia (f)
Ble/pha/ro/sphinc/ter/ec/to/'mie (f)
ble/pha/ro/sphinc/ter/ec/to/'mie-ren (v)
Ble/pha/ro/'to/mia (f)
Ble/pha/ro/to/'mie (f)
ble/pha/ro/to/'mie/ren (v)
Bo/lan/di/'ol (n)
Bo/la/ste/'ron (n)
Bol/de/'non (n)
Bol/man/ta/'lat (n)
'Bo/lus (m)
Bo'o/phi/lus (m)
'Boost/er (m)
'Boost/er/ef/fect (m)
Bor (n)
Bo/'rat (n)
Bor/bo/'ryg/mus (m)
Bor/de/'tel/la (f)

Bor/det-Gen/'gou-Ba/cil/lus (m)
'bo/ri/cus, -ca, -cum (adj)
Bor/ne/'ol (n)
Bor/'re/lia (f)
Bor/'re/lie (f)
Bor/re/li/'din (n)
Bo/'ta/nic (f)
Bo/'ta/ni/ker (m)
bo/'ta/nisch (ad)
Bo/thrio/'ce/pha/lus (m)
'Bo/thri/um (n)
'Bo/throps (f)
Bo/tu/'lin (n)
Bo/tu/'li/num (n)
Bo/tu/'lis/mus (m)
Bou/'gie (f)
Bou/'ton (m)
bo/'vin (ad)
bo/'vi/nus, -na, -num (adj)
'Bow/en-Epi/the/li/om (n)
'Bow/man-Cap/sel (f)
'Bow/man-Mem/bran (f)
bra/chi/'al (ad)
Bra/chi/'al/gia (f)
Bra/chi/al/'gie (f)
bra/chi'a/lis, -le (adj)
bra/chio/ce/'phal (ad)
bra/chio/ce/'pha/li/cus, -ca,
-cum (adj)
Bra/chio/ra/di'a/lis (m)
bra/chio/ra/di'a/lis, -le (adj)
'Bra/chi/um (n)
bra/chy/ce/'phal (ad)
Bra/chy/ce/'pha/lia (f)
bra/chy/ce/'pha/li/cus, -ca,
-cum (adj)
Bra/chy/ce/pha/'lie (f)
Bra/chy/'ce/pha/lus (m)
Bra/chy/'chi/ria (f)
Bra/chy/chi/'rie (f)
bra/chy/cra/ni/'al (ad)
bra/chy/dac/'tyl (ad)
Bra/chy/dac/'ty/lia (f)
Bra/chy/dac/ty/'lie (f)
bra/dy/'card (ad)
Bra/dy/'car/dia (f)
Bra/dy/car/'die (f)
Bra/dy/di'a/sto/le (f)
Bra/dy/ki/'ne/sia (f)
Bra/dy/ki/ne/'sie (f)
Bra/dy/ki/'ne/sis (f)
bra/dy/ki/'ne/tisch (ad)
Bra/dy/ki/'nin (n)
Bra/dy/ki/ni/no/'gen (n)
Bra/dy/'la/lia (f)
Bra/dy/'phre/nia (f)
Bra/dy/'sy/sto/le (f)
Brai/'dis/mus (m)
bran/chio/'gen (ad)
'Breg/ma (n)
breg/'ma/ti/cus, -ca, -cum (adj)
breg/'ma/tisch (ad)
'bre/vis, -ve (adj)
Bro/'ca-A/pha/sie (f)
Bro/'ca-Cen/trum (n)
'Bro/die-Abs/cess (m)
'Brom (n)
Bro/'mat (n)
bro/'ma/tus, -ta, -tum (adj)
Brom/hi/'dro/sis (f)
'bro/mi/cus, -ca, -cum (adj)
Bro/'mid (n)
Brom/i'dro/sis (f)
Bro/'mis/mus (m)
Bro/mo/'der/ma (n)
Bro/mo/ura/'cil (n)
bron/chi/'al (ad)
bron/chi'a/lis, -le (adj)
Bron/chi/ec/'ta/se (f)
Bron/chi/'ec/ta/sis (f)
bron/chi/ec/'ta/tisch (ad)
bron/chio/'lar, -'lär (ad)
Bron/chi'o/le (f)
Bron/chi/ol/'ec/ta/sis (f)
Bron/chio/'lith (m)
Bron/chio/'li/tis (f)
bron/chio/lo/al/veo/'lar, -'lär
(ad)
Bron/'chio/lus (m)
Bron/'chi/tis (f)
bron/'chi/tisch (ad)
'Bron/chi/um (n)
Bron/cho/blen/nor/'rhoe, -'rhö
(f)
Bron/cho/blen/nor/'rhoea (f)
Bron/cho/di/la/'ta/tio (f)
Bron/cho/di/la/ta/ti/'on (f)
Bron/cho/di/la/'ta/tor (m)
Bron/cho/'gramm (n)
Bron/cho/gra/'phie (f)
Bron/cho/'lith (m)
Bron/cho/li/'thia/sis (f)
Bron/cho/lo/'gie (f)
Bron/cho/'ly/se (f)
Bron/cho/'ly/ti/cum (n)
bron/cho/mo/'to/risch (ad)
Bron/cho/my/'co/sis (f)
bron/cho/my/'co/ti/cus, -ca,
-cum (adj)
bron/cho/my/'co/tisch (ad)

Bron/cho/pa/'thie (f)
Bron/cho/pho/'nie (f)
Bron/cho/'pla/stic (f)
bron/cho/pleu/'ral (ad)
Bron/cho/pneu/mo/'nie (f)
bron/cho/pul/mo/'nal (ad)
Bron/chor/rha/'phie (f)
Bron/chor/'rhoe, -'rhö (f)
Bron/chor/'rhoea (f)
Bron/cho/'scop (n)
Bron/cho/'sco/pia (f)
bron/cho/'sco/pisch (ad)
Bron/cho/'sco/pi/um (n)
Bron/cho/'spas/mus (m)
bron/cho/'spa/stisch (ad)
Bron/cho/spi/ro/chae/'to/se, -chä- (f)
Bron/cho/spi/ro/chae/'to/sis (f)
Bron/cho/spi/ro/gra/'phie (f)
Bron/cho/spi/ro/me/'trie (f)
Bron/cho/ste/'no/sis (f)
Bron/cho/sto/'mie (f)
Bron/cho/to/'mie (f)
bron/cho/ve/si/cu/'lar, -'lär (ad)
'Bron/chus (m)
'Bron/ze/dia/be/tes (m)
Bru/'cel/la (f)
Bru/'cel/le (f)
Bru/cel/'lia/sis (f)
Bru/cel/'lo/se (f)
Bru/cel/'lo/sis (f)
Bru/'cin (n)
Bry'o/nia (f)
Bryo/ni/'din (n)
Bryo/'nin (n)
'Bu/bo (m)
Bu/bon/ade/'ni/tis (f)
Bu/bon/'al/gia (f)
Bu/bo/no/'ce/le (f)
Bu/'bo/nu/lus (m)
'Buc/ca (f)
buc/'cal (ad)
buc/'ca/lis, -le (adj)
Buc/ci/'na/tor (m)
buc/ci/na/'to/ri/us, -ria, -um (adj)
buc/co/axi/'al (ad)
buc/co/cer/vi/'cal (ad)
buc/co/fa/ci/'al (ad)
buc/co/oc/clu/'sal (ad)
Buc/co/pha/'ryn/ge/us (m)
buc/co/pha/'ryn/ge/us, -gea, -um (adj)
Bu/cry/'lat (n)
Bu/fo/ta/'lin (n)
Bu/fo/te/ni/'din (n)
Bu/fo/te/'nin (n)
Bu/fo/to/'xin (n)
bul/'bar, -'bär (ad)
Bul/bo/cap/'nin (n)
bul/bo/'id (ad)
bul/bo/'ide/us, -'idea, -um (adj)
bul/bo/spon/gi/'os, -'ös (ad)
bul/bo/spon/gi'o/sus, -sa, -sum (adj)
bul/bo/ure/'thral (ad)
bul/bo/ure/'thra/lis, -le (adj)
bul/bo/ven/tri/cu/'lar, -'lär (ad)
bul/bo/ven/tri/cu/'la/ris, -re (adj)
'Bul/bus (m)
Bu/'li/mia (f)
'Bul/la (f)
Bull/ec/'to/mia (f)
Bull/ec/to/'mie (f)
bul/'los, -'lös (ad)
bul/'lo/sus, -sa, -sum (adj)
Bun/ga/ro/to/'xin (n)
'Bun/ga/rus (m)
bun/o'dont (ad)
Bu/pro/pi/'on (n)
Bu/'ret/te, Bü- (f)
'Bur/sa (f)
bur/'sa/tus, -ta, -tum (adj)
Burs/ec/'to/mia (f)
Burs/ec/to/'mie (f)
Bur/'si/tis (f)
Bur/so/'lith (m)
Bur/so/to/'mie (f)
Bu/sul/'phan (n)
Bu/ta/bar/bi/'tal (n)
But/ace/'tin (n)
Bu/ta/di/'en (n)
Bu/'tan (n)
Bu/ta/'nol (n)
Bu/'ten (n)
Bu/te/'nyl (n)
But/e'thal (n)
But/eth/a'min (n)
'Bu/thus (m)
Bu/'tin (n)
Bu/ti/'nyl (n)
Bu/'tyl (n)
Bu/ty/'rat (n)
Bu/ty/'rin (n)
Bu/ty/ri/'na/se (f)
Bu/ty/'ryl (n)

Bu/'xin (n)
'By/pass (m)
Bys/si/'no/se (f)
Bys/si/'no/sis (f)
Ca/'cao (m)
cach/'ec/ti/cus, -ca, -cum (adj)
Cach/'ec/ti/ker (m)
cach/'ec/tisch (ad)
Cach/'exia (f)
Cach/e'xie (f)
Ca/co/'chy/mia (f)
Ca/co/'dyl (n)
Ca/co/'geu/sia (f)
Ca/co/geu/'sie (f)
ca/co/'phon (ad)
Ca/co/'pho/nia (f)
Ca/co/pho/'nie (f)
Cac/'os/mia (f)
Cac/os/'mie (f)
Ca/'da/ver (m)
Ca/da/ve/'rin (n)
'Cad/mi/um (n)
Ca/'du/ce/us (m)
cae/'cal, cä- (ad)
cae/'ca/lis, -le (adj)
Caec/ec/'to/mia (f)
Caec/ec/to/'mie (f)
caec/ec/to/'mie/ren (v)
'Cae/ci/tas (f)
Cae/co/'ce/le (f)
cae/co/'co/li/cus, -ca, -cum (adj)
cae/co/'co/lisch, cä- (ad)
Cae/co/co/lo/sto/'mie, Cä- (f)
Cae/co/ileo/sto/'mie, Cä- (f)
Cae/co/pe/'xie, Cä- (f)
Cae/co/pli/'ca/tio (f)
Cae/co/pli/ca/ti/'on, Cä- (f)
Cae/co/'pto/se, Cä- (f)
Cae/co/'pto/sis (f)
Cae/cor/rha/'phie, Cä- (f)
Cae/co/sig/mo/ido/sto/'mie, Cä- (f)
Cae/co/sto/'mie, Cä- (f)
Cae/co/'to/mia (f)
Cae/co/to/'mie, Cä- (f)
cae/co/to/'mie/ren, cä- (v)
'Cae/cum (n)
'cae/cus, -ca, -cum (adj)
Cae/no/ge/'ne/se, Cä- (f)
Cae/no/'ge/ne/sis (f)
cae/no/ge/'ne/ti/cus, -ca, -cum (adj)
cae/no/ge/'ne/tisch, cä- (ad)
cae/'ru/le/us, -lea, -um (adj)
Cae/ru/lo/plas/'min, Cä- (n)
Cae/rul/'op/sia (f)
Cae/rul/op/'sie, Cä- (f)
Caf/fe/'in (n)
Caf/fei/'nis/mus (m)
Ca/'jal-Cel/le (f)
'Ca/la/mus (m)
Calc/'ae/mia (f)
calc/'ae/mi/cus, -ca, -cum (adj)
Calc/ae/'mie, -ä'mie (f)
calc/'ae/misch, -'ämisch (ad)
cal/ca/neo/cu/bo/'id (ad)
cal/ca/neo/cu/bo/'ide/us, -'idea, -um (adj)
Cal/ca/ne/o'dy/nia (f)
Cal/ca/ne/ody/'nie (f)
cal/ca/neo/fi/bu/'lar (ad)
cal/ca/neo/fi/bu/'la/ris, -re (adj)
cal/ca/neo/na/vi/cu/'lar (ad)
cal/ca/neo/na/vi/cu/'la/ris, -re (adj)
cal/ca/neo/ti/bi/'al (ad)
cal/ca/neo/ti/bi'a/lis, -le (adj)
Cal/'ca/ne/us (m)
'Cal/car (n)
cal/ca/'ri/nus, -na, -num (adj)
cal/'ca/ri/us, -ria, -um (adj)
Cal/ci/'bi/lia (f)
Cal/ci/bi/'lie (f)
Cal/ci/'co/se (f)
Cal/ci/'co/sis (f)
cal/ci/'co/ti/cus, -ca, -cum (adj)
cal/ci/'co/tisch (ad)
Cal/'ci/fa/mes (f)
Cal/ci/fe/di/'ol (n)
Cal/ci/fe/'rol (n)
cal/'ci/fi/cans (adj)
Cal/ci/fi/'ca/tio (f)
Cal/ci/fi/ca/ti/'on (f)
cal/ci/fi/'ca/tus, -ta, -tum (adj)
cal/ci/fi/'cie/ren (v)
Cal/ci/'me/ter (n)
Cal/ci/na/ti/'on (f)
cal/ci/'nie/ren (v)
Cal/ci/'no/se (f)
Cal/ci/'no/sis (f)
cal/ci/'no/ti/cus, -ca, -cum (adj)
cal/ci/'no/tisch (ad)
Cal/ci/'pe/nia (f)
Cal/ci/pe/'nie (f)
Cal/ci/to/'nin (n)
'Cal/ci/um (n)

Cal/ci/um/ace/'tat (n)
Cal/ci/um/ace/tyl/sa/li/cy/'lat (n)
Cal/ci/um/ben/zo/'at (n)
Cal/ci/um/car/bo/'nat (n)
Cal/ci/um/chlo/'rid (n)
Cal/ci/um/cy/an/a'mid (n)
Cal/ci/um/cy/cla/'mat (n)
Cal/ci/um/glu/co/'nat (n)
Cal/ci/um/hy/dro/'xid (n)
Cal/ci/um/o'xid (n)
Cal/ci/'uria (f)
Cal/ci/u'rie (f)
Cal/cu/lo/ge/'ne/se (f)
Cal/cu/lo/'ge/ne/sis (f)
Cal/cu/'lo/se (f)
Cal/cu/'lo/sis (f)
'Cal/cu/lus (m)
Cald/well-'Luc-Ope/ra/ti/on (f)
Ca/le/'fa/ci/ens (n)
ca/le/'fa/ci/ens (adj)
ca/le/fa/ci/'ent (ad)
Ca/lic/ec/'ta/se (f)
Ca/lic/'ec/ta/sis (f)
Ca/lic/ec/'to/mia (f)
Ca/lic/ec/to/'mie (f)
ca/li/ci/'form (ad)
ca/li/ci/'for/mis, -me (adj)
Ca/li/'for/nia-En/ce/pha/li/tis (f)
Ca/li/'for/nia-Vi/rus (n)
Ca/li/'for/ni/um (n)
'Ca/lix (m)
Cal/li/cre/'in (n)
Cal/'li/pho/ra (f)
cal/'los, -'lös (ad)
Cal/'lo/si/tas (f)
Cal/lo/si/'tät (f)
cal/'lo/sus, -sa, -sum (adj)
'Cal/lus (m)
'Ca/lo/mel (n)
'Ca/lo/mel-Elec/tro/de (f)
'Ca/lor (m)
ca/'lo/ri/cus, -ca, -cum (adj)
Ca/lo/'rie (f)
ca/lo/ri/'gen (ad)
ca/lo/ri/'ge/ni/cus, -ca, -cum (adj)
Ca/lo/ri/'me/ter (n)
Ca/lo/ri/'me/tria (f)
ca/lo/ri/'me/tri/cus, -ca, -cum (adj)
Ca/lo/ri/me/'trie (f)
ca/lo/ri/me/'trie/ren (v)
ca/lo/ri/'me/trisch (ad)
Ca/lo/ri/'me/trum (n)
ca/'lo/risch (ad)
'Cal/va (f)
Cal/'va/ria (f)
Cal/'vi/ti/es (f)
'Cal/vus (m)
'Calx (f)
Ca/lym/ma/to/bac/'te/ri/um (n)
'Ca/lyx (m)
'Cam/bi/um (n)
'Ca/me/ra (f)
'Cam/phor (m)
Cam/pho/'rat (n)
Cam/pho/'ris/mus (m)
Cam/pi/'me/ter (n)
Cam/pi/me/'trie (f)
Camp/to/'cor/mia (f)
Camp/to/cor/'mie (f)
camp/to/dac/'tyl (ad)
Camp/to/dac/'ty/lia (f)
Camp/to/dac/ty/'lie (f)
'Ca/na/da-Bal/sam (m)
Ca/na/'din (n)
Ca/'nal (m)
ca/na/li/cu/'lar, -'lär (ad)
ca/na/li/cu/'la/ris, -re (adj)
Ca/na/li/cu/lo/'pla/stic (f)
Ca/na/'li/cu/lus (m)
Ca/'na/lis (m)
Ca/na/li/sa/ti/'on (f)
ca/na/li/'sie/ren (v)
'Can/cer (m)
can/ce/ri/'cid (ad)
Can/ce/ro/'gen (n)
can/ce/ro/'gen (ad)
can/ce/ro/'ge/ni/cus, -ca, -cum (adj)
Can/ce/ro/'lo/ge (m)
Can/ce/ro/'lo/gia (f)
can/ce/ro/'lo/gi/cus, -ca, -cum (adj)
Can/ce/ro/lo/'gie (f)
can/ce/ro/'lo/gisch (ad)
can/ce/ro/'phob (ad)
Can/ce/ro/'pho/bia (f)
Can/ce/ro/pho/'bie (f)
can/ce/'ros, -'rös (ad)
can/ce/'ro/sus, -sa, -sum (adj)
Can/cro/'id (n)
can/cro/'id (ad)
Can/'de/la (f)
Can/di/ci/'din (n)
'Can/di/da (f)
'can/di/dus, -da, -dum (adj)
Ca/'ni/nus (m)

ca/'ni/nus, -na, -num (adj)
Ca/'ni/ti/es (f)
Can/na/bi/di/'ol (n)
Can/na/'bin (n)
Can/na/bi/'nol (n)
'Can/na/bis (f/n)
Can/na/'bis/mus (m)
'Can/nu/la (f)
can/nu/'lar, -'lär (ad)
Can/nu/la/ti/'on (f)
Can/'nu/le, -'nü- (f)
can/nu/'lie/ren (v)
Can/tha/ri'a/se (f)
Can/tha/'ria/sis (f)
Can/tha/'ri/de (f)
Can/tha/ri/'din (n)
'Can/tha/ris (f)
Canth/ec/'to/mia (f)
Canth/ec/to/'mie (f)
Can/'thi/tis (f)
can/'thi/tisch (ad)
Can/tho/'ly/se (f)
Can/'tho/ly/sis (f)
Can/tho/'pla/stic (f)
Can/thor/rha/'phie (f)
Can/tho/'to/mia (f)
Can/tho/to/'mie (f)
'Can/thus (m)
Ca/pa/ci/'tät (f)
ca/pil/'lar (ad)
Ca/pil/'la/re (f)
Ca/pil/lar/ec/'ta/sia (f)
Ca/pil/lar/ec/ta/'sie (f)
Ca/pil/lar/'ec/ta/sis (f)
Ca/pil/la/ri'a/se (f)
Ca/pil/la/'ria/sis (f)
Ca/pil/la/ri/'tät (f)
Ca/pil/la/ro/'sco/pia (f)
Ca/pil/la/ro/sco/'pie (f)
Ca/pil/'li/ti/um (n)
ca/pil/lo/ve/'nos, -'nös (ad)
Ca/'pil/lus (m)
Ca/'pi/strum (n)
ca/pi/'ta/tus, -ta, -tum (adj)
ca/pi/tu/'lar (ad)
Ca/'pi/tu/lum (n)
Ca/preo/my/'cin (n)
Ca/pro/'at (n)
Ca/pro/'in (n)
'Cap/sel (f)
Cap/'sid (n)
Cap/so/'mer (n)
'Cap/su/la (f)
cap/su/'lar, -'lär (ad)
cap/su/'la/ris, -re (adj)
Cap/sul/ec/'to/mia (f)
Cap/sul/ec/to/'mie (f)
Cap/su/'li/tis (f)
cap/su/'li/tisch (ad)
Cap/su/lo/'pla/stic (f)
Cap/su/lor/rha/'phie (f)
Cap/su/lo/'to/mia (f)
Cap/su/lo/to/'mie (f)
'Ca/put (n)
Car/ba/'chol (n)
Carb/acryl/a'min (n)
Carb/a'mat (n)
Carb/a'mid (n)
Carb/a'myl (n)
Carb/'an/ion (n)
Carb/ar/'son (n)
'Car/ba/sus (f)
Carb/azo/'chrom (n)
Carb/a'zol (n)
Car/be/ni/cil/'lin (n)
Car/ben/oxo/'lon (n)
Carb/hae/mo/glo/'bin, -hä- (n)
Car/bo/benz/oxy/chlo/'rid (n)
car/bo/'cy/clisch (ad)
Car/bo/hy/'dra/se (f)
Car/bo/hy/'drat (n)
car/bo/hy/'drat-in/du/cie/ren (v)
Car/bo/hy/drat/'uria (f)
Car/bo/hy/drat/u'rie (f)
Car/bo/li/'ga/se (f)
Car/bo/my/'cin (n)
Car/'bon (n)
Car/bo/'nat (n)
Car/'bon/cy/clus (m)
Car/bon/di/o'xid (n)
Car/bo/ni/'sa/tio (f)
Car/bo/ni/sa/ti/'on (f)
car/bo/ni/'sie/ren (v)
Car/bon/mon/o'xid (n)
Car/bo/'nyl (n)
Carb/oxy/bio/'tin (n)
Carb/oxy/hae/mo/glo/'bin, -hä- (n)
Carb/oxy/hae/mo/glo/bin/'ae/mia (f)
Carb/oxy/hae/mo/glo/bin/ae/'mie, -hä-, -ä'mie (f)
Carb/o'xyl (n)
Carb/oxyl/a'cid (n)
Carb/oxy/'la/se (f)
Carb/oxy/me/thyl/cel/lu/'lo/se (f)
Carb/oxy/myo/glo/'bin (n)
Carb/oxy/pep/ti/'da/se (f)
car/bun/cu/'lar, -'lär (ad)

Car/bun/cu/'lo/se (f)
Car/bun/cu/'lo/sis (f)
Car/'bun/cu/lus (m)
Car/'bun/kel (m)
Car/ci/no/cyt/'hae/mia (f)
Car/ci/no/cyt/hae/'mie, -hä- (f)
car/ci/no/em/bryo/'nal (ad)
car/ci/no/foe/'tal, -fö- (ad)
Car/ci/no/'gen (n)
car/ci/no/'gen (ad)
Car/ci/no/ge/'ne/se (f)
Car/ci/no/'ge/ne/sis (f)
car/ci/no/ge/'ne/ti/cus, -ca,
-cum (adj)
car/ci/no/ge/'ne/tisch (ad)
car/ci/no/'ge/ni/cus, -ca, -cum
(adj)
Car/ci/no/'id (n)
car/ci/no/'id (ad)
Car/ci/no/i'do/se (f)
Car/ci/no/i'do/sis (f)
car/ci/no/i'do/ti/cus, -ca, -cum
(adj)
car/ci/no/i'do/tisch (ad)
Car/ci/no/'lo/ge (m)
Car/ci/no/'lo/gia (f)
car/ci/no/'lo/gi/cus, -ca, -cum
(adj)
Car/ci/no/lo/'gie (f)
car/ci/no/'lo/gisch (ad)
Car/ci/'nom (n)
Car/ci/'no/ma (n)
Car/ci/no/ma/to/'id (n)
car/ci/no/ma/to/'id (ad)
car/ci/no/ma/'tos, -'tös (ad)
Car/ci/no/ma/'to/se (f)
Car/ci/no/ma/'to/sis (f)
car/ci/no/ma/'to/sus, -sa, -sum
(adj)
car/ci/no/'phob (ad)
Car/ci/no/'pho/bia (f)
Car/ci/no/pho/'bie (f)
Car/ci/no/sar/'com (n)
Car/ci/no/sar/'co/ma (n)
Car/ci/'no/se (f)
Car/ci/'no/sis (f)
Car/ci/no/'sta/se (f)
Car/ci/no/'sta/ti/cum (n)
car/ci/no/'sta/ti/cus, -ca, -cum
(adj)
car/ci/no/'sta/tisch (ad)
car/ci/'no/ti/cus, -ca, -cum
(adj)
car/ci/'no/tisch (ad)
'Car/dia (f)

Car/'dia/cum (n)
car/'dia/cus, -ca, -cum (adj)
car/di/'al (ad)
car/di'a/lis, -le (adj)
Car/di/ec/'ta/se (f)
Car/di/'ec/ta/sis (f)
car/di/ec/'ta/ti/cus, -ca, -cum
(adj)
car/di/ec/'ta/tisch (ad)
Car/di/ec/'to/mia (f)
Car/di/ec/to/'mie (f)
car/di/ec/to/'mie/ren (v)
Car/di/'nal/ve/ne (f)
Car/dio/ac/ce/le/'ra/tor (m)
car/dio/ac/ce/le/ra/'to/risch (ad)
car/dio/ac/'tiv (ad)
Car/dio/an/gio/'lo/gia (f)
Car/dio/an/gio/lo/'gie (f)
car/dio/aor/'tal (ad)
car/dio/ar/te/ri/'ell (ad)
Car/dio/'ce/le (f)
Car/dio/cen/'te/se (f)
Car/dio/cen/'te/sis (f)
Car/dio/di/la/'ta/tor (m)
Car/dio/dy/'na/mic (f)
Car/di/o'dy/nia (f)
Car/di/ody/'nie (f)
car/dio/fa/ci/'al (ad)
car/dio/'gen (ad)
Car/dio/ge/'ne/se (f)
Car/dio/'ge/ne/sis (f)
car/dio/ge/'ne/ti/cus, -ca, -cum
(adj)
car/dio/ge/'ne/tisch (ad)
car/dio/'ge/ni/cus, -ca, -cum
(adj)
Car/dio/'gramm (n)
Car/dio/'gram/ma (n)
Car/dio/'graph (m)
Car/dio/'gra/phia (f)
Car/dio/gra/'phie (f)
car/dio/'gra/phisch (ad)
car/dio/he/'pa/tisch (ad)
car/dio/'id (ad)
car/dio/in/hi/bi/'to/risch (ad)
Car/dio/ki/'ne/ti/cum (n)
car/dio/ki/'ne/ti/cus, -ca, -cum
(adj)
car/dio/ki/'ne/tisch (ad)
Car/dio/ky/mo/'gra/phia (f)
Car/dio/ky/mo/gra/'phie (f)
Car/dio/li/'pin (n)
Car/dio/'lith (m)
Car/dio/'lo/ge (m)
Car/dio/'lo/gia (f)

car/dio/'lo/gi/cus, -ca, -cum (adj)
Car/dio/lo/'gie (f)
car/dio/'lo/gisch (ad)
Car/dio/'ly/se (f)
Car/di'o/ly/sis (f)
car/dio/'ly/ti/cus, -ca, -cum (adj)
car/dio/'ly/tisch (ad)
Car/dio/ma/'la/cia (f)
Car/dio/ma/la/'cie (f)
Car/dio/me/'ga/lia (f)
Car/dio/me/ga/'lie (f)
Car/di/omen/to/pe/'xie (f)
Car/dio/me/'trie (f)
Car/dio/myo/'pa/thia (f)
Car/dio/myo/pa/'thie (f)
Car/dio/myo/'to/mia (f)
Car/dio/myo/to/'mie (f)
Car/dio/'path (m)
Car/dio/'pa/thia (f)
car/dio/'pa/thi/cus, -ca, -cum (adj)
Car/dio/pa/'thie (f)
car/dio/'pa/thisch (ad)
Car/dio/pa/tho/'lo/gia (f)
car/dio/pa/tho/'lo/gi/cus, -ca, -cum (adj)
Car/dio/pa/tho/lo/'gie (f)
car/dio/pa/tho/'lo/gisch (ad)
Car/dio/pe/ri/car/dio/pe/'xie (f)
Car/dio/pe/ri/car/dio/'pe/xis (f)
Car/dio/'phon (n)
Car/dio/'ple/gia (f)
Car/dio/ple/'gie (f)
Car/dio/'pto/se (f)
Car/dio/'pto/sis (f)
car/dio/pul/mo/'nal (ad)
Car/di/or/rha/'phie (f)
Car/di/or/'rhe/xis (f)
Car/di'o/schi/sis (f)
Car/dio/'scop (n)
Car/dio/'sco/pia (f)
Car/dio/sco/'pie (f)
car/dio/'sco/pisch (ad)
Car/dio/'spas/mus (m)
Car/dio/ste/'no/se (f)
Car/dio/ste/'no/sis (f)
Car/dio/ta/cho/'me/ter (n)
Car/dio/the/ra/'pie (f)
Car/dio/'to/mia (f)
Car/dio/to/'mie (f)
Car/dio/'to/ni/cum (n)
car/dio/'to/xisch (ad)
car/dio/vas/cu/'lar, -'lär (ad)
car/dio/vas/cu/'la/ris, -re (adj)
Car/dio/ver/si/'on (f)
Car/dio/'ver/ter (m)
Car/'di/tis (f)
car/'di/tisch (ad)
Ca/'renz (f)
'Ca/ri/es (f)
Ca/'ri/na (f)
ca/rio/'gen (ad)
Ca/rio/ge/'ne/se (f)
Ca/rio/'ge/ne/sis (f)
ca/rio/ge/'ne/ti/cus, -ca, -cum (adj)
ca/rio/ge/'ne/tisch (ad)
ca/rio/'ge/ni/cus, -ca, -cum (adj)
Ca/rio/ge/ni/'tät (f)
ca/ri/'os, -ös (ad)
ca/ri'o/sus, -sa, -sum (adj)
car/mi/na/'tiv (ad)
Car/mi/na/'ti/vum (n)
'car/ne/us, -nea, -um (adj)
Car/ni/fi/'ca/tio (f)
Car/ni/fi/ca/ti/'on (f)
car/ni/fi/'cie/ren (v)
car/ni/'vor (ad)
car/'ni/vo/rus, -ra, -rum (adj)
Car/no/'sin (n)
Car/no/sin/'ae/mia (f)
Car/no/sin/'uria (f)
ca/ro/ti/co/tym/'pa/ni/cus, -ca, -cum (adj)
ca/ro/ti/co/tym/'pa/nisch (ad)
ca/'ro/ti/cus, -ca, -cum (adj)
Ca/ro/'ti/de (f)
Ca/'ro/tis (f)
Ca/'ro/tis/si/nus (m)
car/'pal (ad)
Carp/ec/'to/mia (f)
Carp/ec/to/'mie (f)
car/po/me/ta/car/'pal (ad)
car/po/pe/'dal (ad)
'Car/pus (m)
'Car/ri/er (m)
Car/'te/sisch (ad)
car/ti/la/'gi/ne/us, -nea, -um (adj)
Car/ti/la/gi/ni/fi/'ca/tio (f)
Car/ti/la/gi/ni/fi/ca/ti/'on (f)
car/ti/la/gi/ni/fi/'cie/ren (v)
car/ti/la/gi/'nos, -'nös (ad)
car/ti/la/gi/'no/sus, -sa, -sum (adj)
Car/ti/'la/go (f)
Ca/'run/cu/la (f)

ca/run/cu/'lar, -'lär (ad)
Ca/'run/kel (f)
Ca/ry/'en/chy/ma (n)
Ca/ry'o/cla/sis (f)
ca/ryo/'cla/stisch (ad)
Ca/ryo/'cyt (m)
Ca/ryo/ga/'mie (f)
Ca/ryo/ki/'ne/se (f)
Ca/ryo/ki/'ne/sis (f)
ca/ryo/ki/'ne/tisch (ad)
Ca/ryo/'lo/gia (f)
ca/ryo/'lo/gi/cus, -ca, -cum (adj)
Ca/ryo/lo/'gie (f)
ca/ryo/'lo/gisch (ad)
Ca/ryo/'lym/pha (f)
Ca/ryo/'lym/phe (f)
Ca/ryo/'ly/se (f)
Ca/ry'o/ly/sis (f)
ca/ryo/'ly/ti/cus, -ca, -cum (adj)
ca/ryo/'ly/tisch (ad)
Ca/ryo/me/'ga/lia (f)
Ca/ryo/me/ga/'lie (f)
Ca/ryo/'me/tria (f)
Ca/ryo/me/'trie (f)
Ca/ryo/mi/cro/'som (n)
Ca/ryo/mi/cro/'so/ma (n)
'Ca/ry/on (n)
ca/ryo/'phag (ad)
Ca/ryo/'pha/ge (m)
Ca/ryo/'pha/gia (f)
Ca/ryo/pha/'gie (f)
Ca/ryo/'plas/ma (n)
ca/ryo/plas/'ma/ti/cus, -ca, -cum (adj)
ca/ryo/plas/'ma/tisch (ad)
ca/ry/or/'rhec/tisch (ad)
Ca/ry/or/'rhe/xis (f)
Ca/ryo/'som (n)
Ca/ryo/'so/ma (n)
ca/ryo/so/'ma/ti/cus, -ca, -cum (adj)
ca/ryo/so/'ma/tisch (ad)
Ca/ryo/'sta/se (f)
Ca/ry'o/sta/sis (f)
ca/ryo/'sta/ti/cus, -ca, -cum (adj)
ca/ryo/'sta/tisch (ad)
Ca/ryo/'the/ca (f)
Ca/ryo/'typ (m)
Cas/'ca/de (f)
cas/ca/'die/ren (v)
Ca/se'a/se (f)
Ca/sea/ti/'on (f)
ca/sei/'form (ad)
Ca/se/'in (n)
Ca/sei/no/'gen (n)
ca/se/'os, -'ös (ad)
ca/se'o/sus, -sa, -sum (adj)
'Ca/se/us (m)
Ca/'strat (m)
Ca/'stra/tio (f)
Ca/stra/ti/'on (f)
Ca/'stra/tus (m)
ca/'stra/tus, -ta, -tum (adj)
ca/'strie/ren (v)
Ca/su'i/stic (f)
ca/su'i/stisch (ad)
'Ca/sus (m)
Ca/ta/bi'o/se (f)
Ca/ta/bi'o/sis (f)
ca/ta/bi'o/tisch (ad)
Ca/ta/bo/'lis/mus (m)
Ca/ta/bo/'lit (m)
ca/ta/'crot (ad)
Ca/ta/cro/'tie (f)
Ca/ta/'di/dy/mus (m)
Ca/ta/'la/se (f)
Ca/ta/lep/'sie (f)
Ca/ta/'lep/sis (f)
ca/ta/lep/ti/'form (ad)
ca/ta/'lep/tisch (ad)
ca/ta/lep/to/'id (ad)
Ca/ta/ly/'sa/tor (m)
Ca/ta/'ly/se (f)
ca/ta/ly/'sie/ren (v)
Ca/'ta/ly/sis (f)
ca/ta/'ly/ti/cus, -ca, -cum (adj)
ca/ta/'ly/tisch (ad)
Ca/ta/'mne/se (f)
ca/ta/'mne/stisch (ad)
Ca/ta/'pha/sia (f)
Ca/ta/pha/'sie (f)
Ca/'ta/pha/sis (f)
Ca/ta/pho/'re/se (f)
Ca/ta/pho/'re/sis (f)
ca/ta/pho/'re/tisch (ad)
Ca/ta/'pho/ria (f)
Ca/ta/pho/'rie (f)
ca/ta/phy/'lac/tisch (ad)
Ca/ta/phy/'la/xe (f)
Ca/ta/phy/'la/xis (f)
Ca/ta/'pla/sia (f)
Ca/ta/pla/'sie (f)
ca/ta/'pla/stisch (ad)
ca/ta/'plec/tisch (ad)
Ca/ta/ple/'xie (f)
Ca/ta/'ple/xis (f)
Ca/'tarrh (m)

Ca/tar/'rhact (m)
Ca/tar/'rhac/ta (f)
ca/tar/'rhal (ad)
ca/tar/'rha/lis, -le (adj)
ca/tar/'rhin (ad)
Ca/'tar/rhus (m)
Ca/ta/'stal/sis (f)
Ca/ta/'stal/tic (f)
ca/ta/'stal/tisch (ad)
Ca/ta/'to/nia (f)
Ca/ta/to/'nie (f)
ca/ta/'to/nisch (ad)
Cat/e'chin (n)
Cat/e'chol (n)
Cat/echol/a'min (n)
cat/elec/tro/'to/nisch (ad)
Cat/elec/'tro/to/nus (m)
'Cat/gut (n)
Ca/'thar/sis (f)
Ca/'thar/ti/cum (n)
ca/'thar/ti/cus, -ca, -cum (adj)
ca/'thar/tisch (ad)
'Ca/the/ter (m)
ca/the/te/ri/'sie/ren (v)
Ca/'tho/de (f)
'Cat/ion (n)
cat/i'o/nisch (ad)
'Cau/da (f)
cau/'dal (ad)
cau/'da/lis, -le (adj)
cau/'da/tus, -ta, -tum (adj)
cau/do/ce/pha/'lad (ad)
'Cau/sa (f)
cau/'sal (ad)
Caus/'al/gia (f)
Caus/al/'gie (f)
caus/'al/gisch (ad)
cau/'sa/lis, -le (adj)
Cau/sa/li/'tät (f)
'Cau/sti/cum (n)
'cau/sti/cus, -ca, -cum (adj)
'cau/stisch (ad)
'Cau/ter (m)
Cau/te/ri/sa/ti/'on (f)
cau/te/ri/'sie/ren (v)
Cau/'te/ri/um (n)
'Ca/va (f)
ca/'val (ad)
'Ca/vea (f)
Ca/'veo/la (f)
Ca/'ver/na (f)
Ca/'ver/ne (f)
Ca/ver/'ni/tis (f)
Ca/ver/no/'gramm (n)
Ca/ver/no/gra/'phie (f)
Ca/ver/'nom (n)
Ca/ver/'no/ma (n)
ca/ver/'nos, -'nös (ad)
ca/ver/'no/sus, -sa, -sum (adj)
Ca/ver/no/'to/mia (f)
Ca/ver/no/to/'mie (f)
'Ca/vi/tas (f)
Ca/vi/'tät (f)
Ca/vi/'ta/tio (f)
Ca/vi/ta/ti/'on (f)
Ca/vo/'gramm (n)
Ca/vo/'gram/ma (n)
Ca/vo/'gra/phia (f)
Ca/vo/gra/'phie (f)
'Ca/vum (n)
'ca/vus, -va, -vum (adj)
ce/bo/ce/'phal (ad)
Ce/bo/ce/'pha/lia (f)
ce/bo/ce/'pha/li/cus, -ca, -cum (adj)
Ce/bo/ce/pha/'lie (f)
Ce/bo/'ce/pha/lus (m)
'ce/ler, -le/ris, -le/re (adj)
'Cel/la (f)
'Cel/le (f)
'Cell/mas/se (f)
'Cell/mem/bran (f)
Cel/lo/bi'o/se (f)
'Cel/lu/la (f)
cel/lu/'lar, -'lär (ad)
cel/lu/'la/ris, -re (adj)
Cel/lu/'lar/pa/tho/lo/gie (f)
cel/lu/'lar/pa/tho/lo/gisch (ad)
Cel/lu/'la/se (f)
cel/lu/li/fu/'gal (ad)
Cel/lu/'li/tis (f)
Cel/lu/'lo/se (f)
cel/lu/'lo/sus, -sa, -sum (adj)
'Cen/sor (m)
'Cen/ter (n)
Cen/'te/se (f)
Cen/te/si/'mal/po/tenz (f)
Cen/'te/sis (f)
Cen/ti/'bar (n)
Cen/ti/'gramm (n)
Cen/ti/'li/ter (n)
Cen/ti/'me/ter (n)
cen/ti/nor/'mal (ad)
cen/'tral (ad)
cen/'tra/lis, -le (adj)
Cen/'tral/ca/nal (m)
Cen/'tral/sco/tom (n)
Cen/'tral/sul/cus (m)
Cen/'tral/ve/ne (f)
cen/tren/ce/'phal (ad)

cen/tri/ci/pi/'tal (ad)
Cen/'tri/ci/put (n)
cen/tri/fu/'gal (ad)
Cen/tri/fu/ga/ti/'on (f)
Cen/tri/'fu/ge (f)
cen/tri/fu/'gie/ren (v)
cen/tri/lo/bu/'lar (ad)
Cen/tri/'ol (n)
Cen/'trio/lum (n)
cen/tri/pe/'tal (ad)
'cen/trisch (ad)
cen/tro/aci/'nar, -'när (ad)
Cen/tro/'cyt (m)
cen/tro/le/ci/'thal (ad)
Cen/tro/'mer (n)
Cen/'tro/me/rus (m)
Cen/tro/'som (n)
Cen/tro/'so/ma (n)
Cen/tro/'sphae/re, -'sphä- (f)
'Cen/trum (n)
Ce/phal/'al/gia (f)
Ce/phal/al/'gie (f)
ce/phal/'al/gisch (ad)
Ce/phal/hae/ma/'tom, -hä- (n)
Ce/phal/hae/ma/'to/ma (n)
Ce/phal/hy/dro/'ce/le (f)
Ce/'pha/li/ca (f)
ce/'pha/li/cus, -ca, -cum (adj)
Ce/pha/'lin (n)
Ce/pha/li/sa/ti/'on (f)
ce/pha/li/'sie/ren (v)
ce/pha/lo/cau/'dal (ad)
Ce/pha/lo/'ce/le (f)
Ce/pha/lo/cen/'te/se (f)
Ce/pha/lo/cen/'te/sis (f)
Ce/pha/lo/di/pros/'opus (m)
Ce/phal/o'dy/nia (f)
Ce/pha/lo/'ge/ne/sis (f)
Ce/pha/lo/gly/'cin (n)
Ce/pha/lo/'gra/phia (f)
Ce/pha/lo/gra/'phie (f)
ce/pha/lo/'id (ad)
Ce/pha/'lo/me/lus (m)
Ce/pha/lo/me/nin/'gi/tis (f)
Ce/pha/lo/'me/tria (f)
Ce/pha/lo/me/'trie (f)
ce/pha/lo/'me/trisch (ad)
'Ce/pha/lon (n)
Ce/pha/'lo/pa/gus (m)
Ce/pha/lo/tho/ra/'co/pa/gus (m)
Ce/pha/lo/'tom (n)
Ce/pha/lo/'to/mia (f)
Ce/pha/lo/to/'mie (f)
ce/pha/lo/to/'mie/ren (v)
Ce/pha/lo/trip/'sie (f)
Ce/pha/lo/'trip/sis (f)
Cer (n)
Ce/ra/'sin (n)
Ce/rat/'al/gia (f)
Ce/rat/al/'gie (f)
Ce/rat/ec/'ta/sia (f)
Ce/rat/ec/ta/'sie (f)
Ce/rat/'ec/ta/sis (f)
ce/rat/ec/'ta/tisch (ad)
Ce/ra/'tin (n)
Ce/ra/ti/ni/sa/ti/'on (f)
Ce/ra/ti/no/'cyt (m)
ce/ra/ti/no/'cy/ti/cus, -ca, -cum (adj)
ce/ra/ti/no/'cy/tisch (ad)
Ce/ra/ti/'no/cy/tus (m)
ce/ra/ti/no/'phil (ad)
Ce/ra/'ti/tis (f)
ce/ra/'ti/tisch (ad)
Ce/ra/to/acan/'thom (n)
Ce/ra/to/acan/'tho/ma (n)
Ce/ra/to/'ce/le (f)
Ce/ra/to/cen/'te/se (f)
Ce/ra/to/cen/'te/sis (f)
Ce/ra/to/con/iunc/ti/'vi/tis, -junc- (f)
ce/ra/to/con/iunc/ti/'vi/tisch, -junc- (ad)
Ce/ra/to/'der/ma (n)
Ce/ra/to/ge/'ne/se (f)
Ce/ra/to/'ge/ne/sis (f)
Ce/ra/to/hya/'lin (n)
ce/ra/to/hya/'lin (ad)
ce/ra/to/'id (ad)
Ce/ra/to/i'ri/tis (f)
Ce/ra/to/leu/'com (n)
Ce/ra/to/leu/'co/ma (n)
Ce/ra/to/'ly/se (f)
Ce/ra/'to/ly/sis (f)
ce/ra/to/'ly/ti/cus, -ca, -cum (adj)
ce/ra/to/'ly/tisch (ad)
Ce/ra/'tom (n)
Ce/ra/'to/ma (n)
Ce/ra/to/ma/'la/cia (f)
Ce/ra/to/ma/la/'cie (f)
Ce/ra/to/'me/tria (f)
Ce/ra/to/me/'trie (f)
Ce/ra/to/my/'co/se (f)
Ce/ra/to/my/'co/sis (f)
ce/ra/to/my/'co/ti/cus, -ca, -cum (adj)
ce/ra/to/my/'co/tisch (ad)
Ce/ra/to/'pa/thia (f)
Ce/ra/to/pa/'thie (f)

Ce/ra/to/'pla/stic (f)
ce/ra/to/'pla/stisch (ad)
Ce/ra/tor/'rhe/xis (f)
Ce/ra/to/scle/'ri/tis (f)
ce/ra/to/scle/'ri/tisch (ad)
Ce/ra/to/'scop (n)
Ce/ra/to/sco/'pie (f)
Ce/ra/'to/se (f)
Ce/ra/'to/sis (f)
ce/ra/'to/tisch (ad)
Ce/ra/to/'to/mia (f)
Ce/ra/to/to/'mie (f)
Cer/'ca/ria (f)
Cer/'ca/rie (f)
Cer/'cla/ge (f)
ce/re/bel/'lar (ad)
ce/re/bel/'la/ris, -re (adj)
ce/re/bel/li/fu/'gal (ad)
ce/re/bel/li/pe/'tal (ad)
Ce/re/bel/'li/tis (f)
ce/re/bel/'li/tisch (ad)
ce/re/bel/lo/me/dul/'lar (ad)
ce/re/bel/lo/me/dul/'la/ris, -re (adj)
ce/re/bel/lo/ru/'bral (ad)
ce/re/bel/lo/ru/'bra/lis, -le (adj)
ce/re/bel/lo/spi/'nal (ad)
ce/re/bel/lo/spi/'na/lis, -le (adj)
ce/re/bel/lo/tha/'la/misch (ad)
ce/re/bel/lo/tha/'la/mi/cus, -ca, -cum (adj)
Ce/re/'bel/lum (n)
ce/re/'bral (ad)
ce/re/'bra/lis, -le (adj)
Ce/re/bra/li/sa/ti/'on (f)
ce/re/bra/li/'sie/ren (v)
Ce/re/bra/ti/'on (f)
ce/re/'brie/ren (v)
ce/re/bri/fu/'gal (ad)
ce/re/bri/pe/'tal (ad)
Ce/re/'bri/tis (f)
ce/re/bro/ce/re/bel/'lar (ad)
ce/re/bro/cor/ti/'cal (ad)
Ce/re/bro/cu/pre/'in (n)
ce/re/bro/'id (ad)
Ce/re/bro/'pa/thia (f)
Ce/re/bro/pa/'thie (f)
Ce/re/bro/scle/'ro/se (f)
Ce/re/bro/scle/'ro/sis (f)
ce/re/bro/scle/'ro/tisch (ad)
Ce/re/bro/'sid (n)
ce/re/bro/spi/'nal (ad)
ce/re/bro/spi/'na/lis, -le (adj)
ce/re/bro/vas/cu/'lar (ad)
ce/re/bro/vas/cu/'la/ris, -re (adj)
'Ce/re/brum (n)
Ce/re/'sin (n)
'Ce/ri/um (n)
Ce/'ru/men (n)
ce/ru/mi/'nos (ad)
Ce/ru/mi/'no/se (f)
Ce/ru/mi/'no/sis (f)
ce/ru/mi/'no/sus, -sa, -sum (adj)
cer/vi/'cal (ad)
cer/vi/'ca/lis, -le (adj)
Cer/vic/ec/'to/mia (f)
Cer/vic/ec/to/'mie (f)
cer/vic/ec/to/'mie/ren (v)
Cer/vi/'ci/tis (f)
cer/vi/'ci/tisch (ad)
cer/vi/co/bra/chi/'al (ad)
Cer/vi/co/col/'pi/tis (f)
Cer/vic/o'dy/nia (f)
Cer/vic/ody/'nie (f)
cer/vi/co/tho/'ra/ci/cus, -ca, -cum (adj)
cer/vi/co/tho/'ra/cisch (ad)
cer/vi/co/ve/si/'cal (ad)
'Cer/vix (f)
Ce/sto/di'a/se (f)
Ce/sto/'dia/sis (f)
ce/sto/'id (ad)
Ce/'tin (n)
Ce/'tyl (n)
Ce/'tyl/al/co/hol (m)
Chae/ro/'ma/nia (f)
Chae/ro/ma/'nie, Chä- (f)
Cha/'la/sia (f)
Cha/la/'sie (f)
Cha/'la/zi/on (n)
Chal/'ci/tis (f)
Chal/'co/se (f)
Chal/'co/sis (f)
chal/'co/tisch (ad)
Cha/li/'co/se (f)
Cha/li/'co/sis (f)
cha/li/'co/tisch (ad)
Cha/'lon (n)
cha/mae/ce/'phal, -mä- (ad)
Cha/mae/ce/'pha/lia (f)
Cha/mae/ce/pha/'lie, -mä- (f)
Cha/mae/'ce/pha/lus (m)
cha/mae/'conch, -mä- (ad)
Cha/mae/'con/chia (f)
Cha/mae/con/'chie, -mä- (f)
cha/mae/cra/ni/'al, -mä- (ad)

cha/mae/pros/'op, -mä- (ad)
Cha/mae/pros/'opia (f)
Cha/mae/pros/o'pie, -mä- (f)
cha/maer/'rhin, -mär- (ad)
'Chan/cre (m)
Chan/cro/'id (n)
Cha/'rac/ter (m)
Cha/rac/te/ro/lo/'gie (f)
cha/rac/te/ro/'lo/gisch (ad)
Char/riè/re (n)
'Char/ta (f)
Che/'lat (n)
che/'lie/ren (v)
Che/mi/'ca/lie (f)
che/mi/'ca/lisch (ad)
che/mi/lu/mi/nes/'cent (ad)
Che/mi/lu/mi/nes/'cenz (f)
Che/mo/chir/ur/'gie (f)
Che/mo/co/agu/la/ti/'on (f)
Che/mo/dec/'tom (n)
Che/mo/dec/'to/ma (n)
Che/mo/dif/fe/ren/tia/ti/'on (f)
Che/mo/nu/cleo/'ly/se (f)
Che/mo/nu/cle'o/ly/sis (f)
Che/mo/pal/lid/ec/'to/mia (f)
Che/mo/pal/lid/ec/to/'mie (f)
che/mo/pro/phy/'lac/tisch (ad)
Che/mo/pro/phy/'la/xe (f)
Che/mo/pro/phy/'la/xis (f)
Che/mo/re/'cep/tor (m)
Che/'mo/sis (f)
Che/mo/'syn/the/sis (f)
che/mo/syn/'the/tisch (ad)
che/mo/'tac/ti/cus, -ca, -cum (adj)
che/mo/'tac/tisch (ad)
Che/mo/'ta/xis (f)
Che/mo/the/ra/'peu/ti/cum (n)
che/mo/the/ra/'peu/ti/cus, -ca, -cum (adj)
che/mo/the/ra/'peu/tisch (ad)
Che/mo/the/'ra/pia (f)
Che/mo/the/ra/'pie (f)
Che/mo/tro/'pis/mus (m)
Cheyne-Stokes-Re/spi/ra/ti/on (f)
Chi/'as/ma (n)
chi/as/'ma/tisch (ad)
Chil/'al/gia (f)
Chil/al/'gie (f)
Chil/ec/'to/mia (f)
Chil/ec/to/'mie (f)
Chi/'li/tis (f)
Chi/lo/gna/tho/pa/la/'to/schi/sis (f)
Chi/lo/gna/tho/pros/o'po/schi/sis (f)
Chi/lo/gna/tho/ura/'no/schi/sis (f)
Chi/lo/'pla/stic (f)
chi/lo/'pla/stisch (ad)
Chi/lor/rha/'phie (f)
Chi/'lo/schi/sis (f)
Chi/lo/sco/'pie (f)
Chi/'lo/sis (f)
Chi/lo/sto/ma/to/'pla/stic (f)
Chi/lo/to/'mie (f)
'Chir/agra (n)
Chir/'al/gia (f)
Chir/ar/'thri/tis (f)
chi/ro/kin/aes/'the/tisch, -äs- (ad)
Chi/ro/lo/'gie (f)
Chi/ro/me/'ga/lia (f)
Chi/ro/me/ga/'lie (f)
Chi/ro/'pla/stic (f)
Chi/ro/'prac/ti/ker (m)
chi/ro/'prac/tisch (ad)
Chi/ro/'pra/xis (f)
Chi/ro/'spas/mus (m)
Chir/'urg (m)
chir/'ur/gi/cus, -ca, -cum (adj)
Chir/ur/'gie (f)
chir/'ur/gisch (ad)
Chi/'tin (n)
Chi/to/bi'o/se (f)
Chla/'my/dia (f)
Chla/my/di'a/cea (f)
Chla/'my/die (f)
Chla/my/do/bac/te/ri'a/cea (f)
Chlo/'as/ma (n)
Chlor/'acne (f)
Chlor/'ae/mia (f)
Chlor/ae/'mie, -ä'mie (f)
Chlo/'ral (n)
Chlor/an/'ae/mia (f)
Chlor/an/ae/'mie, -ä'mie (f)
Chlo/'rat (n)
chlo/'ra/tus, -ta, -tum (adj)
Chlor/'hy/dria (f)
'chlo/ri/cus, -ca, -cum (adj)
Chlo/'rid (n)
Chlo/rid/'uria (f)
chlo/'rie/ren (v)
Chlo/'rit (n)
Chlo/ro/bu/ta/'nol (n)
Chlo/ro/cre/'sol (n)
Chlo/ro/'form (n)
Chlo/ro/gua/'nid (n)
Chlo/ro/phe/'nol (n)
Chlo/ro/'phyll (n)

Chlo/ro/phyl/'la/se (f)
Chlor/'opia (f)
Chlo/ro/pi/'crin (n)
Chlo/ro/'plast (m)
Chlo/ro/pro/ca/'in (n)
Chlor/'op/sia (f)
Chlo/ro/pu/'rin (n)
Chlo/'ro/sis (f)
Chlo/ro/'then (n)
Chlo/ro/thy/'mol (n)
chlo/'ro/tisch (ad)
Chlor/prom/a'zin (n)
Chlor/prop/a'mid (n)
Chlor/pro/thi/'xen (n)
Chlor/te/tra/cy/'clin (n)
Chlor/zox/a'zon (n)
'Choa/na (f)
choa/'nal (ad)
choa/'na/lis, -le (adj)
Cho'a/ne (f)
Chol/'ae/mia (f)
Chol/ae/'mie, -ä'mie (f)
chol/'ae/misch, -'ämisch (ad)
chol/a'go/gisch (ad)
Chol/a'go/gum (n)
Chol/a'min (n)
Cho/'lan (n)
Chol/an/gi/'ec/ta/sis (f)
Chol/an/gio/car/ci/'nom (n)
Chol/an/gio/car/ci/'no/ma (n)
Chol/an/gio/ga/stro/sto/'mie (f)
Chol/an/gio/'gramm (n)
Chol/an/gio/gra/'phie (f)
chol/an/gio/'lar, -'lär (ad)
chol/an/gio/'la/ri/us, -ria, -um (adj)
Chol/an/gi'o/le (f)
Chol/an/gio/'li/tis (f)
Chol/an/gi/'om (n)
Chol/an/gi'o/ma (n)
Chol/an/'gi/tis (f)
chol/an/'gi/tisch (ad)
Cho/'lat (n)
Cho/le/bi/li/ru/'bin (n)
Cho/le/cal/ci/fe/'rol (n)
Cho/le/chro/mo/po'e/se (f)
Cho/le/chro/mo/po'e/sis (f)
cho/le/chro/mo/po'e/tisch (ad)
Cho/le/cyst/a'go/gum (n)
Cho/le/cyst/'al/gia (f)
Cho/le/cyst/al/'gie (f)
Cho/le/cyst/'ec/ta/sis (f)
Cho/le/cyst/ec/'to/mia (f)
Cho/le/cyst/ec/to/'mie (f)
Cho/le/cyst/en/te/ror/rha/'phie (f)
Cho/le/cyst/en/te/ro/sto/'mie (f)
Cho/le/'cy/stis (f)
Cho/le/cy/'sti/tis (f)
cho/le/cy/'sti/tisch (ad)
Cho/le/cy/sto/co/lo/sto/'mie (f)
Cho/le/cy/sto/duo/de/no/sto/'mie (f)
Cho/le/cy/sto/elec/tro/co/agul/ec-'to/mia (f)
Cho/le/cy/sto/elec/tro/co/agul/ec-to/'mie (f)
Cho/le/cy/sto/'gramm (n)
Cho/le/cy/sto/gra/'phie (f)
Cho/le/cy/sto/ki/'nin (n)
Cho/le/cy/sto/'lith (m)
Cho/le/cy/sto/li/'thia/sis (f)
Cho/le/cy/sto/li/tho/to/'mie (f)
Cho/le/cy/sto/pe/'xie (f)
Cho/le/cy/stor/rha/'phie (f)
Cho/le/cy/sto/sto/'mie (f)
Cho/le/cy/sto/to/'mie (f)
Cho/le/doch/ec/'ta/sia (f)
Cho/le/doch/ec/ta/'sie (f)
Cho/le/doch/'ec/ta/sis (f)
cho/le/doch/ec/'ta/tisch (ad)
Cho/le/doch/ec/'to/mia (f)
Cho/le/doch/ec/to/'mie (f)
Cho/le/do/'chi/tis (f)
Cho/le/do/cho/cy/sto/sto/'mie (f)
Cho/le/do/cho/duo/de/no/sto/'mie (f)
Cho/le/do/cho/'lith (m)
Cho/le/do/cho/li/'thia/sis (f)
Cho/le/do/cho/li/tho/to/'mie (f)
Cho/le/do/cho/li/tho/trip/sie (f)
Cho/le/do/cho/'pla/stic (f)
Cho/le/do/chor/rha/'phie (f)
Cho/le/do/cho/sto/'mie (f)
Cho/le/do/cho/to/'mie (f)
Cho/'le/do/chus (m)
cho/'le/do/chus, -cha, -chum (adj)
Cho/le/glo/'bin (n)
Cho/le/hae/ma/'tin, -hä- (n)
Cho/le/'lith (m)
Cho/le/li/'thia/sis (f)
Cho/le/li/tho/to/'mie (f)
Chol/'eme/sis (f)
Cho/le/po'e/se (f)
Cho/le/po'e/sis (f)
cho/le/po'e/tisch (ad)
'Cho/le/ra (f)
Chol/e're/se (f)
Chol/'ere/sis (f)

Chol/e're/ti/cum (n)
chol/e're/tisch (ad)
cho/'le/ri/cus, -ca, -cum (adj)
Cho/'le/ri/ker (m)
cho/'le/risch (ad)
Cho/ler/'rha/gia (f)
Cho/ler/rha/'gie (f)
Cho/le/'stan (n)
Cho/le/sta/'nol (n)
Cho/le/'sta/se (f)
Cho/'le/sta/sis (f)
cho/le/'sta/tisch (ad)
Cho/le/stea/'tom (n)
Cho/le/stea/'to/sis (f)
Cho/le/'sten (n)
Cho/le/ste/'nol (n)
Cho/le/ster/'ae/mia (f)
Cho/le/ster/ae/'mie, -ä'mie (f)
Cho/le/ste/'ra/se (f)
Cho/le/ste/'rin (n)
Cho/le/ste/rin/'ae/mia (f)
Cho/le/ste/rin/ae/'mie, -ä'mie (f)
cho/le/ste/rin/'ae/misch, -'ämisch (ad)
Cho/le/ste/rin/'uria (f)
Cho/le/ste/'rol (n)
Cho/le/ste/rol/'ae/mia (f)
Cho/le/ste/rol/ae/'mie, -ä'mie (f)
Cho/le/ste/rol/'ere/sis (f)
Cho/le/ste/ro/'lo/sis (f)
Cho/le/ste/'ryl (n)
Cho/'lin (n)
Cho/lin/ace/ty/'la/se (f)
cho/lin/'er/gisch (ad)
Cho/lin/este/'ra/se (f)
cho/li/no/'ly/tisch (ad)
cho/li/no/mi/'me/tisch (ad)
Cho/lin/oxi/'da/se (f)
Chol/'uria (f)
chon/'dral (ad)
Chon/'dral/gia (f)
Chon/dral/'gie (f)
Chon/drec/'to/mia (f)
Chon/drec/to/'mie (f)
Chon/dri/fi/ca/ti/'on (f)
chon/dri/fi/'cie/ren (v)
Chon/dri/'gen (n)
Chon/'drin (n)
Chon/drio/'cont (m)
Chon/drio/ki/'ne/sis (f)
Chon/dri/'om (n)
Chon/dri'o/ma (n)
Chon/drio/'mit (m)
Chon/drio/'som (n)
Chon/'dri/tis (f)
Chon/dro/'blast (m)
Chon/dro/cal/ci/'no/se (f)
Chon/dro/cal/ci/'no/sis (f)
Chon/'dro/cla/sis (f)
Chon/dro/'clast (m)
chon/dro/co/'stal (ad)
Chon/dro/'cra/ni/um (n)
Chon/dro/'cyt (m)
chon/cro/'cy/tisch (ad)
Chon/'dro/cy/tus (m)
Chon/dro/dys/'pla/sia (f)
Chon/dro/dys/'tro/phia (f)
chon/dro/ec/to/der/'mal (ad)
Chon/dro/fi/'bro/ma (n)
Chon/dro/'ge/ne/sis (f)
chon/dro/ge/'ne/tisch (ad)
chon/dro/'id (ad)
Chon/droi/'tin (n)
Chon/'drom (n)
Chon/'dro/ma (n)
Chon/dro/ma/'la/cia (f)
Chon/dro/ma/la/'cie (f)
chon/dro/ma/'tos (ad)
Chon/dro/ma/'to/sis (f)
chon/dro/ma/'to/sus, -sa, -sum (adj)
Chon/dro/'mer (n)
Chon/dro/mu/co/'id (n)
chon/dro/my/xo/'id (ad)
Chon/dro/my/'xom (n)
Chon/dro/my/'xo/ma (n)
Chon/dro/'pa/thia (f)
Chon/dro/pa/'thie (f)
Chon/dro/'phyt (m)
Chon/dro/'pla/stic (f)
chon/dro/'pla/stisch (ad)
Chon/dro/po/'ro/sis (f)
Chon/dro/pro/te/'in (n)
Chon/dros/a'min (n)
Chon/dro/sar/'com (n)
Chon/dro/sar/'co/ma (n)
Chon/dro/'sin (n)
Chon/'dro/sis (f)
Chon/dro/to/'mie (f)
Cho/'part-Am/pu/ta/ti/on (f)
Cho/'part-Li/nie (f)
'Chor/da (f)
chor/'dal (ad)
chor/'da/tus, -ta, -tum (adj)
Chord/ec/'to/mia (f)
Chord/ec/to/'mie (f)
chord/ec/to/'mie/ren (v)
Chord/en/'ce/pha/lon (n)
Chor/'di/tis (f)

Chor/do/bla/'stom (n)
Chor/'dom (n)
Chor/do/to/'mie (f)
'Cho/rea (f)
'Cho/ria (f)
Cho/rio/ade/'no/ma (n)
Cho/rio/am/nio/'ni/tis (f)
Cho/rio/an/gi'o/ma (n)
Cho/rio/an/gi'o/pa/gus (m)
Cho/rio/ca/pil/'la/ris (f)
cho/rio/ca/pil/'la/ris, -re (adj)
Cho/rio/car/ci/'nom (n)
Cho/rio/car/ci/'no/ma (n)
Cho/rio/'ce/le (f)
cho/rio/'id (ad)
Cho/rio/'idea (f)
cho/rio/'ide/us, -'idea, -um (adj)
Cho/ri/'om (n)
Cho/ri'o/ma (n)
'Cho/ri/on (n)
Cho/rio/'ni/tis (f)
Cho/'ri/stia (f)
Cho/ri/sto/bla/'sto/ma (n)
Cho/ri/'sto/ma (n)
'Christ/mas-Fac/tor (m)
Chrom (n)
Chrom/aes/'the/sia (f)
Chrom/aes/the/'sie, -äs- (f)
chrom/af/'fin (ad)
Chrom/af/fi/no/pa/'thie (f)
Chro/'mat (n)
Chro/ma/'tid (n)
Chro/ma/'tin (n)
chro/ma/tin-'ne/ga/tiv (ad)
chro/ma/tin-'po/si/tiv (ad)
chro/'ma/tisch (ad)
Chro/ma/to/'gramm (n)
Chro/ma/to/gra/'phie (f)
chro/ma/to/'id (ad)
Chro/ma/to/lo/'gie (f)
Chro/ma/to/'ly/se (f)
Chro/ma/'to/ly/sis (f)
Chro/mat/'op/sia (f)
Chro/ma/'to/sis (f)
Chro/mat/'uria (f)
Chrom/hi/'dro/sis (f)
chro/'mie/ren (v)
'Chro/mi/um (n)
Chro/mo/bac/'te/ri/um (n)
Chro/mo/bla/sto/my/'co/se (f)
Chro/mo/bla/sto/my/'co/sis (f)
Chro/mo/'cen/trum (n)
Chro/mo/'cri/nia (f)
Chro/mo/cri/'nie (f)
Chro/mo/cy/sto/'sco/pia (f)
Chro/mo/cy/sto/sco/'pie (f)
Chro/mo/'cyt (m)
Chro/'mo/cy/tus (m)
Chro/mo/da/cry/or/'rhoe, -'rhö (f)
Chro/mo/da/cry/or/'rhoea (f)
Chro/mo/'gen (n)
chro/mo/'gen (ad)
Chro/mo/'ge/ne/sis (f)
Chro/mo/'mer (n)
Chro/mo/my/'co/se (f)
Chro/mo/my/'co/sis (f)
Chro/mo/'ne/ma (n)
Chrom/o'ny/chia (f)
Chrom/ony/'chie (f)
chro/mo/'phil (ad)
Chro/mo/'phi/lia (f)
chro/mo/'phob (ad)
Chro/mo/'pho/bia (f)
Chro/mo/'phor (n)
chro/mo/'phor (ad)
Chro/mo/'plas/ma (n)
Chro/mo/pro/te/'in (n)
Chrom/'op/sia (f)
Chro/mo/'sco/pia (f)
Chro/mo/sco/'pie (f)
Chro/mo/'som (n)
chro/mo/so/'mal (ad)
chro/mo/so/'ma/lis, -le (adj)
chro/mo/so/'ma/ti/cus, -ca, -cum (adj)
chro/mo/so/'ma/tisch (ad)
Chro/mo/'so/men/ab/er/ra/ti/on (f)
Chron/a'xie (f)
Chron/axi/'me/ter (n)
Chro/ni/ci/'tät (f)
'chro/ni/cus, -ca, -cum (adj)
'chro/nisch (ad)
Chro/no/'graph (m)
chro/no/'lo/gisch (ad)
Chro/no/me/'trie (f)
chro/no/'trop (ad)
Chrys/aro/'bin (n)
Chry/'sia/sis (f)
Chry/so/cya/'no/se (f)
Chry/so/cya/'no/sis (f)
chry/so/cya/'no/tisch (ad)
Chry/so/'der/ma (n)
Chry/so/'my/ia (f)
'Chrys/ops (f)
Chry/'so/sis (f)
chry/so/the/ra/'peu/tisch (ad)
Chry/so/the/ra/'pie (f)

Chyl/'ae/mia (f)
Chyl/ae/'mie, -ä'mie (f)
Chyl/an/gi/'om (n)
Chyl/an/gi'o/ma (n)
Chyl/hi/'dro/sis (f)
Chyl/i'dro/sis (f)
Chy/lo/'ce/le (f)
Chy/'lo/mi/cron (n)
Chy/lo/mi/cron/'ae/mia (f)
Chy/lo/mi/cron/ae/'mie, -ä'mie (f)
Chy/lor/'rhoe, -'rhö (f)
Chy/lor/'rhoea (f)
chy/'los (ad)
Chy/lo/'tho/rax (m)
Chyl/'uria (f)
Chyl/u'rie (f)
'Chy/lus (m)
Chy/mi/fi/ca/ti/'on (f)
chy/mi/fi/'cie/ren (v)
chy/'mos (ad)
Chy/mo/tryp/'sin (n)
Chy/mo/tryp/si/no/'gen (n)
'Chy/mus (m)
ci/ca/tri/'cos (ad)
ci/ca/tri/'co/sus, -sa, -sum (adj)
Ci/ca/'tri/cu/la (f)
Ci/'ca/trix (f)
Ci/cu/'tis/mus (m)
Ci/cu/to/'xin (n)
ci/li/'ar (ad)
ci/li'a/ris, -re (adj)
Ci/li'a/tum (n)
ci/li'a/tus, -ta, -tum (adj)
ci/lio/spi/'nal (ad)
'Ci/li/um (n)
Ci/me/ti/'din (n)
'Ci/mex (m)
Ci/mi/'ci/fu/ga (f)
Ci/mi/ci/fu/'gin (n)
ci/'ne/re/us, -rea, -um (adj)
Cin/ge/'stol (n)
Cin/gul/ec/'to/mia (f)
Cin/gul/ec/to/'mie (f)
Cin/gu/lo/'to/mia (f)
Cin/gu/lo/to/'mie (f)
'Cin/gu/lum (n)
cir/ca/di/'an (ad)
cir/ci/'na/tus, -ta, -tum (adj)
cir/co/'ide/us, -'idea, -um (adj)
cir/cu/'lar (ad)
cir/cu/'la/ris, -re (adj)
Cir/cu/'la/tio (f)
Cir/cu/la/ti/'on (f)
cir/cu/la/'to/risch (ad)
cir/cu/'lie/ren (v)
'Cir/cu/lus (m)
cir/cum/a'nal (ad)
cir/cum/a'na/lis, -le (adj)
Cir/cum/'ci/sio (f)
Cir/cum/ci/si/'on (f)
Cir/cum/'duc/tio (f)
Cir/cum/duc/ti/'on (f)
Cir/cum/fe/'ren/tia (f)
Cir/cum/fe/'renz (f)
cir/cum/'flex (ad)
cir/cum/'fle/xus, -xa, -xum (adj)
cir/cum/scri/'bie/ren (v)
cir/cum/'script (ad)
cir/cum/'scrip/tus, -ta, -tum (adj)
cir/cum/val/'la/tus, -ta, -tum (adj)
Cir/'rho/se (f)
Cir/'rho/sis (f)
cir/'rho/ti/cus, -ca, -cum (adj)
cir/'rho/tisch (ad)
cis (ad)
Ci/'ster/na (f)
Ci/'ster/ne (f)
Ci/ster/no/'gra/phia (f)
Ci/ster/no/gra/'phie (f)
Cis-'trans-Iso/me/rie (f)
'Cis/tron (n)
Cis/ve/sti/'tis/mus (m)
Ci/'trat (n)
ci/'trie/ren (v)
Ci/'trin (n)
Ci/tri/'nin (n)
Ci/'tro/ne (f)
Ci/'tro/vo/rum/fac/tor (m)
ci/'tro/vo/rus, -ra, -rum (adj)
Ci/trul/'lin (n)
Ci/trul/lin/'ae/mia (f)
Ci/trul/lin/ae/'mie, -ä'mie (f)
Cla/do/'spo/ri/um (n)
Cla/ri/fi/ca/ti/'on (f)
cla/ri/fi/'cie/ren (v)
'cla/rus, -ra, -rum (adj)
'Cla/sis (f)
Clas/ma/to/'cyt (m)
clas/ma/to/'cy/ti/cus, -ca, -cum (adj)
clas/ma/to/'cy/tisch (ad)
Clas/ma/'to/cy/tus (m)
Clast (m)
Clau/di/'ca/tio (f)
Clau/di/ca/ti/'on (f)

Clau/stro/'phi/lia (f)
Clau/stro/phi/'lie (f)
Clau/stro/'pho/bia (f)
Clau/stro/pho/'bie (f)
'Clau/strum (n)
'Cla/vi/ceps (f)
Cla/vi/co/'to/mia (f)
Cla/vi/co/to/'mie (f)
Cla/'vi/cu/la (f)
cla/vi/cu/'lar (ad)
Cla/vi/cul/ec/'to/mia (f)
Cla/vi/cul/ec/to/'mie (f)
cla/vi/pec/to/'ral (ad)
'Cla/vus (m)
'Clear/ance (f)
'Clear/ance-Test (m)
clei/do/co/'stal (ad)
clei/do/cra/ni/'al (ad)
clei/do/hyo/'id (ad)
clei/do/ma/sto/'id (ad)
clei/do/sca/pu/'lar (ad)
Clei/do/'to/mia (f)
Clei/do/to/'mie (f)
Clep/to/'ma/nia (f)
Clep/to/ma/'nie (f)
clep/to/'ma/nisch (ad)
Cli/mac/'te/ri/um (n)
Cli/ma/to/'lo/gia (f)
Cli/ma/to/lo/'gie (f)
Cli/ma/to/the/'ra/pia (f)
Cli/ma/to/the/ra/'pie (f)
'Cli/max (f)
'Cli/nic (f)
'Cli/ni/cum (n)
'cli/ni/cus, -ca, -cum (adj)
'Cli/ni/ker (m)
'cli/nisch (ad)
cli/no/ce/'phal (ad)
Cli/no/ce/'pha/lia (f)
Cli/no/ce/pha/'lie (f)
Cli/no/'ce/pha/lus (m)
cli/no/dac/'tyl (ad)
Cli/no/dac/'ty/lia (f)
Cli/no/dac/ty/'lie (f)
cli/no/'id (ad)
cli/no/'ide/us, -'idea, -um (adj)
Cli/tor/'al/gia (f)
Cli/tor/al/'gie (f)
Cli/tor/ec/'to/mia (f)
Cli/tor/ec/to/'mie (f)
Cli/to/'ri/tis (f)
cli/to/'ri/tisch (ad)
Cli/to/ro/me/'ga/lia (f)
Cli/to/ro/me/ga/'lie (f)
'Cli/vus (m)
Clo'a/ca (f)
cloa/'cal (ad)
cloa/co/'gen (ad)
Clo'a/ke (f)
'Clon (m)
clo/'nal (ad)
'clo/nisch (ad)
Clon/or/chi'a/se (f)
Clon/or/'chia/sis (f)
Clon/'or/chis (m)
'Clo/nus (m)
Clo/'quet-Ca/nal (m)
clo/stri/di/'al (ad)
Clo/'stri/di/um (n)
Clow/'nis/mus (m)
'Clu/nis (f)
'Clus/ter (m)
'Clys/ma (n)
Cly/'ste/ri/um (n)
Cly/'stier (n)
'cne/misch (ad)
Co/ad/ap/ta/ti/'on (f)
co/ad/ap/'tie/ren (v)
co/agu/'la/bel (ad)
Co/agu/la/bi/li/'tät (f)
Co/'agu/lans (n)
co/'agu/lans (adj)
co/agu/'lant (ad)
Co/agu/'la/se (f)
Co/agu/'la/tio (f)
Co/agu/la/ti/'on (f)
Co/agu/la/ti/'ons/fac/tor (m)
co/agu/'lie/ren (v)
Co/agu/lo/'pa/thia (f)
Co/agu/lo/pa/'thie (f)
Co/'agu/lum (n)
Co/arc/'ta/tio (f)
Co/arc/ta/ti/'on (f)
co/arc/'ta/tus, -ta, -tum (adj)
Co/arc/to/'to/mia (f)
Co/arc/to/to/'mie (f)
Co/bal/a'min (n)
'Co/balt (n)
'Co/balt/can/no/ne (f)
Co/'bal/tum (n)
'Co/bra (f)
'Co/bra/le/ci/thid (n)
Co/bra/ly/'sin (n)
Co/ca/'in (n)
Co/cai/'nis/mus (m)
Co/cai/'nist (m)
Co/carb/oxy/'la/se (f)
Co/car/ci/no/'gen (n)
coc/'cal (ad)
coc/ci/di/'al (ad)

Coc/'ci/die (f)
Coc/ci/dio/i'din (n)
Coc/ci/dio/ido/my/'co/se (f)
Coc/ci/dio/ido/my/'co/sis (f)
Coc/ci/dio/i'do/se (f)
Coc/ci/dio/i'do/sis (f)
Coc/ci/di'o/se (f)
Coc/ci/di'o/sis (f)
coc/ci/dio/'sta/tisch (ad)
Coc/'ci/di/um (n)
coc/co/ba/cil/'lar (ad)
coc/co/ba/cil/li/'form (ad)
Coc/co/ba/'cil/lus (m)
coc/co/'gen (ad)
coc/co/'id (ad)
'Coc/cus (m)
Coc/cyg/ec/'to/mia (f)
Coc/cyg/ec/to/'mie (f)
coc/'cy/ge/us, -gea, -um (adj)
Coc/cyg/o'dy/nia (f)
Coc/cyg/ody/'nie (f)
'Coc/cyx (m)
'Coch/lea (f)
coch/le/'ar (ad)
coch/lea/ri/'form (ad)
coch/lea/ri/'for/mis, -me (adj)
coch/le'a/ris, -re (adj)
Coch/le'i/tis (f)
Coc/to/an/ti/'gen (n)
Coc/to/prae/ci/pi/'tin, -prä- (n)
Cod/a'min (n)
Co/de/carb/oxy/'la/se (f)
Co/de/'in (n)
Co/dei/'nis/mus (m)
co/do/mi/'nant (ad)
'Co/don (n)
Co/ef/fi/ci/'ent (m)
Coel/en/te/'ra/tum (n)
Coel/'en/te/ron (n)
Coe/li/a'del/phus (m)
Coe/li/ec/'ta/sia (f)
Coe/li/ec/ta/'sie, Cö- (f)
Coe/li/'ec/ta/sis (f)
coe/li/ec/'ta/tisch, cö- (ad)
Coe/lio/col/po/'to/mia (f)
Coe/lio/col/po/to/'mie, Cö- (f)
Coe/lio/my/om/ec/'to/mia (f)
Coe/lio/my/om/ec/to/'mie, Cö- (f)
Coe/li/or/rha/'phie, Cö- (f)
Coe/lio/'sco/pia (f)
Coe/lio/sco/'pie, Cö- (f)
Coe/lio/'to/mia (f)
Coe/lio/to/'mie, Cö- (f)
Coe/'li/tis (f)
Coe/'lom, Cö- (n)
Coe/'lo/ma (n)
Coe/lo/'sit, Cö- (m)
Coen/a'del/phus (m)
Coen/aes/'the/sia (f)
Coen/aes/the/'sie, Cön/äs- (f)
Coe/no/'cyt, Cö- (m)
Coe/'no/cy/tus (m)
Co/en/'zym (n)
Co/'fac/tor (m)
Co/fer/'ment (n)
Cof/fe/'in (n)
Co/'gni/tio (f)
Co/gni/ti/'on (f)
co/gni/'tiv (ad)
Co/ha/bi/'ta/tio (f)
Co/ha/bi/ta/ti/'on (f)
co/ha/bi/'tie/ren (v)
co/hae/'rent, -hä- (ad)
Co/hae/'ren/tia (f)
Co/hae/'renz, -hä- (f)
co/hae/'rie/ren, -hä- (v)
Co/hae/si/'on, -hä- (f)
Coil/o'ny/chia (f)
Coil/ony/'chie (f)
Co/in/ci/'denz (f)
co/i'tie/ren (v)
'Co/itus (m)
Col/chi/'cin (n)
Col/ec/'to/mia (f)
Col/ec/to/'mie (f)
Co/leo/'ce/le (f)
Co/leo/cy/'sti/tis (f)
Co/leo/'pto/se (f)
Co/leo/'pto/sis (f)
Co/li/ba/cill/'ae/mia (f)
Co/li/ba/cill/ae/'mie, -ä'mie (f)
Co/li/ba/cil/'lo/se (f)
Co/li/ba/cil/'lo/sis (f)
Co/li/ba/cill/'uria (f)
Co/li/ba/cill/u'rie (f)
Co/li/ba/'cil/lus (m)
Co/li/bac/'te/ri/um (n)
Co/'lic (f)
'co/li/cus, -ca, -cum (adj)
Co/li/'stin (n)
Co/'li/tis (f)
co/'li/tisch (ad)
col/la/'bie/ren (v)
Col/la/'gen (n)
Col/la/ge/'na/se (f)
Col/la/ge/'no/se (f)
Col/la/ge/'no/sis (f)
col/la/ge/'no/tisch (ad)
Col/'laps (m)
Col/'lap/sus (m)

col/la/te/'ral (ad)
col/la/te/'ra/lis, -le (adj)
col/lec/'tiv (ad)
Col/'lec/tor (m)
Col/li/cu/'li/tis (f)
Col/'li/cu/lus (m)
col/li/ga/'tiv (ad)
col/li/ne/'ar (ad)
Col/li/nea/ri/'tät (f)
Col/li/qua/ti/'on (f)
col/li/qua/'tiv (ad)
Col/li/si/'on (f)
Col/'li/tis (f)
Col/lo/'id (n)
Col/lo/ido/'cla/sia (f)
Col/lo/ido/cla/'sie (f)
Col/lo/i'do/cla/sis (f)
col/lo/ido/'cla/stisch (ad)
col/lo/'id-os/mo/tisch (ad)
'Col/lum (n)
Co/lo/'bo/ma (n)
co/lo/'co/lisch (ad)
Co/lo/co/lo/sto/'mie (f)
Co/lo/cy/sto/'pla/stic (f)
Co/lo/he/pa/to/pe/'xie (f)
'Co/lon (n)
Co/'lo/nia (f)
Co/lo/'nie (f)
Co/lo/proc/to/sto/'mie (f)
Co/lo/'pto/se (f)
Co/lo/'pto/sis (f)
'Co/lor (m)
Co/lo/ri/'me/ter (n)
Co/lo/ri/me/'trie (f)
co/lo/ri/'me/trisch (ad)
'Co/lor-In/dex (m)
Co/lor/rha/'phie (f)
co/lor/rha/'phie/ren (v)
Co/lo/sto/'mie (f)
Co/lo/stror/'rhoe, -'rhö (f)
Co/lo/stror/'rhoea (f)
Co/'lo/strum (n)
Co/lo/'to/mia (f)
Co/lo/to/'mie (f)
Colp/'al/gia (f)
Colp/al/'gie (f)
Colp/a'tre/sia (f)
Colp/ec/'ta/sia (f)
Colp/ec/ta/'sie (f)
Colp/'ec/ta/sis (f)
Colp/ec/'to/mia (f)
Colp/ec/to/'mie (f)
Colp/eu/'ryn/ter (m)
Col/'pi/tis (f)
col/'pi/tisch (ad)
Col/po/'ce/le (f)
Col/po/pe/'xie (f)
Col/po/'pla/stic (f)
Col/por/rha/'phie (f)
Col/por/'rhe/xis (f)
Col/po/'scop (n)
Col/po/'sco/pia (f)
Col/po/sco/'pie (f)
Col/po/'to/mia (f)
Col/po/to/'mie (f)
Co/'lum/na (f)
'Co/ma (n)
co/ma/'tos (ad)
Com/bi/na/ti/'ons/prae/pa/rat,
-prä- (n)
'Com/edo (m)
'Com/ma/ba/cil/lus (m)
Com/mis/'sur (f)
Com/mis/'su/ra (f)
Com/mis/su/ro/'to/mia (f)
Com/mis/su/ro/to/'mie (f)
Com/'mo/tio (f)
com/mu/ni/'ca/bel (ad)
Com/mu/ni/ca/ti/'on (f)
com/mu/ni/'cie/ren (v)
Com/'pac/ta (f)
com/'pac/tus, -ta, -tum (adj)
com/pa/ra/'tiv (ad)
com/pa/'ti/bel (ad)
Com/pa/ti/bi/li/'tät (f)
Com/pen/sa/ti/'on (f)
com/pen/sa/'to/risch (ad)
com/pen/'sie/ren (v)
com/pe/ti/'tiv (ad)
Com/ple/'ment (n)
com/ple/men/'tar (ad)
Com/ple/men/ta/ti/'on (f)
Com/ple/'ment/fi/xa/ti/on (f)
Com/ple/'ment/sy/stem (n)
com/'plett (ad)
Com/'plex (m)
Com/'ple/xus (m)
Com/'pli/ance (f)
Com/pli/ca/ti/'on (f)
com/pli/'cie/ren (v)
Com/po/si/ti/'on (f)
Com/'po/si/tum (n)
com/'po/si/tus, -ta, -tum (adj)
Com/'pres/se (f)
Com/'pres/sio (f)
Com/pres/si/'on (f)
Com/'pres/sor (m)
com/pri/'mie/ren (v)
Com/'pul/sio (f)
Com/pul/si/'on (f)

com/pul/'siv (ad)
com/pu/'tie/ren (v)
com/'pu/tor-as/si/stie/ren (v)
com/pu/to/ri/'sie/ren (v)
con/'cav (ad)
Con/ca/vi/'tät (f)
con/ca/vo-con/'vex (ad)
Con/cen/tra/ti/'on (f)
con/cen/'trie/ren (v)
con/'cen/trisch (ad)
Con/'cept (n)
Con/'cep/tio (f)
Con/cep/ti/'on (f)
Con/'cep/tum (n)
Con/'cep/tus (m)
'Con/cha (f)
'Con/che (f)
Con/'chi/tis (f)
con/ci/'pie/ren (v)
con/co/mi/'tie/ren (v)
con/cor/'dant (ad)
Con/cor/'dan/tia (f)
Con/cor/'danz (f)
Con/cre/'ment (n)
Con/cre/'men/tum (n)
con/'cret (ad)
Con/'cre/tio (f)
Con/cre/ti/'on (f)
con/'cur/rens (adj)
con/cur/'rent (ad)
Con/cur/'renz (f)
Con/'cus/sio (f)
Con/cus/si/'on (f)
Con/den/'sat (n)
Con/den/sa/ti/'on (f)
con/den/'sie/ren (v)
Con/'den/sor (m)
Con/'di/tio (f)
Con/di/ti/'on (f)
con/di/tio/'nie/ren (v)
Con/'dom (n)
con/du/'cie/ren (v)
Con/duc/'tanz (f)
con/duc/'ti/bel (ad)
Con/duc/ti/bi/li/'tät (f)
Con/duc/ti/'on (f)
con/duc/'tiv (ad)
Con/duc/ti/vi/'tät (f)
Con/'duc/tor (m)
con/dy/'lar (ad)
Con/dyl/ar/'thro/sis (f)
Con/dyl/ec/'to/mia (f)
Con/dyl/ec/to/'mie (f)
Con/dy/'lom (n)
Con/dy/'lo/ma (n)
con/dy/lo/ma/'tos (ad)
Con/dy/lo/'to/mia (f)
Con/dy/lo/to/'mie (f)
'Con/dy/lus (m)
Con/fa/bu/'la/tio (f)
Con/fa/bu/la/ti/'on (f)
con/fa/bu/'lie/ren (v)
Con/fi/gu/'ra/tio (f)
Con/fi/gu/ra/ti/'on (f)
con/fi/gu/'rie/ren (v)
Con/'flict (m)
Con/flu/'enz (f)
Con/for/'ma/tio (f)
Con/for/ma/ti/'on (f)
Con/fron/ta/ti/'on (f)
Con/'fu/sio (f)
Con/fu/si/'on (f)
Con/ge/'la/tio (f)
Con/ge/la/ti/'on (f)
con/ge/ni/'tal (ad)
Con/ge/sti/'on (f)
con/ge/'stiv (ad)
Con/glo/me/'rat (n)
Con/glo/me/ra/ti/'on (f)
con/glo/me/'rie/ren (v)
Con/glu/'tin (n)
Con/glu/ti/na/ti/'on (f)
Con/glu/ti/'nin (n)
con/gru/'ent (ad)
Con/gru/'en/tia (f)
Con/gru/'enz (f)
Co/'ni/di/um (n)
Co/ni/'in (n)
Co/ni'o/se (f)
Co/ni'o/sis (f)
Co/nio/spo/ri'o/se (f)
Co/nio/spo/ri'o/sis (f)
'co/nisch (ad)
'Co/ni/um (n)
Con/iunc/'ti/va (f)
con/iunc/ti/'val, -junc- (ad)
Con/iunc/ti/'vi/tis (f)
Con/iunc/ti/vo/'pla/stic, -junc- (f)
con/iunc/'ti/vus, -va, -vum (adj)
con/nec/'tiv (ad)
Con/'nec/tor (m)
Con/'ne/xus (m)
co/no/'id (ad)
co/no/'ide/us, -'idea, -um (adj)
con/san/gu/'in (ad)
Con/san/gu'i/ni/tas (f)
Con/san/gui/ni/'tät (f)
Con/sci/'en/tia (f)

'con/sci/us, -scia, -um (adj)
con/se/cu/'tiv (ad)
con/sen/su/'ell (ad)
con/ser/va/'tiv (ad)
Con/si/'stenz (f)
con/so/li/'die/ren (v)
con/'stant (ad)
Con/'stan/te (f)
Con/'stanz (f)
Con/stel/la/ti/'on (f)
Con/sti/'pa/tio (f)
Con/sti/pa/ti/'on (f)
con/sti/'pie/ren (v)
Con/sti/'tu/tio (f)
Con/sti/tu/ti/'on (f)
con/sti/tu/tio/'nell (ad)
con/sti/tu/'tiv (ad)
Con/'stric/tio (f)
Con/stric/ti/'on (f)
con/stric/'tiv (ad)
Con/'stric/tor (m)
con/strin/'gie/ren (v)
con/struc/'tiv (ad)
Con/sul/ta/ti/'on (f)
con/sul/'tie/ren (v)
Con/'sump/tio (f)
Con/sump/ti/'on (f)
con/sump/'tiv (ad)
Con/'tact (m)
Con/'tact/lin/se (f)
Con/'tac/tus (m)
Con/'ta/gio (f)
Con/ta/gi/'on (f)
con/ta/gi/'os (ad)
Con/ta/gio/si/'tät (f)
con/ta/gi'o/sus, -sa, -sum (adj)
Con/'ta/gi/um (n)
Con/ta/mi/'na/tio (f)
Con/ta/mi/na/ti/'on (f)
con/ta/mi/'nie/ren (v)
con/ti/'nent (ad)
Con/ti/'nen/tia (f)
Con/ti/'nenz (f)
Con/ti/'nui/tas (f)
Con/ti/nui/'tät (f)
con/'ti/nu/us, -nua, -um (adj)
Con/tra/'cep/tio (f)
Con/tra/cep/ti/'on (f)
con/tra/cep/'tiv (ad)
Con/tra/cep/'ti/vum (n)
con/tra/cep/'ti/vus, -va, -vum (adj)
con/trac/'til (ad)
Con/trac/ti/li/'tät (f)
Con/'trac/tio (f)
Con/trac/ti/'on (f)
Con/trac/'tur (f)
Con/trac/'tu/ra (f)
con/tra/'hie/ren (v)
'Con/tra/in/di/ca/ti/on (f)
'con/tra/in/di/cie/ren (v)
con/tra/la/te/'ral (ad)
con/tra/la/te/'ra/lis, -le (adj)
Con/'trast (m)
Con/'trast/me/di/um (n)
Con/trec/'ta/tio (f)
Con/trec/ta/ti/'on (f)
Cont/'rol/le (f)
Cont/'roll/ex/pe/ri/ment (n)
cont/rol/'lie/ren (v)
Con/'tu/sio (f)
Con/tu/si/'on (f)
'Co/nus (m)
con/va/les/'cent (ad)
Con/va/les/'cenz (f)
Con/'vec/tio (f)
Con/vec/ti/'on (f)
con/ven/tio/'nell (ad)
con/ver/'gent (ad)
Con/ver/'genz (f)
con/ver/'gie/ren (v)
Con/'ver/sio (f)
Con/ver/si/'on (f)
con/ver/'tie/ren (v)
Con/ver/'tin (n)
con/'vex (ad)
Con/ve/xi/'tät (f)
con/ve/xo-con/'cav (ad)
con/ve/xo-con/'vex (ad)
con/'ve/xus, -xa, -xum (adj)
Con/vo/'lut (n)
Con/vo/lu/ti/'on (f)
con/vo/'lu/tus, -ta, -tum (adj)
con/vol/'vie/ren (v)
Con/'vul/sio (f)
Con/vul/si/'on (f)
con/vul/'siv (ad)
con/vul/'si/vus, -va, -vum (adj)
'Coombs-Test (m)
Co/or/di/'na/te (f)
Co/or/di/na/ti/'on (f)
co/or/di/'nie/ren (v)
co/pi/'os (ad)
co/pi'o/sus, -sa, -sum (adj)
Co/po/ly/'mer (n)
Co/po/ly/me/ri/sa/ti/'on (f)
co/po/ly/me/ri/'sie/ren (v)
Co/prae/ci/pi/ta/ti/'on, -prä- (f)
co/prae/ci/pi/'tie/ren, -prä- (v)
Co/pra/'go/gum (n)

Co/'prae/mia (f)
Co/prae/'mie, -prä- (f)
Co/'pre/me/sis (f)
Co/pro/'chrom (n)
Co/pro/cul/'tur (f)
Co/pro/'la/gnia (f)
Co/pro/la/'gnie (f)
Co/pro/'la/lia (f)
Co/pro/la/'lie (f)
Co/pro/'lith (m)
Co/pro/'pha/gia (f)
Co/pro/pha/'gie (f)
Co/pro/'phi/lia (f)
Co/pro/phi/'lie (f)
Co/pro/por/phy/'rin (n)
Co/pro/por/phy/rin/'uria (f)
Co/pro/por/phy/rin/u'rie (f)
Co/pro/'stan (n)
Co/pro/ste/'rol (n)
Co/pu/la/ti/'on (f)
co/ra/co/acro/mi/'al (ad)
Co/ra/co/bra/chi'a/lis (m)
co/ra/co/bra/chi'a/lis, -le (adj)
co/ra/co/cla/vi/cu/'lar (ad)
Co/ra/co/'id (n)
co/ra/co/'id (ad)
co/ra/co/'ide/us, -'idea, -um (adj)
Cor/ec/'ta/se (f)
Cor/'ec/ta/sis (f)
Cor/ec/'to/pia (f)
Cor/ec/to/'pie (f)
Co/re/'ly/se (f)
Co/'re/ly/sis (f)
Co/re/'pres/sor (m)
'Co/ri-Cy/clus (m)
'Co/ri/um (n)
'Cor/nea (f)
cor/ne/'al (ad)
cor/ne'a/lis, -le (adj)
Cor/ne'i/tis (f)
cor/neo/scle/'ral (ad)
'Cor/ne/um (n)
'cor/ne/us, -nea, -um (adj)
cor/ni/cu/'la/tus, -ta, -tum (adj)
Cor/'ni/cu/lum (n)
Cor/ni/fi/'ca/tio (f)
Cor/ni/fi/ca/ti/'on (f)
cor/ni/fi/'ca/tus, -ta, -tum (adj)
cor/ni/'fi/ci/ens (adj)
cor/ni/fi/'cie/ren (v)
'Cor/nu (n)
cor/nu'a/lis, -le (adj)
Co/'ro/na (f)
co/ro/'nal (ad)
co/ro/'na/lis, -le (adj)
co/ro/'nar (ad)
co/ro/'na/ri/us, -ria, -um (adj)
co/ro/no/'id (ad)
co/ro/no/'ide/us, -'idea, -um (adj)
'Cor/pus (n)
'Cor/pus/car/ci/nom (n)
cor/pus/cu/'lar (ad)
Cor/'pus/cu/lum (n)
Cor/'pus/kel (n)
Cor/rec/'tiv (n)
cor/rec/'tiv (ad)
Cor/re/'la/tio (f)
Cor/re/la/ti/'on (f)
cor/re/'lie/ren (v)
Cor/re/spon/'denz (f)
cor/re/spon/'die/ren (v)
'Cor/ri/gens (n)
'cor/ri/gens (adj)
cor/ro/'die/ren (v)
Cor/ro/si/'on (f)
Cor/ro/si/'ons/prae/pa/rat, -prä- (n)
Cor/ru/'ga/tor (m)
Cor/'sett (n)
'Cor/tex (m)
cor/ti/'cal (ad)
cor/ti/'ca/lis, -le (adj)
cor/ti/ci/fu/'gal (ad)
cor/ti/ci/pe/'tal (ad)
cor/ti/co/bul/'bar (ad)
Cor/ti/co/'gramm (n)
Cor/ti/co/'gram/ma (n)
Cor/ti/co/'gra/phia (f)
Cor/ti/co/gra/'phie (f)
Cor/ti/co/'id (n)
Cor/ti/co/ste/ro/'id (n)
Cor/ti/co/ste/'ron (n)
cor/ti/co/'trop (ad)
Cor/ti/co/tro/'pin (n)
Cor/'tin (n)
Cor/ti/'sol (n)
Cor/ti/'son (n)
Co/'ry/ne/bac/te/rie (f)
Co/ry/ne/bac/'te/ri/um (n)
Co/'ry/za (f)
Cos/'me/tic (f)
Cos/'me/ti/cum (n)
cos/'me/ti/cus, -ca, -cum (adj)
cos/'me/tisch (ad)
co/'stal (ad)
Cost/'al/gia (f)

co/'sta/lis, -le (adj)
co/'sta/tus, -ta, -tum (adj)
Cost/ec/'to/mia (f)
Cost/ec/to/'mie (f)
co/sto/cer/vi/'cal (ad)
co/sto/cer/vi/'ca/lis, -le (adj)
co/sto/cla/vi/cu/'lar (ad)
co/sto/cla/vi/cu/'la/ris, -re (adj)
co/sto/dia/phrag/'ma/ti/cus, -ca, -cum (adj)
co/sto/me/dia/sti/'na/lis, -le (adj)
co/sto/'phre/nisch (ad)
Co/sto/'tom (n)
Co/sto/'to/mia (f)
Co/sto/to/'mie (f)
co/sto/trans/ver/'sa/ri/us, -ria, -um (adj)
co/sto/ver/te/'bra/lis, -le (adj)
co/sto/xi/pho/'ide/us, -'idea, -um (adj)
Co/throm/bo/pla/'stin (n)
Co/trans/ami/'na/se (f)
Co/ty/'le/do (f)
Co/ty/le/'do/ne (f)
Cou/'lomb (n)
co/va/'lent (ad)
Co/va/'lenz (f)
'Co/xa (f)
co/'xal (ad)
Cox/'al/gia (f)
Cox/al/'gie (f)
cox/'al/gisch (ad)
co/'xa/lis, -le (adj)
Cox/ar/'thri/tis (f)
Cox/ar/'thro/se (f)
Cox/ar/'thro/sis (f)
Co/'xi/tis (f)
Cox/o'dy/nia (f)
Co/xo/'to/mia (f)
Co/xo/to/'mie (f)
Co/zy/'ma/se (f)
'Cram/pus (m)
cra/ni/'al (ad)
cra/ni'a/lis, -le (adj)
Cra/ni/'al/nerv (m)
Cra/ni/ec/'to/mia (f)
Cra/ni/ec/to/'mie (f)
Cra/ni'o/cla/sis (f)
Cra/nio/'clast (m)
cra/nio/fa/ci/'al (ad)
cra/nio/fa/ci'a/lis, -le (adj)
Cra/nio/fe/'ne/stria (f)
Cra/nio/la/'cu/nia (f)
Cra/nio/'lo/gia (f)
Cra/nio/lo/'gie (f)
Cra/nio/me/'ga/lia (f)
Cra/nio/me/ga/'lie (f)
Cra/nio/'me/tria (f)
Cra/nio/me/'trie (f)
cra/nio/'me/trisch (ad)
Cra/ni'o/pa/gus (m)
Cra/nio/'pa/thia (f)
Cra/nio/pa/'thie (f)
Cra/nio/'pla/stic (f)
cra/nio/'pla/stisch (ad)
Cra/ni/or/rha/'chi/schi/sis (f)
Cra/ni'o/schi/sis (f)
Cra/nio/'stat (m)
Cra/nio/syn/o'sto/se (f)
Cra/nio/syn/o'sto/sis (f)
Cra/nio/'ta/bes (f)
Cra/nio/'tom (n)
Cra/nio/'to/mia (f)
Cra/nio/to/'mie (f)
Cra/nio/'trac/tor (m)
'Cra/ni/um (n)
Crea/'tin (n)
Crea/tin/'ae/mia (f)
Crea/tin/ae/'mie, -ä'mie (f)
Crea/ti/'nin (n)
Crea/ti/'nin-Clear/ance (f)
Crea/'tin/phos/phat (n)
Crea/tin/'uria (f)
Crea/tin/u'rie (f)
Crea/tor/'rhoe, -'rhö (f)
Crea/tor/'rhoea (f)
Cre/'ma/ster (m)
cre/ma/'ste/ri/cus, -ca, -cum (adj)
Cre/'ma/tio (f)
Cre/ma/ti/'on (f)
Cre/ma/'to/ri/um (n)
'Cre/na (f)
'Cre/no/thrix (f)
Creo/'sol (n)
Cre/pi/'ta/tio (f)
Cre/pi/ta/ti/'on (f)
Cre/'sol (n)
Cré/'tin (m)
Cré/ti/'nis/mus (m)
cré/ti/no/'id (ad)
cri/bri/'form (ad)
cri/bri/'for/mis, -me (adj)
cri/'bros (ad)
cri/'bro/sus, -sa, -sum (adj)
cri/co/ary/tae/no/'id, -tä- (ad)
cri/co/ary/tae/no/'ide/us, -'idea, -um (adj)

Cri/co/'id (n)
cri/co/'id (ad)
cri/co/'ide/us, -'idea, -um (adj)
Cri/co/'to/mia (f)
Cri/co/to/'mie (f)
cri/co/tra/che/'al (ad)
Cri/co/tra/cheo/'to/mia (f)
Cri/co/tra/cheo/to/'mie (f)
Cri-du-'chat-Syn/drom (n)
cri/mi/'na/lis, -le (adj)
Cri/mi/na/'li/stic (f)
cri/mi/na/'li/stisch (ad)
cri/mi/'nell (ad)
Cri/mi/no/lo/'gie (f)
cri/mi/no/'lo/gisch (ad)
'Cri/se (f)
'Cri/sis (f)
'Cri/sta (f)
cri/'sta/tus, -ta, -tum (adj)
'cri/tisch (ad)
'Cro/cus (m)
Cross/ing-'over (n)
Cro/'ta/li/da (f)
Cro/ta/'lin (n)
'Cro/ta/lus (m)
Cro/to/'xin (n)
Croup (m)
crou/'pos (ad)
crou/'po/sus, -sa, -sum (adj)
cru/ci'a/tus, -ta, -tum (adj)
cru/ci/'form (ad)
cru/ci/'for/mis, -me (adj)
cru/'ral (ad)
cru/'ra/lis, -le (adj)
Crus (n)
'Cru/sta (f)
Cru/'sta/ce/um (n)
'Cru/ste (f)
cru/'stos (ad)
cru/'sto/sus, -sa, -sum (adj)
Cry/aes/'the/sia (f)
Cry/aes/the/'sie, -äs- (f)
Cryo/bio/'lo/gia (f)
Cryo/bio/lo/'gie (f)
Cryo/chir/'ur/gia (f)
Cryo/chir/ur/'gie (f)
Cryo/glo/bu/'lin (n)
Cryo/glo/bu/lin/'ae/mia (f)
Cryo/hy/po/phys/ec/'to/mia (f)
Cryo/prae/ci/pi/'tat, -prä- (n)
Cryo/'scop (n)
Cryo/'sco/pia (f)
Cryo/sco/'pie (f)
cryo/'sco/pisch (ad)
Cryo/'stat (m)
Cryo/the/'ra/pia (f)
Cryo/the/ra/'pie (f)
'Cryp/ta (f)
'Cryp/te (f)
'cryp/tisch (ad)
Cryp/'ti/tis (f)
Cryp/to/coc/'co/se (f)
Cryp/to/coc/'co/sis (f)
Cryp/to/'coc/cus (m)
Cryp/to/'coc/ke (f)
cryp/to/'gen (ad)
Crypt/oph/'thal/mia (f)
Crypt/oph/thal/'mie (f)
crypt/oph/'thal/misch (ad)
Crypt/oph/'thal/mus (m)
Crypt/or/'chis/mus (m)
Cryp/to/xan/'thin (n)
Cry/'stall (m)
cry/stal/'lin (ad)
Cry/stal/li/sa/ti/'on (f)
cry/stal/li/'sie/ren (v)
Cry/stal/lo/'gra/phia (f)
Cry/stal/lo/gra/'phie (f)
cry/stal/lo/'gra/phisch (ad)
cry/stal/lo/'id (ad)
Cry/stall/'uria (f)
Cry/stall/u'rie (f)
Cu/'bic/cen/ti/me/ter (n)
cu/bi/'tal (ad)
cu/bi/'ta/lis, -le (adj)
'Cu/bi/tus (m)
Cu/bo/'id (n)
cu/bo/'id (ad)
Cu/bo/'ide/um (n)
cu/bo/'ide/us, -'idea, -um (adj)
cu/bo/ideo/me/ta/tar/'sal (ad)
cu/bo/ideo/na/vi/cu/'lar (ad)
Cul/do/cen/'te/se (f)
Cul/do/cen/'te/sis (f)
Cul/do/'pla/stic (f)
Cul/do/'sco/pia (f)
Cul/do/sco/'pie (f)
Cul/do/'to/mia (f)
Cul/do/to/'mie (f)
'Cu/lex (m)
Cu/'li/ci/da (f)
Cu/li/'cid (n)
Cu/li/'ci/na (f)
Cu/li/'co/se (f)
Cu/li/'co/sis (f)
'Cul/men (n)
Cul/ti/va/ti/'on (f)
cul/ti/'vie/ren (v)
Cul/'tur (f)
Cul/'tu/ra (f)

Cul/'tur/me/di/um (n)
Cu/mu/la/ti/'on (f)
cu/mu/la/'tiv (ad)
cu/mu/'lie/ren (v)
'Cu/mu/lus (m)
cu/ne'a/tus, -ta, -tum (adj)
cu/nei/'form (ad)
cu/nei/'for/mis, -me (adj)
cu/neo/cu/bo/'id (ad)
cu/neo/cu/bo/'ide/us, -'idea, -um (adj)
cu/neo/na/vi/cu/'lar (ad)
cu/neo/na/vi/cu/'la/ris, -re (adj)
'Cu/ne/us (m)
Cun/ni/'lin/gus (m)
'Cun/nus (m)
'Cup/fer (n)
'Cu/prum (n)
'Cu/pu/la (f)
cu/pu/'lar (ad)
cu/pu/'la/ris, -re (adj)
Cur (f)
'Cu/ra (f)
cu/'ra/bel (ad)
cu/'ra/bi/lis, -le (adj)
Cu/'ra/re (n)
cu/ra/ri/mi/'me/tisch (ad)
Cu/ra/'rin (n)
cu/ra/ri/'sie/ren (v)
cu/ra/'tiv (ad)
Cu/ret/'ta/ge (f)
Cu/'ret/te (f)
cu/ret/'tie/ren (v)
Cu/'rie (n)
cu/'rie/ren (v)
Cu/'rin (n)
'Cu/ri/um (n)
Cur/va/'tur (f)
Cur/va/'tu/ra (f)
'Cush/ing-Syn/drom (n)
cus/pi/'da/tus, -ta, -tum (adj)
'Cus/pis (f)
cu/'tan (ad)
cu/'ta/ne/us, -nea, -um (adj)
Cu/'ti/cu/la (f)
cu/ti/cu/'lar (ad)
Cu/'tin (n)
'Cu/tis (f)
Cu/ti/sa/ti/'on (f)
cu/ti/'sie/ren (v)
Cu/'vet/te (f)
Cy/an/a'mid (n)
Cya/'nat (n)
Cy/an/hae/ma/'tin, -hä- (n)
Cy/an/hae/mo/glo/'bin, -hä- (n)
Cy/an/hi/'dro/se (f)
Cy/an/hi/'dro/sis (f)
Cya/'nid (n)
Cy/an/met/hae/mo/glo/'bin, -hä- (n)
Cya/no/co/bal/a'min (n)
Cya/no/'der/ma (n)
Cya/no/'gen (n)
cya/no/'phil (ad)
Cy/an/'opia (f)
Cy/an/o'pie (f)
Cy/an/'op/sia (f)
Cy/an/op/'sie (f)
Cy/an/'op/sis (f)
cy/an/'op/tisch (ad)
Cya/'no/se (f)
Cya/'no/sis (f)
cya/'no/tisch (ad)
Cy/an/'uria (f)
Cy/an/u'rie (f)
Cy/ber/'ne/tic (f)
cy/ber/'ne/tisch (ad)
Cy/cla/cil/'lin (n)
Cy/cla/'mat (n)
Cy/clec/'to/mia (f)
Cy/clec/to/'mie (f)
Cy/clen/ce/'pha/lia (f)
Cy/clen/ce/pha/'lie (f)
Cy/clen/'ce/pha/lus (m)
'cy/clisch (ad)
Cy/'cli/tis (f)
cy/'cli/tisch (ad)
Cy/clo/bar/bi/'tal (n)
Cy/clo/ce/'pha/lia (f)
Cy/clo/ce/pha/'lie (f)
Cy/clo/'ce/pha/lus (m)
Cy/clo/cu/ma/'rol (n)
Cy/clo/dia/'ly/se (f)
Cy/clo/di'a/ly/sis (f)
Cy/clo/he/'xan (n)
Cy/clo/he/xa/'nol (n)
Cy/clo/hex/i'mid (n)
cy/clo/'id (ad)
Cy/'clol (n)
Cy/clo/par/af/'fin (n)
Cy/clo/pent/a'min (n)
Cy/clo/pen/'tan (n)
Cy/clo/pho/'ra/se (f)
Cy/clo/'pho/ria (f)
Cy/clo/pho/'rie (f)
Cy/'clo/pia (f)
Cy/clo/'pie (f)
Cy/clo/'ple/gia (f)
Cy/clo/ple/'gie (f)

Cy/clo/pro/'pan (n)
cy/clo/'thym (ad)
Cy/clo/'thy/mia (f)
Cy/clo/thy/'mie (f)
Cy/clo/'to/mia (f)
Cy/clo/to/'mie (f)
'Cy/clo/tron (n)
Cye/sio/'gno/sis (f)
Cye/sio/'lo/gia (f)
Cye/sio/lo/'gie (f)
Cy'e/sis (f)
Cy/'lin/der (m)
cy/lin/dri/'form (ad)
Cy/lin/dro/'id (n)
cy/lin/dro/'id (ad)
Cy/lin/'drom (n)
Cy/lin/'dro/ma (n)
Cy/lin/'dru/ria (f)
Cy/lin/dru/'rie (f)
Cy/'lin/drus (m)
Cy/no/'glos/sum (n)
Cyn/o're/xia (f)
Cyn/ore/'xie (f)
Cy/prox/i'mid (n)
Cyst/ade/'nom (n)
Cyst/ade/'no/ma (n)
Cyst/'al/gia (f)
Cyst/al/'gie (f)
'Cy/ste (f)
Cyst/ec/'ta/sia (f)
Cyst/ec/ta/'sie (f)
Cyst/'ec/ta/sis (f)
Cyst/ec/'to/mia (f)
Cyst/ec/to/'mie (f)
Cy/ste/'in (n)
Cy/stei/'nyl (n)
Cy/sti/cer/co/'id (n)
Cy/sti/cer/'co/se (f)
Cy/sti/cer/'co/sis (f)
Cy/sti/'cer/cus (m)
'cy/sti/cus, -ca, -cum (adj)
cy/sti/'form (ad)
cy/sti/'for/mis, -me (adj)
Cy/'stin (n)
Cy/stin/'ae/mia (f)
Cy/stin/ae/'mie, -ä'mie (f)
Cy/sti/'no/se (f)
Cy/sti/'no/sis (f)
Cy/stin/'uria (f)
Cy/stin/u'rie (f)
Cy/'sti/tis (f)
cy/'sti/tisch (ad)
Cy/sto/'ce/le (f)
Cy/sto/fi/'brom (n)
Cy/sto/fi/'bro/ma (n)
Cy/sto/ge/'ne/se (f)
Cy/sto/'ge/ne/sis (f)
Cy/sto/'gramm (n)
Cy/sto/'gram/ma (n)
Cy/sto/'gra/phia (f)
Cy/sto/gra/'phie (f)
Cy/sto/lith/ec/'to/mia (f)
Cy/sto/lith/ec/to/'mie (f)
Cy/'stom (n)
Cy/'sto/ma (n)
Cy/sto/'me/tria (f)
Cy/sto/me/'trie (f)
Cy/sto/pe/'xie (f)
Cy/sto/'pla/stic (f)
Cy/stor/rha/'phie (f)
Cy/sto/'scop (n)
Cy/sto/'sco/pia (f)
Cy/sto/sco/'pie (f)
cy/sto/'sco/pisch (ad)
Cy/sto/sto/'mie (f)
Cy/sto/'to/mia (f)
Cy/sto/to/'mie (f)
Cy/sto/ure/'thri/tis (f)
Cy/'styl (n)
Cyt (m)
Cyt/ara/'bin (n)
Cy/ti/'din (n)
Cy/ti/'sin (n)
Cy/to/ar/chi/tec/'to/nic (f)
Cy/to/'blast (m)
Cy/to/bla/'stom (n)
Cy/to/bla/'sto/ma (n)
Cy/to/'bla/stus (m)
Cy/to/che/'mie (f)
Cy/to/'chrom (n)
Cy/to/chrom-Oxi/'da/se (f)
Cy/to/chrom-Re/duc/'ta/se (f)
Cy/to/'cid (n)
cy/to/'cid (ad)
Cy/'to/cla/sis (f)
cy/to/'cla/stisch (ad)
Cy/to/'derm (n)
Cy/to/dia/'gno/se (f)
Cy/to/dia/'gno/sis (f)
Cy/to/dia/'gno/stic (f)
cy/to/dia/'gno/stisch (ad)
Cy/to/'ge/ne/sis (f)
Cy/to/ge/'ne/tic (f)
cy/to/ge/'ne/tisch (ad)
Cy/to/ki/'ne/se (f)
Cy/to/ki/'ne/sis (f)
cy/to/ki/'ne/tisch (ad)
Cy/to/'lo/ge (m)
Cy/to/'lo/gia (f)
Cy/to/lo/'gie (f)

cy/to/'lo/gi/cus, -ca, -cum (adj)
cy/to/'lo/gisch (ad)
Cy/to/'ly/se (f)
Cy/'to/ly/sis (f)
cy/to/'ly/ti/cus, -ca, -cum (adj)
cy/to/'ly/tisch (ad)
Cy/to/me/'ga/lia (f)
Cy/to/me/ga/'lie (f)
Cy/to/me/ga/lo/'vi/rus (n)
Cy/to/'me/ter (n)
Cy/to/'me/tria (f)
Cy/to/me/'trie (f)
cy/to/'me/trisch (ad)
Cy/to/my/'co/se (f)
Cy/to/my/'co/sis (f)
cy/to/my/'co/tisch (ad)
cy/to/pa/tho/'gen (ad)
Cy/to/pa/tho/'lo/gia (f)
Cy/to/pa/tho/lo/'gie (f)
cy/to/pa/tho/'lo/gisch (ad)
Cy/to/'pemp/sis (f)
Cy/to/'pe/nia (f)
Cy/to/pe/'nie (f)
Cy/to/'pha/gia (f)
Cy/to/pha/'gie (f)
Cy/to/phy/sio/'lo/gia (f)
Cy/to/phy/sio/lo/'gie (f)
Cy/to/'plas/ma (n)
cy/to/'plas/mi/cus, -ca, -cum (adj)
cy/to/'plas/misch (ad)
Cy/to/'po/di/um (n)
Cy/to/po'e/se (f)
Cy/to/po'e/sis (f)
Cy/to/poe/'tin (n)
cy/to/po'e/tisch (ad)
Cy/to/'sco/pia (f)
Cy/to/sco/'pie (f)
cy/to/'sco/pisch (ad)
Cy/to/'sin (n)
cyto/ske/le/'ta/lis, -le (adj)
Cy/to/'ske/le/ton (n)
Cy/to/ske/'lett (n)
Cy/to/'sol (n)
Cy/to/'sta/ti/cum (n)
cy/to/'sta/ti/cus, -ca, -cum (adj)
cy/to/'sta/tisch (ad)
Cy/to/to/xi/ci/'tät (f)
Cy/to/to/'xin (n)
cy/to/'to/xisch (ad)
Cy/to/tro/pho/'blast (m)
Cy/to/tro/'pis/mus (m)
Cy/to/'zo/on (n)
Cy/to/'zym (n)

Da/cry/ade/'ni/tis (f)
Da/cry/agog/a'tre/sia (f)
da/cry/a'go/gisch (ad)
Da/cry/a'go/gum (n)
Da/cryo/blen/nor/'rhoe, -'rhö (f)
Da/cryo/blen/nor/'rhoea (f)
Da/cryo/'ce/le (f)
Da/cryo/'cy/ste (f)
Da/cryo/cyst/ec/'to/mia (f)
Da/cryo/cyst/ec/to/'mie (f)
Da/cryo/'cy/stis (f)
Da/cryo/cy/'sti/tis (f)
Da/cryo/'lith (m)
Da/cryo/li/thi'a/se (f)
Da/cryo/li/'thia/sis (f)
Da/cry/or/'rhoe, -'rhö (f)
Da/cry/or/'rhoea (f)
Da/cryo/ste/'no/se (f)
Da/cryo/ste/'no/sis (f)
Dac/ti/no/my/'cin (n)
Dac/ty/'li/tis (f)
Dac/ty/lo/'gramm (n)
Dac/ty/lo/'gram/ma (n)
Dac/ty/lo/gry/'po/se (f)
Dac/ty/lo/gry/'po/sis (f)
Dac/ty/lo/'ly/se (f)
Dac/ty/'lo/ly/sis (f)
Dac/ty/lo/me/'ga/lia (f)
Dac/ty/lo/me/ga/'lie (f)
Dac/ty/lo/'sco/pia (f)
Dac/ty/lo/sco/'pie (f)
dac/ty/lo/'sco/pisch (ad)
Dac/ty/lo/'sym/phy/sis (f)
'Dac/ty/lus (m)
Dae/mo/no/'ma/nia (f)
Dae/mo/no/ma/'nie, Dä- (f)
Dae/mo/no/'pho/bia (f)
Dae/mo/no/pho/'bie, Dä- (f)
Dan/dy-'Walk/er-Syn/drom (n)
'Dane-Par/ti/kel (f)
'Dan/iell-Cel/le (f)
'Dan/iell-Ele/ment (n)
Dar/wi/'nis/mus (m)
dar/wi/'ni/stisch (ad)
Da/'vai/nea (f)
'Dav/en/port-Me/tho/de (f)
'Daw/son-En/ce/pha/li/tis (f)
De/ac/ti/va/ti/'on (f)
de/ac/ti/'vie/ren (v)
De/af/fe/ren/ta/ti/'on (f)
de/af/fe/ren/'tie/ren (v)
De/al/co/ho/li/sa/ti/'on (f)
de/al/co/ho/li/'sie/ren (v)
De/ami/'da/se (f)
de/ami/'die/ren (v)

De/ami/'na/se (f)
De/ami/na/ti/'on (f)
de/ami/'nie/ren (v)
de/'bil (ad)
De/bi/li/'tät (f)
de/ca/'dent (ad)
De/ca/'denz (f)
De/ca/'gramm (n)
De/cal/ci/fi/ca/ti/'on (f)
de/cal/ci/fi/'cie/ren (v)
De/ca/'li/ter (m)
De/ca/'me/ter (n)
De/'can (n)
De/ca/no/'at (n)
de/ca/nor/'mal (ad)
De/ca/pep/'tid (n)
De/ca/pi/ta/ti/'on (f)
De/ca/pi/'ta/tor (m)
de/ca/pi/'tie/ren (v)
De/cap/su/la/ti/'on (f)
de/cap/su/'lie/ren (v)
De/carb/oxy/'la/se (f)
De/carb/oxy/la/ti/'on (f)
de/carb/oxy/'lie/ren (v)
De/ce/re/bel/la/ti/'on (f)
de/ce/re/bel/'lie/ren (v)
De/ce/re/bra/ti/'on (f)
de/ce/re/'brie/ren (v)
De/ci/'bel (n)
De/'ci/dua (f)
De/ci/du'i/tis (f)
De/ci/du/'om (n)
De/ci/du'o/ma (n)
De/ci/du'o/se (f)
De/ci/du'o/sis (f)
De/ci/'gramm (n)
De/ci/'li/ter (m)
De/ci/'me/ter (n)
de/ci/nor/'mal (ad)
De/coc/ti/'on (f)
De/col/la/ti/'on (f)
De/col/'la/tor (m)
de/col/'lie/ren (v)
De/'co/lo/rans (n)
De/co/lo/ra/ti/'on (f)
de/co/lo/'rie/ren (v)
De/com/pen/sa/ti/'on (f)
de/com/pen/'sie/ren (v)
de/com/po/'nie/ren (v)
De/com/po/si/ti/'on (f)
De/com/pres/si/'on (f)
de/com/pri/'mie/ren (v)
de/con/di/tio/'nie/ren (v)
De/con/ta/mi/na/ti/'on (f)
de/con/ta/mi/'nie/ren (v)
De/cor/ti/ca/ti/'on (f)
de/cor/ti/'cie/ren (v)
De/cre/'ment (n)
De/cre/'scen/do (n)
De/cu/ba/ti/'on (f)
De/'cu/bi/tus (m)
De/cus/sa/ti/'on (f)
de/cus/'sie/ren (v)
de/dif/fe/ren/'cie/ren (v)
De/dif/fe/ren/tia/ti/'on (f)
De/fae/'ca/tio (f)
De/fae/ca/ti/'on, -fä- (f)
de/fae/'cie/ren, -fä- (v)
De/'fect (m)
de/'fect (ad)
De/fe/mi/na/ti/'on (f)
de/fe/mi/'nie/ren (v)
de/fen/'siv (ad)
'de/fe/rens (adj)
de/fe/'rent (ad)
De/fe/ren/'ti/tis (f)
de/fer/ves/'cent (ad)
De/fer/ves/'cenz (f)
De/fi/bril/la/ti/'on (f)
De/fi/bril/'la/tor (m)
de/fi/bril/'lie/ren (v)
De/fi/bri/na/ti/'on (f)
de/fi/bri/'nie/ren (v)
de/'fi/ci/ens (adj)
de/fi/ci/'ent (ad)
De/fi/ci/'en/tia (f)
De/fi/ci/'enz (f)
'De/fi/cit (n)
De/fla/ti/'on (f)
de/fla/'to/risch (ad)
de/flec/'tie/ren (v)
De/fle/xi/'on (f)
De/flo/ra/ti/'on (f)
de/flo/'rie/ren (v)
de/flo/res/'cent (ad)
de/flo/res/'cie/ren (v)
de/flo/'rie/ren (v)
De/'flu/vi/um (n)
de/'for/mans (adj)
De/for/ma/ti/'on (f)
de/for/'mie/ren (v)
De/for/mi/'tät (f)
De/fron/ta/li/sa/ti/'on (f)
de/fron/ta/li/'sie/ren (v)
De/fur/fu/ra/ti/'on (f)
de/fur/fu/'rie/ren (v)
De/gan/glio/na/ti/'on (f)
de/gan/glio/'nie/ren (v)
De/ge/ne/ra/ti/'on (f)
de/ge/ne/ra/'tiv (ad)

de/ge/ne/'rie/ren (v)
de/glu/'tie/ren (v)
De/glu/ti/ti/'on (f)
De/gra/da/ti/'on (f)
de/gra/'die/ren (v)
De/gu/sta/ti/'on (f)
De/his/'cenz (f)
De/hy/'dra/se (f)
De/hy/dra/ta/ti/'on (f)
De/hy/dra/ti/'on (f)
de/hy/'drie/ren (v)
De/hy/dro/ge/'na/se (f)
De/hy/dro/ge/na/ti/'on (f)
de/hy/dro/ge/'nie/ren (v)
de/io/ni/'sie/ren (v)
Déjà vu (n)
De/la/mi/na/ti/'on (f)
de/le/'tar (ad)
De/le/ti/'on (f)
De/li/ga/ti/'on (f)
De/li/mi/ta/ti/'on (f)
de/li/mi/'tie/ren (v)
De/lin/'quent (m)
de/lin/'quent (ad)
De/lin/'quenz (f)
De/li/pi/da/ti/'on (f)
de/li/pi/'die/ren (v)
De/'lir (n)
De/'li/ri/um (n)
de/lo/'morph (ad)
'Del/ta (n)
'Del/ta-Cel/le (f)
'Del/ta-Rhyth/mus (m)
Del/to/'ide/us (m)
del/to/'ide/us, -'idea, -um (adj)
De/mas/cu/li/ni/sa/ti/'on (f)
de/mas/cu/li/ni/'sie/ren (v)
'de/mens (adj)
de/'ment (ad)
De/'men/tia (f)
de/men/'tie/ren (v)
De/'menz (f)
De/me/thy/la/ti/'on (f)
de/me/thy/'lie/ren (v)
De/mi/ne/ra/li/sa/ti/'on (f)
de/mi/ne/ra/li/'sie/ren (v)
de/mo/'dec/tisch (ad)
'De/mo/dex (m)
De/mo/gra/'phie (f)
de/mo/'gra/phisch (ad)
De/mor/phi/ni/sa/ti/'on (f)
de/mor/phi/ni/'sie/ren (v)
De/'mul/cens (n)
de/'mul/cens (adj)
de/mul/'cent (ad)
De/mye/li/na/ti/'on (f)
de/mye/li/'nie/ren (v)
De/mye/li/ni/sa/ti/'on (f)
de/mye/li/ni/'sie/ren (v)
De/nar/co/ti/sa/ti/'on (f)
de/nar/co/ti/'sie/ren (v)
De/'na/tu/rans (n)
de/na/tu/'rant (ad)
De/na/tu/ra/ti/'on (f)
de/na/tu/'rie/ren (v)
Den/'drit (m)
den/'dri/ti/cus, -ca, -cum (adj)
den/'dri/tisch (ad)
den/dro/'id (ad)
'Den/dron (n)
De/ner/va/ti/'on (f)
de/ner/'vie/ren (v)
De/ni/da/ti/'on (f)
De/ni/tri/fi/ca/ti/'on (f)
de/ni/tri/fi/'cie/ren (v)
De/ni/tro/ge/na/ti/'on (f)
de/ni/tro/ge/'nie/ren (v)
De-'no/vo-Syn/the/se (f)
Dens (m)
Den/si/'me/ter (n)
den/si/'me/trisch (ad)
Den/si/'tät (f)
'den/sus, -sa, -sum (adj)
den/'tal (ad)
den/'ta/lis, -le (adj)
den/'ta/tus, -ta, -tum (adj)
den/ti/cu/'la/tus, -ta, -tum (adj)
Den/'ti/kel (m)
Den/'tin (n)
Den/ti/no/'ge/ne/sis (f)
Den/ti/'nom (n)
Den/'ti/num (n)
Den/'tist (m)
Den/ti/ti/'on (f)
den/to/'gen (ad)
De/nu/clea/ti/'on (f)
de/nu/cle/'ie/ren (v)
De/nu/da/ti/'on (f)
de/nu/'die/ren (v)
De/'odo/rans (n)
de/odo/'rant (ad)
De/odo/ra/ti/'on (f)
de/odo/'rie/ren (v)
De/odo/ri/sa/ti/'on (f)
de/odo/ri/'sie/ren (v)
De/or/sum/duc/ti/'on (f)
De/or/sum/ver/'genz (f)
de/or/sum/ver/'gie/ren (v)
De/os/si/fi/ca/ti/'on (f)

de/os/si/fi/'cie/ren (v)
De/oxy/ade/no/'sin (n)
De/oxy/cho/'lat (n)
De/oxy/cor/ti/co/ste/'ron (n)
De/oxy/cy/ti/'din (n)
De/oxy/ge/na/ti/'on (f)
de/oxy/ge/'nie/ren (v)
De/oxy/gua/'nin (n)
De/oxy/pen/'to/se (f)
De/oxy/ri/bo/nu/cle'a/se (f)
De/oxy/ri/bo/nu/cleo/'tid (n)
De/oxy/ri/'bo/se (f)
de/pen/'dent (ad)
De/pen/'denz (f)
De/per/so/na/li/sa/ti/'on (f)
de/per/so/na/li/'sie/ren (v)
De/pig/men/ta/ti/'on (f)
de/pig/men/'tie/ren (v)
De/pi/la/ti/'on (f)
De/pi/la/'to/ri/um (n)
de/pi/'lie/ren (v)
De/ple/ti/'on (f)
De/plu/ma/ti/'on (f)
De/po/la/ri/sa/ti/'on (f)
de/po/la/ri/'sie/ren (v)
De/po/ly/me/'ra/se (f)
De/po/ly/me/ri/sa/ti/'on (f)
de/po/ly/me/ri/'sie/ren (v)
de/po/'nie/ren (v)
De/'pot (n)
De/pra/va/ti/'on (f)
de/pres/'si/bel (ad)
De/pres/si/'on (f)
de/pres/'siv (ad)
De/'pres/sor (m)
de/pri/'mie/ren (v)
De/pri/va/ti/'on (f)
de/pri/'vie/ren (v)
De/'pu/rans (n)
Der/a'del/phus (m)
'Der/cum (m)
De/rea/li/sa/ti/'on (f)
de/rea/li/'sie/ren (v)
Der/en/'ce/pha/lus (m)
De/ri/'vat (n)
De/ri/va/ti/'on (f)
de/ri/'vie/ren (v)
'Der/ma (n)
Derm/abra/si/'on (f)
Der/ma/'cen/tor (m)
der/'mal (ad)
Derm/al/'gie (f)
Der/ma/my/'ia/sis (f)
Der/ma/'nys/sus (m)
Der/mat/al/'gie (f)
Der/'ma/ti/cum (n)
Der/ma/'ti/tis (f)
der/ma/'ti/tisch (ad)
Der/ma/to/'bia/sis (f)
Der/ma/to/cel/lu/'li/tis (f)
Der/ma/to/'cha/la/sis (f)
Der/ma/to/co/ni'o/se (f)
Der/ma/to/co/ni'o/sis (f)
Der/mat/ody/'nie (f)
Der/ma/to/fi/'brom (n)
Der/ma/to/'gly/phe (f)
Der/ma/to/'lo/ge (m)
Der/ma/to/lo/'gie (f)
der/ma/to/'lo/gisch (ad)
Der/ma/to/'ly/se (f)
Der/ma/'to/ly/sis (f)
Der/ma/'tom (n)
Der/ma/to/my/'co/se (f)
Der/ma/to/my/'co/sis (f)
Der/ma/to/my/'om (n)
Der/ma/to/my'o/ma (n)
Der/ma/to/myo/'si/tis (f)
Der/ma/to/pa/'thie (f)
Der/ma/to/phi/'lia/sis (f)
Der/ma/'to/phi/lus (m)
Der/ma/to/'phyt (m)
Der/ma/to/phy/'to/sis (f)
Der/ma/to/'pla/stic (f)
Der/ma/tor/rha/'gie (f)
Der/ma/tor/'rhe/xis (f)
Der/ma/to/scle/'ro/se (f)
Der/ma/to/sco/'pie (f)
Der/ma/'to/se (f)
Der/ma/'to/sis (f)
Der/ma/to/to/'mie (f)
Der/ma/to/'zo/on (n)
Der/ma/to/zoo/'no/se (f)
Der/ma/to/zoo/'no/sis (f)
der/ma/to/zoo/'no/tisch (ad)
Derm/atro/'phie (f)
'Der/mis (f)
Der/mo/'blast (m)
der/mo/epi/der/'mal (ad)
Der/mo/epi/der/'mi/tis (f)
Der/mo/gra/'phie (f)
Der/mo/gra/'phis/mus (m)
Der/mo/'id (n)
der/mo/'id (ad)
Der/mo/'id/cy/ste (f)
Der/mo/id/ec/to/'mie (f)
Der/mo/ne/'cro/se (f)
Der/mo/ne/'cro/sis (f)
der/mo/ne/'cro/tisch (ad)
Der/mo/pa/'thie (f)
Der/mo/phle/'bi/tis (f)

der/mo/'trop (ad)
De/'ro/me/lus (m)
De/sa/tu/ra/ti/'on (f)
de/sa/tu/'rie/ren (v)
Des/ce/'met (m)
Des/ce/me/'ti/tis (f)
Des/ce/'met-Mem/bran (f)
Des/ce/me/to/'ce/le (f)
de/'scen/dens (adj)
de/scen/'dent (ad)
De/scen/'denz (f)
de/scen/'die/ren (v)
De/'scen/sus (m)
de/scri/'bie/ren (v)
De/scrip/ti/'on (f)
de/scrip/'tiv (ad)
De/sen/si/bi/li/sa/ti/'on (f)
de/sen/si/bi/li/'sie/ren (v)
De/se/xua/li/sa/ti/'on (f)
de/se/xua/li/'sie/ren (v)
De/'sic/cans (n)
De/sic/ca/ti/'on (f)
De/sic/'ca/tor (m)
Des/'mi/tis (f)
Des/mo/'cra/ni/um (n)
Des/mo/'cyt (m)
Des/mo/'id (n)
des/mo/'id (ad)
Des/mo/'la/se (f)
Des/mo/'ly/se (f)
Des/'mo/ly/sis (f)
Des/mo/pa/'thie (f)
Des/mo/pla/'sie (f)
des/mo/'pla/stisch (ad)
Des/mor/'rhe/xis (f)
Des/mo/'som (n)
Des/mo/to/'mie (f)
de/sor/'bie/ren (v)
De/sorp/ti/'on (f)
de/sorp/'tiv (ad)
De/squa/ma/ti/'on (f)
de/squa/ma/'tiv (ad)
de/squa/'mie/ren (v)
De/struc/ti/'on (f)
de/struc/'tiv (ad)
de/stru/'ie/ren (v)
De/sul/phi/'na/se (f)
De/sul/phi/na/ti/'on (f)
de/sul/phi/'nie/ren (v)
De/sul/phu/'ra/se (f)
de/sul/phu/'rie/ren (v)
De/'ter/gens (n)
de/ter/'gent (ad)
De/te/rio/ra/ti/'on (f)
de/te/rio/'rie/ren (v)
de/'ter/mi/nans (adj)
de/ter/mi/'nant (ad)
De/ter/mi/'nan/te (f)
De/ter/mi/na/ti/'on (f)
de/ter/mi/'nie/ren (v)
De/tor/si/'on (f)
De/'to/xi/cans (n)
de/to/xi/'cant (ad)
De/to/xi/ca/ti/'on (f)
de/to/xi/'cie/ren (v)
De/to/xi/fi/ca/ti/'on (f)
de/to/xi/fi/'cie/ren (v)
De/'tri/tus (m)
De/trun/ca/ti/'on (f)
de/trun/'cie/ren (v)
De/tru/si/'on (f)
De/'tru/sor (m)
De/tu/mes/'cenz (f)
de/tu/mes/'cie/ren (v)
Deu/ter/an/oma/'lie (f)
Deu/ter/an/omal/o'pie (f)
Deu/ter/an/o'pie (f)
Deu/ter/an/op/'sie (f)
Deu/'te/ri/um (n)
Deu/te/ri/um/o'xid (n)
Deu/te/ro/pa/'thie (f)
deu/te/ro/'pa/thisch (ad)
Deu/te/ro/'plas/ma (n)
De/vas/cu/la/ri/sa/ti/'on (f)
de/vas/cu/la/ri/'sie/ren (v)
De/va/sta/ti/'on (f)
de/va/'stie/ren (v)
De/vi/'ant (m)
de/vi/'ant (ad)
De/via/ti/'on (f)
de/vi/'ie/ren (v)
De/'vic (m)
De/vi/ta/li/sa/ti/'on (f)
de/vi/ta/li/'sie/ren (v)
De/vo/lu/ti/'on (f)
de/vol/'vie/ren (v)
De/vo/ra/ti/'on (f)
de/vo/'rie/ren (v)
'dex/ter, -tra, -trum (adj)
dex/'tral (ad)
Dex/tra/li/'tät (f)
Dex/tra/li/sa/ti/'on (f)
dex/tra/li/'sie/ren (v)
Dex/'tran (n)
Dex/'trin (n)
Dex/tri/'no/se (f)
Dex/trin/u'rie (f)
Dex/tro/am/phet/a'min (n)
Dex/tro/'car/dia (f)
Dex/tro/car/'die (f)

dex/tro/po/'nie/ren (v)
Dex/tro/po/si/ti/'on (f)
Dex/tro/ro/ta/ti/'on (f)
dex/tro/ro/ta/'to/risch (ad)
dex/tro/ro/'tie/ren (v)
Dex/'tro/se (f)
dex/tro/si/ni/'stral (ad)
Dex/tros/u'rie (f)
Dex/tro/ver/si/'on (f)
dex/tro/ver/'tie/ren (v)
Dia/'be/tes (m)
Dia/'be/ti/cer, -ker (m)
dia/'be/ti/cus, -ca, -cum (adj)
dia/'be/tisch (ad)
dia/be/to/'gen (ad)
dia/be/to/'id (ad)
Di/acet/ae/'mie, -ä'mie (f)
Di/acet/u'rie (f)
dia/'cri/tisch (ad)
di/ac/'tin (ad)
Dia/do/cho/ki/'ne/se (f)
Dia/'gno/se (f)
Dia/'gno/sis (f)
Dia/'gno/stic (f)
Dia/'gno/sti/cer, -ker (m)
Dia/'gno/sti/cum (n)
dia/'gno/sti/cus, -ca, -cum
(adj)
dia/'gno/stisch (ad)
dia/go/'nal (ad)
Dia/ki/'ne/se (f)
Dia/ly/'sanz (f)
Dia/ly/'sa/tor (m)
Dia/'ly/se (f)
dia/ly/'sie/ren (v)
Di'a/ly/sis (f)
dia/'ly/tisch (ad)
dia/ma/'gne/tisch (ad)
Di/ami/'din (n)
Di/a'min (n)
Di/amin/u'rie (f)
Dia/mor/'phin (n)
Dia/pe/'de/se (f)
Dia/pe/'de/sis (f)
dia/pe/'de/tisch (ad)
dia/'phan (ad)
Dia/pha/no/'scop (n)
Dia/pha/no/sco/'pie (f)
Dia/pho/'ra/se (f)
Dia/pho/'re/se (f)
Dia/pho/'re/sis (f)
Dia/pho/'re/ti/cum (n)
dia/pho/'re/tisch (ad)
Dia/'phrag/ma (n)
Dia/phrag/mat/al/'gie (f)
dia/phrag/'ma/ti/cus, -ca, -cum
(adj)
dia/phrag/'ma/tisch (ad)
Dia/phrag/ma/to/'ce/le (f)
Dia/phrag/'mi/tis (f)
Dia/'phy/se (f)
Dia/phys/ec/to/'mie (f)
Di'a/phy/sis (f)
dia/pla/cen/'tar (ad)
Di/apo/'phy/se (f)
Di/a'po/phy/sis (f)
Di/ar/'rhoe, -'rhö (f)
Di/ar/'rhoea (f)
di/ar/rhoeo/'gen, -rhöo- (ad)
Di/ar/'thro/se (f)
Di/ar/'thro/sis (f)
Dia/'schi/se (f)
Di'a/schi/sis (f)
dia/scle/'ral (ad)
Dia/'sta/se (f)
Di'a/sta/sis (f)
dia/'sta/tisch (ad)
Dia/'ste/ma (n)
Di/'aster (m)
Dia/ste/reo/iso/'mer (n)
dia/ste/reo/iso/'mer (ad)
Dia/ste/reo/iso/me/'rie (f)
Di'a/sto/le (f)
dia/'sto/lisch (ad)
dia/'stro/phisch (ad)
di/a'tac/tisch (ad)
Di/a'ta/xia (f)
dia/ther/'man (ad)
Dia/ther/'mie (f)
Dia/'the/se (f)
dia/'the/tisch (ad)
di/ato/'mar (ad)
Di/a'zin (n)
Di/'azo/re/ac/ti/on (f)
di/azo/ti/'sa/bel (ad)
Di/azo/ti/sa/ti/'on (f)
di/azo/ti/'sie/ren (v)
Di/az/o'xid (n)
di/'ba/sisch (ad)
Di/benz/an/thra/'cen (n)
Di/bo/thrio/ce/pha/li'a/se (f)
Di/bo/thrio/ce/pha/'lia/sis (f)
Di/bo/thrio/'ce/pha/lus (m)
di/ce/'phal (ad)
Di/ce/'pha/lia (f)
Di/ce/pha/'lie (f)
Di/'ce/pha/lus (m)
Di/chlor/a'min (n)
Di/chlo/ro/ben/'zen (n)
Di/cho/to/'mie (f)

di/cho/to/'mie/ren (v)
Di/chro/ma/'sie (f)
Di/chro/'mat (m/n)
di/chro/'ma/tisch (ad)
Di/chro/mat/op/'sie (f)
di/chro/mo/'phil (ad)
Di/'co/ria (f)
Di/co/'rie (f)
Di/cro/'coe/li/um (n)
di/'crot (ad)
Di/cro/'tie (f)
Di/cro/'tis/mus (m)
'di/cro/tus, -ta, -tum (adj)
Dic/tyo/ki/'ne/se (f)
Dic/tyo/ki/'ne/sis (f)
Dic/ty/'om (n)
Dic/ty'o/ma (n)
Dic/tyo/'so/ma (n)
Dic/tyo/'som (n)
Dic/tyo/'taen, -'tän (n)
Di/cy/ste/'in (n)
Di/'day (m)
Di/'del/phys (f)
Di/'dot (m)
Di/dym/al/'gie (f)
Di/dy/'mi/tis (f)
'Di/dy/mus (m)
Di/e'lec/tri/cum (n)
di/e'lec/trisch (ad)
Di/em/bryo/'nie (f)
di/en/ce/'phal (ad)
di/en/ce/'pha/li/cus, -ca, -cum (adj)
Di/en/'ce/pha/lon (n)
Di/en/ce/pha/'lo/se (f)
Di/en/ce/pha/'lo/sis (f)
di/en/ce/pha/'lo/tisch (ad)
Di/ent/a'moe/ba (f)
Di/este/'ra/se (f)
Dieu/la/'foy (m)
dif/fe/ren/'cie/ren (v)
Dif/fe/ren/ti/'al (n)
Dif/fe/ren/tia/ti/'on (f)
dif/fe/ren/ti/'ell (ad)
Dif/fe/'renz (f)
Dif/frac/ti/'on (f)
dif/fun/'die/ren (v)
dif/'fus (ad)
Dif/fu/si/'on (f)
dif/'fu/sus, -sa, -sum (adj)
di/'ga/stri/cus, -ca, -cum (adj)
di/'ga/strisch (ad)
di/ge/'sti/bel (ad)
Di/ge/sti/bi/li/'tät (f)
di/ge/'stie/ren (v)
Di/ge/sti/'on (f)
di/ge/'stiv (ad)
Di/ge/'sti/vum (n)
Di/'ge/stor (m)
Di/'ge/stum (n)
di/gi/'tal (ad)
Di/gi/'ta/lis (f)
di/gi/'ta/lis, -le (adj)
Di/gi/ta/li/sa/ti/'on (f)
di/gi/ta/li/'sie/ren (v)
Di/gi/ta/lo/'id (n)
di/gi/ta/lo/'id (ad)
di/gi/'ta/tus, -ta, -tum (adj)
di/gi/ti/'form (ad)
Di/gi/to/ge/'nin (n)
Di/gi/to/'nid (n)
Di/gi/to/'nin (n)
Di/gi/to/'xin (n)
'Di/gi/tus (m)
Di/glos/'sie (f)
Di/gly/ce/'rid (n)
Di/gna/'thie (f)
Di/gni/'tät (f)
di Gu/gli'el/mo (m)
Di-Gu/gli'el/mo-Syn/drom (n)
Di/hy/'drat (n)
Di/hy/dro/cho/le/ste/'rol (n)
Di/hy/dro/er/got/a'min (n)
Di/hy/dro/qui/'nin (n)
Di/hy/dro/xy/ace/'ton (n)
Di/io/do/hy/dro/xy/'quin (n)
di/la/'ta/bel (ad)
Di/la/ta/bi/li/'tät (f)
Di/la/ta/ti/'on (f)
Di/la/'ta/tor (m)
di/la/'tie/ren (v)
Di/la/ti/'on (f)
Di/'la/tor (m)
'Dil/ling (m)
di/lu/'ie/ren (v)
Di/lu/ti/'on (f)
di/'lu/tus, -ta, -tum (adj)
Di/'mer (n)
di/'mer (ad)
Di/me/thyl/sulph/o'xid (n)
di/mi/di'a/tus, -ta, -tum (adj)
Di/me/'trie (f)
di/'morph (ad)
Di/mor/'phis/mus (m)
Di/ni/tro/phe/'nol (n)
Di/nu/cleo/'tid (n)
Di/'oe/strus (m)
Di/op/'trie (f)
di/'op/trisch (ad)
Di/o'xid (n)

Di/oxy/ge/'na/se (f)
Di/pep/ti/'da/se (f)
di/'phal/lisch (ad)
Di/'phal/lus (m)
di/'pha/sisch (ad)
Di/phe/ni/cil/'lin (n)
Di/phen/oxy/'lat (n)
Di/phe/nyl/a'min (n)
Diph/'the/ria (f)
diph/'the/ri/cus, -ca, -cum (adj)
Diph/the/'rie (f)
diph/'the/risch (ad)
Di/phthon/'gie (f)
Di/phyl/lo/bo/'thria/sis (f)
Di/phyl/lo/'bo/thri/um (n)
di/phy/o'dont (ad)
Di/pla/'cu/sis (f)
Di/ple/'gie (f)
Di/plo/ba/'cil/lus (m)
Di/plo/'coc/cus (m)
'Di/ploe (f)
Di/plo/go/'no/po/rus (m)
di/'ploi/cus, -ca, -cum (adj)
di/plo/'id (ad)
Di/plo/'ne/ma (n)
Di/'plo/pa/gus (m)
Di/plo/'pie (f)
Di/plo/'taen, -'tän (n)
'Di/pol (m)
Di/pros/o'pie (f)
Di/pros/'opus (m)
Dip/so/ma/'nie (f)
Di/py/li/'dia/sis (f)
Di/py/'li/di/um (n)
Di/ro/fi/la/'ria/sis (f)
Dir/'rhi/nus (m)
Di/sac/cha/'rid (n)
Di/sac/cha/ri/'da/se (f)
dis/ci/'form (ad)
dis/ci/'for/mis, -me (adj)
Di/scis/si/'on (f)
Dis/'ci/tis (f)
Dis/co/'gramm (n)
Dis/co/gra/'phie (f)
Dis/co/'id (n)
dis/co/'id (ad)
Dis/co/lo/ra/ti/'on (f)
dis/co/lo/'rie/ren (v)
dis/con/ti/nu/'ier/lich (ad)
Dis/co/pa/'thie (f)
dis/cor/'dant (ad)
Dis/cor/'danz (f)
dis/'cret (ad)
'Dis/cus (m)
Dis/gre/ga/ti/'on (f)
dis/gre/'gie/ren (v)
Dis/lo/ca/ti/'on (f)
dis/lo/'cie/ren (v)
Di/'so/ma (n)
Dis/pen/sa/ti/'on (f)
dis/pen/'sie/ren (v)
Di/sper/'mie (f)
di/'spers (ad)
Di/sper/si/'on (f)
dis/po/'nie/ren (v)
Dis/po/si/ti/'on (f)
dis/se/'cie/ren (v)
Dis/'sec/tio (f)
Dis/sec/ti/'on (f)
Dis/'sec/tor (m)
Dis/se/mi/na/ti/'on (f)
dis/se/mi/'nie/ren (v)
Dis/si/mi/la/ti/'on (f)
diș/si/mi/'lie/ren (v)
Dis/si/mu/la/ti/'on (f)
dis/si/mu/'lie/ren (v)
Dis/si/pa/ti/'on (f)
dis/si/'pie/ren (v)
Dis/so/cia/ti/'on (f)
Dis/so/cia/ti/'ons/con/stan/te (f)
dis/so/cia/'tiv (ad)
dis/so/ci/'ie/ren (v)
Dis/so/lu/ti/'on (f)
Dis/'sol/vens (n)
dis/sol/'vie/ren (v)
di/'stal (ad)
di/'sta/lis, -le (adj)
Di/'stan/tia (f)
Di/'stanz (f)
dis/ten/'si/bel (ad)
Dis/ten/si/bi/li/'tät (f)
Dis/ten/si/'on (f)
Di/sti/'chie (f)
Di/sto/'mia/sis (f)
Di/sto/'mie (f)
Di/sto/mo/'lar (m)
Dis/tor/si/'on (f)
Dis/'trac/tio (f)
Dis/trac/ti/'on (f)
dis/tra/'hie/ren (v)
Di/u're/se (f)
Di/u're/sis (f)
Di/u're/ti/cum (n)
di/u're/ti/cus, -ca, -cum (adj)
di/u're/tisch (ad)
di/ur/'nal (ad)
di/'ur/nus, -na, -num (adj)
di/ver/'gent (ad)
Di/ver/'genz (f)

di/ver/ti/cu/'lar (ad)
Di/ver/ti/cul/ec/to/'mie (f)
Di/ver/ti/cu/'li/tis (f)
Di/ver/ti/cu/'lo/se (f)
Di/ver/ti/cu/'lo/sis (f)
Di/ver/'ti/cu/lum (n)
Di/vul/si/'on (f)
Di/'vul/sor (m)
di/zy/'got (ad)
Do/'cent (m)
do/'cie/ren (v)
'Doc/tor (m)
Doc/'trin (f)
Do/de/'can (n)
Do/de/'cyl (n)
Dol (n)
do/li/cho/ce/'phal (ad)
Do/li/cho/ce/'pha/lia (f)
do/li/cho/ce/'pha/li/cus, -ca, -cum (adj)
Do/li/cho/ce/pha/'lie (f)
Do/li/cho/'ce/pha/lus (m)
do/li/cho/'cne/misch (ad)
Do/li/cho/'co/lon (n)
do/li/cho/cra/ni/'al (ad)
do/li/cho/fa/ci/'al (ad)
do/li/cho/'morph (ad)
do/li/cho/pel/'vin (ad)
do/li/chor/'rhin (ad)
'Do/lor (m)
Do/lo/ri/'me/ter (n)
do/lo/ro/'gen (ad)
Do/lo/ro/lo/'gie (f)
do/lo/'ro/sus, -sa, -sum (adj)
do/mi/'nant (ad)
Do/mi/'nan/te (f)
Do/mi/'nanz (f)
do/mi/'nie/ren (v)
Do/'na/tor (m)
do/'nie/ren (v)
'Do/nor (m)
'Do/pa (n)
Dop/a'min (n)
dop/amin/'erg (ad)
'do/pen (v)
'Dop/ing (n)
Do/ro/ma/'nie (f)
dor/'sal (ad)
Dors/al/'gie (f)
dor/'sal/flec/tie/ren (v)
Dors/al/'gie (f)
dor/'sa/lis, -le (adj)
dor/so/la/te/'ral (ad)
dor/so/me/di/'al (ad)
'Dor/sum (n)
do/'sie/ren (v)
Do/'sie/rung (f)
Do/si/'me/ter (n)
Do/si/me/'trie (f)
do/si/'me/trisch (ad)
'Do/sis (f)
'Doug/las (m)
'Doug/las-Abs/cess (m)
'Dow/ney-Cel/le (f)
'Down-Syn/drom (n)
'Doyne-Cho/rio/idi/tis (f)
Dra/cun/cu/'lia/sis (f)
Dra/'cun/cu/lus (m)
Dra/'gée (f)
dra/'gie/ren (v)
'Drag/stedt-Ope/ra/ti/on (f)
Drain (m)
Drai/'na/ge (f)
drai/'nie/ren (v)
'Dra/sti/cum (n)
'dra/stisch (ad)
Dre/pa/no/'cyt (m)
Dre/pa/no/cyt/'hae/mia (f)
Dre/pa/no/cyt/hae/'mie, -hä- (f)
dre/pa/no/'cy/ti/cus, -ca, -cum (adj)
Dre/pa/no/'cy/tus (m)
'Dro/ge (f)
Dro/ge/'rie (f)
Dro/'gist (m)
Dro/mo/ma/'nie (f)
dro/mo/'trop (ad)
Dro/mo/tro/'pie (f)
Dro/'so/phi/la (f)
'Drum/stick (m)
du/'al (ad)
du'a/lis, -le (adj)
Dua/'lis/mus (m)
dua/'li/stisch (ad)
Dua/li/'tät (f)
du/bi/'os (ad)
du/bi'o/sus, -sa, -sum (adj)
Du/bin-'John/son-Syn/drom (n)
Du/bo'is-Cy/ste (f)
du/'cie/ren (v)
Duc/ti/'on (f)
duc/tu/'lar (ad)
'Duc/tu/lus (m)
'Duc/tus (m)
Du'i/pa/ra (f)
Dul/'cin (n)
Duo/'chrom-Test (m)
Duo/cri/'nin (n)
duo/de/'nal (ad)
Duo/den/'ec/ta/sis (f)

Duo/den/ec/to/'mie (f)
Duo/de/'ni/tis (f)
duo/de/no/'co/lisch (ad)
Duo/de/no/'gramm (n)
Duo/de/no/gra/'phie (f)
duo/de/no/he/'pa/tisch (ad)
duo/de/no/ie/iu/'nal, -je/ju- (ad)
Duo/de/no/'pla/stic (f)
Duo/de/nor/rha/'phie (f)
Duo/de/no/sco/'pie (f)
Duo/de/no/sto/'mie (f)
Duo/de/no/to/'mie (f)
Duo/'de/num (n)
'du/plex (adj)
Du/pli/ca/ti/'on (f)
Du/pli/ca/'tur (f)
du/pli/'ca/tus, -ta, -tum (adj)
du/pli/'cie/ren (v)
Du/'pli/ci/tas (f)
Du/pli/ci/'tät (f)
'Du/ra (f)
du/'ral (ad)
du/'ra/lis, -le (adj)
'Du/ra/pla/stic (f)
Du/ra/ti/'on (f)
'du/rus, -ra, -rum (adj)
Dy/'na/mic (f)
dy/'na/misch (ad)
Dys/a'cu/sia (f)
Dys/acu/'sie (f)
Dys/a'cu/sis (f)
Dys/ad/ap/ta/ti/'on (f)
Dys/ae/'mie, -ä'mie (f)
Dys/aes/the/'sie, -äs- (f)
Dys/ar/te/rio/to/'nie (f)
Dys/ar/'thrie (f)
Dys/ar/'thro/sis (f)
Dys/ba/'ris/mus (m)
Dys/ba/'sie (f)
Dys/bu/'lie (f)
Dys/ce/pha/'lie (f)
Dys/chi/'rie (f)
Dys/che/'zie (f)
Dys/chon/dro/pla/'sie (f)
Dys/chro/mat/op/'sie (f)
Dys/chro/'mie (f)
dys/'chron (ad)
Dys/co/'rie (f)
Dys/cra/'sie (f)
Dys/cri/'nis/mus (m)
Dys/em/bryo/pla/'sie (f)
Dys/'eme/sis (f)
Dys/en/ce/pha/'lie (f)
dys/en/do/'crin (ad)
Dys/en/te/'rie (f)
dys/en/'te/risch (ad)
Dys/er/ga/'sie (f)
Dys/func/ti/'on (f)
dys/func/tio/'nal (ad)
Dys/func/tio/na/li/'tät (f)
Dys/ga/lac/'tie (f)
Dys/'ge/ne/sis (f)
Dys/ger/mi/'nom (n)
Dys/geu/'sie (f)
dys/glan/du/'lar (ad)
Dys/gno/'sie (f)
Dys/gra/'phie (f)
Dys/hi/'dro/sis (f)
Dys/in/su/li/'nis/mus (m)
Dys/ke/ra/'to/sis (f)
Dys/ki/ne/'sie (f)
Dys/la/'lie (f)
Dys/le/'xie (f)
Dys/lo/'gie (f)
Dys/ma/tu/ri/'tät (f)
Dys/me/'lie (f)
Dys/me/nor/'rhoe, -'rhö (f)
Dys/me/ro/ge/'ne/se (f)
Dys/me/'trie (f)
Dys/mi/'mie (f)
Dys/mne/'sie (f)
dys/'morph (ad)
Dys/mor/'phie (f)
Dys/on/to/ge/'ne/se (f)
Dys/ore/'xie (f)
Dys/os/'mie (f)
Dys/o'sto/se (f)
Dys/par/eu/'nie (f)
Dys/pep/'sie (f)
dys/'pep/tisch (ad)
Dys/pha/'gie (f)
Dys/pha/'sie (f)
Dys/pho/'nie (f)
Dys/pla/'sie (f)
dys/'pla/stisch (ad)
Dys/'pnoe (f)
Dys/'pnoea (f)
Dys/po/'ne/se (f)
dys/po/'ne/tisch (ad)
dys/'prac/tisch (ad)
Dys/pra/'xie (f)
Dys/re/gu/la/ti/'on (f)
dys/re/gu/'lie/ren (v)
Dys/rha/'phie (f)
Dys/rhyth/'mie (f)
dys/so/ci/'al (ad)
Dys/so/cia/li/'tät (f)
Dys/som/'nie (f)
Dys/sper/'mie (f)

Dys/sta/'sie (f)
dys/'sta/tisch (ad)
Dys/syn/er/'gie (f)
Dys/ta/'xie (f)
Dys/tha/na/'sie (f)
Dys/thy/'mie (f)
Dys/to/'cie (f)
Dys/to/'nie (f)
Dys/to/'pie (f)
Dys/tro/'phie (f)
dys/'tro/phisch (ad)
Dys/u'rie (f)
E'brie/tas (f)
'Ebur (n)
Ebur/nea/ti/'on (f)
e'bur/ne/us, -nea, -um (adj)
ec/'cen/tri/cus, -ca, -cum (adj)
ec/'cen/trisch (ad)
Ec/cen/tro/'cyt (m)
Ec/chon/'drom (n)
Ec/chon/'dro/ma (n)
Ec/chon/'dro/se (f)
Ec/chon/'dro/sis (f)
Ec/chon/dro/'tom (n)
Ec/chy/'mo/sis (f)
ec/chy/'mo/tisch (ad)
ec/'crin (ad)
Ec/cy'e/se (f)
Ec/cy'e/sis (f)
ec/'de/misch (ad)
Echi/no/coc/'co/sis (f)
Echi/no/'coc/cus (m)
Echi/no/'cyt (m)
Echi/no/sto/'mia/sis (f)
Echo/aor/to/gra/'phie (f)
Echo/car/dio/'gramm (n)
Echo/car/dio/gra/'phie (f)
Echo/en/ce/pha/lo/'gramm (n)
Echo/en/ce/pha/lo/'graph (m)
Echo/en/ce/pha/lo/gra/'phie (f)
Echo/'gramm (n)
Echo/'graph (m)
Echo/gra/'phie (f)
echo/gra/'phie/ren (v)
Echo/la/'lie (f)
Echo/mi/'mie (f)
Echo/pa/'thie (f)
Echo/pra/'xie (f)
Echo/re/no/'gramm (n)
Echo/ute/ro/'gramm (n)
'ECHO-Vi/rus (n)
Ec/'lamp/sia (f)
Ec/lamp/'sie (f)
ec/'lamp/tisch (ad)
ec/lamp/to/'gen (ad)
Ec/'lip/se (f)
Ec/'mne/sia (f)
Ec/mne/'sie (f)
ec/'mne/stisch (ad)
E/co/sta/ti/'on (f)
E/co/sta/'tis/mus (m)
Ec/'pho/ria (f)
Ec/pho/'rie (f)
Ec/'sta/se (f)
'Ec/sta/sis (f)
ec/'sta/tisch (ad)
Ec/'ta/sia (f)
Ec/ta/'sie (f)
'Ec/ta/sis (f)
ec/'ta/tisch (ad)
Ec/'thym (n)
Ec/'thy/ma (n)
Ec/to/'blast (m)
Ec/to/'car/dia (f)
Ec/to/car/'die (f)
Ec/to/'cer/vix (f)
Ec/to/'cor/nea (f)
Ec/to/'derm (n)
ec/to/der/'mal (ad)
Ec/to/der/'mo/se (f)
Ec/to/der/'mo/sis (f)
Ec/to/en/'zym (n)
Ec/to/ge/'ne/se (f)
Ec/to/'ge/ne/sis (f)
Ec/to/'me/ninx (f)
Ec/to/'mer (n)
Ec/to/me/so/'derm (n)
ec/to/'morph (ad)
Ec/to/mor/'phie (f)
Ec/to/pa/'gie (f)
Ec/'to/pa/gus (m)
Ec/to/pa/ra/'sit (m)
ec/to/pa/ra/'si/tisch (ad)
Ec/to/'phyt (m)
ec/to/'phy/tisch (ad)
Ec/to/'pie (f)
ec/'to/pisch (ad)
Ec/to/pla/'cen/ta (f)
ec/to/pla/cen/'tal (ad)
Ec/to/'plas/ma (n)
ec/to/'plas/misch (ad)
Ec/to/'zo/on (n)
Ec/tro/dac/ty/'lie (f)
Ec/tro/me/'lie (f)
Ec/'tro/me/lus (m)
Ec/'tro/pi/on (n)
Ec/'zem (n)
Ec/'ze/ma (n)
Ec/ze/'ma/ti/cer, -ker (m)
ec/ze/'ma/ti/cus, -ca, -cum

(adj)
ec/ze/ma/ti/'form (ad)
ec/ze/ma/ti/'for/mis, -me (adj)
Ec/ze/ma/ti/sa/ti/'on (f)
ec/ze/ma/ti/'sie/ren (v)
ec/ze/ma/to/'gen (ad)
Ec/ze/ma/to/'id (n)
ec/ze/ma/to/'id (ad)
ec/ze/ma/'tos (ad)
Ec/ze/ma/'to/se (f)
E/den/'ta/tum (n)
e/den/'ta/tus, -ta, -tum (adj)
ef/fec/'tiv (ad)
Ef/'fec/tor (m)
Ef/'fec/tor/or/gan (n)
'ef/fe/rens (adj)
ef/fe/'rent (ad)
Ef/fe/'renz (f)
ef/fer/ves/'cent (ad)
Ef/fer/ves/'cenz (f)
'ef/fi/cax (adj)
Ef/fleu/'ra/ge (f)
Ef/flo/res/'cenz (f)
ef/flo/res/'cie/ren (v)
ef/flu/'ent (ad)
ef/flu/'ie/ren (v)
Ef/'flu/vi/um (n)
'Ef/flux (m)
ef/fun/'die/ren (v)
Ef/fu/si/'on (f)
e/glan/du/'lar (ad)
'Ego (n)
Ego/cen/tri/ci/'tät (f)
ego/'cen/trisch (ad)
Ego/'is/mus (m)
Ego/'ist (m)
ego'i/stisch (ad)
Ego/'tis/mus (m)
Ego/'tist (m)
ego/'ti/stisch (ad)
E/ia/cu/'lat, -ja- (n)
E/ia/cu/'la/tio (f)
E/ia/cu/la/ti/'on, -ja- (f)
e/ia/cu/la/'to/ri/us, -ria, -um
(adj)
e/ia/cu/'lie/ren, -ja- (v)
E/i'ec/tio (f)
E/iec/ti/'on, -jec- (f)
E/i'ec/tor (m)
E/la/bo/ra/ti/'on (f)
e/la/bo/'rie/ren (v)
Ela/'sta/se (f)
E'la/sti/ca (f)
Ela/sti/ci/'tät (f)
e'la/sti/cus, -ca, -cum (adj)
Ela/'stin (n)
e'la/stisch (ad)
Ela/sto/fi/'brom (n)
Ela/'stom (n)
Ela/sto/'mer (n)
ela/sto/'mer (ad)
Ela/sto/'me/ter (n)
Ela/'sto/se (f)
Ela/'sto/sis (f)
E'lec/tric (f)
e'lec/tri/cus, -ca, -cum (adj)
e'lec/trisch (ad)
Elec/tri/fi/ca/ti/'on (f)
elec/tri/fi/'cie/ren (v)
Elec/tri/sa/ti/'on (f)
Elec/tri/'sa/tor (m)
elec/tri/'sie/ren (v)
Elec/tro/af/fi/ni/'tät (f)
Elec/tro/an/aes/the/'sie, -äs- (f)
Elec/tro/bio/lo/'gie (f)
Elec/tro/car/dio/'gramm (n)
Elec/tro/car/dio/'graph (m)
Elec/tro/car/dio/gra/'phie (f)
elec/tro/car/dio/gra/'phie/ren
(v)
elec/tro/car/dio/'gra/phisch (ad)
Elec/tro/ca/ta/'ly/se (f)
Elec/tro/ca/'ta/ly/sis (f)
elec/tro/ca/ta/'ly/tisch (ad)
Elec/tro/'che/mi/cer, -ker (m)
Elec/tro/che/'mie (f)
elec/tro/'che/misch (ad)
Elec/tro/co/agu/la/ti/'on (f)
elec/tro/co/agu/'lie/ren (v)
Elec/tro/'co/ma (n)
elec/tro/co/ma/'tos (ad)
Elec/tro/con/duc/ti/vi/'tät (f)
elec/tro/con/trac/'til (ad)
Elec/tro/con/trac/ti/li/'tät (f)
elec/tro/con/vul/'siv (ad)
elec/tro/cor/ti/'cal (ad)
Elec/tro/cor/ti/co/'gramm (n)
Elec/tro/cor/ti/co/gra/'phie (f)
elec/tro/cu/'tie/ren (v)
Elec/tro/cu/ti/'on (f)
Elec/'tro/de (f)
Elec/tro/de/sic/ca/ti/'on (f)
Elec/tro/dia/'gno/se (f)
Elec/tro/dia/'gno/sis (f)
Elec/tro/dia/'gno/stic (f)
elec/tro/dia/'gno/stisch (ad)
Elec/tro/dia/'ly/se (f)
Elec/tro/di'a/ly/sis (f)
elec/tro/dia/'ly/ti/cus, -ca, -cum
(adj)

elec/tro/dia/'ly/tisch (ad)
Elec/tro/dy/'na/mic (f)
elec/tro/dy/'na/misch (ad)
Elec/tro/en/ce/pha/lo/'gramm (n)
Elec/tro/en/ce/pha/lo/'graph (m)
Elec/tro/en/ce/pha/lo/gra/'phie (f)
elec/tro/en/ce/pha/lo/'gra/phisch (ad)
elec/tro/fo/cus/'sie/ren (v)
Elec/tro/fo/cus/'sie/rung (f)
Elec/tro/'ge/ne/sis (f)
Elec/tro/hae/mo/'sta/se, -hä- (f)
elec/tro/ki/'ne/tisch (ad)
Elec/tro/ly/'sat (n)
Elec/tro/'ly/se (f)
elec/tro/ly/'sie/ren (v)
Elec/'tro/ly/sis (f)
Elec/tro/'lyt (m)
elec/tro/'ly/ti/cus, -ca, -cum (adj)
elec/tro/'ly/tisch (ad)
Elec/tro/ma/'gnet (m)
elec/tro/ma/'gne/tisch (ad)
Elec/tro/ma/gne/'tis/mus (m)
Elec/tro/mas/'sa/ge (f)
elec/tro/mas/'sie/ren (v)
Elec/tro/'me/ter (n)
Elec/tro/me/'trie (f)
elec/tro/'me/trisch (ad)
elec/tro/mo/'tiv (ad)
elec/tro/mus/cu/'lar (ad)
Elec/tro/myo/'gramm (n)
Elec/tro/myo/gra/'phie (f)
elec/tro/myo/'gra/phisch (ad)
E'lec/tron (n)
Elec/tro/nar/'co/se (f)
Elec/tro/nar/'co/sis (f)
elec/tro/'ne/ga/tiv (ad)
Elec/tro/ne/ga/ti/vi/'tät (f)
Elec/'tro/nic (f)
elec/'tro/nisch (ad)
E'lec/tron/volt (n)
Elec/tro/os/'mo/sis (f)
Elec/tro/oxi/da/ti/'on (f)
Elec/tro/pa/tho/lo/'gie (f)
elec/tro/'phil (ad)
Elec/tro/pho/'re/se (f)
Elec/tro/pho/'re/sis (f)
elec/tro/pho/'re/tisch (ad)
Elec/tro/phy/sio/lo/'gie (f)
elec/tro/'po/si/tiv (ad)
Elec/tro/po/si/ti/vi/'tät (f)
elec/tro/punc/'tie/ren (v)
Elec/tro/punc/'tur (f)
elec/tro/re/se/'cie/ren (v)
Elec/tro/re/sec/ti/'on (f)
Elec/tro/scis/si/'on (f)
Elec/tro/'scop (n)
elec/tro/se/'cie/ren (v)
Elec/tro/sec/ti/'on (f)
E'lec/tro/shock (m)
Elec/tro/'sol (n)
Elec/tro/'som (n)
Elec/tro/'sta/tic (f)
elec/tro/'sta/tisch (ad)
Elec/tro/sti/mu/la/ti/'on (f)
Elec/tro/stric/ti/'on (f)
Elec/tro/syn/'the/se (f)
Elec/tro/'ta/xis (f)
Elec/tro/tha/na/'sie (f)
Elec/tro/the/ra/'peu/tic (f)
Elec/tro/the/ra/'pie (f)
Elec/tro/'tom (n)
elec/tro/'to/nisch (ad)
Elec/'tro/to/nus (m)
Elec/tro/tro/'pis/mus (m)
Elec/tro/va/'lenz (f)
Ele/'ment (n)
ele/men/'tar (ad)
Ele/'men/tum (n)
Ele/phan/ti'a/se (f)
Ele/phan/'tia/sis (f)
Ele/va/ti/'on (f)
Ele/'va/tor (m)
ele/'vie/ren (v)
E/li/mi/na/ti/'on (f)
e/li/mi/'nie/ren (v)
E/lin/gua/ti/'on (f)
e/lin/gu/'ie/ren (v)
Eli/'xier (n)
El/lip/so/'id (n)
el/lip/so/'id (ad)
el/lip/so/'ide/us, -'idea, -um (adj)
el/'lip/ti/cus, -ca, -cum (adj)
el/'lip/tisch (ad)
El/lip/to/'cyt (m)
El/lip/to/cy/'to/se (f)
E/lon/ga/ti/'on (f)
e/lon/'gie/ren (v)
E/lu/'at (n)
e/lu/'ie/ren (v)
E/lu/ti/'on (f)
E/mas/cu/la/ti/'on (f)
e/mas/cu/'lie/ren (v)
Em/bol/ec/to/'mie (f)
Em/bol/ae/'mie, -ä'mie (f)
Em/bo/'lie (f)
Em/bo/li/sa/ti/'on (f)

em/bo/li/'sie/ren (v)
'Em/bo/lus (m)
Em/bry/ec/to/'mie (f)
'Em/bryo (m)
Em/bryo/'blast (m)
em/bryo/'cid (ad)
Em/bryo/'ge/ne/sis (f)
em/bryo/'id (ad)
Em/bryo/'lo/ge (m)
Em/bryo/lo/'gie (f)
em/bryo/'lo/gisch (ad)
Em/bry/'om (n)
Em/bry'o/ma (n)
em/bryo/'nal (ad)
Em/bryo/pa/'thie (f)
em/bryo/'pla/stisch (ad)
Em/bryo/'tom (n)
Em/bryo/to/'mie (f)
Em/bryo/to/xi/ci/'tät (f)
em/bryo/'to/xisch (ad)
em/bryo/'troph (ad)
Em/bryo/tro/'phie (f)
'Eme/sis (f)
E'me/ti/cum (n)
e'me/tisch (ad)
E/mi/gra/ti/'on (f)
e/mi/'grie/ren (v)
Emi/'nen/tia (f)
Emi/'nenz (f)
e/mis/'sa/ri/us, -ria, -um (adj)
E/mis/si/'on (f)
E/mis/si/'ons/spec/trum (n)
em/men/a'go/gisch (ad)
Em/men/a'go/gum (n)
Em/'me/nia (f)
Em/me/nio/pa/'thie (f)
em/me/'trop (ad)
Em/me/tro/'pie (f)
E/'mol/li/ens (n)
e/'mol/li/ens (adj)
E/mo/ti/'on (f)
e/mo/tio/'nal (ad)
E/mo/tio/na/li/'tät (f)
Em/pa/'thie (f)
em/'pa/thisch (ad)
em/pa/thi/'sie/ren (v)
Em/pe/ri/po/'le/sis (f)
Em/phy/'sem (n)
Em/phy/'se/ma (n)
em/phy/se/ma/'tos (ad)
em/phy/se/ma/'to/sus, -sa, -sum (adj)
Em/pi/'rie (f)
em/'pi/risch (ad)
Em/'pla/strum (n)
Em/py/'em (n)
Em/py'e/ma (n)
emul/'gie/ren (v)
Emul/si/'on (f)
En/'amel (n)
En/'ame/lum (n)
En/an/'them (n)
En/ar/'thro/se (f)
En/ar/'thro/sis (f)
En/cap/su/la/ti/'on (f)
en/cap/su/'lie/ren (v)
En/ce/phal/al/'gie (f)
En/ce/pha/'li/tis (f)
en/ce/pha/'li/tisch (ad)
en/ce/pha/li/to/'gen (ad)
En/ce/pha/li/to/'zo/on (n)
En/ce/pha/li/to/zoo/'no/se (f)
En/ce/pha/lo/'ce/le (f)
en/ce/pha/lo/'cla/stisch (ad)
en/ce/pha/lo/fa/ci/'al (ad)
En/ce/pha/lo/'gramm (n)
En/ce/pha/lo/'graph (m)
En/ce/pha/lo/gra/'phie (f)
en/ce/pha/lo/gra/'phie/ren (v)
en/ce/pha/lo/'gra/phisch (ad)
en/ce/pha/lo/'id (ad)
En/ce/pha/lo/'lith (m)
En/ce/pha/lo/lo/'gie (f)
En/ce/pha/'lom (n)
En/ce/pha/lo/ma/la/'cie (f)
En/ce/pha/lo/'mer (n)
En/ce/pha/lo/mye/'li/tis (f)
En/'ce/pha/lon (n)
En/ce/pha/lo/pa/'thie (f)
En/ce/pha/lo/punc/'tur (f)
En/ce/pha/lor/rha/'gie (f)
En/ce/pha/lo/scle/'ro/se (f)
En/ce/pha/lo/'scop (n)
En/ce/pha/lo/sco/'pie (f)
En/ce/pha/lo/'sep/sis (f)
en/ce/pha/lo/spi/'nal (ad)
En/ce/pha/lo/'tom (n)
En/ce/pha/lo/to/'mie (f)
en/chon/'dral (ad)
En/chon/'drom (n)
en/chon/dro/ma/'tos (ad)
En/chon/dro/ma/'to/se (f)
en/co/'die/ren (v)
En/co/'die/rung (f)
En/co/'pre/sis (f)
En/cy/sta/ti/'on (f)
en/cy/'stie/ren (v)
End/an/gi'i/tis (f)
End/aor/'ti/tis (f)
End/ar/te/ri'i/tis (f)

end/au/'ral (ad)
en/'de/misch (ad)
end/er/'go/nisch (ad)
en/'der/misch (ad)
En/der/'mo/sis (f)
en/do/bi'o/tisch (ad)
en/do/bron/chi/'al (ad)
En/do/'card (n)
en/do/car/di/'al (ad)
En/do/car/'di/tis (f)
en/do/car/'di/tisch (ad)
En/do/'car/di/um (n)
en/do/cer/vi/'cal (ad)
En/do/cer/vi/'ci/tis (f)
En/do/'cer/vix (f)
en/do/cra/ni/'al (ad)
En/do/'cra/ni/um (n)
en/do/'crin (ad)
En/do/cri/no/lo/'gie (f)
En/do/cri/no/pa/'thie (f)
En/do/cri/no/the/ra/'pie (f)
En/do/cy/'sti/tis (f)
En/do/'cyt (m)
En/do/cy/'to/sis (f)
En/do/'derm (n)
en/do/der/'mal (ad)
End/o'don/tic (f)
End/odon/to/lo/'gie (f)
En/do/en/'zym (n)
en/do/'gam (ad)
En/do/ga/'mie (f)
en/do/'gen (ad)
En/do/'lym/phe (f)
En/do/ly/'sin (n)
En/do/'me/ninx (f)
En/do/me/so/'derm (n)
en/do/me/tri/'al (ad)
En/do/me/tri/'om (n)
En/do/me/tri'o/ma (n)
En/do/me/tri'o/se (f)
En/do/me/tri'o/sis (f)
en/do/me/tri'o/tisch (ad)
En/do/me/'tri/tis (f)
En/do/'me/tri/um (n)
en/do/'morph (ad)
En/do/mor/'phie (f)
en/do/my/si/'al (ad)
En/do/'my/si/um (n)
en/do/na/'sal (ad)
en/do/neu/'ral (ad)
en/do/neu/ri/'al (ad)
En/do/'neu/ri/um (n)
En/do/nu/cle'a/se (f)
En/do/pa/ra/'sit (m)
en/do/pa/ra/'si/tisch (ad)
en/do/'pel/visch (ad)
En/do/pep/ti/'da/se (f)
En/do/phle/'bi/tis (f)
End/oph/thal/'mi/tis (f)
En/do/'phyt (m)
En/do/'plas/ma (n)
en/do/'plas/misch (ad)
En/do/re/du/pli/ca/ti/'on (f)
End/or/'phin (n)
En/do/'scop (n)
En/do/sco/'pie (f)
en/do/sco/'pie/ren (v)
en/do/'sco/pisch (ad)
En/do/'ske/le/ton (n)
En/do/ske/'lett (n)
End/os/'mo/sis (f)
end/os/'mo/tisch (ad)
En/do/'sper/ma (n)
En/do/'spo/re (f)
End/oste'i/tis (f)
End/oste/'om (n)
End/oste'o/ma (n)
End/'oste/um (n)
End/o'sti/tis (f)
End/o'sto/sis (f)
En/do/ten/'di/ne/um (n)
en/do/the/li/'al (ad)
En/do/the/lio/'cyt (m)
en/do/the/lio/'id (ad)
En/do/the/li/'om (n)
En/do/the/li'o/ma (n)
en/do/the/lio/ma/'tos (ad)
En/do/the/lio/ma/'to/se (f)
En/do/the/li'o/se (f)
En/do/'the/li/um (n)
en/do/'therm (ad)
en/do/'ther/misch (ad)
En/do/to/xi/'co/se (f)
En/do/to/xi/'co/sis (f)
En/do/to/'xin (n)
En/do/tra/che/'al (ad)
en/do/tra/che/'al (ad)
En/do/vas/cu/'li/tis (f)
en/do/ven/tri/cu/'lar (ad)
En/er/'ge/tic (f)
en/er/'ge/tisch (ad)
En/er/'gie (f)
E/ner/va/ti/'on (f)
e/ner/'vie/ren (v)
En/'gramm (n)
E'nol (n)
Eno/'la/se (f)
Eno/li/sa/ti/'on (f)
eno/li/'sie/ren (v)
Enol/py/ru/'vat (n)

En/oph/'thal/mus (m)
En/o'sto/sis (f)
en/si/'form (ad)
En/'som/pha/lus (m)
Ent/a'moe/ba (f)
Ent/a'moe/be, -a'mö- (f)
En/tel/e'chie (f)
en/te/'ral (ad)
En/ter/al/'gie (f)
En/ter/ec/'ta/se (f)
En/ter/ec/to/'mie (f)
en/'te/risch (ad)
En/te/'ri/tis (f)
En/te/ro/ana/sto/'mo/se (f)
En/te/ro/'bac/ter (n)
En/te/ro/bi'a/se (f)
En/te/ro/'bia/sis (f)
En/te/'ro/bi/us (m)
En/te/ro/'ce/le (f)
En/te/ro/cen/'te/se (f)
en/te/ro/cep/'tiv (ad)
En/te/ro/'cep/tor (m)
En/te/'ro/cly/sis (f)
En/te/ro/'coc/ce, -ke (f)
En/te/ro/'coc/cus (m)
En/te/ro/'coel, -'cöl (n)
en/te/ro/'co/lisch (ad)
En/te/ro/cri/'nin (n)
En/te/ro/'cy/ste (f)
en/te/ro/en/'te/risch (ad)
En/te/ro/ga/'stron (n)
en/te/ro/'gen (ad)
en/te/ro/in/su/'lar (ad)
En/te/ro/ki/'na/se (f)
En/te/ro/'lith (m)
En/te/ro/li/'thia/sis (f)
En/te/ro/'lo/ge (m)
En/te/ro/lo/'gie (f)
En/te/ro/'ly/se (f)
En/te/'ro/ly/sis (f)
En/te/ro/me/ga/'lie (f)
En/te/ro/my/'co/se (f)
En/te/ro/my/'ia/sis (f)
'En/te/ron (n)
En/te/ro/pa/'ra/ly/sis (f)
En/te/ro/pa/'thie (f)
En/te/ro/pe/'xie (f)
En/te/ro/'pla/stic (f)
En/te/ro/'pto/se (f)
en/te/ro/'pto/tisch (ad)
En/te/ror/rha/'gie (f)
En/te/ror/rha/'phie (f)
En/te/ror/'rhe/xis (f)
En/te/ror/'rhoe, -'rhö (f)
En/te/ror/'rhoea (f)
En/te/ro/'scop (n)
En/te/ro/'sep/sis (f)
En/te/ro/si/de/'rin (n)
En/te/ro/'spas/mus (m)
En/te/ro/'sta/se (f)
En/te/ro/ste/'no/sis (f)
En/te/ro/sto/'mie (f)
En/te/ro/to/'mie (f)
En/te/ro/to/'xin (n)
en/te/ro/ve/si/'cal (ad)
En/te/ro/'vi/rus (n)
En/te/ro/'zo/on (n)
En/'the/se (f)
en/'the/tisch (ad)
En/to/'derm (n)
en/to/der/'mal (ad)
En/to/'mer (n)
en/to/mo/'gen (ad)
En/to/mo/'lo/ge (m)
En/to/mo/lo/'gie (f)
En/'tro/pi/on (n)
E/nu/clea/ti/'on (f)
E/nu/cle'a/tor (m)
e/nu/cle/'ie/ren (v)
En/u're/se (f)
En/u're/sis (f)
en/u're/tisch (ad)
En/'zym (n)
en/zy/'ma/tisch (ad)
en/'zy/misch (ad)
En/zy/mo/'lo/ge (m)
En/zy/mo/lo/'gie (f)
en/zy/mo/'lo/gisch (ad)
En/zy/mo/'ly/se (f)
En/zy/'mo/ly/sis (f)
en/zy/mo/'ly/tisch (ad)
En/zy/mo/pa/'thie (f)
En/zy/mo/pe/'nie (f)
En/zym/u'rie (f)
Eo/'sin (n)
Eo/si/no/pe/'nie (f)
eo/si/no/'pe/nisch (ad)
eo/si/no/'phil (ad)
Eo/si/no/phi/'lie (f)
ep/ar/te/ri/'al (ad)
Ep/en/'dym (n)
Ep/'en/dy/ma (n)
ep/en/dy/'mal (ad)
Ep/en/dy/'mi/tis (f)
Ep/en/dy/'mom (n)
Ep/en/dy/mo/pa/'thie (f)
Ep/'hap/se (f)
Ep/'hap/sis (f)
ep/'hap/tisch (ad)
ep/he/'mer (ad)

Ep/'he/me/ra (f)
Ep/hi/'dro/se (f)
Ep/hi/'dro/sis (f)
ep/hi/'dro/tisch (ad)
Epi/'blast (m)
Epi/'ble/pha/ron (n)
Epi/'can/thus (m)
Epi/'car/dia (f)
Epi/'card (n)
Epi/'car/di/um (n)
Epi/con/dyl/al/'gie (f)
epi/con/dy/'lar (ad)
Epi/con/dy/'li/tis (f)
Epi/'con/dy/lus (m)
epi/cra/ni/'al (ad)
Epi/'cra/ni/um (n)
Epi/'cri/se (f)
E'pi/cri/sis (f)
epi/'cri/tisch (ad)
Epi/'cyt (m)
Epi/de/'mie (f)
epi/'de/misch (ad)
Epi/de/mio/lo/'gie (f)
epi/der/'mal (ad)
Epi/'der/mis (f)
Epi/der/'mi/tis (f)
epi/der/mo/'id (ad)
Epi/der/mo/i'dom (n)
Epi/der/mo/'ly/se (f)
Epi/der/'mo/ly/sis (f)
epi/der/mo/'ly/tisch (ad)
Epi/der/'mom (n)
Epi/der/mo/phy/'to/sis (f)
epi/di/dy/'mal (ad)
Epi/di/dym/ec/to/'mie (f)
Epi/'di/dy/mis (f)
Epi/di/dy/'mi/tis (f)
Epi/di/dy/mo/to/'mie (f)
epi/du/'ral (ad)
epi/fas/ci/'al (ad)
Epi/fol/li/cu/'li/tis (f)
epi/'ga/strisch (ad)
Epi/'ga/stri/um (n)
Epi/'ga/stri/us (m)
epi/glot/'tal (ad)
Epi/glot/tid/ec/to/'mie (f)
Epi/'glot/tis (f)
epi/'glot/tisch (ad)
Epi/glot/'ti/tis (f)
E/pi/la/ti/'on (f)
e/pi/'lie/ren (v)
Epi/'lep/sia (f)
Epi/lep/'sie (f)
Epi/'lep/ti/cer, -ker (m)
epi/'lep/ti/cus, -ca, -cum (adj)
epi/lep/ti/'form (ad)
epi/'lep/tisch (ad)
epi/lep/to/'gen (ad)
epi/lep/to/'id (ad)
Epi/lep/to/lo/'gie (f)
e/pi/'lie/ren (v)
Epi/'mer (n)
epi/'mer (ad)
Epi/'my/si/um (n)
Epi/ne/'phrin (n)
Epi/ne/'phri/tis (f)
epi/neu/'ral (ad)
Epi/'neu/ri/um (n)
Epi/phae/no/'men, -phä- (n)
Epi/phae/'no/me/non (n)
E'pi/pho/ra (f)
epi/'phre/nisch (ad)
epi/phy/'lac/tisch (ad)
Epi/phy/'la/xe (f)
Epi/phy/'la/xis (f)
Epi/'phy/se (f)
E'pi/phy/sis (f)
Epi/phy/'si/tis (f)
Epi/'phyt (m)
epi/pi/'al (ad)
epi/pleu/'ral (ad)
Epi/plo/'ce/le (f)
Epi/plo/ec/to/'mie (f)
epi/'plo/isch (ad)
E'pi/plo/on (n)
Epi/plo/pe/'xie (f)
Epi/plor/rha/'phie (f)
epi/'pter (ad)
E'pi/py/gus (m)
Epi/'scle/ra (f)
epi/scle/'ral (ad)
Epi/scle/'ri/tis (f)
Epi/sio/'pla/stic (f)
Epi/si/or/rha/'gie (f)
Epi/si/or/rha/'phie (f)
Epi/sio/ste/'no/sis (f)
Epi/sio/to/'mie (f)
Ep/is/'ode (f)
ep/is/'odi/cus, -ca, -cum (adj)
ep/is/'odisch (ad)
Epi/'som (n)
Epi/spa/'die (f)
Epi/'spa/sti/cum (n)
Epi/'sta/se (f)
E'pi/sta/sis (f)
Epi/'sta/xis (f)
epi/ster/'nal (ad)
Epi/'stro/phe/us (m)
Epi/'tha/la/mus (m)
Epi/'thel (n)

epi/the/li/'al (ad)
epi/the/lio/'id (ad)
Epi/the/li/'om (n)
Epi/the/li'o/ma (n)
epi/the/lio/ma/'tos (ad)
Epi/'the/li/um (n)
Epi/'tym/pa/num (n)
Epi/zoi/'cid (n)
epi/'zo/isch (ad)
Epi/'zo/on (n)
Epi/zoo/'no/se (f)
epi/zoo/'no/tisch (ad)
epi/zo'o/tisch (ad)
Ep/o'ny/chi/um (n)
Ep/o'nym (n)
Ep/o'o/pho/ron (n)
'Ep/si/lon (n)
e'qui/nus, -na, -num (adj)
E/ra/di/ca/ti/'on (f)
e/ra/di/'cie/ren (v)
e/ra/'die/ren (v)
E/ra/si/'on (f)
e/rec/'til (ad)
E/rec/ti/'on (f)
E/'rec/tor (m)
Er/ga/sto/'plas/ma (n)
Er/go/cal/ci/fe/'rol (n)
Er/go/'me/ter (n)
Er/go/'tis/mus (m)
'e/ri/gens (adj)
e/ri/'gi/bel (ad)
e/ri/'gie/ren (v)
ero/'gen (ad)
E/ro/si/'on (f)
e'ro/tisch (ad)
Ero/to/ma/'nie (f)
Ero/to/pa/'thie (f)
Ero/to/pho/'bie (f)
E/ruc/ta/ti/'on (f)
E/ru/ga/ti/'on (f)
e/ru/'gie/ren (v)
e/rum/'pie/ren (v)
E/rup/ti/'on (f)
e/rup/'tiv (ad)
Ery/si/'pel (n)
Ery/'si/pe/las (n)
Ery/si/pe/lo/'id (n)
Ery/si/'pe/lo/thrix (f)
Ery/'them (n)
ery/the/ma/'tos (ad)
Ery/thrae/'mie, -thrä- (f)
Ery/thro/'blast (m)
Ery/thro/bla/'stom (n)
Ery/thro/bla/'sto/sis (f)
Ery/'thro/cla/sis (f)
Ery/thro/'cyt (m)
ery/thro/'cy/tisch (ad)
Ery/thro/cy/'to/sis (f)
Ery/thro/'der/ma (n)
Ery/thro/dex/'trin (n)
Ery/thro/me/'lie (f)
'Ery/thron (n)
Ery/throp/'sie (f)
Ery/'thro/se (f)
Ery/thro/'sin (n)
Ery/thru/'lo/se (f)
Esche/'ri/chia (f)
Es/'sen/tia (f)
es/sen/ti'a/lis, -le (adj)
es/sen/ti/'ell (ad)
Es/'senz (f)
'Es/ter (m)
Es/te/'ra/se (f)
Es/te/ri/fi/ca/ti/'on (f)
es/te/ri/fi/'cie/ren (v)
'Ethic (f)
Eth/mo/'ce/pha/lus (m)
Eth/mo/'id (n)
eth/mo/'id (ad)
eth/mo/i'dal (ad)
Eth/mo/id/ec/to/'mie (f)
Eth/mo/ido/to/'mie (f)
eth/mo/la/cri/'mal (ad)
eth/mo/ma/xil/'lar (ad)
eth/mo/na/'sal (ad)
'eth/nisch (ad)
Eth/no/lo/'gie (f)
Etho/lo/'gie (f)
Eu/aes/the/'sie, -äs- (f)
Eu/bac/'te/ri/um (n)
Eu/ca/ry/'ont (m)
Eu/cho/'lie (f)
Eu/chro/ma/'tin (n)
Eu/'ge/nic (f)
eu/'ge/nisch (ad)
Eu/glo/bu/'lin (n)
Eu/gna/'thie (f)
Eu/ke/ra/'tin (n)
Eu/ki/ne/'sie (f)
eu/'morph (ad)
Eu/'nuch (m)
Eu/nu/'chis/mus (m)
eu/nu/cho/'id (ad)
Eu/nu/cho/i'dis/mus (m)
Eu/'ony/mus (m)
Eu/par/eu/'nie (f)
Eu/'phae/nic, -'phä- (f)
Eu/pho/'nie (f)
Eu/pho/'rie (f)
eu/'pho/risch (ad)

eu/plo/'id (ad)
Eu/plo/i'die (f)
Eu/pra/'xie (f)
Eu/'ro/pi/um (n)
Eu/'sy/sto/le (f)
Eu/tha/na/'sie (f)
Eu/to/'cie (f)
E/va/cua/ti/'on (f)
E/va/cu'a/tor (m)
e/va/cu/'ie/ren (v)
E/va/gi/na/ti/'on (f)
e/va/gi/'nie/ren (v)
E/va/po/ra/ti/'on (f)
e/va/po/'rie/ren (v)
E/ven/tra/ti/'on (f)
e/ven/'trie/ren (v)
E/ver/si/'on (f)
e/ver/'tie/ren (v)
e/vi/'dent (ad)
E/vi/'denz (f)
E/vi/ra/ti/'on (f)
e/vi/'rie/ren (v)
E/vis/ce/ra/ti/'on (f)
e/vis/ce/'rie/ren (v)
E/vo/ca/ti/'on (f)
E/vo/'ca/tor (m)
e/vo/'cie/ren (v)
E/vo/lu/ti/'on (f)
e/vo/lu/tio/'nar (ad)
e/vol/'vie/ren (v)
Ex/acer/ba/ti/'on (f)
ex/acer/'bie/ren (v)
Ex/ag/ge/ra/ti/'on (f)
ex/ag/ge/'rie/ren (v)
Ex/al/ta/ti/'on (f)
ex/al/'tie/ren (v)
Ex/an/'them (n)
Ex/an/'the/ma (n)
ex/an/the/ma/'tos (ad)
Ex/ca/va/ti/'on (f)
Ex/ca/'va/tor (m)
ex/ca/'vie/ren (v)
Ex/ce/re/bra/ti/'on (f)
ex/ce/re/'brie/ren (v)
ex/ci/'die/ren (v)
Ex/ci/si/'on (f)
Ex/ci/ta/ti/'on (f)
ex/ci/ta/'to/risch (ad)
ex/ci/'tie/ren (v)
ex/clu/'die/ren (v)
Ex/clu/si/'on (f)
Ex/coch/lea/ti/'on (f)
ex/coch/le/'ie/ren (v)
Ex/co/ria/ti/'on (f)
ex/co/ri/'ie/ren (v)
Ex/cre/'ment (n)
Ex/cre/'men/tum (n)
Ex/cres/'cen/tia (f)
Ex/cres/'cenz (f)
Ex/'cret (n)
Ex/cre/ti/'on (f)
ex/cre/'to/risch (ad)
Ex/'cre/tum (n)
Ex/cur/si/'on (f)
Ex/cy/sta/ti/'on (f)
Ex/en/ce/pha/'lie (f)
ex/er/'cie/ren (v)
ex/er/'go/nisch (ad)
Ex/fo/lia/ti/'on (f)
ex/fo/lia/'tiv (ad)
ex/fo/li/'ie/ren (v)
Ex/ha/la/ti/'on (f)
ex/ha/'lie/ren (v)
Ex/hau/sti/'on (f)
ex/hau/'stiv (ad)
ex/hi/'bie/ren (v)
Ex/hi/bi/ti/'on (f)
Ex/hi/bi/tio/'nis/mus (m)
Ex/hi/bi/tio/'nist (m)
Ex/hu/ma/ti/'on (f)
ex/hu/'mie/ren (v)
'Ex/itus (m)
Exo/'cho/ri/on (n)
Exo/'coel, -'cöl (n)
exo/'crin (ad)
Exo/cy/'to/se (f)
Exo/ga/'mie (f)
exo/'gen (ad)
Ex/'om/pha/lus (m)
Exo/nu/cle'a/se (f)
Exo/pep/ti/'da/se (f)
Exo/'ske/le/ton (n)
Ex/os/'mo/sis (f)
Ex/o'sto/sis (f)
exo/'therm (ad)
Exo/to/'xin (n)
Ex/'pan/der (m)
ex/pan/'die/ren (v)
Ex/pan/si/'on (f)
ex/pan/'siv (ad)
Ex/'pec/to/rans (n)
Ex/pec/to/ra/ti/'on (f)
ex/pec/to/'rie/ren (v)
Ex/pe/ri/'ment (n)
Ex/pe/ri/men/ta/ti/'on (f)
Ex/pe/ri/men/'ta/tor (m)
ex/pe/ri/men/'tell (ad)
ex/pe/ri/men/'tie/ren (v)
Ex/plan/'tat (n)
Ex/plan/ta/ti/'on (f)

ex/plan/'tie/ren (v)
Ex/plo/ra/ti/'on (f)
ex/plo/'rie/ren (v)
ex/po/'nie/ren (v)
Ex/po/si/ti/'on (f)
Ex/pres/si/'on (f)
ex/pri/'mie/ren (v)
Ex/pul/si/'on (f)
Ex/san/gui/na/ti/'on (f)
ex/san/gui/'nie/ren (v)
Ex/'sic/cans (n)
Ex/sic/ca/ti/'on (f)
Ex/sic/'co/se (f)
Ex/spec/ta/ti/'on (f)
Ex/spi/ra/ti/'on (f)
ex/spi/ra/'to/risch (ad)
ex/spi/'rie/ren (v)
Ex/stir/pa/ti/'on (f)
ex/stir/'pie/ren (v)
Ex/su/'dat (n)
Ex/su/da/ti/'on (f)
ex/su/'die/ren (v)
ex/ten/'die/ren (v)
Ex/ten/si/'on (f)
Ex/'ten/sor (m)
Ex/te/rio/ri/sa/ti/'on (f)
ex/te/rio/ri/'sie/ren (v)
ex/'tern (ad)
Ex/te/ro/cep/ti/'on (f)
ex/te/ro/cep/'tiv (ad)
Ex/te/ro/'cep/tor (m)
Ex/tinc/ti/'on (f)
ex/tin/'gie/ren (v)
ex/tra/cap/su/'lar (ad)
ex/tra/car/di/'al (ad)
ex/tra/cel/lu/'lar (ad)
ex/tra/ce/re/'bral (ad)
ex/tra/cor/po/'ral (ad)
Ex/'tract (n)
Ex/trac/ti/'on (f)
Ex/'trac/tum (n)
ex/tra/'hie/ren (v)
ex/tra/'cy/stisch (ad)
ex/tra/du/'ral (ad)
ex/tra/em/bryo/'nal (ad)
ex/tra/ge/ni/'tal (ad)
ex/tra/he/'pa/tisch (ad)
ex/tra/'hie/ren (v)
ex/tra/mam/'mar (ad)
Ex/tra/me/dul/'lar (ad)
ex/tra/mu/'ral (ad)
ex/tra/oe/so/pha/ge/'al, -öso- (ad)
ex/tra/pel/'vin (ad)
ex/tra/pleu/'ral (ad)
Ex/tra/po/la/ti/'on (f)
ex/tra/po/'lie/ren (v)
ex/tra/'psy/chisch (ad)
ex/tra/pul/mo/'nal (ad)
ex/tra/py/ra/mi/'dal (ad)
ex/tra/re/'nal (ad)
ex/tra/sen/'so/risch (ad)
Ex/tra/'sy/sto/le (f)
ex/tra/ute/'rin (ad)
ex/tra/va/'sal (ad)
Ex/tra/va/'sat (n)
Ex/tra/va/sa/ti/'on (f)
ex/tra/vas/cu/'lar (ad)
ex/tra/va/'sie/ren (v)
ex/tra/ven/tri/cu/'lar (ad)
Ex/tra/ver/si/'on (f)
ex/tra/ver/'tie/ren (v)
Ex/'tre/mi/tas (f)
Ex/tre/mi/'tät (f)
ex/'trin/sisch (ad)
Ex/tro/ver/si/'on (f)
ex/tro/ver/'tie/ren (v)
ex/tru/'die/ren (v)
Ex/tru/si/'on (f)
Ex/tu/ba/ti/'on (f)
ex/tu/'bie/ren (v)
ex/'ube/rans (adj)
ex/ube/'rant (ad)
Ex/ube/'ranz (f)
ex/ube/'rie/ren (v)
Ex-'vi/vo-Chir/ur/gie (f)
Fa/'bel/la (f)
Fa/'cet/te (f)
fa/ci/'al (ad)
fa/ci'a/lis, -le (adj)
'Fa/ci/es (f)
Fa/ci/li/ta/ti/'on (f)
fa/ci/li/'tie/ren (v)
'Fac/tor (m)
Fa/cul/'tät (f)
fa/cul/ta/'tiv (ad)
fae/'cal, fä- (ad)
'Fae/ces (fpl)
Faex (f)
fal/ci/'form (ad)
fal/ci/'for/mis, -me (adj)
Fal/'lot-Te/tra/lo/gie (f)
'Fall/out (m)
Fal/si/fi/ca/ti/'on (f)
fal/si/fi/'cie/ren (v)
Falx (f)
fa/mi/li/'ar (ad)
Fa/'mi/lie (f)
Fa/mu/la/'tur (f)
fa/mu/'lie/ren (v)

'Fa/mu/lus (m)
'Fan/go (m)
Fan/go/the/ra/'pie (f)
Fa/'rad (n)
Fa/ra/di/sa/ti/'on (f)
fa/ra/di/'sie/ren (v)
'Fas/cia (f)
fas/ci/'al (ad)
fas/ci/cu/'lar (ad)
Fas/'ci/cu/lus (m)
'Fas/cie (f)
Fas/ci/ec/to/'mie (f)
Fas/ci'i/tis (f)
Fas/cio/'lia/sis (f)
Fas/ci/ol/'op/sis (f)
Fas/cio/'pla/stic (f)
Fas/ci/or/rha/'phie (f)
Fas/cio/to/'mie (f)
Fa/'sti/gi/um (n)
'Fau/na (f)
'Fa/vus (m)
fe/'bril (ad)
fe/'bri/lis, -le (adj)
'Fe/bris (f)
Fe/cun/da/ti/'on (f)
fe/cun/'die/ren (v)
Fe/'cun/di/tas (f)
Fe/cun/di/'tät (f)
'Feed/back (n)
Fel (n)
Fe/li/'no/se (f)
Fel/'la/tio (f)
'fel/le/us, -lea, -um (adj)
fe/mi/'nin (ad)
fe/mi/'ni/nus, -na, -num (adj)
Fe/mi/ni/sa/ti/'on (f)
fe/mi/ni/'sie/ren (v)
Fe/mi/'nis/mus (m)
fe/mo/'ral (ad)
Fe/mo/'ra/lis (f)
fe/mo/'ra/lis, -le (adj)
'Fe/mur (n)
Fe/'ne/stra (f)
fe/ne/'stral (ad)
Fe/ne/stra/ti/'on (f)
fe/ne/'strie/ren (v)
Fer/'ment (n)
Fer/men/ta/ti/'on (f)
fer/men/ta/'tiv (ad)
fer/men/'tie/ren (v)
Fer/'men/tum (n)
'Fer/mi (n)
'Fer/mi/um (n)
Fer/red/o'xin (n)
Fer/ri/cya/'nid (n)
Fer/ri/'haem, -'häm (n)
Fer/ri/hae/mo/glo/'bin, -hä- (n)
Fer/ri/'tin (n)
Fer/ro/cya/'nid (n)
Fer/ro/'haem, -'häm (n)
Fer/ro/hae/mo/glo/'bin, -hä- (n)
Fer/ro/ki/'ne/tic (f)
Fer/ro/the/ra/'pie (f)
Fer/ru/gi/na/ti/'on (f)
'Fer/rum (n)
fer/'til (ad)
Fer/ti/li/sa/ti/'on (f)
fer/ti/li/'sie/ren (v)
Fer/ti/li/'sin (n)
Fer/ti/li/'tät (f)
Fe/sti/na/ti/'on (f)
'Fe/tisch (m)
Fe/ti/'schis/mus (m)
Fe/ti/'schist (m)
fe/ti/'schi/stisch (ad)
'Fi/bra (f)
fi/bri/'form (ad)
Fi/'bril/la (f)
fi/bril/'lar (ad)
Fi/'bril/le (f)
Fi/'brin (n)
Fi/bri/'na/se (f)
Fi/bri/no/'gen (n)
Fi/bri/no/ge/no/pe/'nie (f)
Fi/bri/no/ki/'na/se (f)
Fi/bri/no/ly/'sin (n)
Fi/bri/no/'ly/se (f)
Fi/bri/'no/ly/sis (f)
fi/bri/no/'ly/tisch (ad)
Fi/bri/no/pe/'nie (f)
fi/bri/'nos (ad)
fi/bri/'no/sus, -sa, -sum (adj)
Fi/bro/ade/'nom (n)
Fi/bro/an/gi/'om (n)
Fi/bro/'blast (m)
Fi/bro/bla/'stom (n)
fi/bro/car/ti/la/gi/'nos (ad)
Fi/bro/car/ti/'la/go (f)
Fi/bro/chon/'drom (n)
fi/bro/col/la/ge/'nos (ad)
Fi/bro/cy/'stom (n)
Fi/bro/'cyt (m)
fi/bro/e'la/stisch (ad)
Fi/bro/id/ec/to/'mie (f)
Fi/bro/li/'pom (n)
Fi/bro/'ly/se (f)
Fi/'bro/ly/sis (f)
Fi/'brom (n)
fi/bro/ma/'tos (ad)
Fi/bro/ma/'to/sis (f)

Fi/bro/my/'om (n)
Fi/bro/my/'xom (n)
Fi/bro/oste/'om (n)
Fi/bro/pla/'sie (f)
Fi/bro/sar/'com (n)
Fi/'bro/sis (f)
Fi/bro/'si/tis (f)
fi/bro/'si/tisch (ad)
fi/'bro/tisch (ad)
Fi/bro/'tho/rax (m)
fi/bro/vas/cu/'lar (ad)
Fi/bro/xan/'thom (n)
'Fi/bu/la (f)
fi/bu/'lar (ad)
fi/bu/'la/ris, -re (adj)
Fi/bu/lo/cal/'ca/ne/us (m)
Fi/bu/lo/ti/bi'a/lis (m)
Fi/'gur (f)
Fi/la/'ment (n)
fi/la/men/'tos (ad)
Fi/'la/ria (f)
Fi/la/'ria/sis (f)
Fi/la/ri/'cid (n)
Fi/'la/rie (f)
fi/li/'al (ad)
fi/li/'form (ad)
Fi/lo/'po/di/um (n)
'Fil/ter (n)
fil/'tra/bel (ad)
Fil/'trat (n)
Fil/tra/ti/'on (f)
fil/'trie/ren (v)
'Fil/trum (n)
'Fi/lum (n)
'Fim/bria (f)
fim/bri'a/tus, -ta, -tum (adj)
'Fim/brie (f)
Fis/si/'on (f)
Fis/'sur (f)
Fis/'su/ra (f)
'Fi/stel (f)
'Fi/stu/la (f)
Fi/stul/ec/to/'mie (f)
Fi/stu/li/sa/ti/'on (f)
fi/stu/li/'sie/ren (v)
Fi/stu/lo/'gramm (n)
Fi/stu/lo/to/'mie (f)
Fi/xa/ti/'on (f)
Fi/xa/'tiv (n)
fi/'xie/ren (v)
flac/'cid (ad)
Fla/gel/'lant (m)
Fla/gel/lan/'tis/mus (m)
Fla/gel/la/ti/'on (f)
fla/gel/'lie/ren (v)
Fla/gel/'lo/sis (f)
Fla/'gel/lum (n)
fla/tu/'lent (ad)
Fla/tu/'lenz (f)
'Fla/tus (m)
Fla/'ve/do (f)
Fla/'vin (n)
Fla/vin/phos/'phat (n)
Fla/vo/bac/'te/ri/um (n)
Fla/vo/ki/'na/se (f)
Fla/'von (n)
Fla/vo/no/'id (n)
Fla/vo/pro/te/'in (n)
Fla/vo/xan/'thin (n)
'fla/vus, -va, -vum (adj)
flec/'tie/ren (v)
fle/'xi/bel (ad)
fle/'xi/bi/lis, -le (adj)
Fle/xi/'bi/li/tas (f)
Fle/xi/bi/li/'tät (f)
'Fle/xio (f)
Fle/xi/'on (f)
'Fle/xor (m)
Fle/'xur (f)
Fle/'xu/ra (f)
Floc/cu/la/ti/'on (f)
floc/cu/'lie/ren (v)
'Floc/cu/lus (m)
'Flo/ra (f)
flo/'rid (ad)
'flo/ri/dus, -da, -dum (adj)
Flu/'id (n)
flu/'id (ad)
'Flu/or (m)
'Flu/or (n)
fluo/res/'cent (ad)
Fluo/res/'cenz (f)
fluo/res/'cie/ren (v)
Fluo/'rid (n)
Fluo/ri/da/ti/'on (f)
fluo/ri/'die/ren (v)
Fluo/ro/car/'bon (n)
Fluo/ro/'chrom (n)
Fluo/ro/ci/'trat (n)
Fluo/ro/'gen (n)
Fluo/ro/gra/'phie (f)
Fluo/ro/'scop (n)
Fluo/'ro/sis (f)
Fluo/ro/ura/'cil (n)
Flush (m)
Flux (m)
'Flu/xus (m)
fo/'cal (ad)
'Fo/cus (m)
fo/cus/'sie/ren (v)

foe/'tal, fö- (ad)
foe/'ta/lis, -le (adj)
Foe/ti/'cid, Fö- (m)
foe/ti/'cid, fö- (ad)
Foe/to/ge/'ne/se, Fö- (f)
Foe/to/gra/'phie, Fö- (f)
Foe/to/pa/'thie, Fö- (f)
'Foe/tor (m)
'Foe/tus (m)
Fo/'lat (n)
'Fo/li/um (n)
Fol/'li/cel, -kel (m)
fol/li/cu/'lar (ad)
Fol/li/cu/'li/tis (f)
Fol/li/cu/'lom (n)
Fol/li/cu/'lo/se (f)
Fol/'li/cu/lus (m)
Fo/men/ta/ti/'on (f)
fo/men/'tie/ren (v)
Fon/ta/'nel/le (f)
Fon/'ti/cu/lus (m)
Fo/'ra/men (n)
'For/ceps (m)
fo/'ren/sisch (ad)
Form/al/de/'hyd (m)
For/ma/'lin (n)
Form/a'mid (n)
For/'mat (n)
For/'ma/tio (f)
For/ma/ti/'on (f)
For/mi/ca/ti/'on (f)
'For/mu/la (f)
For/mu/'la/ri/um (n)
For/'myl (n)
For/my/'la/se (f)
For/my/la/ti/'on (f)
For/myl/gly/'cin (n)
For/myl/me/thio/'nin (n)
for/ni/'ca/tus, -ta, -tum (adj)
'For/nix (m)
'Fos/sa (f)
'Fos/su/la (f)
'Fo/vea (f)
Fo/'veo/la (f)
fo/veo/'lar (ad)
fo/veo/'la/ris, -re (adj)
Frac/ti/'on (f)
Frac/tio/na/ti/'on (f)
frac/tio/'nie/ren (v)
Frac/'tur (f)
Frac/'tu/ra (f)
frac/tu/'rie/ren (v)
fra/'gil (ad)
Fra/'gi/li/tas (f)
Fra/gi/li/'tät (f)
Frag/'ment (n)
Frag/men/ta/ti/'on (f)
frag/men/'tie/ren (v)
Frag/'men/tum (n)
Fram/boe/'sie, -bö- (f)
'Fran/ci/um (n)
Fra/tri/'cid (m)
'Fre/nu/lum (n)
'Fre/num (n)
fre/'quent (ad)
Fre/'quenz (f)
Fric/ti/'on (f)
fric/tio/'nal (ad)
fri/'gid (ad)
Fri/gi/di/'tät (f)
'fri/gi/dus, -da, -dum (adj)
Frons (f)
fron/'tal (ad)
fron/'ta/lis, -le (adj)
fron/to/eth/mo/i'da/lis, -le (adj)
fron/to/la/cri/'mal (ad)
fron/to/ma/'lar (ad)
fron/to/ma/xil/'lar (ad)
fron/to/men/'tal (ad)
fron/to/na/'sal (ad)
fron/to/oc/ci/pi/'tal (ad)
fron/to/pa/rie/'tal (ad)
fron/to/pon/'tin (ad)
fron/to/tem/po/'ral (ad)
fron/to/zy/go/'ma/tisch (ad)
Fruc/to/fu/ra/'no/se (f)
Fruc/to/fu/ra/no/'sid (n)
Fruc/to/ki/'na/se (f)
Fruc/to/py/ra/'no/se (f)
Fruc/'to/se (f)
Fruc/to/se/phos/'phat (n)
Fruc/tos/u'rie (f)
Fru/stra/ti/'on (f)
fru/'strie/ren (v)
Fuch/'sin (n)
fuch/si/no/'phil (ad)
Fu/'co/se (f)
Fu/co/si/'da/se (f)
Fu/co/si/'do/sis (f)
'fu/gax (adj)
Ful/gu/ra/ti/'on (f)
ful/gu/'rie/ren (v)
fu/li/gi/'nos (ad)
fu/li/gi/'no/sus, -sa, -sum (adj)
Fu/'li/go (f)
ful/mi/'nant (ad)
Fu/ma/'ra/se (f)
Fu/ma/'rat (n)
Fu/mi/ga/ti/'on (f)
fu/mi/'gie/ren (v)

'Func/tio (f)
Func/ti/'on (f)
func/tio/'nal (ad)
Fund/ec/to/'mie (f)
Fun/do/'pla/stic (f)
Fun/do/sco/'pie (f)
'Fun/dus (m)
fun/'gal (ad)
Fung/ae/'mie, -ä'mie (f)
Fun/gi/'cid (n)
fun/gi/'cid (ad)
fun/'gie/ren (v)
fun/gi/'form (ad)
Fun/gi/'sta/se (f)
Fun/gi/'sta/ti/cum (n)
fun/gi/'sta/tisch (ad)
Fung/u'rie (f)
'Fun/gus (m)
fu/ni/cu/'lar (ad)
fu/ni/cu/'la/ris, -re (adj)
Fu/ni/cu/'li/tis (f)
Fu/'ni/cu/lus (m)
Fu/'ran (n)
Fu/ra/'no/se (f)
'Fur/ca (f)
'Fur/fur (m)
fur/fu/'ra/ce/us, -cea, -um (adj)
Fur/fu/'ral (n)
fu/ri/'bund (ad)
fu/ri/'bun/dus, -da, -dum (adj)
'Fu/ror (m)
fu/run/cu/'lar (ad)
Fu/run/cu/'lo/se (f)
Fu/'run/cu/lus (m)
Fus/'cin (n)
fu/si/'form (ad)
fu/si/'for/mis, -me (adj)
fu/si/mo/'to/risch (ad)
Fu/si/'on (f)
Fu/so/bac/'te/ri/um (n)
Ga/do/'li/ni/um (n)
Ga/lact/a'go/gum (n)
Ga/lac/'ta/se (f)
Ga/lac/to/'blast (m)
Ga/lac/to/'ce/le (f)
Ga/lac/to/fla/'vin (n)
Ga/lac/to/'gramm (n)
Ga/lac/to/ki/'na/se (f)
ga/lac/to/'phag (ad)
Ga/lac/to/pho/'ri/tis (f)
Ga/lac/to/po'e/se (f)
ga/lac/to/po'e/tisch (ad)
Ga/lac/to/py/ra/'no/se (f)
Ga/lac/tor/'rhoe, -'rhö (f)
Ga/lac/tos/a'min (n)
Ga/lac/'to/se (f)
Ga/lac/to/se/phos/'phat (n)
Ga/lac/to/'sid (n)
Ga/lac/to/si/'da/se (f)
Ga/lac/to/'sta/se (f)
Ga/lac/to/to/'xin (n)
'Ga/lea (f)
Ga/'le/nic (f)
Ga/'le/ni/cum (n)
ga/'le/nisch (ad)
'Gal/li/um (n)
Gal/'lo/ne (f)
Gal/va/ni/sa/ti/'on (f)
gal/va/ni/'sie/ren (v)
Gal/va/no/'cau/stic (f)
Gal/va/no/con/trac/ti/li/'tät (f)
Gal/va/no/'me/ter (n)
Gal/va/no/'scop (n)
Gal/va/no/'ta/xis (f)
Gal/va/no/the/ra/'pie (f)
Ga/'met (m)
Ga/met/'an/gi/um (n)
Ga/me/to/'cyt (m)
Ga/me/to/'ge/ne/sis (f)
Ga/me/to/'phyt (m)
'Gam/ma (n)
Gam/ma/glo/bu/'lin (n)
Gam/ma/hae/mo/ly/'sin, -hä- (n)
'Gam/ma/rhyth/mus (m)
Gam/mo/pa/'thie (f)
'Gan/gli/en/cel/le (f)
Gan/glio/'blast (m)
Gan/glio/'cyt (m)
Gan/gli/'om (n)
'Gan/gli/on (n)
'Gan/gli/on/cel/le (f)
Gan/gli/on/ec/to/'mie (f)
Gan/glio/neu/'rom (n)
Gan/glio/'ni/tis (f)
Gan/glio/'sid (n)
Gan/glio/si/'do/sis (f)
Gan/'graen, -'grän (n)
Gan/'grae/na (n)
gan/grae/nes/'cie/ren, -grä- (v)
gan/grae/'nos, -grä- (ad)
gan/grae/'no/sus, -sa, -sum (adj)
Ga/ste/'ro/phi/lus (m)
Ga/stral/'gie (f)
Ga/strec/'ta/se (f)
Ga/strec/to/'mie (f)
Ga/'strin (n)
'ga/strisch (ad)
Ga/'stri/tis (f)

Ga/stro/'ce/le (f)
Ga/stro/'cne/mi/us (m)
ga/stro/'co/lisch (ad)
Ga/stro/dis/'cia/sis (f)
ga/stro/duo/de/'nal (ad)
Ga/stro/duo/de/'ni/tis (f)
ga/stro/en/'te/risch (ad)
Ga/stro/en/te/'ri/tis (f)
ga/stro/en/te/'ri/tisch (ad)
ga/stro/epi/'plo/isch (ad)
ga/stro/'gen (ad)
ga/stro/he/'pa/tisch (ad)
ga/stro/in/te/sti/'nal (ad)
Ga/stro/'lith (m)
Ga/stro/li/'thia/sis (f)
Ga/stro/lo/'gie (f)
Ga/stro/ma/'la/cia (f)
Ga/stro/ma/la/'cie (f)
Ga/stro/me/ga/'lie (f)
Ga/'stro/me/lus (m)
Ga/stro/my/'co/se (f)
ga/stro/oe/so/pha/ge/'al (ad)
Ga/stro/oe/so/pha/'gi/tis (f)
ga/stro/pan/cre'a/tisch (ad)
Ga/stro/pa/ra/'sit (m)
Ga/stro/pa/'thie (f)
Ga/stro/pe/'xie (f)
ga/stro/'phre/nisch (ad)
Ga/stro/'pla/stic (f)
Ga/stro/pli/ca/ti/'on (f)
Ga/stro/'pto/se (f)
Ga/stror/rha/'gie (f)
Ga/stror/rha/'phie (f)
Ga/stror/'rhoe (f)
Ga/stro/'schi/se (f)
Ga/'stro/schi/sis (f)
Ga/stro/'scop (n)
Ga/stro/sco/'pie (f)
ga/stro/sco/'pie/ren (v)
ga/stro/'sco/pisch (ad)
Ga/stro/'spas/mus (m)
ga/stro/'sple/nisch (ad)
Ga/stro/'sta/xis (f)
Ga/stro/to/'mie (f)
Ga/stro/to/'xin (n)
ga/stro/'to/xisch (ad)
'Ga/stru/la (f)
Ga/stru/la/ti/'on (f)
Gauss (n)
Gel (n)
Ge/la/'tin (n)
Ge/la/ti/'na/se (f)
ge/la/ti/'nos (ad)
Ge/la/ti/'no/sa (f)
Ge/la/ti/'on (f)
ge/'lie/ren (v)
Ge/'mel/lus (m)
Ge/mi/na/ti/'on (f)
ge/mi/'nie/ren (v)
Gen (n)
'Gen/chir/ur/gie (f)
Ge/ne/ra/li/sa/ti/'on (f)
ge/ne/ra/li/'sie/ren (v)
Ge/ne/ra/ti/'on (f)
ge/ne/'rell (ad)
ge/ne/'rie/ren (v)
Ge/'ne/ri/cum (n)
ge/'ne/risch (ad)
Ge/'ne/se (f)
'Ge/ne/sis (f)
Ge/'ne/tic (f)
Ge/'ne/ti/cer, -ker (m)
ge/'ne/ti/cus, -ca, -cum (adj)
ge/'ne/tisch (ad)
ge/ni/cu/'la/tus, -ta, -tum (adj)
Ge/'ni/cu/lum (n)
Ge/nio/'glos/sus (m)
Ge/nio/hyo/'ide/us (m)
Ge/nio/'pla/stic (f)
ge/ni/'tal (ad)
Ge/ni/'ta/le (n)
Ge/no/'cid (m)
Ge/'nom (n)
Ge/no/'typ (m)
ge/no/'ty/pisch (ad)
'Ge/nu (n)
'Ge/nus (n)
Geo/me/di/'cin (f)
geo/'me/trisch (ad)
Geo/pha/'gie (f)
Geo/tri/'cho/sis (f)
Ge'o/tri/chum (n)
Geo/tro/'pis/mus (m)
Ge/ra/ni/'ol (n)
Ger/i'a/tric (f)
Ger/i'a/ter (m)
Ger/i'a/tri/cum (n)
Ger/ia/'trie (f)
ger/i'a/trisch (ad)
Ger/'ma/ni/um (n)
Ger/mi/'cid (n)
ger/mi/'cid (ad)
ger/mi/'nal (ad)
Ger/mi/na/ti/'on (f)
ger/mi/na/'tiv (ad)
ger/mi/'nie/ren (v)
Ger/mi/'nom (n)
Ge/ro/'co/mia (f)
Ge/ro/co/'mie (f)
Ge/ro/'der/ma (n)

Ge/ro/mor/'phis/mus (m)
Ge/ron/to/lo/'gie (f)
Ge/sta/'gen (n)
Ge/sta/ti/'on (f)
ge/'stie/ren (v)
Ge/'sto/sis (f)
Gi/ar/'dia/sis (f)
Gibbs-'Don/nan-Ae/qui/li/bri/um (n)
Gi/gan/'tis/mus (m)
Gi/gan/to/'blast (m)
gi/gan/to/cel/lu/'lar (ad)
Gi/gan/to/'cyt (m)
Gin/'gi/va (f)
gin/gi/'val (ad)
Gin/giv/ec/to/'mie (f)
Gin/gi/'vi/tis (f)
gin/gi/vo/buc/'cal (ad)
Gin/gi/vo/'pla/stic (f)
Gin/gi/vo/sto/ma/'ti/tis (f)
'Gin/gly/mus (m)
Gla/'bel/la (f)
glan/do/'trop (ad)
'Glan/du/la (f)
glan/du/'lar (ad)
Glans (f)
Glau/'com (n)
Glau/'co/ma (n)
glau/co/ma/'tos (ad)
glau/co/ma/'to/sus, -sa, -sum (adj)
gle/no/hu/me/'ral (ad)
gle/no/'id (ad)
'Glia (f)
gli/'al (ad)
Glio/bla/'stom (n)
Glio/car/ci/'nom (n)
Glio/'coc/cus (m)
glio/'gen (ad)
Gli/'om (n)
Gli'o/ma (n)
glio/ma/'tos (ad)
Glio/ma/'to/sis (f)
Gli'o/sis (f)
Glio/'som (n)
Glio/to/'xin (n)
Glo/'bin (n)
glo/bu/'lar (ad)
Glo/bu/'lin (n)
Glo/bu/lin/u'rie (f)
'Glo/bu/lus (m)
'Glo/bus (m)
Glom/an/gi/'om (n)
glo/me/ru/'lar (ad)
Glo/me/ru/'li/tis (f)
Glo/me/ru/lo/ne/'phri/tis (f)
glo/me/ru/'los (ad)
Glo/me/ru/'lo/sa (f)
glo/me/ru/'lo/sus, -sa, -sum (adj)
Glo/'me/ru/lus (m)
'Glo/mus (n)
'Glos/sa (f)
Gloss/al/'gie (f)
Gloss/ec/to/'mie (f)
Glos/'si/tis (f)
Gloss/ody/'nie (f)
glos/so/epi/'glot/tisch (ad)
Glos/so/lo/'gie (f)
Glos/so/pa/'thie (f)
glos/so/pha/ryn/ge/'al (ad)
Glos/so/pha/'ryn/ge/us (m)
Glos/so/'pla/'stic (f)
Glos/so/ple/'gie (f)
Glos/so/'pto/sis (f)
Glos/sor/rha/'phie (f)
Glos/so/'spas/mus (m)
Glos/so/to/'mie (f)
'Glot/tis (f)
Gluc/a'gon (n)
Gluc/ago/'nom (n)
Glu/co/ascor/'bin/acid (n)
Glu/co/cor/ti/co/'id (n)
Glu/co/fu/ra/'no/se (f)
Glu/co/ki/'na/se (f)
Glu/co/'ly/se (f)
Glu/co/neo/ge/'ne/se (f)
Glu/'con/acid (n)
Glu/co/no/ki/'na/se (f)
Glu/co/no/lac/'ton (n)
Glu/co/py/ra/'no/se (f)
Glu/cos/a'min (n)
Glu/co/'san (n)
Glu/'co/se (f)
Glu/co/se/phos/'phat (n)
Glu/co/se/phos/pha/'ta/se (f)
Glu/co/'sid (n)
Glu/co/si/'da/se (f)
Glu/cos/u'rie (f)
Glu/cu/ron/a'cid (n)
Glu/cu/ro/'nat (n)
glu/tae/'al (ad)
glu/tae'a/lis, -le (adj)
Glu/'tae/us (m)
glu/'tae/us, -'taea, -um (adj)
Glut/a'mat (n)
Glut/a'min (n)
Glut/amin/a'cid (n)
Glut/ami/'na/se (f)
Glut/ami/'nyl (n)

Glut/a'myl (n)
Glyc/'ae/mia (f)
Glyc/ae/'mie (f)
Gly/cer/al/de/'hyd (m)
Gly/ce/'rid (n)
Gly/ce/ri/'da/se (f)
Gly/ce/'rin (n)
Gly/ce/rin/a'cid (n)
Gly/ce/'rol (n)
Gly/ce/rol/ki/'na/se (f)
Gly/ce/ro/phos/'phat (n)
Gly/ce/ro/'yl (n)
Gly/ce/'ryl (n)
Gly/'cin (n)
Gly/ci/'nat (n)
Gly/cin/oxi/'da/se (f)
Gly/cin/u'rie (f)
Gly/co/'ca/lyx (m)
Gly/co/cho/'lat (n)
Gly/co/'coll (n)
Gly/co/'gen (n)
Gly/co/ge/'na/se (f)
Gly/co/ge/'ne/se (f)
Gly/co/ge/no/'ly/se (f)
Gly/co/ge/'no/se (f)
Gly/co/li/'pid (n)
Gly/co/'ly/se (f)
gly/co/'ly/tisch (ad)
Gly/co/me/ta/bo/'lis/mus (m)
Gly/co/pro/te/'in (n)
Gly/'co/se (f)
Gly/co/'sid (n)
gly/co/'si/disch (ad)
Gly/cos/u'rie (f)
Gly/'cyl (n)
Gnath/al/'gie (f)
'gna/thisch (ad)
Gna/'thi/tis (f)
Gna/tho/'ce/pha/lus (m)
Gnath/ody/'nie (f)
Gna/tho/lo/'gie (f)
Gna/'tho/pa/gus (m)
Gna/tho/'pla/stic (f)
Gna/tho/'schi/se (f)
Gna/'tho/schi/sis (f)
Gna/tho/sto/'mia/sis (f)
'Gno/sis (f)
'gno/stisch (ad)
Gno/to/bi'o/tic (f)
gno/to/bi'o/tisch (ad)
'Gol/gi-Ap/pa/rat (m)
'Gol/gi-Cel/le (f)
'Gol/gi-Com/plex (m)
Gol/gio/ki/'ne/se (f)
go/na/'dal (ad)
Go/'na/de (f)
Go/nad/ec/to/'mie (f)
Go/na/do/bla/'stom (n)
go/na/do/'trop (ad)
Go/na/do/tro/'pin (n)
'Gon/agra (n)
Gon/al/'gie (f)
Gon/ar/'thri/tis (f)
Gon/ar/'thro/sis (f)
Gon/gy/lo/'ne/ma (n)
Gon/gy/lo/ne/'mia/sis (f)
Go/nio/'me/ter (n)
'Go/ni/on (n)
Go/nio/sco/'pie (f)
Go/nio/to/'mie (f)
go/no/coc/'cal (ad)
Go/no/cocc/ae/'mie (f)
Go/no/'coc/cus (m)
Go/nor/'rhoe (f)
go/nor/'rho/isch (ad)
gra/'cil (ad)
'Gra/ci/lis (m)
'gra/ci/lis, -le (adj)
Grad (m)
Gramm (n)
Gra/mi/ci/'din (n)
gram/'ne/ga/tiv (ad)
gram/'po/si/tiv (ad)
gra/nu/'lar (ad)
Gra/nu/la/ti/'on (f)
gra/nu/'lie/ren (v)
Gra/nu/lo/'cyt (m)
Gra/nu/'lom (n)
gra/nu/lo/ma/'tos (ad)
Gra/nu/lo/ma/'to/sis (f)
Gra/nu/'lo/sa (f)
Gra/nu/'lo/sa-Cel/le (f)
gra/nu/'lo/sus, -sa, -sum (adj)
'Gra/nu/lum (n)
'Gra/num (n)
Graph (m)
'gra/phisch (ad)
Gra/'phit (n)
Gra/pho/lo/'gie (f)
Gra/pho/'spas/mus (m)
grav (ad)
gra/'vid (ad)
'Gra/vi/da (f)
Gra/'vi/di/tas (f)
Gra/vi/di/'tät (f)
'gra/vi/dus, -da, -dum (adj)
Gra/vi/me/'trie (f)
'gra/vis, -ve (adj)
Gra/vi/ta/ti/'on (f)
'gri/se/us, -sea, -um (adj)

Gry/'po/sis (f)
Gua/'na/se (f)
Gua/ni/'din (n)
Gua/'nin (n)
Gua/no/'sin (n)
Gu/ber/'na/cu/lum (n)
Gu/'lo/se (f)
'Gum/ma (n)
gum/ma/'tos (ad)
gum/'mos (ad)
gum/'mo/sus, -sa, -sum (adj)
Gu/sta/ti/'on (f)
gu/sta/'to/risch (ad)
'Gu/stus (m)
'Guth/rie-Test (m)
'Gut/ta (f)
gut/tu/'ral (ad)
Gy/nae/co/gra/'phie (f)
gy/nae/co/'id (ad)
Gy/nae/co/'lo/ge (m)
Gy/nae/co/lo/'gie (f)
gy/nae/co/'lo/gisch (ad)
Gy/nae/co/ma/'stie (f)
Gy/nae/co/pa/'thie (f)
Gy/nae/co/pho/'bie (f)
Gyn/'an/der (m)
Gyn/an/'drie (f)
Gyn/an/'dris/mus (m)
Gyn/atre/'sie (f)
Gyps (n)
'Gyp/sum (n)
gy/'ral (ad)
Gy/ra/ti/'on (f)
gy/'ra/tus, -ta, -tum (adj)
Gyr/ec/to/'mie (f)
gyr/en/ce/'phal (ad)
'Gy/rus (m)
Ha/'be/nu/la (f)
Ha/bi/li/ta/ti/'on (f)
ha/bi/li/'tie/ren (v)
Ha/bi/tua/ti/'on (f)
ha/bi/tu/'ell (ad)
ha/bi/tu/'ie/ren (v)
'Ha/bi/tus (m)
Ha/bro/'ne/ma (n)
Ha/bro/ne/'mia/sis (f)
Haem/a'go/gus (m)
Haem/ag/glu/ti/na/ti/'on (f)
haem/ag/glu/ti/'nie/ren (v)
Haem/ag/glu/ti/'nin (n)
Haem/a'na/ly/sis (f)
Haem/an/gi/'ec/ta/sis (f)
Haem/an/gi/'om (n)
Haem/an/gi'o/ma (n)
haem/an/gio/ma/'tos (ad)
Haem/an/gio/ma/'to/sis (f)
Haem/ar/'thro/sis (f)
Hae/mat/'eme/sis (f)
Hae/mat/hi/'dro/sis (f)
Hae/ma/'tin (n)
hae/ma/to/'gen (ad)
Hae/ma/to/'col/pos (m)
Hae/ma/to/'crit (m)
Hae/ma/to/'lo/ge (m)
Hae/ma/to/lo/'gie (f)
hae/ma/to/'lo/gisch (ad)
Hae/ma/'tom (n)
Hae/ma/to/'me/tra (f)
Hae/ma/tor/'rhoe (f)
Hae/ma/to/'sal/pinx (f)
Hae/ma/to/'scop (n)
Hae/ma/to/si/pho/'nia/sis (f)
Hae/ma/to/to/xi/ci/'tät (f)
hae/ma/to/'to/xisch (ad)
Hae/ma/to/to/xi/'co/se (f)
Hae/mat/oxy/'lin (n)
hae/ma/to/'zo/isch (ad)
Hae/ma/to/'zo/on (n)
Hae/mat/u'rie (f)
Hae/mo/'blast (m)
Hae/mo/che/'zie (f)
Hae/mo/chro/ma/'to/sis (f)
Hae/mo/co/agu/la/ti/'on (f)
Hae/mo/con/cen/tra/ti/'on (f)
Hae/mo/co/ni'o/sis (f)
Hae/mo/'co/ni/um (n)
Hae/mo/cu/pre/'in (n)
Hae/mo/cya/'nin (n)
Hae/mo/'cyt (m)
Hae/mo/dia/'gno/sis (f)
Hae/mo/dia/'ly/se (f)
Hae/mo/di/lu/ti/'on (f)
Hae/mo/dy/'na/mic (f)
hae/mo/dy/'na/misch (ad)
Hae/mo/ery/'thrin (n)
Hae/mo/fus/'cin (n)
hae/mo/'gen (ad)
Hae/mo/glo/'bin (n)
Hae/mo/glo/bin/ae/'mie (f)
Hae/mo/glo/bi/no/me/'trie (f)
Hae/mo/glo/bi/no/pa/'thie (f)
Hae/mo/glo/bin/u'rie (f)
Hae/mo/'gramm (n)
Hae/mo/'lith (m)
Hae/mo/'lym/phe (f)
Hae/mo/ly/'sat (n)
Hae/mo/'ly/se (f)
Hae/mo/ly/'sin (n)
Hae/'mo/ly/sis (f)
hae/mo/'ly/tisch (ad)

Hae/mo/'me/tra (f)
Hae/mo/pa/'thie (f)
Hae/mo/pe/'xin (n)
hae/mo/'pha/gisch (ad)
hae/mo/'phil (ad)
Hae/mo/'phi/lia (f)
Hae/mo/phi/'lie (f)
hae/mo/phi/lio/'id (ad)
Hae/'mo/phi/lus (m)
Haem/oph/thal/'mie (f)
Hae/mo/'phthi/se (f)
Hae/'mo/phthi/sis (f)
hae/mo/'pla/stisch (ad)
Hae/mo/po'e/se (f)
Hae/mo/po'e/sis (f)
hae/mo/po'e/ti/cus, -ca, -cum (adj)
Hae/mo/poe/'tin (n)
hae/mo/po'e/tisch (ad)
Hae/mo/por/phy/'rin (n)
Hae/mo/prae/ci/pi/'tin (n)
Hae/mo/pro/to/'zo/on (n)
Hae/mo/'pty/se (f)
Hae/'mo/pty/sis (f)
Hae/mor/rha/'gie (f)
hae/mor/'rha/gisch (ad)
hae/mor/rho/i'dal (ad)
Hae/mor/rho/'ide (f)
Hae/mor/rho/id/ec/to/'mie (f)
Hae/mo/'sal/pinx (f)
Hae/mo/si/de/'rin (n)
Hae/mo/si/de/'ro/sis (f)
Hae/mo/sper/'mie (f)
Hae/mo/'sta/se (f)
Hae/'mo/sta/sis (f)
Hae/mo/'sta/ti/cum (n)
hae/mo/'sta/ti/cus, -ca, -cum (adj)
hae/mo/'sta/tisch (ad)
Hae/mo/'styp/ti/cum (n)
hae/mo/'styp/tisch (ad)
Hae/mo/the/ra/'pie (f)
Hae/mo/'tho/rax (m)
Hae/mo/to/xi/ci/'tät (f)
Hae/mo/to/'xin (n)
hae/mo/'to/xisch (ad)
Hae/mo/'tym/pa/num (n)
Hae/mo/'zo/on (n)
'Hen/ry (n)
'Haf/ni/um (n)
'Hage/man-Fac/tor (m)
'Haines-Test (m)
Ha/li/ste/'re/se (f)
ha/li/ste/'re/tisch (ad)
Ha/li/'to/sis (f)
Hal/lu/ci/na/ti/'on (f)
hal/lu/ci/na/'to/risch (ad)
hal/lu/ci/'nie/ren (v)
Hal/lu/ci/no/'gen (n)
hal/lu/ci/no/'gen (ad)
Hal/lu/ci/'no/sis (f)
'Hal/lux (m)
'Ha/lo (m)
Ha/lo/'gen (n)
Ha/lo/ge/na/ti/'on (f)
ha/lo/ge/'nie/ren (v)
Ha/lo/'than (n)
Ha/mar/'tie (f)
Ha/mar/to/bla/'stom (n)
Ha/mar/'tom (n)
ha/mar/to/ma/'tos (ad)
Ha/mar/to/ma/'to/sis (f)
Ha/'ma/tum (n)
ha/'ma/tus, -ta, -tum (adj)
'Ha/mu/lus (m)
'Ha/mus (m)
Ha/my/'cin (n)
Ha/'not-Cir/rho/sis (f)
Ha/pal/ony/'chie (f)
Haph/al/ge/'sie (f)
ha/plo/'dont (ad)
ha/plo/'id (ad)
Ha/plo/i'die (f)
Ha/plo/my/'co/sis (f)
Hap/'ten (n)
Hap/to/glo/'bin (n)
Hau/stra/ti/'on (f)
'Hau/strum (n)
'Ha/vers-Ca/nal (m)
he/be/'phren (ad)
He/be/phre/'nie (f)
He/be/'tu/do (f)
'hec/tisch (ad)
Hec/to/'gramm (n)
Hec/to/'li/ter (n)
he/li/'cal (ad)
he/li/ci/'form (ad)
he/li/'cin (ad)
he/li/co/'id (ad)
He/lio/pho/'bie (f)
He/lio/'ta/xis (f)
he/lio/'trop (ad)
He/lio/tro/'pis/mus (m)
'He/li/um (n)
'He/lix (f)
Hel/minth/a'go/gum (n)
Hel/'min/the (f)
Hel/minth/'eme/sis (f)
Hel/min/'thia/sis (f)
Hel/min/tho/lo/'gie (f)

Hel/min/'thom (n)
He/mer/al/o'pie (f)
He/mi/al/bu/'mo/se (f)
He/mi/an/aes/the/'sie (f)
He/mi/an/o'pie (f)
He/mi/an/op/'sie (f)
He/mi/an/'op/sis (f)
He/mi/ata/'xie (f)
He/mi/atro/'phie (f)
he/mi/'azy/gos (adj)
He/mi/bal/'lis/mus (m)
He/mi/chro/mat/op/'sie (f)
He/mi/col/ec/to/'mie (f)
He/mi/con/vul/si/'on (f)
He/mi/cyst/ec/to/'mie (f)
he/mi/fa/ci/'al (ad)
He/mi/gna/'thie (f)
He/mi/me/'lie (f)
He/mi/o'pie (f)
He/mi/pa/'re/se (f)
he/mi/'pleg (ad)
He/mi/ple/'gie (f)
He/mi/'spas/mus (m)
He/mi/'sphae/re (f)
he/mi/'sphae/risch (ad)
He/mi/'sphae/ri/um (n)
He/mi/'sy/sto/le (f)
He/mi/'te/ras (n)
he/mi/zy/'got (ad)
'Hen/ry (n)
'He/par (n)
He/pa/'rin (n)
He/pa/rin/ae/'mie (f)
He/pa/ri/ni/sa/ti/'on (f)
he/pa/ri/ni/'sie/ren (v)
He/pa/ri/no/'cyt (m)
He/pat/al/'gie (f)
He/pat/ec/to/'mie (f)
he/pa/ti/co/pan/cre'a/tisch (ad)
he/pa/ti/co/re/'nal (ad)
He/pa/ti/co/sto/'mie (f)
He/pa/ti/co/to/'mie (f)
he/'pa/tisch (ad)
He/pa/'ti/tis (f)
he/pa/to/cel/lu/'lar (ad)
he/pa/to/'co/lisch (ad)
He/pa/to/cu/pre/'in (n)
he/pa/to/'cy/stisch (ad)
He/pa/to/'cyt (m)
he/pa/to/duo/de/'nal (ad)
he/pa/to/'gen (ad)
He/pa/to/'gramm (n)
he/pa/to/ie/iu/'nal, -je/ju- (ad)
he/pa/to/iu/gu/'lar, -ju- (ad)
he/pa/to/len/ti/cu/'lar (ad)
he/pa/to/lie/'nal (ad)
He/pa/to/'lith (m)
He/pa/to/li/'thia/sis (f)
He/pa/to/'lo/ge (m)
He/pa/to/lo/'gie (f)
he/pa/to/'lo/gisch (ad)
He/pa/'tom (n)
He/pa/to/me/ga/'lie (f)
He/pa/to/pe/'xie (f)
He/pa/to/'pto/se (f)
he/pa/to/re/'nal (ad)
He/pa/tor/rha/'phie (f)
He/pa/tor/'rhe/xis (f)
He/pa/to/sco/'pie (f)
He/pa/'to/sis (f)
He/pa/to/to/'mie (f)
He/pa/to/to/'xin (n)
he/pa/to/'to/xisch (ad)
Hep/'tan (n)
Hep/'to/se (f)
Hep/'tyl (n)
Her/bi/'cid (n)
her/bi/'cid (ad)
her/bi/'vor (ad)
he/re/di/'tar (ad)
he/re/di/'ta/ri/us, -ria, -um (adj)
He/re/di/'tät (f)
He/re/do/pa/'thie (f)
Herm/aphro/'dit (m)
herm/aphro/'di/tisch (ad)
Herm/aphro/di/'tis/mus (m)
'Her/nie (f)
her/ni/'ie/ren (v)
Her/nio/gra/'phie (f)
Her/nio/'pla/stic (f)
Her/ni/or/rha/'phie (f)
Her/nio/to/'mie (f)
He/ro/'in (n)
He/roi/'nis/mus (m)
Herp/an/'gi/na (f)
'Her/pes (m)
Her/pes/'vi/rus (n)
her/pe/ti/'form (ad)
her/'pe/tisch (ad)
He/te/ro/ag/glu/ti/na/ti/'on (f)
He/te/ro/al/'lel (n)
He/te/ro/a'tom (n)
he/te/ro/'bla/stisch (ad)
he/te/ro/cel/lu/'lar (ad)
He/te/ro/chro/ma/'tin (n)
He/te/ro/chro/'mie (f)
he/te/ro/'cy/clisch (ad)
he/ter/o'dont (ad)
he/te/ro/fer/men/ta/'tiv (ad)

he/te/ro/'gen (ad)
He/te/ro/ge/ni/'tät (f)
He/te/ro/geu/'sie (f)
He/te/ro/go/'nie (f)
He/te/ro/ki/'ne/se (f)
he/te/ro/'lac/tisch (ad)
He/te/ro/la/'lie (f)
he/te/ro/la/te/'ral (ad)
he/te/ro/'log (ad)
He/te/ro/lo/'gie (f)
He/te/ro/'ly/se (f)
he/te/ro/'morph (ad)
He/te/ro/mor/'pho/sis (f)
He/te/'ro/pa/gus (m)
he/te/ro/'phil (ad)
He/te/ro/pho/'rie (f)
He/te/ro/pla/'sie (f)
He/te/ro/'pla/stic (f)
he/te/ro/'pla/stisch (ad)
he/te/ro/plo/'id (ad)
He/te/ro/plo/i'die (f)
He/te/ro/py/'cno/sis (f)
He/te/ro/se/xua/li/'tät (f)
He/ter/os/'mie (f)
he/te/ro/'therm (ad)
He/te/ro/to/'nie (f)
He/te/ro/to/'pie (f)
He/te/ro/trans/plan/'tat (n)
He/te/ro/trans/plan/ta/ti/'on (f)
he/te/ro/'troph (ad)
he/te/ro/'ty/pisch (ad)
he/te/ro/'xen (ad)
He/te/ro/zy/'go/sis (f)
he/te/ro/zy/'got (ad)
He/xa/dac/ty/'lie (f)
He/'xan (n)
He/xan/a'cid (n)
He/xan-'di/acid (n)
He/xa/pep/'tid (n)
he/xa/va/'lent (ad)
hex/axi/'al (ad)
He/xo/ki/'na/se (f)
He/xos/a'min (n)
He/xos/ami/ni/'da/se (f)
He/xo/'san (n)
He/'xo/se (f)
He/xo/se/phos/'phat (n)
He/'xyl (n)
Hi'a/tus (m)
Hi/ber/na/ti/'on (f)
hi/ber/'nie/ren (v)
Hi/dra/de/'ni/tis (f)
Hi/dra/de/'nom (n)
Hi/dro/cy/'stom (n)
Hi/dro/po'e/se (f)
Hi/dror/'rhoe (f)
Hi/'dro/sis (f)
Hi/'dro/ti/cum (n)
hi/'dro/tisch (ad)
hi/'lar (ad)
'Hi/lum (n)
'Hi/lum/cel/le (f)
'Hi/lum/tu/ber/cu/lo/sis (f)
hip/po/cam/'pal (ad)
Hip/po/'cam/pus (m)
Hip/'po/cra/tes (m)
Hip/po/'cra/tisch (ad)
Hip/pur/a'cid (n)
Hipp/u'rie (f)
Hir/'cis/mus (m)
'Hir/cus (m)
Hir/'su/ti/es (f)
Hir/su/'tis/mus (m)
Hi/ru/'din (n)
Hi/'ru/do (f)
Hist/a'min (n)
Hist/ami/'na/se (f)
Hist/an/o'xie (f)
Hi/sti/'da/se (f)
Hi/sti/'din (n)
Hi/sti/din-de/carb/oxy/'la/se (f)
Hi/sti/'dyl (n)
Hi/stio/'cyt (m)
hi/stio/'cy/tisch (ad)
Hi/stio/cy/'tom (n)
Hi/stio/cy/'to/sis (f)
Hi/sto/che/'mie (f)
hi/sto/'che/misch (ad)
hi/sto/com/pa/'ti/bel (ad)
Hi/sto/com/pa/ti/bi/li/'tät (f)
Hi/sto/dif/fe/ren/tia/ti/'on (f)
Hi/sto/fluo/res/'cenz (f)
Hi/sto/ge/'ne/se (f)
hi/sto/in/com/pa/'ti/bel (ad)
Hi/sto/in/com/pa/ti/bi/li/'tät (f)
Hi/sto/'lo/ge (m)
Hi/sto/lo/'gie (f)
hi/sto/'lo/gisch (ad)
Hi/sto/'ly/se (f)
Hi/sto/mo/'nia/sis (f)
Hi/'ston (n)
Hi/sto/pa/tho/lo/'gie (f)
Hi/sto/phy/sio/lo/'gie (f)
Hi/sto/'plas/ma (n)
Hi/sto/plas/'mo/sis (f)
hi/sto/'to/xisch (ad)
hol/'an/drisch (ad)
Ho/'lis/mus (m)
ho/'li/stisch (ad)
'Hol/mi/um (n)

Ho/lo/a'car/di/us (m)
ho/lo/'bla/stisch (ad)
ho/lo/ce/'phal (ad)
ho/lo/'crin (ad)
Ho/lo/en/'zym (n)
Ho/lo/gra/'phie (f)
ho/lo/'gyn (ad)
Ho/lo/rha/'chi/schi/sis (f)
ho/lo/sy/'sto/lisch (ad)
Ho/moeo/ki/'ne/se (f)
ho/moeo/'morph (ad)
Ho/moeo/'path (m)
Ho/moeo/pa/'thie (f)
ho/moeo/'pa/thisch (ad)
Ho/moeo/'sta/se (f)
Ho/moe'o/sta/sis (f)
ho/moeo/'sta/tisch (ad)
ho/moeo/'therm (ad)
Ho/mi/'cid (m)
ho/mi/'cid (ad)
ho/mi/'nid (ad)
Ho/mi/'ni/de (m)
'Ho/mo (m)
ho/mo/'cy/clisch (ad)
Ho/mo/cy/'stin (n)
hom/o'dont (ad)
ho/mo/'gen (ad)
Ho/mo/ge/'nat (n)
Ho/mo/ge/ni/'sat (n)
Ho/mo/ge/ni/sa/ti/'on (f)
ho/mo/ge/ni/'sie/ren (v)
Ho/mo/ge/ni/'tät (f)
ho/mo/'log (ad)
Ho/mo/lo/'gie (f)
hom/o'nym (ad)
Ho/mo/se/xua/li/'tät (f)
Ho/mo/trans/plan/'tat (n)
Ho/mo/trans/plan/ta/ti/'on (f)
ho/mo/zy/'got (ad)
Hor/'deo/lum (n)
ho/ri/zon/'tal (ad)
Hor/mo/'den/drum (n)
Hor/'mon (n)
hor/mo/'nal (ad)
Hor/mo/no/po'e/se (f)
Hor/'mon/the/ra/pie (f)
Hor/'op/ter (m)
Hor/'te/ga-Cel/le (f)
Hos/pi/'tal (n)
Hos/pi/ta/li/sa/ti/'on (f)
hos/pi/ta/li/'sie/ren (v)
Hos/pi/ta/'lis/mus (m)
hos/pi/ta/'li/stisch (ad)
hu/'man (ad)
Hu/'man/ge/ne/tic (f)
Hu/'man/ge/ne/ti/cer, -ker (m)
Hu/'man/me/di/cin (f)
Hu/'man/se/rum (n)
hu/me/'ral (ad)
hu/me/ro/ra/di/'al (ad)
hu/me/ro/sca/pu/'lar (ad)
hu/me/ro/ul/'nar (ad)
'Hu/me/rus (m)
hu/'mid (ad)
Hu/mi/di/fi/ca/ti/'on (f)
hu/mi/di/fi/'cie/ren (v)
Hu/mi/di/'tät (f)
'Hu/mor (m)
hu/mo/'ral (ad)
'Hunt/ing/ton-Cho/rea (f)
'Hutch/in/son-Tri/as (f)
'Hutch/i/son-Syn/drom (n)
Hya/'lin (n)
hya/'lin (ad)
Hya/li/ni/sa/ti/'on (f)
hya/li/ni/'sie/ren (v)
Hya/li/'no/sis (f)
Hya/'li/tis (f)
hya/lo/'id (ad)
Hya/lo/'mer (n)
Hya/lo/'plas/ma (n)
hy/'brid (ad)
Hy/bri/di/sa/ti/'on (f)
hy/bri/di/'sie/ren (v)
Hy/bri/di/'tät (f)
Hy/da/'ti/de (f)
Hy/da/ti/'do/sis (f)
Hy/drae/'mie (f)
Hy/dra/'go/gum (n)
Hy/'dram/ni/on (n)
Hy/drar/gy/'ro/sis (f)
Hy/'drar/gy/rum (n)
Hy/drar/'thro/sis (f)
Hy/'dra/se (f)
Hy/'drat (n)
Hy/dra/ta/ti/'on (f)
Hy/dra/ti/'on (f)
Hy/'drau/lic (f)
Hy/dra/'zin (n)
Hy/'drid (n)
Hy/dro/car/'bon (n)
Hy/dro/'ce/le (f)
hy/dro/ce/'phal (ad)
Hy/dro/'ce/pha/lus (m)
Hy/dro/chi/'non (n)
Hy/dro/chlor/a'cid (n)
Hy/dro/cor/ti/'son (n)
Hy/dro/'cyt (m)
Hy/dro/cy/'to/sis (f)
Hy/dro/dy/'na/mic (f)

hy/dro/dy/'na/misch (ad)
hy/dro/e'lec/trisch (ad)
Hy/dro/'gel (n)
Hy/dro/'gen (n)
Hy/dro/'gen/ac/cep/tor (m)
Hy/dro/ge/na/ti/'on (f)
hy/dro/ge/'nie/ren (v)
Hy/dro/'gen-Ion (n)
Hy/dro/'gen-Io/nen-Con/cen/tra-
ti/on (f)
Hy/dro/'ge/ni/um (n)
Hy/dro/gen/ly'a/se (f)
Hy/dro/gen-per/o'xid (n)
Hy/dro/gen/sul/'phid (n)
Hy/dro/gym/'na/stic (f)
Hy/dro/'la/se (f)
Hy/dro/ly/'sat (n)
Hy/dro/'ly/se (f)
hy/dro/'ly/tisch (ad)
Hy/dro/mas/'sa/ge (f)
Hy/dro/'me/tra (f)
Hy/dro/mor/'phon (n)
Hy/dro/mye/'lie (f)
Hy/dro/ne/'phro/sis (f)
hy/dro/ne/'phro/tisch (ad)
Hy/'dro/ni/um (n)
Hy/dro/'pel/vis (f)
Hy/dro/pe/ri/'card (n)
Hy/dro/pe/ri/car/'di/tis (f)
Hy/dro/pe/ri/to/'nae/um (n)
hy/dro/'phil (ad)
Hy/dro/phi/'lie (f)
hy/dro/'phob (ad)
Hy/dro/pho/'bie (f)
Hy/droph/'thal/mus (m)
hy/'dro/pisch (ad)
'Hy/drops (m)
Hy/dro/qui/'non (n)
Hy/dror/'rhoe (f)
Hy/dro/'sal/pinx (f)
Hy/dro/'sol (n)
hy/dro/so/'lu/bel (ad)
Hy/dro/so/lu/bi/li/'tät (f)
Hy/dro/'sta/tic (f)
Hy/dro/'ta/xis (f)
Hy/dro/the/ra/'peu/tic (f)
Hy/dro/the/ra/'pie (f)
Hy/dro/'tho/rax (m)
hy/dro/'trop (ad)
Hy/dro/tro/'pis/mus (m)
Hy/dro/'tym/pa/num (n)
Hy/dro/u're/ter (m)
Hy/dro/'xid (n)
Hy/dro/'xyl (n)
Hy/dro/xyl/a'min (n)
Hy/dro/xy/'la/se (f)
Hy/dro/xy/la/ti/'on (f)
hy/dro/xy/'lie/ren (v)
Hy/dro/xy/ly/'sin (n)
Hy/dro/xy/pro/'lin (n)
Hy/dru/'rie (f)
Hy/gi'e/ne (f)
Hy/gi'e/nic (f)
Hy/gi'e/ni/cer, -ker (m)
hy/gi'e/nisch (ad)
Hy/'grom (n)
Hy/gro/me/'trie (f)
Hy/gro/my/'cin (n)
Hy/gro/sco/'pie (f)
'Hy/men (n)
Hy/men/ec/to/'mie (f)
Hy/me/'ni/tis (f)
Hy/me/no/le/'pia/sis (f)
Hy/me/no/'le/pis (f)
Hy/me/nor/rha/'phie (f)
Hy/me/no/to/'mie (f)
hyo/epi/'glot/tisch (ad)
Hyo/'glos/sus (m)
Hyo/'ide/um (n)
hyp/a'ci/disch (ad)
Hyp/aci/di/'tät (f)
Hyp/a'cu/sis (f)
Hyp/al/ge/'sie (f)
Hyp/azot/u'rie (f)
hy/per/a'ci/disch (ad)
Hy/per/aci/di/'tät (f)
hy/per/ac/'tiv (ad)
Hy/per/ac/ti/vi/'tät (f)
Hy/per/a'cu/sis (f)
Hy/per/ad/re/na/'lis/mus (m)
Hy/per/ae/'mie (f)
Hy/per/aes/the/'sie (f)
Hy/per/al/do/ste/ro/'nis/mus (m)
Hy/per/al/ge/'sie (f)
Hy/per/ali/men/ta/ti/'on (f)
Hy/per/ami/no/acid/u'rie (f)
hy/per/'bar (ad)
Hy/per/bu/'lie (f)
Hy/per/cap/'nie (f)
Hy/per/ce/men/'to/sis (f)
Hy/per/cho/'lie (f)
Hy/per/chro/ma/'sie (f)
hy/per/co/agu/'la/bel (ad)
Hy/per/dis/ten/si/'on (f)
hy/per/ex/ci/'ta/bel (ad)
Hy/per/ex/ten/si/'on (f)
Hy/per/fle/xi/'on (f)
Hy/per/fol/acid/ae/'mie (f)
Hy/per/func/ti/'on (f)
Hy/per/go/na/'dis/mus (m)

Hy/per/hi/'dro/sis (f)
Hy/per/in/su/li/'nis/mus (m)
Hy/per/kal/ae/'mie (f)
Hy/per/ke/ra/ti/ni/sa/ti/'on (f)
Hy/per/ke/ra/'to/sis (f)
Hy/per/ki/'ne/se (f)
Hy/per/lac/ta/ti/'on (f)
Hy/per/ma/'stie (f)
Hy/per/me/la/'no/sis (f)
Hy/per/mo/ti/li/'tät (f)
Hy/per/o'pie (f)
hy/per/os/mo/'lar (ad)
Hy/per/o'sto/sis (f)
Hy/per/o'xie (f)
Hy/per/oxy/ge/na/ti/'on (f)
Hy/per/pa/ra/'sit (m)
Hy/per/pa/ra/thy/reo/i'dis/mus (m)
Hy/per/pep/si/'nie (f)
Hy/per/pe/ri/'stal/sis (f)
Hy/per/pha/lan/'gie (f)
Hy/per/pig/men/ta/ti/'on (f)
Hy/per/pi/tui/ta/'ris/mus (m)
Hy/per/pla/'sie (f)
Hy/per/po/la/ri/sa/ti/'on (f)
Hy/per/po/'ro/sis (f)
Hy/per/re/fle/'xie (f)
Hy/per/sa/li/va/ti/'on (f)
Hy/per/se/cre/ti/'on (f)
Hy/per/sen/si/bi/li/'tät (f)
Hy/per/som/'nie (f)
Hy/per/sple/'nis/mus (m)
Hy/per/ten/'sin (n)
Hy/per/ten/si/no/'gen (n)
Hy/per/ten/si/'on (f)
hy/per/ten/'siv (ad)
Hy/per/'ten/sor (m)
Hy/per/the/'co/sis (f)
Hy/per/the/'lie (f)
Hy/per/ther/'mie (f)
Hy/per/thy/'mie (f)
Hy/per/thy/reo/i'dis/mus (m)
hy/per/'ton (ad)
Hy/per/to/'nie (f)
Hy/'per/to/nus (m)
Hy/per/tri/'cho/sis (f)
Hy/per/tro/'phie (f)
hy/per/tro/'phie/ren (v)
hy/per/'tro/phisch (ad)
Hy/per/ven/ti/la/ti/'on (f)
hy/per/ven/ti/'lie/ren (v)
hy/per/vis/'cos (ad)
Hy/per/vis/co/si/'tät (f)
Hy/per/vit/ami/'no/sis (f)
Hy/per/vol/ae/'mie (f)
hy/per/vol/'ae/misch (ad)
Hyp/he/do/'nie (f)
Hyp/na/'go/gum (n)
Hyp/'no/sis (f)
hyp/'no/tisch (ad)
Hyp/no/ti/'seur (m)
hyp/no/ti/'sie/ren (v)
hy/po/'bar (ad)
Hy/po/bu/'lie (f)
Hy/po/calc/ae/'mie (f)
Hy/po/cal/ci/fi/ca/ti/'on (f)
Hy/po/cap/'nie (f)
Hy/po/chlor/ae/'mie (f)
Hy/po/chon/'drie (f)
Hy/po/'chon/dri/um (n)
hy/po/'chrom (ad)
Hy/po/chro/'mie (f)
Hy/po/com/ple/ment/ae/'mie (f)
Hy/po/cyt/hae/'mie (f)
Hy/po/der/'mia/sis (f)
Hy/po/'der/mis (f)
Hyp/odon/'tie (f)
Hy/po/ferr/ae/'mie (f)
Hy/po/func/ti/'on (f)
Hy/po/ga/lac/'tie (f)
Hy/po/gan/glio/'no/sis (f)
hy/po/'ga/strisch (ad)
Hy/po/'ga/stri/um (n)
Hy/po/'glos/sus (m)
Hy/po/glyc/ae/'mie (f)
Hy/po/go/na/'dis/mus (m)
Hy/po/kal/ae/'mie (f)
Hy/po/ke/ra/'to/sis (f)
Hy/po/ki/'ne/se (f)
Hy/po/ma/'stie (f)
Hy/po/me/la/'no/sis (f)
Hy/po/mne/'sie (f)
Hy/po/mo/ti/li/'tät (f)
Hy/po/na/trae/'mie (f)
hy/po/na/'trae/misch (ad)
Hyp/o'ny/chi/um (n)
Hy/po/pa/ra/thy/reo/i'dis/mus (m)
Hy/po/per/mea/bi/li/'tät (f)
Hy/po/pha/lan/'gis/mus (m)
Hy/po/phre/'nie (f)
Hy/po/'phy/se (f)
Hy/po/phys/ec/to/'mie (f)
Hy/'po/phy/sis (f)
Hy/po/pi/nea/'lis/mus (m)
Hy/po/pi/tui/ta/'ris/mus (m)
Hy/po/pla/'sie (f)
hy/po/'pla/stisch (ad)
Hy/po/re/fle/'xie (f)
Hy/po/sa/li/va/ti/'on (f)

Hy/po/se/cre/ti/'on (f)
Hy/po/sen/si/ti/vi/'tät (f)
Hyp/os/'mie (f)
Hy/po/som/'nie (f)
Hy/po/spa/'die (f)
Hy/po/sper/'mie (f)
Hy/po/'sta/se (f)
Hy/'po/sta/sis (f)
hy/po/'sta/tisch (ad)
Hy/po/sthe/'nie (f)
Hy/po/ta/'xie (f)
Hy/po/'ta/xis (f)
Hy/po/ten/si/'on (f)
hy/po/ten/'siv (ad)
Hy/po/ten/'si/vum (n)
Hy/po/'ten/sor (m)
hy/po/tha/'la/misch (ad)
Hy/po/'tha/la/mus (m)
Hy/'po/the/nar (n)
Hy/po/ther/'mie (f)
Hy/po/thy/'mie (f)
Hy/po/thy/ro/i'dis/mus (m)
hy/po/'ton (ad)
Hy/po/to/'nie (f)
Hy/'po/to/nus (m)
Hy/po/tri/'cho/sis (f)
Hy/po/tro/'phie (f)
Hy/po/ven/ti/la/ti/'on (f)
hy/po/ven/ti/'lie/ren (v)
Hy/po/vit/ami/'no/sis (f)
Hy/po/vol/ae/'mie (f)
hy/po/vol/'ae/misch (ad)
Hy/po/xan/'thin (n)
Hyp/o'xie (f)
hyp/'oxisch (ad)
Hyps/ar/rhyth/'mie (f)
Hyp/si/ce/pha/'lie (f)
Hyp/si/con/'chie (f)
Hyp/si/sta/phy/'lie (f)
Hy/ster/al/'gie (f)
Hy/ster/ec/to/'mie (f)
Hy/'ste/ri/cer, -ker (m)
hy/'ste/ri/cus, -ca, -cum (adj)
Hy/ste/'rie (f)
hy/'ste/risch (ad)
Hy/ste/ro/'ce/le (f)
Hy/ster/ody/'nie (f)
hy/ste/ro/'gen (ad)
Hy/ste/ro/gra/'phie (f)
Hy/ste/ro/'lith (m)
Hy/ste/ro/li/'thia/sis (f)
Hy/ste/ro/lo/'gie (f)
Hy/ste/ro/'ly/se (f)
Hy/ste/'ro/ly/sis (f)
Hy/ste/ro/pa/'thie (f)
Hy/ste/ro/pe/'xie (f)
Hy/ste/ro/'pla/stic (f)
Hy/ste/ro/'pto/sis (f)
Hy/ste/ror/rha/'phie (f)
Hy/ste/ror/'rhe/xis (f)
Hy/ste/ro/sco/'pie (f)
Hy/ste/ro/to/'mie (f)
Ia/tro/che/'mie (f)
ia/tro/'gen (ad)
Ia/tro/'ge/ne/sis (f)
Ia/tro/phy/'sic (f)
Ia/tro/'tech/nic (f)
ia/tro/'tech/nisch (ad)
'Ichor (m)
Ichor/'rhoe (f)
Ichth/am/'mol (n)
Ich/thy/'is/mus (m)
Ich/thy'o/sis (f)
Ich/thyo/to/'xin (n)
ic/'te/risch (ad)
ic/te/ro/'gen (ad)
'Ic/te/rus (m)
'Ic/tus (m)
Iden/ti/fi/ca/ti/'on (f)
iden/ti/fi/'cie/ren (v)
Iden/ti/'täts/cri/se (f)
Idio/glos/'sie (f)
Idio/lo/'gis/mus (m)
Idio/pa/'thie (f)
idio/'pa/thisch (ad)
Idio/syn/cra/'sie (f)
idio/syn/'cra/tisch (ad)
Idi/'ot (m)
Idio/'tie (f)
idi'o/tisch (ad)
I'do/se (f)
igni/punc/'tie/ren (v)
Igni/punc/'tur (f)
'Ile (n)
ile/'al (ad)
Ile/ec/to/'mie (f)
Ile/'itis (f)
ileo/cae/'cal (ad)
ileo/cae/'ca/lis, -le (adj)
Ileo/'cae/cum (n)
ileo/'co/lisch (ad)
ileo/'co/li/cus, -ca, -cum (adj)
Ileo/co/'li/tis (f)
ileo/ile/'al (ad)
Ile/or/rha/'phie (f)
Ileo/sto/'mie (f)
Ileo/to/'mie (f)
ileo/trans/'vers (ad)
'Ile/um (n)
'Ile/us (m)

ilia/'cal (ad)
i'lia/cus, -ca, -cum (adj)
ilio/coc/cy/ge/'al (ad)
Ilio/coc/'cy/ge/us (m)
Ilio/co/'sta/lis (m)
ilio/fe/mo/'ral (ad)
ilio/in/gui/'nal (ad)
ilio/lum/'bal (ad)
ilio/lum/'ba/lis, -le (adj)
Ili'o/pa/gus (m)
ilio/pec/ti/ne/'al (ad)
ilio/pec/'ti/ne/us, -nea, -um (adj)
Ili'o/pso/as (m)
ilio/sa/'cral (ad)
ilio/sa/'cra/lis, -le (adj)
ilio/ti/bi/'al (ad)
Ilio/xi/'pho/pa/gus (m)
'Ili/um (n)
Il/lu/si/'on (f)
ima/gi/'nar (ad)
Ima/gi/na/ti/'on (f)
I'ma/go (f)
im/be/'cill (ad)
Im/be/cil/li/'tät (f)
im/be/'cil/lus, -la, -lum (adj)
im/bi/'bie/ren (v)
Im/bi/bi/ti/'on (f)
Im/bri/ca/ti/'on (f)
I'mid (n)
Imid/a'zol (n)
Imid/azo/'lyl (n)
Imi/no/a'cid (n)
Imi/ta/ti/'on (f)
im/ma/'tur (ad)
im/me/di/'at (ad)
im/mer/'gie/ren (v)
Im/mer/si/'on (f)
Im/mer/si/'on/mi/cro/sco/pie (f)
'im/mi/nens (adj)
im/mi/'nent (ad)
Im/mis/si/'on (f)
im/mit/'tie/ren (v)
im/mo/'bil (ad)
im/'mo/bi/lis, -le (adj)
Im/mo/bi/li/sa/ti/'on (f)
im/mo/bi/li/'sie/ren (v)
im/'mun (ad)
Im/'mun/bio/lo/gie (f)
Im/'mun/com/plex (m)
Im/'mun/glo/bu/lin (n)
Im/'mun/re/ac/ti/on (f)
Im/'mun/se/rum (n)
Im/mu/ni/sa/ti/'on (f)
im/mu/ni/'sie/ren (v)
Im/mu/no/'blast (m)
Im/mu/no/che/'mie (f)
Im/mu/no/de/fi/ci/'enz (f)
Im/mu/no/dif/fu/si/'on (f)
Im/mu/no/elec/tro/pho/'re/se (f)
Im/mu/no/fluo/res/'cenz (f)
Im/mu/no/'gen (n)
im/mu/no/'gen (ad)
Im/mu/no/ge/'ne/tic (f)
Im/mu/no/ge/ni/ci/'tät (f)
im/mu/no/'ge/ni/cus, -ca, -cum (adj)
Im/mu/no/glo/bu/'lin (n)
Im/mu/no/'lo/ge (m)
Im/mu/no/lo/'gie (f)
im/mu/no/'lo/gisch (ad)
Im/mu/no/pa/'thie (f)
Im/mu/no/sup/pres/si/'on (f)
im/mu/no/sup/pres/'siv (ad)
Im/mu/no/sup/pres/'si/vum (n)
Im/mu/no/the/ra/'pie (f)
im/pal/'pa/bel (ad)
'im/par (adj)
im/per/fo/'ra/tus, -ta, -tum (adj)
im/per/me'a/bel (ad)
Im/pe/'ti/go (f)
Im/plan/'tat (n)
Im/plan/ta/ti/'on (f)
im/plan/'tie/ren (v)
im/po/'tent (ad)
Im/po/'tenz (f)
Im/prae/gna/ti/'on (f)
im/prae/'gnie/ren (v)
Im/pres/si/'on (f)
im/pri/'mie/ren (v)
'imus, 'ima, 'imum (adj)
in/ac/'tiv (ad)
in/ac/ti/'vie/ren (v)
In/ac/ti/vi/'tät (f)
In/ad/ae/'quanz (f)
in/ad/ae/'quat (ad)
in/ap/pa/'rent (ad)
In/ap/pa/'renz (f)
in/ap/pe/'tent (ad)
In/ap/pe/'tenz (f)
In/car/ce/ra/ti/'on (f)
in/car/ce/'ra/tus, -ta, -tum (adj)
in/car/ce/'rie/ren (v)
In/'cest (m)
In/ci/'denz (f)
in/ci/'die/ren (v)
In/ci/ne/ra/ti/'on (f)
in/ci/ne/'rie/ren (v)

in/'ci/pi/ens (adj)
in/ci/pi/'ent (ad)
In/ci/pi/'enz (f)
In/ci/si/'on (f)
in/ci/'siv (ad)
In/ci/'si/vus (m)
in/ci/'si/vus, -va, -vum (adj)
In/ci/'sur (f)
In/ci/'su/ra (f)
In/cli/na/ti/'on (f)
in/cli/'nie/ren (v)
in/clu/'die/ren (v)
In/clu/si/'on (f)
in/com/pa/'ti/bel (ad)
In/com/pa/ti/bi/li/'tät (f)
in/com/'plett (ad)
in/com/'ple/tus, -ta, -tum (adj)
in/con/gru/'ent (ad)
in/con/'stant (ad)
in/con/ti/'nent (ad)
In/con/ti/'nenz (f)
In/co/or/di/na/ti/'on (f)
In/cor/po/ra/ti/'on (f)
in/cor/po/'rie/ren (v)
In/cre/'ment (n)
In/cre/ti/'on (f)
in/cre/'to/risch (ad)
In/cu/ba/ti/'on (f)
In/cu/ba/ti/'on/pe/ri/ode (f)
In/cu/'ba/tor (m)
in/cu/'bie/ren (v)
in/cu/'ra/bel (ad)
In/cur/va/ti/'on (f)
in/den/'tie/ren (v)
'In/dex (m)
In/di/ca/ti/'on (f)
In/di/'ca/tor (m)
In/di/'ca/tor/di/lu/ti/on-Met/ho-de (f)
in/di/'cie/ren (v)
In/di/ge/sti/'on (f)
'In/di/um (n)
In/'dol (n)
in/do/'lent (ad)
Ind/o'xyl (n)
in/du/'ci/bel (ad)
in/du/'cie/ren (v)
In/duc/ti/'on (f)
In/'duc/tor (m)
In/du/ra/ti/'on (f)
in/du/'rie/ren (v)
In/'du/si/um (n)
In/'ebri/ans (n)
In/ebria/ti/'on (f)
in/ebri/'ie/ren (v)
in/'ert (ad)
In/er/'tie (f)
'In/fans (n)
'in/fans (adj)
In/'fant (n)
In/fan/ti/'cid (m)
in/fan/'til (ad)
In/fan/ti/'lis/mus (m)
In/fan/ti/li/'tät (f)
In/'fant/mor/ta/li/tät (f)
in/far/'cie/ren (v)
In/'farct (m)
In/farct/ec/to/'mie (f)
in/'faust (ad)
in/'fau/stus, -sta, -stum (adj)
In/'fect (m)
In/fec/ti/'on (f)
in/fec/ti/'os (ad)
In/fec/tio/si/'tät (f)
in/fec/ti'o/sus, -sa, -sum (adj)
in/'fe/ri/or, -us (adj)
in/fe/ri/'or (ad)
In/fe/rio/ri/'tät/com/plex (m)
in/fer/'til (ad)
In/fer/ti/li/'tät (f)
In/fe/sta/ti/'on (f)
in/fe/'stie/ren (v)
In/fil/'trat (n)
In/fil/tra/ti/'on (f)
in/fil/'trie/ren (v)
In/flam/ma/ti/'on (f)
in/flam/'mie/ren (v)
In/fla/ti/'on (f)
In/fla/ti/'on/re/cep/tor (m)
In/flu/'en/za (f)
'In/flux (m)
in/fra/cla/vi/cu/'lar (ad)
In/frac/ti/'on (f)
in/fra/gle/no/i'da/lis, -le (adj)
in/fra/hyo/'ide/us, -'idea, -um (adj)
in/fra/or/bi/'tal (ad)
in/fra/pa/tel/'lar (ad)
In/fra/spi/'na/tus (m)
in/fra/ster/'na/lis, -le (adj)
in/fra/tem/po/'ra/lis, -le (adj)
In/fun/'di/bu/lum (n)
in/fun/'die/ren (v)
In/fu/si/'on (f)
In/ge/sti/'on (f)
In/'ge/stum (n)
In/'gre/di/ens (n)
'In/gu/en (n)
in/gui/'nal (ad)
in/gui/'na/lis, -le (adj)

In/ha/la/ti/'on (f)
In/ha/'la/tor (m)
in/ha/'lie/ren (v)
in/hi/'bie/ren (v)
In/hi/bi/ti/'on (f)
In/'hi/bi/tor (m)
in/hi/bi/'to/risch (ad)
'Ini/on (n)
Ini'o/pa/gus (m)
in/iti/'al (ad)
In/itia/ti/'on (f)
In/iti'a/tor (m)
in/iti/'ie/ren (v)
'In/lay (n)
in/'nat (ad)
in/'na/tus, -ta, -tum (adj)
In/ner/va/ti/'on (f)
in/ner/'vie/ren (v)
in/no/mi/'na/tus, -ta, -tum (adj)
In/ocu/la/ti/'on (f)
in/ocu/'lie/ren (v)
in/ope/'ra/bel (ad)
In/ope/ra/bi/li/'tät (f)
in/or/'ga/nisch (ad)
in/or/ga/nisch-'che/misch (ad)
Ino/sit/u'rie (f)
ino/'trop (ad)
In/sa/li/va/ti/'on (f)
in/sa/li/'vie/ren (v)
in/'san (ad)
In/'sa/ni/tas (f)
In/sa/ni/'tät (f)
In/'sect (n)
In/sec/ti/'cid (n)
in/sec/ti/'cid (ad)
In/'sec/tum (n)
'In/sel (f)
In/se/mi/na/ti/'on (f)
in/se/mi/'nie/ren (v)
In/ser/ti/'on (f)
in/'si/pi/dus, -da, -dum (adj)
In/so/la/ti/'on (f)
in/so/'lie/ren (v)
in/so/'lu/bel (ad)
In/so/lu/bi/li/'tät (f)
In/som/'nie (f)
in/spe/'cie/ren (v)
In/spec/ti/'on (f)
In/spi/ra/ti/'on (f)
in/spi/'rie/ren (v)
In/spis/sa/ti/'on (f)
in/spis/'sie/ren (v)
in/sta/'bil (ad)
In/stil/la/ti/'on (f)
in/stil/'lie/ren (v)
In/'stinct (m)
In/stru/'ment (n)
In/su/da/ti/'on (f)
in/su/'die/ren (v)
in/suf/fi/ci/'ent (ad)
In/suf/fi/ci/'enz (f)
'In/su/la (f)
In/su/'lin (n)
In/su/lin/ae/'mie (f)
In/su/li/'na/se (f)
In/su/'lin/co/ma-The/ra/pie (f)
In/su/li/'nom (n)
In/su/'li/tis (f)
In/su/'lom (n)
In/'sult (m)
in/'tact (ad)
in/'tac/tus, -ta, -tum (adj)
In/te/gra/ti/'on (f)
In/te/'gra/tor (m)
in/te/'grie/ren (v)
In/te/gu/'ment (n)
In/te/gu/'men/tum (n)
In/tel/'lect (m)
In/tel/'lec/tus (m)
In/tel/li/'genz (f)
In/tel/li/'genz/quo/ti/ent (m)
In/tel/li/'genz/test (m)
In/ten/si/fi/ca/ti/'on (f)
in/ten/si/fi/'cie/ren (v)
In/ten/si/'tät (f)
in/ten/'siv (ad)
In/ten/'siv/sta/ti/on (f)
in/ter/ary/tae/no/'ide/us, -'idea, -um (adj)
in/ter/atri/'al (adj)
in/ter/ca/'la/ri/us, -ria, -um (adj)
in/ter/ca/'la/tus, -ta, -tum (adj)
in/ter/ca/'lie/ren (v)
in/ter/ca/na/li/cu/'lar (ad)
in/ter/ca/pil/'lar (ad)
in/ter/car/'pal (ad)
in/ter/ca/ver/'nos (ad)
in/ter/cel/lu/'lar (ad)
in/ter/cla/vi/cu/'lar (ad)
in/ter/con/dy/'lar (ad)
in/ter/co/ro/'nar (ad)
in/ter/co/'stal (ad)
in/ter/cri/'stal (ad)
in/ter/den/'tal (ad)
In/ter/'den/ti/um (n)
in/ter/di/gi/'tal (ad)
In/ter/di/gi/ta/ti/'on (f)

in/ter/di/gi/'tie/ren (v)
in/ter/fas/ci/cu/'lar (ad)
In/ter/fe/'renz (f)
In/ter/fe/'ron (n)
in/ter/lo/'bar (ad)
in/ter/lo/bu/'lar (ad)
in/ter/ma/xil/'lar (ad)
in/ter/me/di/'ar (ad)
In/ter/me/'din (n)
in/ter/'me/di/us, -dia, -um (adj)
in/ter/mi/'to/tisch (ad)
In/ter/mis/si/'on (f)
in/ter/'mit/tens (adj)
in/ter/mit/'tent (ad)
in/ter/mit/'tie/ren (v)
in/ter/mu/'ral (ad)
in/ter/mus/cu/'lar (ad)
in/'tern (ad)
In/ter/'nist (m)
in/ter/'ni/stisch (ad)
in/'ter/nus, -na, -num (adj)
in/te/ro/cep/'tiv (ad)
In/te/ro/'cep/tor (m)
in/te/ro/ci/'pie/ren (v)
in/te/ro/fec/'tiv (ad)
In/ter/'os/se/us (m)
In/ter/'pha/se (f)
in/ter/pleu/'ral (ad)
In/ter/po/la/ti/'on (f)
in/ter/po/'lie/ren (v)
in/ter/po/'nie/ren (v)
In/ter/po/si/ti/'on (f)
in/ter/rum/'pie/ren (v)
In/ter/rup/ti/'on (f)
in/ter/sca/pu/'lar (ad)
in/ter/se/'cie/ren (v)
In/ter/sec/ti/'on (f)
in/ter/sig/mo/'ide/us, -'idea, -um (adj)
in/ter/spi/'na/lis, -le (adj)
in/ter/sti/ti/'al (ad)
In/ter/'sti/ti/um (n)
in/ter/sy/'sto/lisch (ad)
in/ter/tar/'sal (ad)
in/ter/trans/ver/'sa/ri/us, -ria, -um (adj)
in/ter/tro/chan/'te/ri/cus, -ca, -cum (adj)
in/ter/tu/ber/cu/'la/ris, -re (adj)
In/ter/'vall (n)
In/ter/'vall/train/ing (n)
in/ter/ven/tri/cu/'la/ris, -re (adj)
in/ter/ver/te/'bra/lis, -le (adj)
in/te/sti/'nal (ad)
In/te/'sti/num (n)
'In/ti/ma (f)
'in/ti/mus, -ma, -mum (adj)
In/tim/ec/to/'mie (f)
In/ti/'mi/tis (f)
In/to/xi/ca/ti/'on (f)
in/to/xi/'cie/ren (v)
in/tra/ab/do/mi/'na/lis, -le (adj)
in/tra/aci/'nar (ad)
in/tra/ar/ti/cu/'lar (ad)
in/tra/atri/'al (ad)
in/tra/ca/na/li/cu/'lar (ad)
in/tra/cap/su/'lar (ad)
in/tra/car/di/'al (ad)
in/tra/car/ti/la/gi/'nos (ad)
in/tra/ca/ver/'nos (ad)
in/tra/ca/vi/'tar (ad)
in/tra/cel/lu/'lar (ad)
in/tra/cra/ni/'al (ad)
in/tra/cu/'tan (ad)
in/tra/em/bryo/'nal (ad)
in/tra/fu/'sal (ad)
in/tra/he/'pa/tisch (ad)
in/tra/iu/gu/'la/ris, -re (adj)
in/tra/lo/'bar (ad)
in/tra/lo/bu/'lar (ad)
in/tra/me/dul/'lar (ad)
in/tra/mu/'ral (ad)
in/tra/mus/cu/'lar (ad)
in/tra/ocu/'lar (ad)
in/tra/pa/rie/'tal (ad)
in/tra/pe/ri/to/nae/'al (ad)
in/tra/pleu/'ral (ad)
in/tra/'psy/chisch (ad)
in/tra/re/'nal (ad)
in/tra/spi/'nal (ad)
in/tra/the/'cal (ad)
in/tra/tho/ra/'cal (ad)
in/tra/tra/che/'al (ad)
in/tra/ute/'rin (ad)
In/tra/ute/'rin/pes/sar (n)
in/tra/va/gi/'nal (ad)
In/tra/va/'sat (n)
in/tra/vas/cu/'lar (ad)
in/tra/ve/'nos (ad)
in/tra/ven/tri/cu/'lar (ad)
in/'trin/sisch (ad)
In/'tro/itus (m)
In/tro/mis/si/'on (f)
in/tro/mit/'tie/ren (v)
In/tro/spec/ti/'on (f)
in/tro/spi/'cie/ren (v)

In/tro/ver/si/'on (f)
in/tro/ver/'tie/ren (v)
In/tu/ba/ti/'on (f)
in/tu/'bie/ren (v)
In/tu/mes/'cen/tia (f)
In/tu/mes/'cenz (f)
in/tu/mes/'cie/ren (v)
In/tur/ges/'cenz (f)
In/tus/sus/cep/ti/'on (f)
In/unc/ti/'on (f)
In/va/gi/na/ti/'on (f)
in/va/gi/'nie/ren (v)
in/va/'lid (ad)
In/va/'li/de (m)
In/va/si/'on (f)
in/va/'siv (ad)
In/ver/si/'on (f)
in/ver/'tie/ren (v)
In/vo/lu/ti/'on (f)
in/vol/'vie/ren (v)
I'od (n)
Io/'dat (n)
Io/'did (n)
io/'die/ren (v)
Io/'dis/mus (m)
Iod/op/'sin (n)
I'on (n)
Io/ni/sa/ti/'on (f)
io/ni/'sie/ren (v)
Io/no/me/'trie (f)
Io/no/pho/'re/se (f)
Ip/sa/ti/'on (f)
ip/si/la/te/'ral (ad)
ip/si/ver/'siv (ad)
Irid/ec/to/'mie (f)
Irid/en/'clei/sis (f)
I'ri/di/um (n)
Iri/do/cap/su/'li/tis (f)
Iri/do/'ce/le (f)
Iri/do/cho/rio/i'di/tis (f)
iri/do/cor/ne'a/lis, -le (adj)
Iri/do/cy/'cli/tis (f)
Iri/do/di'a/ly/sis (f)
Iri/do/do/'ne/sis (f)
Iri/do/pa/'thie (f)
Iri/do/ple/'gie (f)
Iri/do/'pto/sis (f)
Iri/dor/'rhe/xis (f)
Iri/do/'schi/se (f)
Iri/'do/schi/sis (f)
Iri/do/to/'mie (f)
'Iris (f)
I'ri/tis (f)
Ir/ra/dia/ti/'on (f)
ir/ra/di/'ie/ren (v)
ir/re/gu/'lar (ad)
ir/re/pa/'ra/bel (ad)
ir/re/ver/'si/bel (ad)
Ir/ri/ga/ti/'on (f)
Ir/ri/'ga/tor (m)
ir/ri/'gie/ren (v)
ir/ri/'ta/bel (ad)
Ir/ri/ta/ti/'on (f)
Isch/ae/'mie (f)
isch/'ae/misch (ad)
Is/chi'a/di/cus (m)
Is/chi/al/'gie (f)
'Is/chi/as (f)
is/chio/fe/mo/'ra/lis, -le (adj)
Is/chi'o/me/lus (m)
Is/chi'o/pa/gus (m)
is/chio/'pu/bi/cus, -ca, -cum (adj)
is/chio/rec/'ta/lis, -le (adj)
'Is/chi/um (n)
Isch/u'rie (f)
Iso/ag/glu/ti/'nin (n)
Iso/an/ti/'gen (n)
iso/'bar (ad)
Iso/bu/'tyl (n)
iso/cel/lu/'lar (ad)
iso/'chor (ad)
iso/'chrom (ad)
iso/'chron (ad)
Iso/co/'rie (f)
Iso/'cor/tex (m)
is/o'dont (ad)
iso/dy/'na/misch (ad)
iso/e'lec/trisch (ad)
Iso/en/'zym (n)
iso/'gen (ad)
iso/'hy/drisch (ad)
iso/im/'mun (ad)
Iso/im/mu/ni/sa/ti/'on (f)
iso/i'o/nisch (ad)
iso/le/ci/'thal (ad)
Iso/leu/'cin (n)
iso/'log (ad)
Iso/'mer (n)
iso/'mer (ad)
Iso/me/'ra/se (f)
Iso/me/'rie (f)
Iso/me/ri/sa/ti/'on (f)
iso/me/ri/'sie/ren (v)
iso/'me/trisch (ad)
Iso/me/tro/'pie (f)
iso/'morph (ad)
Iso/ni/a'zid (n)
Iso/ni/co/tin/acid/hy/dra/'zid (n)

iso/'pa/thisch (ad)
Iso/prae/ci/pi/'tin (n)
Iso/'pren (n)
Iso/pro/'pyl (n)
Iso/pro/'pyl/al/co/hol (m)
is/os/'mo/tisch (ad)
iso/'therm (ad)
iso/'ton (ad)
Iso/'top (n)
iso/'top (ad)
Iso/trans/plan/'tat (n)
iso/'trop (ad)
iso/vo/lu/'me/trisch (ad)
Isth/mec/to/'mie (f)
'isth/misch (ad)
'Isth/mus (m)
Ite/ra/ti/'on (f)
'Jack/et-Cro/ne (f)
'Jack/son-Epi/lep/sie (f)
Jac/ta/ti/'on (f)
Jac/ti/ta/ti/'on (f)
'Ja/ni/ceps (m)
je/ju/'nal (ad)
Je/jun/ec/to/'mie (f)
Je/ju/'ni/tis (f)
Je/ju/nor/rha/'phie (f)
Je/ju/no/sto/'mie (f)
Je/ju/no/to/'mie (f)
Je/'ju/num (n)
'Joule (n)
ju/gu/'la/ris, -re (adj)
'Ju/gum (n)
Junc/ti/'on (f)
Junc/'tur (f)
Junc/'tu/ra (f)
ju/ve/'nil (ad)
jux/ta/ar/ti/cu/'lar (ad)
jux/ta/cor/ti/'cal (ad)
jux/ta/glo/me/ru/'lar (ad)
jux/ta/pa/pil/'lar (ad)
jux/ta/po/'nie/ren (v)
Jux/ta/po/si/ti/'on (f)
jux/ta/py/'lo/risch (ad)
Kal/ae/'mie (f)
Ka/li/ae/'mie (f)
'Ka/li/um (n)
'Kap/pa (n)
Ke/lo/'id (n)
'Kel/vin (n)
'Kel/vin-Sca/la (f)
Ke/ra/'sin (n)
Ke/rat/al/'gie (f)
Ke/rat/ec/ta/'sie (f)
Ke/rat/ec/to/'mie (f)
Ke/ra/'tin (n)
Ke/ra/ti/ni/sa/ti/'on (f)
ke/ra/ti/ni/'sie/ren (v)
Ke/ra/ti/no/'cyt (m)
Ke/ra/'ti/tis (f)
Ke/ra/to/'ce/le (f)
Ke/ra/to/cen/'te/se (f)
Ke/ra/to/'der/ma (n)
ke/ra/to/hya/'lin (ad)
Ke/ra/to/'ly/se (f)
Ke/ra/'tom (n)
Ke/ra/to/ma/la/'cie (f)
Ke/ra/to/me/'trie (f)
Ke/ra/to/my/'co/sis (f)
Ke/ra/to/pa/'thie (f)
Ke/ra/to/'pla/stic (f)
Ke/ra/tor/'rhe/xis (f)
Ke/ra/to/sco/'pie (f)
ke/ra/'tos (ad)
Ke/ra/'to/sis (f)
Ke/ra/to/sul/'phat (n)
ke/ra/'to/tisch (ad)
Ke/ra/to/to/'mie (f)
'Ke/ri/on (n)
Ke/to/a'cid (n)
ke/to/'gen (ad)
Ke/to/hep/'to/se (f)
Ke/to/he/'xo/se (f)
Ke/'tol (n)
Ke/to/'ly/se (f)
Ke/'ton (n)
Ke/ton/ae/'mie (f)
Ke/ton/u'rie (f)
Ke/to/re/duc/'ta/se (f)
Ke/'to/se (f)
Ke/to/'sid (n)
Ke/'to/sis (f)
Ke/to/ste/ro/'id (n)
Ket/o'xim (n)
'Kill/er-Cel/le (f)
Ki/lo/ca/lo/'rie (f)
Ki/lo/'joule (n)
Ki/lo/'watt (n)
Kin/aes/the/'sie (f)
Ki/'na/se (f)
Ki/ne/'ma/tic (f)
Ki/ne/'pla/stic (f)
Ki/'ne/se (f)
Ki/ne/sio/lo/'gie (f)
Ki/'ne/tic (f)
ki/'ne/tisch (ad)
Ki/ne/'to/sis (f)
Ki/'nin (n)
'kiss/ing (ad)
Kleb/si/'el/la (f)
'Kline/fel/ter-Syn/drom (n)

Kwa/schi/or/'kor (m)
Ky/mo/gra/'phie (f)
Ky/pho/sco/li'o/sis (f)
Ky/'pho/sis (f)
ky/'pho/tisch (ad)
la/bi/'al (ad)
la/'bil (ad)
la/bio/den/'tal (ad)
'La/bi/um (n)
'La/bor (m)
La/'bor (n)
La/bo/ra/'to/ri/um (n)
la/bo/'rie/ren (v)
'La/brum (n)
La/by/'rinth (n)
La/by/rinth/ec/to/'mie (f)
La/by/rin/'thi/tis (f)
La/by/rin/to/to/'mie (f)
La/by/'rin/thus (m)
Lac (n)
Lac/'ca/se (f)
La/ce/ra/ti/'on (f)
la/ce/'rie/ren (v)
La/'cer/tus (m)
'Lac-Ope/ron (n)
'La/cri/ma (f)
la/cri/'ma/lis, -le (adj)
La/cri/ma/ti/'on (f)
La/cri/'ma/tor (m)
la/cri/ma/'to/risch (ad)
la/cri/'mie/ren (v)
Lact/a'cid (n)
Lact/acid/ae/'mie (f)
Lact/acid/u'rie (f)
Lact/a'go/gum (n)
Lact/a'mid (n)
'lac/tans (adj)
Lac/'ta/se (f)
Lac/'ta/se/de/fi/ci/enz-Syn/drom (n)
Lac/'tat (n)
Lac/tat-de/hy/dro/ge/'na/se (f)
lac/'tie/ren (v)
'lac/ti/fer, lac/'ti/fe/ra, lac-'ti/fe/rum (adj)
lac/ti/'fer (ad)
lac/ti/'vor (ad)
Lac/to/ba/'cil/lus (m)
Lac/to/bac/'te/rie (f)
Lac/to/fla/'vin (n)
Lac/'ton (n)
Lac/to/per/oxi/'da/se (f)
Lac/'to/se (f)
Lac/tos/u'rie (f)
Lac/tu/'lo/se (f)
Lac/'tyl (n)
La/'cu/na (f)
la/cu/'nar (ad)
La/'cu/ne (f)
La/'cu/nu/la (f)
'La/cus (m)
Lae/vo/car/'die (f)
Lae/vo/ro/ta/ti/'on (f)
lae/vo/ro/ta/'to/risch (ad)
Lae/vu/'lo/se (f)
Lae/vu/los/u'rie (f)
Lag/oph/'thal/mus (m)
La/lo/pa/'thie (f)
La/mar/'ckis/mus (m)
'Lamb/da (n)
Lamb/da/'cis/mus (m)
lamb/do/'id (ad)
'Lam/blia (f)
Lam/'blia/sis (f)
'Lam/blie (f)
La/'mel/la (f)
la/mel/'lar (ad)
La/'mel/le (f)
'La/mi/na (f)
la/mi/'nar (ad)
La/mi/'na/ria (f)
La/min/ec/to/'mie (f)
Lan/'cet/te (f)
lan/ci/'nie/ren (v)
La/no/ste/'rol (n)
Lan/'than (n)
La/'nu/go (f)
La/pa/ror/rha/'phie (f)
La/pa/ro/sco/'pie (f)
La/pa/ro/to/'mie (f)
'La/pis (m)
'Lap/sus (m)
'Lar/va (f)
'Lar/ve (f)
Lar/vi/'cid (n)
lar/vi/'cid (ad)
lar/'vie/ren (v)
La/ryng/al/'gie (f)
la/ryn/ge/'al (ad)
La/ryng/ec/to/'mie (f)
La/ryn/'gis/mus (m)
La/ryn/'gi/tis (f)
La/ryn/go/'ce/le (f)
La/ryn/go/fis/'sur (f)
La/ryn/go/gra/'phie (f)
La/ryn/go/lo/'gie (f)
La/ryn/go/pa/'thie (f)
la/ryn/go/pha/'ryn/ge/us, -gea, -um (adj)
La/ryn/go/'pha/rynx (m)

La/ryn/go/'pla/stic (f)
La/ryn/go/'pto/sis (f)
La/ryn/gor/rha/'phie (f)
La/ryn/go/sco/'pie (f)
La/ryn/go/'spas/mus (m)
La/ryn/go/ste/'no/sis (f)
La/ryn/go/sto/'mie (f)
La/ryn/go/to/'mie (f)
la/ryn/go/tra/che/'al (ad)
La/ryn/go/tra/che/'itis (f)
'La/rynx (m)
'La/ser (m)
'La/ser/chir/ur/gie (f)
Las/si/'tu/do (f)
la/'tent (ad)
La/'tenz (f)
La/'tenz/pe/ri/ode (f)
la/te/'ral (ad)
la/te/'ra/lis, -le (adj)
La/te/ra/li/sa/ti/'on (f)
la/te/ra/li/'sie/ren (v)
La/te/ro/fle/xi/'on (f)
La/thy/'ris/mus (m)
La/'tis/si/mus (m)
la/'tis/si/mus, -ma, -mum (adj)
La/'tri/ne (f)
'La/tus (n)
'la/tus, -ta, -tum (adj)
Lau/'ryl (n)
La/'va/ge (f)
La/va/ti/'on (f)
lax (ad)
'La/xans (n)
'la/xans (adj)
La/xa/ti/'on (f)
la/xa/'tiv (ad)
La/xa/'ti/vum (n)
la/xa/'ti/vus, -va, -vum (adj)
la/'xie/ren (v)
'La/xi/tas (f)
La/xi/'tät (f)
'la/xus, -xa, -xum (adj)
La/za/'rett (n)
Le/ca/'no/pa/gus (m)
Le/ci/'thin (n)
Le/ci/thi/'na/se (f)
Le/gio/'nar/ba/cil/lus (m)
Leio/my/'om (n)
leio/'trich (ad)
Leish/'ma/nia (f)
Leish/ma/'nia/sis (f)
Lem/mo/'blast (m)
Lem/mo/'cyt (m)
Lem/'nis/cus (m)
le/ni/'tiv (ad)
Le/ni/'ti/vum (n)
Lens (f)
len/ti/cu/'lar (ad)
len/ti/cu/'la/ris, -re (adj)
len/ti/cu/lo/tha/'la/misch (ad)
len/ti/'form (ad)
len/ti/'for/mis, -me (adj)
Len/'ti/go (f)
Le/on/'tia/sis (f)
Le/pi/'do/pte/ron (n)
'Le/pra (f)
Le/pro/lo/'gie (f)
Le/'prom (n)
le/pro/ma/'tos (ad)
le/pro/ma/'to/sus, -sa, -sum (adj)
le/'pros (ad)
le/'pro/sus, -sa, -sum (adj)
Le/pro/pho/'bie (f)
Le/pro/'sta/ti/cum (n)
le/pro/'sta/ti/cus, -ca, -cum (adj)
le/pro/'sta/tisch (ad)
Lep/to/ce/pha/'lie (f)
Lep/to/'cyt (m)
Lep/to/cy/'to/sis (f)
lep/to/dac/'tyl (ad)
lept/o'dont (ad)
Lep/to/me/nin/gi/'om (n)
Lep/to/me/nin/'gi/tis (f)
Lep/to/'me/ninx (f)
Lep/to/pros/o'pie (f)
lep/tor/'rhin (ad)
Lep/to/'spi/ra (f)
Lep/to/spi/'ro/sis (f)
Lep/to/'taen (n)
Lep/to/tri/'cho/sis (f)
'les/bisch (ad)
le/'tal (ad)
le/'ta/lis, -le (adj)
Le/ta/li/'tät (f)
Leuc/'ae/mia (f)
leuc/'ae/mi/cus, -ca, -cum (adj)
Leuc/ae/'mie (f)
leuc/'ae/misch (ad)
Leuc/en/ce/pha/'li/tis (f)
Leu/'cin (n)
Leu/cin/u'rie (f)
Leu/co/'blast (m)
Leu/co/bla/'sto/sis (f)
Leu/co/'cyt (m)
Leu/co/cy/'tom (n)
Leu/co/cy/'to/sis (f)
Leu/co/'der/ma (n)
Leu/co/der/'mie (f)

Leu/co/ke/ra/'to/sis (f)
Leu/co/'ly/se (f)
Leu/'com (n)
leu/co/ma/'tos (ad)
Leu/co/ma/'to/sis (f)
Leuc/ony/'chie (f)
Leu/co/pa/'thie (f)
Leu/co/pe/'de/se (f)
Leu/co/pe/'nie (f)
Leu/co/pla/'kie (f)
Leuc/op/'sin (n)
Leu/cor/'rhoe (f)
Leu/co/sar/'com (n)
Leu/'co/sis (f)
Leu/co/to/'mie (f)
Leu/co/to/'xin (n)
Leu/co/tri/'cho/sis (f)
Leuc/u'rie (f)
Leu/'cyl (n)
Le/'va/tor (m)
'Lew/is-Sy/stem (n)
Ley/dig/'ar/che (f)
Li/'bi/do (f)
li/cen/'sie/ren (v)
Li/'cenz (f)
'Li/chen (m)
Li/che/ni/fi/ca/ti/'on (f)
li/che/ni/fi/'cie/ren (v)
li/che/no/'id (ad)
'Li/en (m)
lie/'nal (ad)
lie/'na/lis, -le (adj)
Lie/'ni/tis (f)
Lie/no/gra/'phie (f)
Lie/no/ma/la/'cie (f)
Lie/no/pa/'thie (f)
lie/no/re/'nal (ad)
Lie/no/to/'xin (n)
lie/no/'to/xisch (ad)
Li/en/te/'rie (f)
Li/ga/'ment (n)
li/ga/men/'tal (ad)
Li/ga/men/to/pe/'xie (f)
li/ga/men/'tos (ad)
Li/ga/men/'to/sis (f)
li/ga/men/'to/sus, -sa, -sum (adj)
Li/ga/'men/tum (n)
Li/'gand (m)
Li/'ga/se (f)
Li/ga/ti/'on (f)
Li/ga/'tur (f)
li/'gie/ren (v)
Li/gni/fi/ca/ti/'on (f)
li/gni/fi/'cie/ren (v)
Li/'gnin (n)
'lim/bisch (ad)
'Lim/bus (m)
'Li/men (n)
'Lim/it (n)
'li/mi/tans (adj)
Li/mi/ta/ti/'on (f)
li/mi/'tie/ren (v)
Lim/no/lo/'gie (f)
Li/'mo/phthi/sis (f)
Lin/co/my/'cin (n)
'Li/nea (f)
li/ne/'ar (ad)
'Lin/gua (f)
lin/gu/'al (ad)
lin/gu'a/lis, -le (adj)
'Lin/gu/la (f)
lin/gu/'lar (ad)
Lin/gul/ec/to/'mie (f)
Li/ni/'ment (n)
Li/ni/'men/tum (n)
Lio/'der/ma (n)
Lip/acid/ae/'mie (f)
Lip/acid/u'rie (f)
Lip/ae/'mie (f)
Li/'pa/se (f)
Li/pas/u'rie (f)
Lip/ec/to/'mie (f)
Li/'pid (n)
Li/pi/'do/sis (f)
Li/pid/u'rie (f)
Li/po/'blast (m)
Li/po/bla/'sto/sis (f)
Li/po/chon/'drom (n)
Li/po/'chrom (n)
Li/po/'cyt (m)
Li/po/dys/tro/'phie (f)
Li/po/fi/'brom (n)
Li/po/fus/'cin (n)
li/po/'gen (ad)
Li/po/ge/'ne/se (f)
Li/po/gra/nu/'lom (n)
Li/po/'ly/se (f)
Li/'po/ly/sis (f)
li/po/'ly/tisch (ad)
Li/'pom (n)
li/po/ma/'tos (ad)
Li/po/ma/'to/sis (f)
li/po/me/la/'no/tisch (ad)
Li/po/me/ta/bo/'lis/mus (m)
Li/po/my/'om (n)
Li/po/my/'xom (n)
Li/po/pe/'nie (f)
Li/po/'pha/ge (m)
Li/po/pha/'gie (f)

li/po/'phil (ad)
Li/po/phi/'lie (f)
li/po/'pla/stisch (ad)
Li/po/pro/te/'in (n)
Li/po/sar/'com (n)
Li/'po/sis (f)
li/po/so/'lu/bel (ad)
li/po/'trop (ad)
Lip/oxi/'da/se (f)
Lip/pi/'tu/do (f)
Lip/u'rie (f)
Li/que/'fa/ci/ens (n)
li/que/'fa/ci/ens (adj)
Li/que/fac/ti/'on (f)
li/'quid (ad)
'li/qui/dus, -da, -dum (adj)
'Li/quor (m)
Li/quor/'rhoe (f)
Lis/'franc-Am/pu/ta/ti/on (f)
Liss/en/ce/pha/'lie (f)
Li/'ste/ria (f)
Li/ste/ri'o/sis (f)
'Li/ter (m/n)
Lith/a'go/gum (n)
Lith/ec/to/'mie (f)
Li/'thia/sis (f)
'Li/thi/um (n)
Li/thi/um/car/bo/'nat (n)
Li/tho/chol/a'cid (n)
Li/tho/'ge/ne/sis (f)
Li/tho/ke/ly/pho/'pae/di/on (n)
Li/tho/la/pa/'xie (f)
Li/tho/'ly/se (f)
Li/'tho/ly/sis (f)
li/tho/'ly/tisch (ad)
Li/tho/ne/'phri/tis (f)
Li/tho/'pae/di/on (n)
Li/tho/to/'mie (f)
Li/tho/trip/'sie (f)
Li/tho/'trip/ter (m)
Lith/u're/se (f)
Lith/u'rie (f)
Li/'ve/do (f)
li/'vid (ad)
'Li/vor (m)
'Loa (f)
lo/'bar (ad)
lo/'ba/ris, -re (adj)
Lo/'bar/pneu/mo/nie (f)
lo/'ba/tus, -ta, -tum (adj)
Lob/ec/to/'mie (f)
Lo/'be/lia (f)
Lo/be/'lin (n)
Lo/bo/to/'mie (f)
lo/bu/'lar (ad)
lo/bu/'la/ris, -re (adj)
Lo/bu/'lar/pneu/mo/nie (f)
'Lo/bu/lus (m)
'Lo/bus (m)
lo/'cal (ad)
Lo/'cal/an/aes/the/sie (f)
lo/'ca/lis, -le (adj)
Lo/ca/li/sa/ti/'on (f)
lo/ca/li/'sie/ren (v)
'Lo/chia (f)
lo/chi/'al (ad)
Lo/chio/'me/tra (f)
Lo/chi/or/'rhoe (f)
Lo/co/mo/ti/'on (f)
lo/co/mo/'to/risch (ad)
'Lo/cus (m)
Lo/go/'pae/de (m)
Lo/go/pae/'die (f)
lo/go/'pae/disch (ad)
Lo/'ia/sis (f)
Lo/mo/fun/'gin (n)
Long/'ae/vi/tas (f)
Long/ae/vi/'tät (f)
Lon/'gis/si/mus (m)
lon/'gis/si/mus, -ma, -mum (adj)
lon/gi/tu/di/'nal (ad)
'lon/gus, -ga, -gum (adj)
Lo/'qua/ci/tas (f)
Lo/qua/ci/'tät (f)
Lor/'do/sis (f)
lor/'do/tisch (ad)
'Lo/tio (f)
Lo/ti/'on (f)
'Loup/ing (n)
Lo/xo/sce/'lis/mus (m)
Lu/bri/ca/ti/'on (f)
lu/'cid (ad)
'lu/ci/dus, -da, -dum (adj)
Lu/ci/fe/'ra/se (f)
Lu/ci/fe/'rin (n)
lu/ci/fu/'gal (ad)
'Lu/es (f)
'Lui/cer, -ker (m)
'lui/cus, -ca, -cum (adj)
'lu/isch (ad)
Lum/'ba/go (f)
lum/'bar (ad)
lum/'ba/ris, -re (adj)
Lum/ba/ri/sa/ti/'on (f)
lum/ba/ri/'sie/ren (v)
Lum/'bar/punc/ti/on (f)
lum/bo/co/'stal (ad)
lum/bo/dor/'sal (ad)
lum/bo/sa/'cral (ad)
lum/bri/'cal (ad)

lum/bri/co/'ides (adj)
'Lum/bus (m)
'Lu/men (n)
Lu/mi/'nanz (f)
Lu/mi/nes/'cenz (f)
lu/mi/ni/'fer (ad)
lu/mi/'nos (ad)
Lu/mi/no/si/'tät (f)
lu/'na/tus, -ta, -tum (adj)
'Lu/nu/la (f)
lu/po/'id (ad)
lu/'pos (ad)
lu/'po/sus, -sa, -sum (adj)
'Lu/pus (m)
lu/te/'al (ad)
Lu/te/'in (n)
Lu/tei/ni/sa/ti/'on (f)
lu/tei/ni/'sie/ren (v)
Lu/te/'om (n)
lu/teo/'trop (ad)
Lu/'te/ti/um (n)
'lu/te/us, -tea, -um (adj)
Lux (n)
Lu/xa/ti/'on (f)
lu/'xie/ren (v)
lu/xu/'rie/ren (v)
'Lu/xus (m)
Lyc/an/thro/'pie (f)
Lyc/ore/'xie (f)
Ly/di/my/'cin (n)
'Lym/pha (f)
Lymph/ade/'ni/tis (f)
Lymph/ade/'nom (n)
Lymph/ade/no/ma/'to/sis (f)
Lymph/ade/'no/sis (f)
Lymph/a'go/gum (n)
lymph/an/gi/'al (ad)
Lymph/an/gi/'om (n)
Lymph/an/gi'o/ma (n)
Lymph/an/'gi/tis (f)
lymph/an/'gi/tisch (ad)
lym/'pha/tisch (ad)
'Lym/phe (f)
Lym/pho/'blast (m)
lym/pho/'bla/stisch (ad)
Lym/pho/bla/'stom (n)
Lym/pho/bla/'sto/sis (f)
Lym/pho/'cyt (m)
Lym/pho/cyt/hae/'mie (f)
lym/pho/'cy/ti/cus, -ca, -cum (adj)
lym/pho/'cy/tisch (ad)
Lym/pho/cy/'tom (n)
Lym/pho/cy/to/po'e/se (f)
Lym/pho/cy/'to/sis (f)
Lymph/oe/'dem (n)
lym/pho/'gen (ad)
Lym/pho/gra/'phie (f)
Lym/pho/gra/nu/'lom (n)
lym/pho/'id (ad)
Lym/pho/'kin (n)
Lym/'phom (n)
Lym/pho/'no/dus (m)
Lym/pho/pro/te'a/se (f)
Lym/phor/rha/'gie (f)
Lym/pho/sar/'com (n)
Lym/pho/to/'xin (n)
Lymph/u'rie (f)
lyo/'phil (ad)
Lyo/phi/li/sa/ti/'on (f)
lyo/phi/li/'sie/ren (v)
lyo/'phob (ad)
Ly/'sat (n)
'Ly/se (f)
ly/'sie/ren (v)
Ly/'sin (n)
'Ly/sis (f)
Ly/so/ki/'na/se (f)
Ly/so/'som (n)
ly/so/so/'mal (ad)
Ly/so/'zym (n)
'Lys/sa (f)
Ly/'syl (n)
Ly/syl/oxi/'da/se (f)
'ly/tisch (ad)
Ly/'xo/se (f)
Ma/ce/ra/ti/'on (f)
ma/ce/'rie/ren (v)
Ma/cro/bac/'te/ri/um (n)
Ma/cro/'blast (m)
Ma/cro/car/'die (f)
Ma/cro/ce/pha/'lie (f)
Ma/cro/chei/'lie (f)
Ma/cro/chi/'rie (f)
Ma/cro/'cyt (m)
ma/cro/'cy/tisch (ad)
Ma/cro/cy/'to/sis (f)
Ma/cro/dac/ty/'lie (f)
Ma/cro/don/'tie (f)
Ma/cro/gy/'rie (f)
Ma/cro/ma/'stie (f)
Ma/cro/me/'lie (f)
Ma/'cro/me/lus (m)
Ma/cro/mo/le/'cul, -'kül (n)
Ma/cro/mo/'le/cu/la (f)
ma/cro/mo/le/cu/'lar (ad)
Ma/cro/'pha/ge (m)
Ma/cro/po/'die (f)
Ma/cro/pros/'opus (m)
Ma/cro/sco/'pie (f)

ma/cros/'ma/tisch (ad)
Ma/cro/so/'mie (f)
Ma/cro/sto/'mie (f)
Ma/cro/'tie (f)
'Ma/cu/la (f)
ma/cu/'lar (ad)
Ma/cu/lo/pa/'thie (f)
Ma/da/'ro/sis (f)
Ma/gen/'die-Fo/ra/men (n)
'Mag/ma (n)
Ma/'gne/si/um (n)
Ma/'gnet (m)
Ma/gne/ti/sa/ti/'on (f)
ma/gne/ti/'sie/ren (v)
Ma/gne/'tis/mus (m)
Ma/gne/to/the/ra/'pie (f)
Ma/gni/fi/ca/ti/'on (f)
ma/gni/fi/'cie/ren (v)
'ma/gnus, -gna, -gnum (adj)
'ma/jor, -jus (adj)
'Ma/la (f)
mal/ab/sor/'bie/ren (v)
Mal/ab/sorp/ti/'on (f)
mal/ab/sorp/'tiv (ad)
Ma/'la/cia (f)
Ma/la/'cie (f)
ma/'la/cisch (ad)
Ma/la/co/'pla/cia (f)
Ma/la/co/pla/'cie (f)
ma/'lar (ad)
Mal/'aria (f)
Mal/ario/lo/'gie (f)
Mal/ario/the/ra/'pie (f)
Mal/ar/ti/cu/la/ti/'on (f)
mal/ar/ti/cu/'lie/ren (v)
Mal/as/si/mi/la/ti/'on (f)
mal/as/si/mi/'lie/ren (v)
Ma/'lat (n)
Mal/di/ge/sti/'on (f)
Ma/le/'at (n)
Mal/for/ma/ti/'on (f)
mal/for/'mie/ren (v)
ma/'li/gne (ad)
Ma/li/gni/'tät (f)
Ma/li/'gnom (n)
ma/'li/gnus, -gna, -gnum (adj)
mal/le'a/ris, -re (adj)
mal/leo/'la/ris, -re (adj)
Mal/'leo/lus (m)
Mal/leo/to/'mie (f)
'Mal/le/us (m)
Mal/nu/tri/ti/'on (f)
mal/nu/tri/'tiv (ad)
mal/oc/clu/'die/ren (v)
Mal/oc/clu/si/'on (f)

Ma/lon/a'cid (n)
Ma/lo/'nat (n)
Ma/lo/'nyl (n)
Mal/'pi/ghisch (ad)
Mal/'pra/xis (f)
Mal/'ta/se (f)
Mal/'to/se (f)
'Ma/lum (n)
Mal/uni/'on (f)
'Mam/ba (f)
Ma/'mil/la (f)
ma/mil/'lar (ad)
Ma/'mil/le (f)
Ma/mil/'li/tis (f)
'Mam/ma (f)
Mamm/al/'gie (f)
Mam/mo/gra/'phie (f)
Mam/mo/'pla/stic (f)
mam/mo/'trop (ad)
Man/'di/bu/la (f)
man/di/bu/'lar (ad)
Man/di/bul/ec/to/'mie (f)
Man/'gan (n)
'Ma/nia (f)
ma/'nia/cus, -ca, -cum (adj)
Ma/'nie (f)
'ma/nisch (ad)
ma/nisch-de/pres/'siv (ad)
ma/ni/'fest (ad)
Ma/ni/fe/sta/ti/'on (f)
ma/ni/fe/'stie/ren (v)
ma/ni/'fe/stus, -sta, -stum (adj)
Ma/ni/pu/la/ti/'on (f)
ma/ni/pu/'lie/ren (v)
Man/ni/'tol (n)
Man/'no/se (f)
Man/no/'sid (n)
Man/no/si/'da/se (f)
Man/no/si/'do/sis (f)
Ma/'nu/bri/um (n)
'Ma/nus (f)
Ma/'ras/mus (m)
Mar/'fan-Syn/drom (n)
Mar/ga/ri/'tom (n)
mar/gi/'nal (ad)
Mar/gi/na/ti/'on (f)
mar/gi/'nie/ren (v)
'Mar/go (m)
Ma/ri/hu'a/na (n)
'Mark/er (m)
Mar/mo/ri/sa/ti/'on (f)
mar/mo/ri/'sie/ren (v)
Mar/su/pia/li/sa/ti/'on (f)
mar/su/pia/li/'sie/ren (v)
mas/cu/'lin (ad)

Mas/cu/li/ni/sa/ti/'on (f)
mas/cu/li/ni/'sie/ren (v)
Mas/cu/li/ni/'tät (f)
mas/cu/'li/nus, -na, -num (adj)
Ma/so/'chis/mus (m)
Ma/so/'chist (m)
ma/so/'chi/stisch (ad)
'Mas/que (f)
mas/'quie/ren (v)
'Mas/sa (f)
'Mas/se (f)
Mas/'se/ter (m)
mas/se/'te/ri/cus, -ca, -cum (adj)
mas/se/'te/risch (ad)
Mas/'se/ter/re/flex (m)
Mas/'seur (m)
Mas/'seu/se (f)
mas/'sie/ren (v)
mas/'siv (ad)
Mast/al/'gie (f)
Mast/ec/to/'mie (f)
Mast/hel/'co/sis (f)
Ma/sti/ca/ti/'on (f)
ma/sti/ca/'to/risch (ad)
ma/sti/ca/'to/ri/us, -ria, -um (adj)
ma/sti/'cie/ren (v)
Ma/'sti/tis (f)
Mast/ody/'nie (f)
Ma/sto/'id (n)
Ma/sto/id/al/'gie (f)
ma/sto/'ide/us, -'idea, -um (adj)
Ma/sto/i'di/tis (f)
Ma/sto/pa/'thie (f)
Ma/sto/pe/'xie (f)
Ma/sto/'pto/sis (f)
Ma/stur/ba/ti/'on (f)
ma/stur/'bie/ren (v)
Ma/'te/ria (f)
ma/'tern (ad)
Ma/'ter/ni/tas (f)
Ma/ter/ni/'tät (f)
ma/'ter/nus, -na, -num (adj)
Ma/tri/'cid (m)
'Ma/trix (f)
ma/'tur (ad)
Ma/tu/ra/ti/'on (f)
Ma/'tu/ri/tas (f)
Ma/tu/ri/'tät (f)
ma/tu/'rie/ren (v)
ma/tu/ti/'nal (ad)
Ma/'xil/la (f)
ma/xil/'lar (ad)
ma/xi/'mal (ad)
'Ma/xi/mum (n)
'ma/xi/mus, -ma, -mum (adj)
Mea/'ti/tis (f)
Mea/to/to/'mie (f)
Me'a/tus (m)
Me/'cha/nic (f)
me/'cha/ni/cus, -ca, -cum (adj)
Me/cha/'nis/mus (m)
me/'cha/nisch (ad)
Me/cha/no/re/'cep/tor (m)
Me/con/al/'gie (f)
Me/co/'nat (n)
Me/co/ni/or/'rhoe (f)
Me/'co/ni/um (n)
'Me/dia (f)
me/di/'al (ad)
me/di'a/lis, -le (adj)
Me/di/'an (m)
me/di/'an (ad)
Me/di'a/nus (m)
me/di'a/nus, -na, -num (adj)
me/dia/sti/'nal (ad)
me/dia/sti/'na/lis, -le (adj)
Me/dia/sti/'ni/tis (f)
Me/dia/'sti/num (n)
Me/dia/ti/'on (f)
Me/di'a/tor (m)
me/di/'ie/ren (v)
me/di/'ca/bel (ad)
Me/di/ca/'ment (n)
me/di/ca/men/'tos (ad)
me/di/ca/men/'to/sus, -sa, -sum (adj)
Me/di/ca/'men/tum (n)
Me/di/ca/ti/'on (f)
Me/di/'ca/tor (m)
me/di/'cie/ren (v)
Me/di/'cin (f)
Me/di/'ci/na (f)
me/di/ci/'nal (ad)
me/di/ci/'na/lis, -le (adj)
Me/di/'ci/ner (m)
me/di/'ci/nisch (ad)
me/dio/car/'pal (ad)
me/dio/tar/'sal (ad)
me/di/ter/'ran (ad)
me/di/ter/'ra/ne/us, -nea, -um (adj)
'Me/di/um (n)
'me/di/us, -dia, -um (adj)
Me/'dul/la (f)
me/dul/'lar (ad)
Me/dul/la/ti/'on (f)
me/dul/'lie/ren (v)

Me/dul/li/sa/ti/'on (f)
me/dul/li/'sie/ren (v)
Me/dul/lo/'blast (m)
Me/dul/lo/bla/'stom (n)
Me/ga/ca/li/'co/sis (f)
Me/ga/ca/ly/'co/sis (f)
Me/ga/car/'die (f)
Me/ga/ce/pha/'lie (f)
Me/ga/'coc/cus (m)
Me/ga/'co/lon (n)
Me/ga/'cy/stis (f)
Me/ga/duo/'de/num (n)
Me/gal/en/ce/pha/'lie (f)
Meg/al/'gie (f)
Me/ga/lo/'blast (m)
me/ga/lo/'bla/stisch (ad)
Me/ga/lo/car/'die (f)
me/ga/lo/ce/'phal (ad)
Me/ga/lo/ce/pha/'lie (f)
Me/ga/lo/'cy/stis (f)
Me/ga/lo/'cyt (m)
Me/ga/lo/'cy/tus (m)
Me/ga/lo/'ma/nia (f)
Me/ga/lo/ma/'nie (f)
me/ga/lo/'ma/nisch (ad)
Mei'o/sis (f)
mei'o/tisch (ad)
'Mel/agra (n)
Mel/'al/gia (f)
Mel/al/'gie (f)
mel/'al/gisch (ad)
Me/lan/'ae/mia (f)
Me/lan/ae/'mie (f)
me/lan/'ae/misch (ad)
Me/lan/'cho/lia (f)
Me/lan/'cho/li/cer, -ker (m)
me/lan/'cho/li/cus, -ca, -cum
(adj)
Me/lan/cho/'lie (f)
me/lan/'cho/lisch (ad)
Me/lan/hi/'dro/sis (f)
me/lan/hi/'dro/tisch (ad)
Me/la/'nin (n)
Me/la/ni/sa/ti/'on (f)
me/la/ni/'sie/ren (v)
Me/la/no/'blast (m)
me/la/no/'bla/stisch (ad)
Me/la/no/'bla/stus (m)
Me/la/no/car/ci/'nom (n)
Me/la/no/car/ci/'no/ma (n)
Me/la/no/'cyt (m)
Me/la/no/cy/'tom (n)
Me/la/no/cy/'to/ma (n)
Me/la/no/cy/'to/sis (f)
me/la/no/cy/'to/tisch (ad)
Me/la/no/'der/ma (n)
Me/la/no/der/ma/'ti/tis (f)
Me/la/no/der/'mie (f)
Me/la/no/'gen (n)
Me/la/no/ge/'ne/se (f)
Me/la/no/'ge/ne/sis (f)
me/la/no/ge/'ne/tisch (ad)
Me/la/no/glos/'sie (f)
Me/la/'nom (n)
Me/la/'no/ma (n)
me/la/no/ma/'tos (ad)
Me/la/no/ma/'to/sis (f)
me/la/no/ma/'to/sus, -sa, -sum
(adj)
Me/lan/o'ny/chia (f)
Me/lan/ony/'chie (f)
Me/la/no/'pla/cia (f)
Me/la/no/pla/'cie (f)
Me/la/no/sar/'com (n)
Me/la/no/sar/'co/ma (n)
Me/la/'no/sis (f)
Me/la/no/'som (n)
me/la/'no/tisch (ad)
me/la/no/'trich (ad)
Me/la/no/'tri/chia (f)
Me/la/no/tri/'chie (f)
Me/lan/'uria (f)
Me/lan/u'rie (f)
me/lan/'urisch (ad)
Me/la/to/'nin (n)
Me/lio/i'do/sis (f)
me/lio/i'do/tisch (ad)
Mel/lit/u'rie (f)
'mel/li/tus, -ta, -tum (adj)
Me/lo/di/'dy/mia (f)
Me/lo/di/dy/'mie (f)
Me/lo/'di/dy/mus (m)
Me/'lo/me/lus (m)
Me/'lo/pha/gus (m)
Me/lo/'schi/se (f)
Me/'lo/schi/sis (f)
Me/lo/'tri/dy/mus (m)
Mel/'otus (m)
Mem/'bran (f)
Mem/'bra/na (f)
mem/bra/no/pro/li/fe/ra/'tiv (ad)
mem/bra/'nos (ad)
mem/bra/'no/sus, -sa, -sum
(adj)
Mem/bra/no/to/'mie (f)
'Mem/brum (n)
Me/'mo/ria (f)
me/mo/'rie/ren (v)
Men/a'go/gum (n)
Men/'ar/che (f)

Men/hi/'dro/sis (f)
men/hi/'dro/tisch (ad)
me/nin/ge/'al (ad)
me/nin/ge'a/lis, -le (adj)
Me/nin/gi/'om (n)
Me/nin/'gis/mus (m)
Me/nin/'gi/tis (f)
me/nin/'gi/tisch (ad)
Me/nin/go/'ce/le (f)
Me/nin/go/cocc/ae/'mie (f)
me/nin/go/cocc/'ae/mi/cus, -ca, -cum (adj)
me/nin/go/cocc/'ae/misch (ad)
me/nin/go/coc/'cal (ad)
Me/nin/go/'coc/ce (f)
Me/nin/go/'coc/cus (m)
me/nin/go/cor/ti/'cal (ad)
Me/nin/go/'cyt (m)
me/nin/go/'cy/ti/cus, -ca, -cum (adj)
me/nin/go/'cy/tisch (ad)
Me/nin/go/'cy/tus (m)
Me/nin/go/en/ce/pha/'li/tis (f)
me/nin/go/en/ce/pha/'li/tisch (ad)
Me/nin/go/mye/'li/tis (f)
Me/nin/go/pa/'thie (f)
me/nin/go/'pa/thisch (ad)
me/nin/go/ra/di/cu/'lar (ad)
Me/nin/go/'thel (n)
me/nin/go/the/li/'al (ad)
Me/nin/go/'the/li/um (n)
me/nin/go/vas/cu/'lar (ad)
'Me/ninx (f)
Me/nisc/ec/to/'mie (f)
Me/nis/'ci/tis (f)
Me/nis/co/'cyt (m)
Me/nis/co/cy/'to/sis (f)
me/nis/co/fe/mo/'ra/lis, -le (adj)
Me/'nis/cus (m)
me/no/pau/'sal (ad)
Me/no/'pau/se (f)
Me/nor/'rha/gia (f)
me/nor/'rha/gi/cus, -ca, -cum (adj)
Me/nor/rha/'gie (f)
me/nor/'rha/gisch (ad)
Me/nor/'rhoe (f)
Me/nor/'rhoea (f)
me/nor/'rhoi/cus, -ca, -cum (adj)
me/nor/'rho/isch (ad)
Me/no/'sta/se (f)
Me/'no/sta/sis (f)
me/no/'sta/ti/cus, -ca, -cum (adj)
me/no/'sta/tisch (ad)
Me/no/'sta/xis (f)
Mens (f)
men/stru/'al (ad)
men/stru'a/lis, -le (adj)
Men/strua/ti/'on (f)
men/stru/'ie/ren (v)
'Ment/agra (n)
men/'tal (ad)
men/'ta/lis, -le (adj)
Men/'thol (n)
Men/'thyl (n)
'Men/tum (n)
Mer/'al/gia (f)
mer/'al/gi/cus, -ca, -cum (adj)
Mer/al/'gie (f)
mer/'al/gisch (ad)
Mer/cap/'tal (n)
Mer/cap/'tan (n)
Mer/cap/'tid (n)
Mer/cap/'tol (n)
Mer/cap/to/pu/'rin (n)
Mer/cu/ria/'lis/mus (m)
Mer/'cu/ri/um (n)
Me/ri/di/'an (m)
Me/ri/di'a/nus (m)
me/ri/dio/'nal (ad)
me/ri/dio/'na/lis, -le (adj)
me/ro/'bla/stisch (ad)
me/ro/'crin (ad)
Me/ro/myo/'sin (n)
Me/ror/rha/chi/'schi/se (f)
Me/ror/rha/'chi/schi/sis (f)
Me/ro/zo/'it (m)
Me/ry/'cis/mus (m)
mes/amoe/bo/'id (ad)
mes/an/gi/'al (ad)
Mes/'an/gi/um (n)
Mes/aor/'ti/tis (f)
Mes/ar/te/ri/'itis (f)
Mes/'axon (n)
Mes/ca/'lin (n)
Mes/ec/to/'derm (n)
mes/en/ce/'phal (ad)
mes/en/ce/'pha/li/cus, -ca, -cum (adj)
Mes/en/'ce/pha/lon (n)
Mes/en/'chym (n)
Mes/'en/chy/ma (n)
mes/en/chy/'mal (ad)
Mes/en/chy/'mom (n)
Mes/en/chy/'mo/ma (n)
Mes/en/ter/ec/to/'mie (f)
mes/en/'te/ri/cus, -ca, -cum

(adj)
Mes/en/te/'rio/lum (n)
Mes/en/te/rio/pe/'xie (f)
Mes/en/te/ri/or/rha/'phie (f)
Mes/en/te/ri/pli/ca/ti/'on (f)
Mes/en/te/'ri/tis (f)
Mes/en/'te/ri/um (n)
me/si/'al (ad)
Mes/me/'ris/mus (m)
Me/so/'blast (m)
Me/so/bla/'stem (n)
Me/so/bla/'ste/ma (n)
me/so/'bla/stisch (ad)
Me/so/'card (n)
Me/so/'car/di/um (n)
me/so/ce/'phal (ad)
me/so/'cne/misch (ad)
Me/so/'co/lon (n)
me/so/'conch (ad)
me/so/cra/ni/'al (ad)
Me/so/'derm (n)
Me/so/'der/ma (n)
me/so/der/'mal (ad)
me/so/dia/'sto/lisch (ad)
Me/so/duo/'de/num (n)
Me/so/'ga/stri/um (n)
Me/'so/glia (f)
Me/so/'me/tri/um (n)
me/so/'morph (ad)
Me/so/mor/'phie (f)
'Me/son (n)
me/so/'ne/phri/cus, -ca, -cum
(adj)
me/so/'ne/phrisch (ad)
Me/so/ne/'phrom (n)
Me/so/'ne/phros (m)
Me/so/phle/'bi/tis (f)
Mes/'or/chi/um (n)
Me/so/'rec/tum (n)
me/sor/'rhin (ad)
Me/so/'sal/pinx (f)
Me/so/'som (n)
Me/so/ten/'di/ne/um (n)
me/so/the/li/'al (ad)
Me/so/the/li/'om (n)
Me/so/the/li'o/ma (n)
Me/so/'the/li/um (n)
mes/o'va/ri/cus, -ca, -cum (adj)
Mes/o'va/ri/um (n)
'Mes/sen/ger (m)
'Mes/sen/ger-RNA (f)
'me/ta (ad)
Me/ta/bi'o/sis (f)
me/ta/bi'o/tisch (ad)
me/ta/'bol (ad)
Me/ta/bo/li/sa/ti/'on (f)
me/ta/bo/li/'sie/ren (v)
Me/ta/bo/'lis/mus (m)
Me/ta/bo/'lit (m)
me/ta/car/'pal (ad)
Me/ta/carp/ec/to/'mie (f)
me/ta/car/po/pha/lan/ge/'al (ad)
Me/ta/'car/pus (m)
me/ta/'cen/tri/cus, -ca, -cum
(adj)
me/ta/'cen/trisch (ad)
Me/ta/chro/'ma/sia (f)
Me/ta/chro/ma/'sie (f)
me/ta/chro/'ma/tisch (ad)
Me/'tall (n)
Me/tal/li/sa/ti/'on (f)
me/tal/li/'sie/ren (v)
me/tal/lo/'phil (ad)
Me/tal/lo/por/phy/'rin (n)
Me/tal/lo/pro/te/'in (n)
Me/tal/'lo/sis (f)
me/tal/'lo/tisch (ad)
Me/ta/'mer (n)
me/ta/'mer (ad)
Me/ta/me/'rie (f)
me/ta/'morph (ad)
Me/ta/morph/'op/sis (f)
Me/ta/mor/'pho/sis (f)
Me/ta/mye/lo/'cyt (m)
me/ta/'ne/phrisch (ad)
me/ta/ne/phro/'gen (ad)
Me/ta/'ne/phros (m)
Me/ta/'pha/se (f)
Me/ta/'phy/se (f)
Me/'ta/phy/sis (f)
Me/ta/phy/'si/tis (f)
Me/ta/'pla/sia (f)
Me/ta/pla/'sie (f)
Me/ta/'plas/ma (n)
Met/apo/'phy/se (f)
Met/a'po/phy/sis (f)
Me/ta/psy/cho/lo/'gie (f)
Met/ar/te/ri'o/le (f)
me/ta/sta/'bil (ad)
Me/ta/'sta/se (f)
me/ta/sta/'sie/ren (v)
Me/'ta/sta/sis (f)
me/ta/'sta/ti/cus, -ca, -cum
(adj)
me/ta/'sta/tisch (ad)
me/ta/tar/'sal (ad)
Me/ta/tars/al/'gie (f)
Me/ta/tars/ec/to/'mie (f)
me/ta/tar/so/pha/lan/ge/'al (adj)
Me/ta/'tar/sus (m)

Me/ta/'tha/la/mus (m)
Me/ta/'the/se (f)
Me/'ta/the/sis (f)
me/ta/'troph (ad)
Me/ta/'zo/on (n)
met/en/ce/'phal (ad)
met/en/ce/'pha/li/cus, -ca, -cum (adj)
Met/en/'ce/pha/lon (n)
Me/teo/'ris/mus (m)
Met/haem/al/bu/'min (n)
Met/hae/mo/glo/'bin (n)
Met/hae/mo/glo/bin/ae/'mie (f)
Met/hae/mo/glo/bin/u'rie (f)
Me/'than (n)
Me/tha/'nal (n)
Me/tha/'nol (n)
Me/'then (n)
Me/the/'nyl (n)
Me/thi/cil/'lin (n)
Meth/im/a'zol (n)
Me/'thin (n)
Me/thio/'nin (n)
Me/thio/'nyl (n)
Met/'ho/de (f)
met/'ho/disch (ad)
Me/tho/ma/'nie (f)
Meth/ox/a'min (n)
Meth/oxy/flu/'ran (n)
Meth/oxy/phen/a'min (n)
Me/'thyl (n)
Me/'thyl/al/co/hol (m)
Me/thyl/a'min (n)
Me/thy/'lat (n)
Me/thy/la/ti/'on (f)
me/thy/'lie/ren (v)
Me/thyl/cel/lu/'lo/se (f)
Me/thyl/chlo/'rid (n)
Me/thyl/chlo/ro/'form (n)
Me/thy/'len (n)
Me/thy/lep/'sie (f)
Me/thyl/hex/a'min (n)
Me/thyl/mer/cap/'tan (n)
Me/thyl/pu/'rin (n)
Me/thyl/sa/li/cy/'lat (n)
Me/thyl/te/sto/ste/'ron (n)
Me/thyl/thio/ura/'cil (n)
Met/'oe/strus (m)
Met/'opi/on (n)
Met/opo/'pa/ge (m)
Met/o'po/pa/gus (m)
Me/trae/'mie (f)
Me/tral/'gie (f)
Me/tra/to/'nie (f)
Me/tra/tro/'phie (f)
Me/trec/'ta/se (f)
Me/'trec/ta/sis (f)
Me/treu/'ryn/ter (m)
Me/treu/'ry/se (f)
Me/'treu/ry/sis (f)
Me/'tri/tis (f)
me/'tri/tisch (ad)
Me/tro/'ce/le (f)
Me/tro/col/po/'ce/le (f)
Me/tro/cy/'sto/sis (f)
Me/tro/dy/'nie (f)
Me/tro/pa/'thie (f)
Me/tro/'pto/sis (f)
Me/tror/rha/'gie (f)
Me/tror/'rhoe (f)
Me/tror/'rhe/xis (f)
Me/va/lon/a'cid (n)
Mi/'cel/la (f)
mi/cel/'lar (ad)
Mi/'cel/le (f)
Mi/cha'e/lis-Con/stan/te (f)
Mi/cren/ce/pha/'lie (f)
Mi/cro/ana/to/'mie (f)
mi/cro/ana/'to/misch (ad)
Mi/cro/bac/'te/ri/um (n)
Mi/'cro/be (f)
Mi/cro/bi/'cid (n)
mi/cro/bi/'cid (ad)
mi/cro/bi/'ell (ad)
Mi/cro/bio/'lo/ge (m)
Mi/cro/bio/lo/'gie (f)
mi/cro/bio/'lo/gisch (ad)
mi/cro/bi'o/tisch (ad)
Mi/cro/'blast (m)
Mi/cro/ble/pha/'rie (f)
Mi/cro/'ble/pha/ron (n)
Mi/cro/bra/'chie (f)
Mi/cro/bu/'ret/te (f)
Mi/cro/'cal/cu/lus (m)
Mi/cro/'car/dia (f)
Mi/cro/car/'die (f)
Mi/cro/ca/vi/ta/ti/'on (f)
Mi/cro/'cen/trum (n)
mi/cro/ce/'phal (ad)
Mi/cro/ce/'pha/lia (f)
mi/cro/ce/'pha/li/cus, -ca, -cum (adj)
Mi/cro/ce/pha/'lie (f)
Mi/cro/'ce/pha/lus (m)
Mi/cro/chei/'lie (f)
Mi/cro/'chi/ria (f)
Mi/cro/chi/'rie (f)
Mi/cro/cir/cu/la/ti/'on (f)
mi/cro/cir/cu/la/'to/risch (adj)
Mi/cro/'coc/cus (m)

Mi/cro/'co/lon (n)
Mi/cro/'co/ria (f)
Mi/cro/co/'rie (f)
Mi/cro/'cor/nea (f)
Mi/cro/cou/'lomb (n)
Mi/cro/cu/'rie (n)
Mi/cro/'cy/ste (f)
mi/cro/'cy/stisch (ad)
Mi/cro/'cyt (m)
mi/cro/'cy/ti/cus, -ca, -cum (adj)
mi/cro/'cy/tisch (ad)
Mi/cro/cy/'to/sis (f)
mi/cro/cy/'to/ti/cus, -ca, -cum (adj)
Mi/'cro/cy/tus (m)
Mi/cro/dac/'ty/lia (f)
Mi/cro/dac/ty/'lie (f)
mi/cro/'dont (ad)
Mi/cro/'don/tia (f)
Mi/cro/don/'tie (f)
Mi/cro/'far/ad (n)
Mi/cro/fi/'bril/le (f)
Mi/cro/fi/la/'ment (n)
Mi/cro/fi/'la/ria (f)
Mi/cro/fi/'la/rie (f)
Mi/cro/'flo/ra (f)
mi/cro/fol/li/cu/'lar (ad)
Mi/cro/ga/'met (m)
Mi/cro/'ga/stria (f)
Mi/cro/ga/'strie (f)
Mi/cro/ge/ni/ta/'lis/mus (m)
Mi/'cro/glia (f)
Mi/cro/glio/'blast (m)
Mi/cro/glio/'cyt (m)
Mi/cro/gli/'om (n)
Mi/cro/gli'o/ma (n)
Mi/cro/glio/ma/'to/sis (f)
Mi/cro/'glos/sia (f)
Mi/cro/glos/'sie (f)
Mi/cro/'gna/thia (f)
Mi/cro/gna/'thie (f)
Mi/cro/'gramm (n)
Mi/cro/'gy/ria (f)
Mi/cro/gy/'rie (f)
Mi/cro/in/'farct (m)
Mi/cro/'li/ter (m/n)
Mi/cro/'lith (m)
Mi/cro/li/'thia/sis (f)
Mi/cro/'ma/nia (f)
Mi/cro/ma/'nie (f)
Mi/cro/ma/ni/pu/la/ti/'on (f)
Mi/cro/ma/ni/pu/'la/tor (m)
Mi/cro/'ma/stia (f)
Mi/cro/ma/'stie (f)
Mi/cro/'me/lia (f)
Mi/cro/me/'lie (f)
Mi/'cro/me/lus (m)
Mi/cro/'me/ter (n)
Mi/cro/my'e/lia (f)
Mi/cro/mye/'lie (f)
Mi/cro/mye/lo/'blast (m)
Mi/cro/'ne/ma (n)
Mi/cro/no/du/la/ti/'on (f)
Mi/cro/'nu/cle/us (m)
Mi/cro/'ny/chia (f)
Mi/cro/ny/'chie (f)
mi/cro/or/'ga/nisch (ad)
Mi/cro/or/ga/'nis/mus (m)
Mi/cro/pa/ra/'sit (m)
Mi/cro/'pha/ge (m)
Mi/cro/'phal/lus (m)
Mi/croph/'thal/mia (f)
Mi/croph/thal/'mie (f)
Mi/croph/'thal/mus (m)
Mi/cro/'phyt (m)
Mi/cro/pi/'pet/te (f)
Mi/cro/'po/dia (f)
Mi/cro/po/'die (f)
Mi/cro/pros/'opia (f)
Mi/cro/pros/o'pie (f)
Mi/cro/pros/'opus (m)
'Mi/cro/pus (m)
Mi/cror/'rhi/nia (f)
Mi/cror/rhi/'nie (f)
Mi/cro/'scop (n)
Mi/cro/'sco/pia (f)
mi/cro/'sco/pi/cus, -ca, -cum (adj)
Mi/cro/sco/'pie (f)
mi/cro/'sco/pisch (ad)
mi/cros/'ma/tisch (ad)
Mi/cro/'som (n)
Mi/cro/'so/ma (n)
Mi/cro/'so/mia (f)
Mi/cro/so/'mie (f)
Mi/cro/'sphy/xia (f)
Mi/cro/sphy/'xie (f)
Mi/cro/spo/'ro/sis (f)
Mi/cro/'sto/mia (f)
Mi/cro/sto/'mie (f)
Mi/cro/'the/lia (f)
Mi/cro/the/'lie (f)
Mi/'cro/tia (f)
Mi/cro/'tie (f)
Mi/cro/'tom (n)
Mi/cro/to/'mie (f)
mi/cro/to/'mie/ren (v)
Mi/cro/'trau/ma (n)
mi/cro/trau/ma/ti/'sie/ren (v)

Mi/cro/'tu/bu/lus (m)
Mi/'cro/tus (m)
Mi/cro/vas/cu/la/'tur (f)
Mi/cro/'vil/lus (m)
Mi/cro/'volt (n)
Mi/cro/'zo/on (n)
'Mic/tio (f)
Mic/ti/'on (f)
Mi/'grai/ne (f)
mi/grai/no/'id (ad)
'mi/grans (adj)
Mi/gra/ti/'on (f)
mi/gra/'to/risch (ad)
mi/'grie/ren (v)
mi/li/'ar (ad)
Mi/li'a/ria (f)
mi/li'a/ri/us, -ria, -um (adj)
Mi/li'eu (n)
Mi/li'eu/the/ra/pie (f)
'Mi/li/um (n)
Mil/li/am/'père (n)
Mil/li/'bar (n)
Mil/li/cu/'rie (n)
Mil/li/'gramm (n)
Mil/li/gramm/pro/'cent (n)
Mil/li/'li/ter (n)
Mil/li/'me/ter (n)
Mil/li/'mol (n)
mil/li/mo/'lar (ad)
mil/li/nor/'mal (ad)
Mil/li/os/'mol (n)
mil/li/os/mo/'lar (ad)
Mil/li/se/'cun/de (f)
Mil/li/'volt (n)
Mil/li/volt/'me/ter (n)
Mi/'me/sis (f)
mi/'me/tisch (ad)
Mi/ne/'ral (n)
mi/ne/'ra/lis, -le (adj)
mi/ne/'ra/lisch (ad)
Mi/ne/ra/lo/cor/ti/co/'id (n)
'mi/ni/mus, -ma, -mum (adj)
'mi/nor, -nus (adj)
Mio/car/'die (f)
Mi'o/sis (f)
mi'o/tisch (ad)
Mis/an/'drie (f)
Mis/an/thro/'pie (f)
Mi/so/ga/'mie (f)
Mi/so/gy/'nie (f)
Mi/so/pae/'die (f)
'missed (ad)
Mi/thra/my/'cin (n)
Mi/thri/da/'tis/mus (m)
Mi/ti/'cid (n)
mi/ti/'cid (ad)
'Mi/ti/gans (n)
'mi/ti/gans (adj)
Mi/ti/ga/ti/'on (f)
mi/ti/'ga/tus, -ta, -tum (adj)
mi/ti/'gie/ren (v)
'mi/tis, -te (adj)
Mi/to/car/'cin (n)
mi/to/chon/dri/'al (ad)
Mi/to/'chon/dri/um (n)
Mi/to/cro/'min (n)
Mi/to/'gen (n)
mi/to/'gen (ad)
Mi/to/'ge/ne/sis (f)
mi/to/ge/'ne/tisch (ad)
Mi/to/gil/'lin (n)
Mi/to/mal/'cin (n)
Mi/to/my/'cin (n)
Mi/'to/sis (f)
mi/'to/ti/cus, -ca, -cum (adj)
mi/'to/tisch (ad)
mi/'tral (ad)
Mi/'tral/cel/le (f)
Mi/'tral/in/suf/fi/ci/enz (f)
mi/'tra/lis, -le (adj)
Mi/'tral/ste/no/sis (f)
Mix/'tur (f)
Mix/'tu/ra (f)
Mnem/a'sthe/nia (f)
Mnem/asthe/'nie (f)
mnem/a'sthe/nisch (ad)
'Mne/me (f)
'mne/misch (ad)
'mne/stisch (ad)
mo/'bil (ad)
'mo/bi/lis, -le (adj)
Mo/bi/li/sa/ti/'on (f)
mo/bi/li/'sie/ren (v)
Mo/bi/li/'tät (f)
mo/'dal (ad)
Mo/da/li/'tät (f)
Mo/'dio/lus (m)
Mo/du/'la/tor (m)
Mol (n)
mo/'lal (ad)
Mo/la/li/'tät (f)
Mo/'lar (m)
mo/'lar (ad)
mo/'la/ris, -re (adj)
Mo/la/ri/'tät (f)
'Mo/le (f)
Mol/ec/to/'mie (f)
Mo/le/'cul (n)
Mo/'le/cu/la (f)
mo/le/cu/'lar (ad)

Mo/le/cu/'lar/bio/lo/gie (f)
Mo/le/cu/'lar/ge/ne/tic (f)
mo/le/cu/'la/ris, -re (adj)
Mo/'li/men (n)
'mol/lis, -le (adj)
Mol/'li/ti/es (f)
Mol/'lus/cum (n)
mol/'lus/cus, -ca, -cum (adj)
Mo/lyb/'daen (n)
Mo/lyb/'dae/num (n)
Mo/'na/kow-Syn/drom (n)
Mo/'nal/di-Drai/na/ge (f)
mon/'ar/thrisch (ad)
Mon/ar/'thri/tis (f)
mon/ar/'thri/tisch (ad)
Mon/'aster (m)
Mon/athe/'to/sis (f)
mon/ato/'mar (ad)
mon/au/'ral (ad)
mon/au/'ra/lis, -le (adj)
Mon/go/'lis/mus (m)
mon/go/lo/'id (ad)
Mo/'ni/le/thrix (f)
Mo/ni/'lia/sis (f)
Mo/no/a'cid (n)
mo/no/a'ci/disch (ad)
Mo/no/a'mid (n)
Mo/no/a'min (n)
Mo/no/amin/oxi/'da/se (f)
mo/no/am/ni'o/tisch (ad)
mo/no/ar/ti/cu/'lar (ad)
mo/no/'ba/sisch (ad)
Mo/no/'blast (m)
Mo/no/'bra/chia (f)
Mo/no/bra/'chie (f)
Mo/no/'bra/chi/us (m)
Mo/no/carb/oxyl/a'cid (n)
mo/no/cho/ri'o/nisch (ad)
Mo/no/chro/'ma/sia (f)
Mo/no/chro/ma/'sie (f)
Mo/no/chro/'mat (m)
mo/no/chro/'ma/tisch (ad)
mo/no/clo/'nal (ad)
Mo/no/'coc/ke (f)
Mo/no/'coc/cus (m)
mo/no/'crot (ad)
mon/ocu/'lar (ad)
Mon/'ocu/lus (m)
Mo/no/cy'e/se (f)
Mo/no/cy'e/sis (f)
Mo/no/'cyt (m)
mo/no/'cy/tisch (ad)
Mo/no/cy/'tom (n)
Mo/no/cy/'to/ma (n)
Mo/no/cy/to/'pe/nia (f)
Mo/no/cy/to/pe/'nie (f)
Mo/no/cy/'to/sis (f)
Mo/'no/cy/tus (m)
Mo/no/dac/ty/'lis/mus (m)
Mo/no/hy/'drat (n)
Mo/no/in/fec/ti/'on (f)
mo/no/in/fi/'cie/ren (v)
Mo/no/ke/'ton (n)
mo/no/lo/bu/'lar (ad)
Mo/no/'ma/nia (f)
Mo/no/ma/'nie (f)
mo/no/'mel (ad)
Mo/no/'mer (n)
mo/no/'mer (ad)
mo/no/mo/le/cu/'lar (ad)
mo/no/'morph (ad)
Mon/'om/pha/lus (m)
mo/no/'ne/phrisch (ad)
mo/no/neu/'ral (ad)
Mo/no/neu/'ri/tis (f)
mo/no/nu/cle/'ar (ad)
Mo/no/nu/cle'o/sis (f)
Mo/no/nu/cleo/'tid (n)
Mo/no/oxy/ge/'na/se (f)
Mo/no/pa/'re/se (f)
Mo/no/pa/'re/sis (f)
Mo/no/'phar/ma/con (n)
Mo/no/phe/'nol (n)
Mo/no/phe/nol/oxi/'da/se (f)
Mo/no/phos/'phat (n)
Mon/oph/'thal/mia (f)
Mon/oph/thal/'mie (f)
mo/no/phy/'le/tisch (ad)
Mo/no/'ple/gia (f)
Mo/no/ple/'gie (f)
Mo/no/'po/dia (f)
Mo/no/po/'die (f)
mo/no/po/'lar (ad)
Mon/or/'chie (f)
Mon/or/'chis/mus (m)
Mo/no/sac/cha/'rid (n)
Mo/no/'so/mia (f)
Mo/no/so/'mie (f)
Mo/no/'spo/ri/um (n)
mo/no/sym/pto/'ma/tisch (ad)
mo/no/syn/'ap/tisch (ad)
Mo/no/ter/'pen (n)
mon/'otisch (ad)
mo/no/'trich (ad)
Mon/o'xid (n)
mo/no/zy/'go/tisch (ad)
Mons (m)
Mon/stri/'cid (m)
Mon/'stri/pa/ra (f)
mon/'stros (ad)

Mon/'stro/si/tas (f)
Mon/stro/si/'tät (f)
'Mon/strum (n)
Mont/'gom/ery-Tu/ber/cu/lum (n)
Mon/'ti/cu/lus (m)
Mor/a'men/tia (f)
Mo/ra/'xel/la (f)
mor/'bid (ad)
Mor/bi/di/'tät (f)
Mor/'bil/li (mpl)
mor/bil/li/'form (ad)
mor/bil/li/'for/mis, -me (adj)
Mor/'bil/lus (m)
'Mor/bus (m)
Mor/cel/le/'ment (n)
Mor/'ga/gni-Syn/drom (n)
'Mo/ria (f)
mo/ri/'bund (ad)
mo/ri/'bun/dus, -da, -dum (adj)
Mor/'phin (n)
Mor/phi/'nis/mus (m)
Mor/phi/'nist (m)
'Mor/phi/um (n)
Mor/pho/'lo/ge (m)
mor/pho/'lo/gi/cus, -ca, -cum (adj)
Mor/pho/lo/'gie (f)
mor/pho/'lo/gisch (ad)
Mors (f)
'Mor/sus (m)
mor/'tal (ad)
mor/'ta/lis, -le (adj)
Mor/'ta/li/tas (f)
Mor/ta/li/'tät (f)
Mor/'ta/ri/um (n)
Mor/ti/fi/'ca/tio (f)
Mor/ti/fi/ca/ti/'on (f)
mor/ti/fi/'cie/ren (v)
'mor/tu/us, -tua, -um (adj)
'Mo/ru/la (f)
Mo/sa/'ic (n)
Mo/sai/'cis/mus (m)
Mos/'qui/to (m)
mo/'til (ad)
Mo/ti/li/'tät (f)
'Mo/tio (f)
Mo/ti/'on (f)
Mo/ti/va/ti/'on (f)
mo/ti/'vie/ren (v)
Mo/to/'neu/ron (n)
Mo/'to/ric (f)
mo/'to/risch (ad)
'Mou/che (f)
mu/ci/'fer (ad)
Mu/ci/'gen (n)
mu/ci/'gen (ad)
mu/ci/la/gi/'nos (ad)
Mu/ci/'la/go (f)
Mu/'cin (n)
Mu/ci/no/'gen (n)
mu/ci/'nos (ad)
Mu/ci/'no/sis (f)
Mu/co/'ce/le (f)
Mu/co/'col/pos (m)
mu/co/cu/'tan (ad)
Mu/co/'derm (n)
Mu/co/'id (n)
mu/co/'id (ad)
Mu/co/'ly/se (f)
Mu/'co/ly/sis (f)
Mu/co/'ly/ti/cum (n)
mu/co/'ly/ti/cus, -ca, -cum (adj)
mu/co/'ly/tisch (ad)
Mu/co/po/ly/sac/cha/'rid (n)
Mu/co/po/ly/sac/cha/ri/'do/sis (f)
Mu/co/pro/te/'in (n)
mu/co/pu/ru/'lent (ad)
mu/'cos (ad)
Mu/'co/sa (f)
mu/co/'sal (ad)
Mu/co/'sal/pinx (f)
mu/co/se/'ros (ad)
Mu/co/si/'tät (f)
Mu/co/'si/tis (f)
Mu/co/'sta/se (f)
Mu/'co/sta/sis (f)
mu/co/'sta/ti/cus, -ca, -cum (adj)
mu/co/'sta/tisch (ad)
mu/'co/sus, -sa, -sum (adj)
Mu/co/vis/ci/'do/sis (f)
mu/cu/'lent (ad)
'Mu/cus (m)
mult/an/gu/'lar (ad)
Mult/'an/gu/lum (n)
mult/'an/gu/lus, -la, -lum (adj)
mul/ti/cel/lu/'lar (ad)
mul/ti/'cen/trisch (ad)
'Mul/ti/ceps (m)
mul/ti/ci/pi/'tal (ad)
mul/'ti/fi/dus, -da, -dum (adj)
mul/ti/fo/'cal (ad)
mul/ti/'form (ad)
mul/ti/'for/mis, -me (adj)
Mul/ti/'gra/vi/da (f)
Mul/ti/gra/vi/di/'tät (f)
mul/ti/lo/'bar (ad)
mul/ti/lo/'ba/ris, -re (adj)

mul/ti/lo/'ba/tus, -ta, -tum (adj)
mul/ti/lo/bu/'lar (ad)
mul/ti/lo/bu/'la/ris, -re (adj)
mul/ti/lo/bu/'la/tus, -ta, -tum (adj)
mul/ti/lo/cu/'lar (ad)
mul/ti/lo/cu/'la/ris, -re (adj)
mul/ti/no/du/'lar (ad)
mul/ti/nu/cle/'ar (ad)
mul/ti/nu/cle'a/ris, -re (adj)
Mul/'ti/pa/ra (f)
mul/'ti/pel (ad)
mul/ti/pen/'na/tus, -ta, -tum (adj)
'mul/ti/plex (adj)
Mul/ti/pli/ca/ti/'on (f)
mul/ti/pli/'cie/ren (v)
mul/ti/po/'lar (ad)
Mul/ti/po/la/ri/'tät (f)
Mum/mi/fi/ca/ti/'on (f)
mum/mi/fi/'cie/ren (v)
mu/'ral (ad)
mu/'ra/lis, -le (adj)
Mur/ami/'da/se (f)
mus/cu/'lar (ad)
mus/cu/'la/ris, -re (adj)
Mus/cu/la/'tur (f)
mus/cu/'los (ad)
mus/cu/'lo/sus, -sa, -sum (adj)
'Mus/cu/lus (m)
'Mus/kel (m)
Mus/si/'ta/tio (f)
Mus/si/ta/ti/'on (f)
Mu/ta/'gen (n)
mu/ta/'gen (ad)
Mu/ta/ge/'ne/se (f)
Mu/ta/'ge/ne/sis (f)
'mu/tans (adj)
Mu/'tant (m)
Mu/'tan/te (f)
Mu/ta/ro/ta/ti/'on (f)
mu/ta/ro/'tie/ren (v)
Mu/'ta/se (f)
Mu/'ta/tio (f)
Mu/ta/ti/'on (f)
mu/'tie/ren (v)
'mu/ti/lans (adj)
Mu/ti/'la/tio (f)
Mu/ti/la/ti/'on (f)
mu/ti/'lie/ren (v)
Mu/'tis/mus (m)
'Mu/ti/tas (f)
Mu/ti/'tät (f)
'mu/tus, -ta, -tum (adj)
My/a'sthe/nia (f)
My/asthe/'nie (f)
my/a'sthe/nisch (ad)
My/a'to/nia (f)
My/ato/'nie (f)
my/a'to/nisch (ad)
My/a'tro/phia (f)
My/atro/'phie (f)
my/a'tro/phisch (ad)
My/'cel (n)
my/ce/li/'al (ad)
My/'ce/li/um (n)
My/ce/'tis/mus (m)
my/ce/to/'gen (ad)
my/ce/to/'id (ad)
My/ce/'tom (n)
My/ce/'to/ma (n)
My/'cid (n)
My/co/bac/'te/rie (f)
my/co/bac/te/ri/'ell (ad)
My/co/bac/te/ri'o/sis (f)
My/co/bac/'te/ri/um (n)
My/co/ci/'din (n)
my/co/'gen (ad)
my/co/'id (ad)
My/co/'lo/ge (m)
My/co/'lo/gia (f)
my/co/'lo/gi/cus, -ca, -cum (adj)
My/co/lo/'gie (f)
my/co/'lo/gisch (ad)
My/co/'plas/ma (n)
My/'co/sis (f)
My/co/'sta/se (f)
My/'co/sta/sis (f)
My/co/'sta/ti/cum (n)
my/co/'sta/ti/cus, -ca, -cum (adj)
my/co/'sta/tisch (ad)
My/co/ste/'rol (n)
My/co/sub/ti/'lin (n)
my/'co/ti/cus, -ca, -cum (adj)
my/'co/tisch (ad)
My/co/to/xi/'co/sis (f)
My/co/to/'xin (n)
My/'dria/sis (f)
My/dri'a/ti/cum (n)
my/dri'a/ti/cus, -ca, -cum (adj)
my/dri'a/tisch (ad)
My/ec/'to/mia (f)
My/ec/to/'mie (f)
my/ec/to/'mie/ren (v)
My/ec/'to/pia (f)
My/ec/to/'pie (f)
my/el/en/ce/'phal (ad)

my/el/en/ce/'pha/li/cus, -ca, -cum (adj)
My/el/en/'ce/pha/lon (n)
Mye/'lin (n)
Mye/li/ni/sa/ti/'on (f)
mye/li/ni/'sie/ren (v)
Mye/li/no/'cla/se (f)
Mye/li/'no/cla/sis (f)
mye/li/no/'cla/stisch (ad)
Mye/li/no/ge/'ne/se (f)
Mye/li/no/'ge/ne/sis (f)
Mye/li/no/'ly/se (f)
Mye/li/'no/ly/sis (f)
mye/li/no/'ly/ti/cus, -ca, -cum (adj)
mye/li/no/'ly/tisch (ad)
Mye/li/no/'pa/thia (f)
mye/li/no/'pa/thi/cus, -ca, -cum (adj)
Mye/li/no/pa/'thie (f)
mye/li/no/'pa/thisch (ad)
Mye/li/'no/sis (f)
mye/li/'no/tisch (ad)
Mye/'li/tis (f)
mye/'li/ti/cus, -ca, -cum (adj)
mye/'li/tisch (ad)
Mye/lo/'blast (m)
Mye/lo/blast/'ae/mia (f)
mye/lo/blast/'ae/mi/cus, -ca, -cum (adj)
Mye/lo/blast/ae/'mie (f)
mye/lo/blast/'ae/misch (ad)
mye/lo/'bla/sti/cus, -ca, -cum (adj)
mye/lo/'bla/stisch (ad)
Mye/lo/bla/'stom (n)
Mye/lo/bla/'sto/ma (n)
Mye/lo/bla/'sto/sis (f)
Mye/lo/'ce/le (f)
Mye/lo/cy/sto/'ce/le (f)
Mye/lo/cy/sto/gra/'phie (f)
Mye/lo/'cyt (m)
Mye/lo/cyt/'hae/mia (f)
mye/lo/cyt/'hae/mi/cus, -ca, -cum (adj)
Mye/lo/cyt/hae/'mie (f)
mye/lo/cyt/'hae/misch (ad)
mye/lo/'cy/ti/cus, -ca, -cum (adj)
mye/lo/'cy/tisch (ad)
Mye/lo/cy/'tom (n)
Mye/lo/cy/'to/ma (n)
Mye/lo/cy/'to/sis (f)
Mye/'lo/cy/tus (m)
Mye/lo/dys/'pla/sia (f)
Mye/lo/dys/pla/'sie (f)
Mye/lo/en/ce/pha/'li/tis (f)
Mye/lo/fi/'bro/sis (f)
mye/lo/fi/'bro/tisch (ad)
mye/lo/'gen (ad)
Mye/lo/'gramm (n)
Mye/lo/gra/'phie (f)
mye/lo/'gra/phisch (ad)
mye/'lo/isch (ad)
Mye/lo/li/'pom (n)
Mye/lo/li/'po/ma (n)
Mye/lo/lym/pho/'cyt (m)
Mye/'lom (n)
Mye/'lo/ma (n)
Mye/lo/ma/'la/cia (f)
Mye/lo/ma/la/'cie (f)
mye/lo/ma/'la/cisch (ad)
mye/lo/ma/'tos (ad)
Mye/lo/ma/'to/sis (f)
Mye/lo/me/nin/'gi/tis (f)
Mye/lo/me/nin/go/'ce/le (f)
Mye/lo/'mer (n)
Mye/lo/mo/no/'cyt (m)
mye/lo/mo/no/'cy/ti/cus, -ca, -cum (adj)
mye/lo/mo/no/'cy/tisch (ad)
Mye/lo/mo/'no/cy/tus (m)
'Mye/lon (n)
Mye/lo/neu/'ri/tis (f)
Mye/lo/pa/ra/'ly/se (f)
Mye/lo/pa/'ra/ly/sis (f)
mye/lo/pa/ra/'ly/ti/cus, -ca, -cum (adj)
mye/lo/pa/ra/'ly/tisch (ad)
Mye/lo/'pa/thia (f)
mye/lo/'pa/thi/cus, -ca, -cum (adj)
Mye/lo/pa/'thie (f)
mye/lo/'pa/thisch (ad)
Mye/lo/per/oxi/'da/se (f)
mye/lo/pe/'tal (ad)
Mye/lo/po'e/se (f)
Mye/lo/po'e/sis (f)
mye/lo/po'e/ti/cus, -ca, -cum (adj)
mye/lo/po'e/tisch (ad)
Mye/lo/ra/di/cu/'li/tis (f)
Mye/lor/'rha/gia (f)
Mye/lor/rha/'gie (f)
mye/lor/'rha/gisch (ad)
Mye/lo/sar/'com (n)
Mye/lo/sar/'co/ma (n)
Mye/lo/'schi/se (f)
Mye/'lo/schi/sis (f)
Mye/lo/scle/'ro/sis (f)

mye/lo/scle/'ro/tisch (ad)
Mye/'lo/sis (f)
Mye/lo/to/'mie (f)
my/en/'te/ri/cus, -ca, -cum (adj)
my/en/'te/risch (ad)
My/'en/te/ron (n)
My/'ia/sis (f)
my/lo/hyo/'id (ad)
my/lo/hyo/'ide/us, -'idea, -um (adj)
my/lo/pha/'ryn/ge/us, -gea, -um (adj)
Myo/ar/chi/tec/'to/nic (f)
myo/ar/chi/tec/'to/nisch (ad)
Myo/'blast (m)
myo/'bla/stisch (ad)
Myo/'card (n)
myo/car/di/'al (ad)
Myo/car/dio/pa/'thie (f)
Myo/car/'di/tis (f)
Myo/'car/di/um (n)
Myo/car/'do/sis (f)
Myo/'clo/nia (f)
Myo/clo/'nie (f)
myo/'clo/nisch (ad)
My'o/clo/nus (m)
Myo/'cyt (m)
Myo/cy/to/'ly/se (f)
Myo/cy/'to/ly/sis (f)
Myo/dys/'to/nia (f)
Myo/dys/to/'nie (f)
Myo/dys/tro/'phie (f)
myo/e'la/stisch (ad)
myo/epi/the/li/'al (ad)
Myo/epi/'thel (n)
Myo/epi/the/li/'om (n)
Myo/epi/'the/li/um (n)
myo/fa/ci/'al (ad)
myo/fas/ci/'al (ad)
Myo/fas/'ci/tis (f)
Myo/fi/'bril/le (f)
Myo/fi/'brom (n)
Myo/fi/la/'ment (n)
Myo/ge/'lo/sis (f)
Myo/'gen (n)
myo/'gen (ad)
Myo/glo/'bin (n)
Myo/glo/bin/u'rie (f)
Myo/'gramm (n)
Myo/'graph (m)
Myo/gra/'phie (f)
myo/'gra/phisch (ad)
Myo/hae/ma/'tin (n)
myo/'id (ad)
Myo/ino/si/'tol (n)
Myo/ki/'na/se (f)
Myo/ki/ne/sio/'gramm (n)
Myo/'ky/mia (f)
Myo/ky/'mie (f)
Myo/li/'pom (n)
Myo/'lo/gia (f)
Myo/lo/'gie (f)
myo/'lo/gisch (ad)
My/'om (n)
My'o/ma (n)
Myo/ma/'la/cia (f)
Myo/ma/la/'cie (f)
myo/ma/'la/cisch (ad)
myo/ma/'tos (ad)
Myo/ma/'to/sis (f)
My/om/ec/to/'mie (f)
Myo/me/'tri/tis (f)
Myo/'me/tri/um (n)
myo/neu/'ral (ad)
Myo/pa/ra/'ly/se (f)
Myo/pa/'ra/ly/sis (f)
Myo/pa/'re/se (f)
Myo/pa/'re/sis (f)
Myo/'pa/thia (f)
Myo/pa/'thie (f)
myo/'pa/thisch (ad)
my/'op (ad)
my/'opisch (ad)
Myo/'plas/ma (n)
Myo/'pla/stic (f)
My/or/rha/'phie (f)
Myo/sar/'com (n)
Myo/sar/'co/ma (n)
Myo/'sin (n)
Myo/'si/tis (f)
myo/'si/tisch (ad)
myo/'sta/tisch (ad)
Myo/'tom (n)
Myo/to/'mie (f)
Myo/'to/nia (f)
Myo/to/'nie (f)
myo/'to/nisch (ad)
My'o/to/nus (m)
Myo/tro/'phie (f)
My/ring/ec/to/'mie (f)
My/rin/'gi/tis (f)
My/rin/go/my/'co/sis (f)
My/rin/go/'pla/stic (f)
My/rin/go/to/'mie (f)
'My/rinx (f)
My/so/pho/'bie (f)
My/tho/ma/'nie (f)
Myx/ade/'ni/tis (f)
Myx/ade/'nom (n)

Myx/a'sthe/nia (f)
Myx/asthe/'nie (f)
Myx/idio/'tie (f)
My/xo/chon/'drom (n)
My/xo/'cyt (m)
My/xo/fi/'brom (n)
My/xo/gli/'om (n)
My/xo/gli'o/ma (n)
My/xo/li/'pom (n)
My/'xom (n)
My/'xo/ma (n)
my/xo/ma/'tos (ad)
My/xo/ma/'to/sis (f)
my/xo/ma/'to/sus, -sa, -sum (adj)
My/xo/neu/'rom (n)
My/xor/'rhoe (f)
My/xor/'rhoea (f)
My/xo/sar/'com (n)
My/xo/'vi/rus (n)
nae/vi/'form (ad)
nae/vi/'for/mis, -me (adj)
Nae/vo/car/ci/'nom (n)
Nae/vo/car/ci/'no/ma (n)
nae/vo/'id (ad)
Nae/vo/me/la/'nom (n)
Nae/vo/me/la/'no/ma (n)
nae/'vos (ad)
'Nae/vus (m)
Nal/or/'phin (n)
Na/'nis/mus (m)
Na/no/'ce/pha/lus (m)
Na/no/cu/'rie (n)
Na/no/'gramm (n)
Na/'no/me/lus (m)
Na/no/'me/ter (n)
Na/no/se/'cun/de (f)
Na/no/'so/mus (m)
'na/nus, -na, -num (adj)
'Na/palm (n)
Naph/tha/'len (n)
Naph/'then (n)
Naph/tho/qui/'non (n)
Naph/'thyl (n)
Nar/'ciss (m)
Nar/cis/'sis/mus (m)
nar/cis/'si/stisch (ad)
Nar/'ciss/mus (m)
nar/'ciss/tisch (ad)
Nar/'cis/sus (m)
Nar/co/a'na/ly/sis (f)
Nar/co/lep/'sie (f)
nar/co/'lep/tisch (ad)
Nar/co/'ma/nia (f)
Nar/co/ma/'nie (f)
Nar/'co/sis (f)
Nar/'co/ti/cum (n)
nar/'co/ti/cus, -ca, -cum (adj)
Nar/co/ti/sa/ti/'on (f)
nar/co/ti/'sie/ren (v)
Nar/co/'tis/mus (m)
'Na/ris (f)
na/'sal (ad)
na/'sa/lis, -le (adj)
'nas/cens (adj)
nas/'cent (ad)
nas/'cie/ren (v)
'Na/se (f)
'Na/si/on (n)
na/so/ci/li/'ar (ad)
na/so/ci/li'a/ris, -re (adj)
na/so/fa/ci/'al (ad)
na/so/fron/'tal (ad)
na/so/la/bi/'al (ad)
na/so/la/bi'a/lis, -le (adj)
na/so/la/cri/'mal (ad)
na/so/la/cri/'ma/lis, -le (adj)
na/so/ma/xil/'lar (ad)
na/so/ma/xil/'la/ris, -re (adj)
na/so/oc/ci/pi/'tal (ad)
na/so/oc/ci/pi/'ta/lis, -le (adj)
na/so/pa/la/'tin (ad)
na/so/pa/la/'ti/nus, -na, -num (adj)
na/so/pha/ryn/ge/'al (ad)
Na/so/pha/ryn/'gi/tis (f)
Na/so/'pha/rynx (f)
Na/so/sco/'pie (f)
Na/so/spi/'na/le (n)
na/so/tra/che/'al (ad)
'Na/sus (m)
na/'tal (ad)
na/'ta/lis, -le (adj)
Na/ta/li/'tät (f)
'Na/tis (f)
na/'tiv (ad)
Na/'tiv/al/bu/min (n)
Na/'tiv/prae/pa/rat (n)
na/'ti/vus, -va, -vum (adj)
Na/'trae/mia (f)
Na/trae/'mie (f)
Na/tri/'ae/mia (f)
Na/tri/ae/'mie (f)
'Na/tri/um (n)
Na/tri/'uria (f)
Na/tri/u'rie (f)
'Na/tron (n)
na/tu/'ral (ad)
na/tu/'ra/lis, -le (adj)
'Nau/sea (f)

'Nau/se/ans (n)
Nau/sea/ti/'on (f)
nau/se/'ie/ren (v)
nau/se/'os (ad)
Nau/se'o/sum (n)
na/vi/cu/'lar (ad)
Na/vi/cu/'la/re (n)
na/vi/cu/'la/ris, -re (adj)
na/vi/cu/lo/cu/bo/'id (ad)
na/vi/cu/lo/cu/nei/'form (ad)
Ne/ar/'thro/sis (f)
Ne/bra/my/'cin (n)
'Ne/bu/la (f)
Ne/bu/li/sa/ti/'on (f)
Ne/bu/li/'sa/tor (m)
ne/bu/li/'sie/ren (v)
Ne/'ca/tor (m)
Ne/ca/to/'ria/sis (f)
Ne/cro/ba/cil/'lo/sis (f)
Ne/cro/bac/'te/ri/um (n)
Ne/cro/bi'o/sis (f)
ne/cro/bi'o/tisch (ad)
Ne/cro/cy/'to/sis (f)
Ne/cro/cy/to/to/'xin (n)
ne/cro/'gen (ad)
Ne/cro/'ly/se (f)
Ne/'cro/ly/sis (f)
ne/cro/'ly/tisch (ad)
Ne/cro/mi/'me/sis (f)
ne/cro/'phag (ad)
Ne/cro/pha/'gie (f)
ne/cro/'phil (ad)
Ne/cro/phi/'lie (f)
ne/cro/'phob (ad)
Ne/cro/pho/'bie (f)
Ne/'cro/sis (f)
ne/'cro/ti/cans (adj)
Ne/cro/ti/sa/ti/'on (f)
ne/'cro/tisch (ad)
ne/cro/ti/'sie/ren (v)
Ne/cro/zoo/sper/'mie (f)
ne/en/ce/'phal (ad)
Ne/en/'ce/pha/lon (n)
ne/ga/'tiv (ad)
Ne/ga/ti/'vis/mus (m)
ne/ga/'ti/vus, -va, -vum (adj)
'Ne/ga/tron (n)
neg/li/'gent (ad)
Neg/li/'gen/tia (f)
Neg/li/'genz (f)
Neis/'se/ria (f)
Né/la/'ton-Cat/he/ter (m)
Ne/ma/to/'cid (n)
ne/ma/to/'cid (ad)
Ne/ma/to/lo/'gie (f)
neo/'bla/stisch (ad)
neo/ce/re/bel/'lar (ad)
Neo/ce/re/'bel/lum (n)
Neo/'cor/tex (m)
neo/cor/ti/'cal (ad)
Neo/'dym (n)
Neo/'dy/mi/um (n)
Neo/'ge/ne/sis (f)
neo/ge/'ne/tisch (ad)
Neo/my/'cin (n)
'Ne/on (n)
neo/na/'tal (ad)
Neo/na/ti/'cid (m)
Neo/na/to/'lo/ge (m)
Neo/na/to/lo/'gie (f)
neo/na/to/'lo/gisch (ad)
Neo/'na/tus (m)
neo/'na/tus, -ta, -tum (adj)
Neo/'pal/li/um (n)
Neo/'pla/sia (f)
Neo/pla/'sie (f)
Neo/'plas/ma (n)
neo/'pla/stisch (ad)
Neo/stig/'min (n)
Neo/stri'a/tum (n)
neo/vas/cu/'lar (ad)
Neo/vas/cu/la/ri/sa/ti/'on (f)
neo/vas/cu/la/ri/'sie/ren (v)
Neo/vas/cu/la/'tur (f)
Ne/phel/'op/sis (f)
Ne/'phral/gia (f)
Ne/phral/'gie (f)
ne/'phral/gisch (ad)
Ne/phrec/'ta/sia (f)
Ne/phrec/ta/'sie (f)
Ne/'phrec/ta/sis (f)
ne/phrec/'ta/tisch (ad)
Ne/phrec/'to/mia (f)
Ne/phrec/to/'mie (f)
ne/phrec/to/'mie/ren (v)
'ne/phrisch (ad)
Ne/'phri/tis (f)
ne/'phri/tisch (ad)
ne/phri/to/'gen (ad)
Ne/phro/bla/'stom (n)
Ne/phro/cal/ci/'no/sis (f)
Ne/phro/cap/sul/ec/to/'mie (f)
Ne/phro/cap/su/lo/to/'mie (f)
Ne/phro/car/ci/'nom (n)
Ne/phro/cy/'sti/tis (f)
ne/phro/'gen (ad)
Ne/phro/'ge/ne/sis (f)
Ne/phro/'gramm (n)
Ne/phro/gra/'phie (f)
ne/phro/'gra/phisch (ad)

Ne/phro/'lith (m)
Ne/phro/li/'thia/sis (f)
Ne/phro/li/tho/to/'mie (f)
Ne/phro/'lo/ge (m)
Ne/phro/lo/'gie (f)
ne/phro/'lo/gisch (ad)
Ne/phro/'ly/se (f)
Ne/'phro/ly/sis (f)
ne/phro/'ly/tisch (ad)
Ne/'phrom (n)
Ne/'phro/ma (n)
Ne/phro/me/ga/'lie (f)
'Ne/phron (n)
Ne/phro/'no/phthi/sis (f)
Ne/phro/pa/'thie (f)
ne/phro/'pa/thisch (ad)
Ne/phro/pe/'xie (f)
Ne/phro/poe/'tin (n)
Ne/phro/'pto/sis (f)
Ne/phror/rha/'phie (f)
Ne/phro/scle/'ro/sis (f)
Ne/phro/si/de/'ro/sis (f)
Ne/'phro/sis (f)
Ne/phro/so/ne/'phri/tis (f)
Ne/phro/sto/'mie (f)
ne/'phro/tisch (ad)
Ne/phro/'tom (n)
Ne/phro/to/'mie (f)
Ne/phro/to/'xin (n)
ne/phro/'to/xisch (ad)
ne/phro/'trop (ad)
Ne/phro/tu/ber/cu/'lo/sis (f)
Ne/phro/ure/ter/ec/to/'mie (f)
Nep/'tu/ni/um (n)
Nerv (m)
ner/'val (ad)
'Ner/ven/sy/stem (n)
Ner/'von (n)
ner/'vos (ad)
Ner/vo/si/'tät (f)
ner/'vo/sus, -sa, -sum (adj)
'Ner/vus (m)
Ne/si/di/ec/to/'mie (f)
Ne/si/dio/'blast (m)
Ne/si/dio/bla/'stom (n)
Ne/si/dio/bla/'sto/sis (f)
neu/'ral (ad)
Neur/'al/gia (f)
Neur/al/'gie (f)
Neur/'al/gi/ker (m)
neur/'al/gisch (ad)
Neu/'ral/the/ra/pie (f)
Neur/amin/a'cid (n)
Neur/ami/ni/'da/se (f)
Neur/a'po/phy/sis (f)
Neur/a'pra/xia (f)
Neur/apra/'xie (f)
Neur/a'sthe/nia (f)
Neur/asthe/'nie (f)
Neur/a'sthe/ni/ker (m)
neur/a'sthe/nisch (ad)
Neur/'axis (f)
Neur/'axon (n)
Neur/'ec/ta/sis (f)
Neur/ec/to/'mie (f)
Neur/ec/to/'pie (f)
neur/en/'te/risch (ad)
Neu/ri/'lemm (n)
Neu/ri/'lem/ma (n)
Neu/ri/lem/'mom (n)
Neu/'rin (n)
Neu/'rit (m)
Neu/'ri/tis (f)
neu/'ri/tisch (ad)
Neu/ro/ana/sto/'mo/sis (f)
Neu/ro/ana/to/'mie (f)
neu/ro/ana/'to/misch (ad)
Neu/ro/bio/lo/'gie (f)
neu/ro/bio/'lo/gisch (ad)
Neu/ro/'blast (m)
Neu/ro/bla/'stom (n)
Neu/ro/bla/sto/ma/'to/sis (f)
Neu/ro/bru/cel/'lo/sis (f)
Neu/ro/che/'mie (f)
neu/ro/'che/misch (ad)
Neu/ro/chir/'urg (m)
Neu/ro/chir/ur/'gie (f)
neu/ro/chir/'ur/gisch (ad)
Neu/ro/'cra/ni/um (n)
Neu/ro/'cyt (m)
Neu/ro/cy/to/ly/'sin (n)
Neu/ro/cy/'to/ly/sis (f)
Neu/'ro/cy/tus (m)
Neu/ro/den/'drit (m)
Neu/ro/'den/dron (n)
Neu/ro/der/ma/'ti/tis (f)
Neu/ro/der/ma/'to/sis (f)
Neur/o'dy/nia (f)
Neur/ody/'nie (f)
Neu/ro/ec/to/'derm (n)
neu/ro/ec/to/der/'mal (ad)
neu/ro/ef/fec/'to/risch (ad)
neu/ro/en/do/'crin (ad)
neu/ro/epi/the/li/'al (ad)
Neu/ro/epi/the/li/'om (n)
Neu/ro/epi/'the/li/um (n)
Neu/ro/fi/'bril/le (f)
Neu/ro/fi/'brom (n)
Neu/ro/fi/bro/ma/'to/sis (f)
Neu/ro/fi/la/'ment (n)

neu/ro/'gen (ad)
Neu/'ro/glia (f)
Neu/ro/glio/'cyt (m)
Neu/ro/gli/'om (n)
Neu/ro/gli'o/ma (n)
Neu/ro/gli'o/sis (f)
Neu/ro/hi/sto/lo/'gie (f)
Neu/ro/hor/'mon (n)
Neu/ro/hy/po/'phy/se (f)
Neu/ro/hy/'po/phy/sis (f)
Neu/ro/ke/ra/'tin (n)
Neu/ro/lept/an/al/ge/'sie (f)
Neu/ro/'lep/ti/cum (n)
neu/ro/'lep/tisch (ad)
Neu/ro/'lo/ge (m)
Neu/ro/lo/'gie (f)
neu/ro/'lo/gisch (ad)
Neu/ro/'lu/es (f)
Neu/ro/'lym/phe (f)
Neu/ro/lym/pho/ma/'to/sis (f)
Neu/ro/'ly/se (f)
Neu/ro/ly/'sin (n)
Neu/'ro/ly/sis (f)
neu/ro/'ly/tisch (ad)
Neu/'rom (n)
Neu/'ro/ma (n)
neu/ro/ma/'tos (ad)
Neu/ro/ma/'to/sis (f)
Neu/ro/me/cha/'nis/mus (m)
Neu/ro/'mer (n)
Neu/ro/mo/du/'la/tor (m)
neu/ro/mo/'to/risch (ad)
neu/ro/mus/cu/'lar (ad)
Neu/ro/mye/'li/tis (f)
Neu/ro/'my/on (n)
Neu/ro/myo/'si/tis (f)
'Neu/ron (n)
neu/ro/'nal (ad)
'Neu/ron/doc/trin (f)
'Neu/ron/theo/rie (f)
Neu/ro/pa/ra/'ly/se (f)
Neu/ro/'path (m)
Neu/ro/pa/'thie (f)
Neu/ro/pa/tho/lo/'gie (f)
Neu/ro/phar/ma/co/lo/'gie (f)
Neu/ro/'phar/ma/con (n)
Neu/ro/phy/sio/'lo/ge (f)
Neu/ro/phy/sio/lo/'gie (f)
neu/ro/phy/sio/'lo/gisch (ad)
Neu/ro/'plas/ma (n)
Neu/ro/'pla/stic (f)
Neu/ro/'ple/gi/cum (n)
Neu/ro/'po/di/um (n)
Neu/ro/'po/re (f)
Neu/ro/re/ti/'ni/tis (f)
Neu/ror/rha/'phie (f)
Neu/ror/'rhe/xis (f)
Neu/ro/sar/'com (n)
Neu/ro/se/cre/ti/'on (f)
neu/ro/se/cre/'to/risch (ad)
Neu/'ro/sis (f)
Neu/ro/'sy/phi/lis (f)
Neu/ro/the/ra/'pie (f)
Neu/'ro/ti/ker (m)
neu/'ro/tisch (ad)
Neu/ro/'tme/sis (f)
neu/ro/to/'gen (ad)
Neur/oto/lo/'gie (f)
Neu/ro/'tom (n)
Neu/ro/to/'mie (f)
Neu/ro/to/xi/ci/'tät (f)
Neu/ro/to/'xin (n)
neu/ro/'to/xisch (ad)
Neu/ro/trans/'mit/ter (m)
Neu/ro/'trau/ma (n)
Neu/ro/trip/'sie (f)
neu/ro/'tro/phisch (ad)
neu/ro/'trop (ad)
Neu/ro/tro/'pis/mus (m)
Neu/ro/'tu/bu/lus (m)
neu/ro/vas/cu/'lar (ad)
neu/ro/vis/ce/'ral (ad)
'Neu/ru/la (f)
Neu/ru/la/ti/'on (f)
neu/'tral (ad)
Neu/tra/li/sa/ti/'on (f)
neu/tra/li/'sie/ren (v)
Neu/tra/li/'tät (f)
Neu/'tri/no (n)
'Neu/tron (n)
neu/tro/'phil (ad)
Neu/tro/phi/'lie (f)
'New/ton (n)
'New/tonsch (ad)
Ni/a'cin (n)
Ni/acin/a'mid (n)
Ni/acin/ami/'do/sis (f)
Ni/co/'tin (n)
Ni/co/tin/a'cid (n)
Ni/co/tin/a'mid (n)
Ni/co/ti/'nat (n)
Ni/co/ti/'nyl (n)
Nic/ta/ti/'on (f)
nic/'tie/ren (v)
Nic/ti/ta/ti/'on (f)
nic/ti/'tie/ren (v)
Ni/da/ti/'on (f)
'Ni/dus (m)
Ni/fun/'gin (n)
'ni/ger, -gra, -grum (adj)

'ni/gri/cans (adj)
Ni/'gri/ti/es (f)
ni/gro/re/ti/cu/'lar (ad)
Nin/hy/'drin (n)
Ni'o/bi/um (n)
Niph/ablep/'sie (f)
Ni/pho/ty/'phlo/sis (f)
Ni/'sin (n)
'Ni/sus (m)
Ni/'trat (n)
Ni/tra/ti/'on (f)
ni/'trie/ren (v)
Ni/tri/fi/ca/ti/'on (f)
ni/tri/fi/'cie/ren (v)
Ni/'tril (n)
Ni/'trit (n)
Ni/trit/u'rie (f)
Ni/tro/cel/lu/'lo/se (f)
Ni/tro/'gen (n)
Ni/tro/'gen-Ae/qui/li/bri/um (n)
Ni/tro/'gen-Cy/clus (m)
Ni/tro/gen/di/o'xid (n)
Ni/tro/'gen-Fi/xa/ti/on (f)
Ni/tro/gly/ce/'rin (n)
Ni/tros/a'min (n)
No/'be/li/um (n)
No/'car/dia (f)
No/car/di'o/sis (f)
no/ci/cep/'tiv (ad)
No/ci/'cep/tor (m)
Noct/am/bu/la/ti/'on (f)
Noct/u'rie (f)
noc/'tur/nus, -na, -num (adj)
no/'dal (ad)
no/'dos (ad)
No/'do/si/tas (f)
No/do/si/'tät (f)
no/'do/sus, -sa, -sum (adj)
no/du/'lar (ad)
No/du/la/ti/'on (f)
no/du/'lie/ren (v)
'No/du/lus (m)
'No/dus (m)
'No/ma (f)
'No/men (n)
no/men/cla/'to/risch (ad)
No/men/cla/'tur (f)
No/men/cla/'tu/ra (f)
'No/mi/na (npl)
No/mo/'gramm (n)
no/mo/'top (ad)
non/com/pe/ti/'tiv (ad)
Non/con/'duc/tor (m)
Non/dis/junc/ti/'on (f)
No/ni/'gra/vi/da (f)
No/'ni/pa/ra (f)
No/'no/se (f)
Non/pro/te/'in (n)
non/spe/'ci/fisch (ad)
Non/uni/'on (f)
No/'nyl (n)
Noo/'lep/ti/cum (n)
noo/'trop (ad)
Noo/'tro/pi/cum (n)
Nor/ad/re/na/'lin (n)
Nor/epi/ne/'phrin (n)
Nor/leu/'cin (n)
Nor/leu/'cyl (n)
Norm (f)
'Nor/ma (f)
norm/a'ci/disch (ad)
Norm/aci/di/'tät (f)
nor/'mal (ad)
nor/'ma/lis, -le (adj)
Nor/ma/li/'tät (f)
Norm/er/'gie (f)
norm/'er/gisch (ad)
Nor/mo/'blast (m)
Nor/mo/calc/ae/'mie (f)
nor/mo/'chrom (ad)
Nor/mo/chro/'mie (f)
Nor/mo/'cyt (m)
nor/mo/'cy/tisch (ad)
Nor/mo/cy/'to/sis (f)
Nor/mo/glyc/ae/'mie (f)
Nor/mo/kal/ae/'mie (f)
Nor/mo/re/fle/'xie (f)
Nor/mo/ten/si/'on (f)
Nor/mo/vol/ae/'mie (f)
Nor/va/'lin (n)
no/so/co/mi/'al (ad)
No/so/lo/'gie (f)
no/so/'lo/gisch (ad)
No/so/'psyl/lus (m)
Nost/al/'gie (f)
nost/'al/gisch (ad)
'no/stras (adj)
Not/al/'gie (f)
not/'al/gisch (ad)
No/ta/ti/'on (f)
Not/'echis (m)
Not/en/'ce/pha/lus (m)
No/'to/me/lus (m)
'No/xa (f)
'No/xe (f)
'Nu/cha (f)
nu/'chal (ad)
nu/'cha/lis, -le (adj)
nu/cle/'ar (ad)
Nu/cle/'ar/me/di/cin (f)

Nu/cle'a/se (f)
Nu/cle/'id (n)
Nu/cle/'in (n)
Nu/cle/in/a'cid (n)
Nu/cleo/cap/'sid (n)
nu/cleo/fu/'gal (ad)
Nu/cleo/hi/'ston (n)
nu/cleo/'lar (ad)
Nu/'cleo/lus (m)
'Nu/cle/on (n)
nu/cleo/pe/'tal (ad)
nu/cleo/'phil (ad)
Nu/cleo/'plas/ma (n)
Nu/cleo/pro/te/'in (n)
Nu/cleo/si/'da/se (f)
Nu/cleo/'tid (n)
Nu/cleo/ti/'da/se (f)
Nu/cleo/to/'xin (n)
nu/cleo/'to/xisch (ad)
'Nu/cle/us (m)
Nu/'clid (n)
'Null/di/aet (f)
Nul/'li/pa/ra (f)
Num/mu/la/ti/'on (f)
'nu/tri/ens (adj)
Nu/tri/'ment (n)
Nu/tri/'men/tum (n)
Nu/tri/ti/'on (f)
nu/tri/'tiv (ad)
'Nu/trix (f)
Nux (f)
Nyct/al/'gie (f)
Nyct/al/o'pie (f)
'Nym/pha (f)
Nymph/ec/to/'mie (f)
Nym/'phi/tis (f)
nym/pho/ca/run/cu/'lar (ad)
nym/pho/'man (ad)
Nym/pho/'ma/ne (f)
Nym/pho/ma/'nie (f)
Nym/pho/to/'mie (f)
Ny/stag/mo/gra/'phie (f)
Ny/'stag/mus (m)
Nys/ta/'tin (n)
ob/du/'cie/ren (v)
Ob/duc/ti/'on (f)
Ob/du/ra/ti/'on (f)
ob/du/'rie/ren (v)
O'be/li/on (n)
ob/'es (ad)
Ob/'esi/tas (f)
Ob/esi/'tät (f)
ob/'esus, -'esa, -'esum (adj)
'Obex (m)
Ob/'ject (n)
ob/li/'gat (ad)
ob/li/ga/'to/ri/us, -ria, -um (adj)
Ob/li/qui/'tät (f)
ob/'li/quus, -qua, -quum (adj)
ob/'li/te/rans (adj)
Ob/li/te/ra/ti/'on (f)
ob/li/te/ra/'tiv (ad)
ob/li/te/'rie/ren (v)
Ob/lon/'ga/ta (f)
ob/lon/'ga/tus, -ta, -tum (adj)
Ob/'ses/sio (f)
Ob/ses/si/'on (f)
ob/ses/'siv (ad)
Ob/'ste/tric (f)
ob/'ste/trisch (ad)
Ob/sti/pa/ti/'on (f)
ob/sti/'pie/ren (v)
Ob/struc/ti/'on (f)
ob/struc/'tiv (ad)
ob/stru/'ie/ren (v)
ob/tun/'die/ren (v)
Ob/tu/ra/ti/'on (f)
Ob/tu/'ra/tor (m)
ob/tu/ra/'to/risch (ad)
ob/tu/ra/'to/ri/us, -ria, -um (adj)
ob/tu/'rie/ren (v)
ob/'tus (ad)
Ob/tu/si/'on (f)
ob/'tu/sus, -sa, -sum (adj)
oc/ci/pi/'tal (ad)
oc/ci/pi/'ta/lis, -le (adj)
Oc/ci/pi/ta/li/sa/ti/'on (f)
oc/ci/pi/ta/li/'sie/ren (v)
Oc/ci/pi/'tal/punc/ti/on (f)
oc/ci/pi/to/an/'te/ri/or, -us (adj)
oc/ci/pi/to/an/te/ri/'or (ad)
oc/ci/pi/to/axi/'al (ad)
oc/ci/pi/to/cer/vi/'cal (ad)
oc/ci/pi/to/fron/'tal (ad)
oc/ci/pi/to/ma/sto/'id (ad)
oc/ci/pi/to/ma/sto/'ide/us, -'idea, -um (adj)
oc/ci/pi/to/men/'tal (ad)
oc/ci/pi/to/pa/rie/'tal (ad)
oc/ci/pi/to/pon/'tin (ad)
oc/ci/pi/to/po/'ste/ri/or, -us (adj)
oc/ci/pi/to/tem/po/'ral (ad)
oc/ci/pi/to/tha/'la/misch (ad)
'Oc/ci/put (n)
oc/clu/'die/ren (v)
Oc/clu/si/'on (f)

oc/clu/'siv (ad)
oc/'cult (ad)
oc/'cul/tus, -ta, -tum (adj)
Ochro/'no/sis (f)
ochro/'no/tisch (ad)
Oc/'tan (n)
Oc/tan/a'cid (n)
Oc/ta/pep/'tid (n)
oc/ta/va/'lent (ad)
Oc/'ten (n)
Oc/ti/'gra/vi/da (f)
Oc/'ti/pa/ra (f)
Oc/'to/se (f)
Oc/'tyl (n)
Oc/ty/'len (n)
Ocu/'lar (n)
ocu/'lar (ad)
ocu/'la/ris, -re (adj)
ocu/lo/mo/'to/risch (ad)
Ocu/lo/mo/'to/ri/us (m)
ocu/lo/mo/'to/ri/us, -ria, -um (adj)
ocu/lo/pha/ryn/ge/'al (ad)
'Ocu/lus (m)
Odont/al/'gie (f)
Odont/ec/to/'mie (f)
Odon/'ti/tis (f)
Odon/to/'blast (m)
odon/to/'bla/stisch (ad)
Odon/to/'ce/le (f)
Odon/'to/cla/sis (f)
Odon/to/'clast (m)
odon/to/'gen (ad)
Odon/to/'ge/ne/sis (f)
Odon/to/'lo/ge (m)
Odon/to/lo/'gie (f)
odon/to/'lo/gisch (ad)
Odon/to/'ly/se (f)
Odon/'to/ly/sis (f)
odon/to/'ly/tisch (ad)
Odon/'tom (n)
Odon/to/'pla/stic (f)
Odon/to/'scop (n)
Odon/to/to/'mie (f)
'Odor (m)
Oe/co/lo/'gie (f)
oe/co/'lo/gisch (ad)
Oe/'dem (n)
Oe/'de/ma (n)
oe/de/ma/'tos (ad)
oe/de/ma/'to/sus, -sa, -sum (adj)
oe/di/'pal (ad)
'Oe/di/pus-Com/plex (m)
Oe/so/phag/al/'gie (f)
oe/so/pha/ge/'al (ad)
Oe/so/phag/'ec/ta/sis (f)
Oe/so/phag/ec/to/'mie (f)
Oe/so/pha/'gi/tis (f)
Oe/so/pha/go/'ce/le (f)
Oe/so/pha/go/'gramm (n)
Oe/so/pha/go/gra/'phie (f)
oe/so/pha/go/'gra/phisch (ad)
Oe/so/pha/go/pa/'thie (f)
Oe/so/pha/go/'pla/stic (f)
Oe/so/pha/go/'pto/sis (f)
Oe/so/pha/go/'scop (n)
Oe/so/pha/go/sco/'pie (f)
oe/so/pha/go/'sco/pisch (ad)
Oe/so/pha/go/'spas/mus (m)
Oe/so/pha/go/ste/'no/sis (f)
Oe/so/pha/'go/sto/ma (n)
Oe/so/pha/go/sto/'mia/sis (f)
Oe/so/pha/go/sto/'mie (f)
Oe/so/pha/'go/sto/mum (n)
Oe/so/pha/go/to/'mie (f)
Oe/'so/pha/gus (m)
Oe/'stria/sis (f)
Oe/stro/'gen (n)
oe/stro/'gen (ad)
Oe/'stron (n)
'Oe/strus (m)
Of/fi/'cin (f)
of/fi/ci/'nal (ad)
of/fi/ci/'na/lis, -le (adj)
'Og/ston-Ope/ra/ti/on (f)
Oi/dio/my/'cin (n)
Oi/dio/my/'co/sis (f)
O/'idi/um (n)
Ole/'at (n)
O'le/cra/non (n)
Ole/'fin (n)
Ole/'in (n)
'Ole/um (n)
Ol/fac/ti/'on (f)
ol/fac/'to/risch (ad)
Ol/fac/'to/ri/us (m)
ol/fac/'to/ri/us, -ria, -um (adj)
Olig/ae/'mie (f)
Oli/go/cho/'lie (f)
Oli/go/chrom/ae/'mie (f)
Oli/go/cyt/hae/'mie (f)
oli/go/cyt/'hae/misch (ad)
oli/go/dac/'tyl (ad)
Oli/go/dac/ty/'lie (f)
Oli/go/den/dro/'blast (m)
Oli/go/den/dro/'cyt (m)
Oli/go/den/'dro/glia (f)
Oli/go/den/dro/gli/'om (n)
Olig/odon/'tie (f)

Oli/go/ga/lac/'tie (f)
Oli/go/hi/'drie (f)
Oli/go/hy/drae/'mie (f)
Oli/go/hy/'drie (f)
Oli/go/hy/dru/'rie (f)
Oli/'go/me/lus (m)
Oli/go/me/nor/'rhoe (f)
Oli/go/'mer (n)
oli/go/'mer (ad)
Oli/go/my/'cin (n)
Oli/go/nu/cleo/'tid (n)
oli/go/'phren (ad)
Oli/go/phre/'nie (f)
Oli/'go/pnoe (f)
Oli/go/'pnoea (f)
Oli/go/ptya/'lis/mus (m)
Oli/go/sac/cha/'rid (n)
Oli/go/sia/'lie (f)
Oli/go/sper/'mie (f)
Oli/go/tri/'chie (f)
Olig/u're/sis (f)
Olig/u'rie (f)
O'li/va (f)
O'li/ve (f)
oli/vo/ce/re/bel/'lar (ad)
oli/vo/spi/'nal (ad)
'Om/agra (n)
Om/ar/thral/'gie (f)
Om/ar/'thri/tis (f)
'O/me/ga (n)
omen/'tal (ad)
Oment/ec/to/'mie (f)
Omen/'ti/tis (f)
Omen/to/'ce/le (f)
Omen/to/pe/'xie (f)
Omen/tor/rha/'phie (f)
Omen/to/to/'mie (f)
O'men/tum (n)
O'mi/tis (f)
om/ni/'vor (ad)
Om/ody/'nie (f)
omo/hyo/'id (ad)
Om/phal/ec/to/'mie (f)
Om/pha/'li/tis (f)
Om/pha/lo/an/gi'o/pa/gus (m)
Om/pha/lo/'ce/le (f)
Om/pha/lo/'cho/ri/on (n)
om/pha/lo/mes/en/'te/risch (ad)
Om/pha/'lo/pa/gus (m)
Om/pha/lo/pro/'pto/sis (f)
Om/pha/lor/rha/'gie (f)
Om/pha/lo/'sit (m)
Om/pha/lo/to/'mie (f)
Ona/'nie (f)
ona/'nie/ren (v)
Ona/'nis/mus (m)
Ona/'nist (m)
On/cho/'cer/ca (f)
On/cho/cer/'cia/sis (f)
On/cho/cer/'com (n)
On/cho/cer/'co/sis (f)
on/co/'cid (ad)
On/co/'cyt (m)
On/co/cy/'tom (n)
on/co/foe/'tal (ad)
On/co/'gen (n)
on/co/'gen (ad)
On/co/ge/'ne/se (f)
On/co/'ge/ne/sis (f)
On/co/'lo/ge (m)
On/co/lo/'gie (f)
on/co/'lo/gisch (ad)
On/co/'ly/se (f)
On/'co/ly/sis (f)
on/co/'ly/tisch (ad)
On/co/me/'la/nia (f)
On/co-RN'A-Vi/rus (n)
On/'co/sis (f)
On/co/'sphae/re (f)
On/co/the/ra/'pie (f)
on/'co/tisch (ad)
Oneir/ody/'nie (f)
Onei/ro/lo/'gie (f)
On/to/ge/'ne/se (f)
On/to/'ge/ne/sis (f)
on/to/ge/'ne/tisch (ad)
Onych/al/'gie (f)
Onych/atro/'phie (f)
Onych/'au/xis (f)
Onych/ec/to/'mie (f)
Ony/'chie (f)
Ony/'chin (n)
Ony/'cho/cla/sis (f)
Ony/cho/cryp/'to/sis (f)
Ony/cho/dys/tro/'phie (f)
ony/cho/'gen (ad)
Ony/cho/gry/'po/sis (f)
Ony/cho/hel/'co/sis (f)
Ony/cho/'ly/se (f)
Ony/'cho/ly/sis (f)
ony/cho/'ly/tisch (ad)
Ony/'chom (n)
Ony/cho/ma/'de/sis (f)
Ony/cho/ma/la/'cie (f)
Ony/cho/my/'co/sis (f)
Ony/cho/pa/'thie (f)
Ony/cho/pha/'gie (f)
Ony/cho/'phy/ma (n)
Ony/chor/'rhe/xis (f)
Ony/'cho/schi/sis (f)

Ony/'cho/sis (f)
Ony/cho/'stro/ma (n)
Ony/cho/til/lo/ma/'nie (f)
Ony/cho/to/'mie (f)
Ony/cho/tro/'phie (f)
'Onyx (m)
Oo/'cy/ste (f)
Oo/'cyt (m)
Oo/'ge/ne/sis (f)
oo/ge/'ne/tisch (ad)
Oo/'go/ni/um (n)
Oo/ki/'ne/se (f)
Oo/ki/'ne/sis (f)
Oo/ki/'net (m)
oo/ki/'ne/tisch (ad)
Oo/'lemm (n)
Oo/'lem/ma (n)
Oo/phor/ec/to/'mie (f)
Oo/pho/'ri/tis (f)
oo/pho/ro/cae/'cal (ad)
Oo/pho/'rom (n)
Oo/pho/ro/ma/la/'cie (f)
O'o/pho/ron (n)
Oo/pho/ro/pa/'thie (f)
Oo/pho/ro/pe/'xie (f)
Oo/pho/ro/'pla/stic (f)
Oo/pho/ro/sto/'mie (f)
Oo/phor/rha/'phie (f)
Oo/'plas/ma (n)
O'o/spo/ra (f)
o'pac (ad)
Opa/ci/fi/ca/ti/'on (f)
opa/ci/fi/'cie/ren (v)
Opa/ci/'tät (f)
opa/les/'cent (ad)
Opa/les/'cenz (f)
opa/les/'cie/ren (v)
ope/'ra/bel (ad)
ope/'ra/bi/lis, -le (adj)
Ope/ra/bi/li/'tät (f)
ope/'rant (ad)
Ope/ra/'teur (m)
Ope/ra/ti/'on (f)
ope/ra/tio/'nal (ad)
ope/ra/'tiv (ad)
Ope/'ra/tor (m)
ope/'rie/ren (v)
'Ope/ron (n)
O'phia/sis (f)
Ophi/'dis/mus (m)
Ophi'o/pha/gus (m)
Ophry/'itis (f)
'Ophry/on (n)
Oph/thal/ma/'cro/sis (f)
Oph/'thalm/agra (n)
Oph/thalm/al/'gie (f)
Oph/thalm/ec/to/'mie (f)
Oph/thalm/en/'ce/pha/lon (n)
Oph/thal/'mie (f)
Oph/thalm/i'a/ter (m)
Oph/thalm/ia/'trie (f)
oph/'thal/mi/cus, -ca, -cum (adj)
Oph/thal/'mi/tis (f)
Oph/thal/mo/blen/nor/'rhoe (f)
Oph/thal/mo/'ce/le (f)
Oph/thal/mo/cen/'te/sis (f)
Oph/thal/mo/dy/na/mo/me/'trie (f)
Oph/thalm/ody/'nie (f)
Oph/thal/mo/ico/no/me/'trie (f)
Oph/thal/mo/'lith (m)
Oph/thal/mo/'lo/ge (m)
Oph/thal/mo/lo/'gie (f)
oph/thal/mo/'lo/gisch (ad)
Oph/thal/mo/ma/'cro/sis (f)
Oph/thal/mo/ma/la/'cie (f)
Oph/thal/mo/'me/ter (n)
Oph/thal/mo/me/'trie (f)
oph/thal/mo/'me/trisch (ad)
Oph/thal/mo/my/'co/sis (f)
Oph/thal/mo/my/'ia/sis (f)
Oph/thal/mo/pa/'thie (f)
Oph/thal/mo/'phthi/se (f)
Oph/thal/'mo/phthi/sis (f)
Oph/thal/mo/'pla/stic (f)
Oph/thal/mo/ple/'gie (f)
Oph/thal/mo/'pto/sis (f)
Oph/thal/mor/rha/'gie (f)
Oph/thal/mor/'rhoe (f)
Oph/thal/mor/'rhe/xis (f)
Oph/thal/mo/'scop (n)
Oph/thal/mo/sco/'pie (f)
oph/thal/mo/'sco/pisch (ad)
oph/thal/mo/sco/'pie/ren (v)
Oph/thal/mo/'sta/se (f)
Oph/thal/'mo/sta/sis (f)
Oph/thal/mo/'stat (m)
oph/thal/mo/'sta/tisch (ad)
Oph/thal/mo/to/'mie (f)
Oph/thal/mo/to/no/me/'trie (f)
Opi/'at (n)
Opio/ma/'nie (f)
Opio/pha/'gie (f)
opio/'phil (ad)
O'pi/sthi/on (n)
Opi/stho/'cra/ni/on (n)
Opi/stho/gna/'thie (f)
Opisth/or/'chia/sis (f)
Opi/'stho/to/nus (m)

'Opi/um (n)
Op/'po/nens (m)
op/'po/nens (adj)
op/po/'nie/ren (v)
Op/po/si/ti/'on (f)
Op/'sin (n)
Op/so/'nin (n)
Op/so/ni/sa/ti/'on (f)
op/so/ni/'sie/ren (v)
Op/so/no/the/ra/'pie (f)
Opt/aes/the/'sie (f)
op/ti/co/chi/as/'ma/ti/cus, -ca, -cum (adj)
op/ti/co/chi/as/'ma/tisch (ad)
op/ti/co/ci/li/'ar (ad)
op/ti/co/fa/ci/'al (ad)
'Op/ti/cus (m)
'op/ti/cus, -ca, -cum (adj)
'op/tisch (ad)
op/to/ki/'ne/tisch (ad)
Op/to/'me/ter (n)
Op/to/me/'trie (f)
Op/to/me/'trist (m)
op/to/'me/trisch (ad)
'Ora (f)
o'ral (ad)
o'ra/lis, -le (adj)
or/bi/cu/'lar (ad)
Or/bi/cu/'la/re (n)
Or/bi/cu/'la/ris (m)
or/bi/cu/'la/ris, -re (adj)
Or/'bi/cu/lus (m)
'Or/bi/ta (f)
or/bi/'tal (ad)
Or/bi/'ta/le (n)
Or/bi/'ta/lis (m)
or/bi/'ta/lis, -le (adj)
or/bi/to/na/'sal (ad)
Or/bi/to/to/'mie (f)
Or/ce/'in (n)
Or/chi/al/'gie (f)
Or/chid/al/'gie (f)
Or/chid/ec/to/'mie (f)
Or/chi/ec/to/'mie (f)
Or/chi/epi/di/dy/'mi/tis (f)
Or/chio/ca/'ta/ba/sis (f)
Or/chio/'ce/le (f)
Or/chio/pa/'thie (f)
Or/chio/pe/'xie (f)
Or/chio/'pla/stic (f)
Or/chio/to/'mie (f)
'Or/chis (m)
Or/'chi/tis (f)
or/'chi/tisch (ad)
Or/chi/to/'mie (f)
Or/'gan (n)
Or/ga/'nel/la (f)
Or/ga/'nel/le (f)
Or/ga/ni/sa/ti/'on (f)
Or/ga/ni/'sa/tor (m)
or/'ga/nisch (ad)
or/ga/ni/'sie/ren (v)
Or/ga/'nis/mus (m)
Or/'gan/neu/ro/sis (f)
Or/ga/no/'ge/ne/sis (f)
or/ga/no/me/'tal/lisch (ad)
'Or/ga/non (n)
'Or/ga/num (n)
Or/'gas/mus (m)
Ori/'fi/ci/um (n)
ori/gi/'nie/ren (v)
O'ri/go (f)
Or/ni/'thin (n)
Or/ni/'tho/sis (f)
Or/ni/'thyl (n)
oro/fa/ci/'al (ad)
oro/na/'sal (ad)
oro/pha/ryn/ge/'al (ad)
Oro/'pha/rynx (m)
Or/'the/se (f)
Or/'the/tic (f)
or/'the/tisch (ad)
'or/tho (ad)
or/tho/'chrom (ad)
Or/tho/chro/'mie (f)
Or/tho/cra/'sie (f)
Orth/o'don/tic (f)
Orth/odon/'tie (f)
orth/o'don/tisch (ad)
or/tho/'drom (ad)
or/tho/'gnath (ad)
Or/tho/gna/'thie (f)
Or/tho/'pae/de (m)
Or/tho/pae/'die (f)
or/tho/'pae/disch (ad)
Or/'tho/pnoe (f)
Or/tho/'pnoea (f)
Orth/'op/tic (f)
orth/'op/tisch (ad)
Orth/op/'tist (m)
Or/tho/'sta/se (f)
Or/'tho/sta/sis (f)
or/tho/'sta/tisch (ad)
Or/tho/sym/'pa/thi/cus (m)
or/tho/sym/'pa/thisch (ad)
or/tho/'ton (ad)
Or/'tho/to/nus (m)
or/tho/'top (ad)
Or/tho/to/'pie (f)
Os (n)

Os/cheo/'ce/le (f)
Os/cil/la/ti/'on (f)
Os/cil/'la/tor (m)
os/cil/la/'to/risch (ad)
os/cil/'lie/ren (v)
Os/cil/lo/'graph (m)
Os/cil/lo/'scop (n)
Os/ci/ta/ti/'on (f)
Os/'mi/'dro/sis (f)
os/mio/'phil (ad)
'Os/mi/um (n)
Os/'mol (n)
os/mo/'lal (ad)
Os/mo/la/li/'tät (f)
os/mo/'lar (ad)
Os/mo/la/ri/'tät (f)
Os/mo/re/'cep/tor (m)
Os/'mo/sis (f)
os/'mo/tisch (ad)
Os/phre/sio/lo/'gie (f)
Os/'phre/sis (f)
os/'sal (ad)
os/'sar (ad)
os/se/'os (ad)
'os/se/us, -sea, -um (adj)
os/si/cu/'lar (ad)
Os/si/cul/ec/to/'mie (f)
Os/si/cu/lo/to/'mie (f)
Os/'si/cu/lum (n)
os/'si/fi/cans (adj)
Os/si/fi/ca/ti/'on (f)
os/si/fi/'cie/ren (v)
Ost/al/'gie (f)
Oste/al/'gie (f)
Ost/ec/to/'mie (f)
Oste/'itis (f)
Osteo/'blast (m)
osteo/'bla/stisch (ad)
Osteo/bla/'stom (n)
Osteo/'camp/sis (f)
Osteo/chon/'dri/tis (f)
Osteo/chon/'drom (n)
Osteo/chon/'dro/sis (f)
Osteo/'cla/se (f)
Oste'o/cla/sis (f)
Osteo/'clast (m)
osteo/'cla/stisch (ad)
Osteo/'cra/ni/um (n)
Osteo/'cyt (m)
Osteo/dia/'sta/se (f)
Osteo/di'a/sta/sis (f)
Oste/ody/'nie (f)
Osteo/dys/tro/'phie (f)
Osteo/fi/'brom (n)
Osteo/fi/'bro/sis (f)
osteo/'gen (ad)
Osteo/ge/'ne/se (f)
Osteo/ha/li/ste/'re/se (f)
Osteo/'id (n)
osteo/'id (ad)
Osteo/lo/'gie (f)
Osteo/'ly/se (f)
Oste'o/ly/sis (f)
osteo/'ly/tisch (ad)
Oste/'om (n)
Oste'o/ma (n)
Osteo/ma/la/'cie (f)
Osteo/ma/'to/sis (f)
Osteo/me/'trie (f)
Osteo/mye/'li/tis (f)
'Oste/on (n)
Osteo/ne/'cro/sis (f)
Osteo/'path (m)
Osteo/pa/'thie (f)
Osteo/pe/'nie (f)
Osteo/pe/'tro/sis (f)
Oste'o/phthi/sis (f)
Osteo/'phyt (m)
Osteo/phy/'to/sis (f)
Osteo/'pla/stic (f)
osteo/'pla/stisch (ad)
Osteo/poi/ki/'lo/sis (f)
Osteo/po/'ro/sis (f)
osteo/po/'ro/tisch (ad)
Osteo/psa/thy/'ro/sis (f)
Osteo/sar/'com (n)
Osteo/scle/'ro/sis (f)
Osteo/spon/gi/'om (n)
Osteo/spon/gi'o/ma (n)
Osteo/syn/'the/se (f)
Osteo/'syn/the/sis (f)
Osteo/'tom (n)
Osteo/to/'mie (f)
'Osti/um (n)
Ot/al/'gie (f)
Ot/an/'tri/tis (f)
Ot/hel/'co/sis (f)
Ot/hae/ma/'tom (n)
Ot/hae/mor/rha/'gie (f)
Ot/hae/mor/'rhoe (f)
'otisch (ad)
O'ti/tis (f)
o'ti/tisch (ad)
Oto/blen/nor/'rhoe (f)
Oto/co/'nie (f)
Oto/'cy/ste (f)
Ot/ody/'nie (f)
oto/'gen (ad)
Oto/la/ryn/go/lo/'gie (f)
Oto/'lith (m)

Oto/lo/'gie (f)
Oto/my/asthe/'nie (f)
Oto/my/'co/sis (f)
Oto/pe/xie (f)
Oto/'pla/stic (f)
Oto/'po/ly/pus (m)
Oto/py/or/'rhoe (f)
Oto/rhi/no/la/ryn/go/lo/'gie (f)
Oto/rhi/no/lo/'gie (f)
Oto/'sal/pinx (f)
Oto/scle/'ro/sis (f)
Oto/'scop (n)
Oto/to/'mie (f)
Oto/to/xi/ci/'tät (f)
oto/'to/xisch (ad)
o'val (ad)
Ov/al/bu/'min (n)
Ova/lo/'cyt (m)
Ova/lo/cy/'to/sis (f)
Ova/ri/al/'gie (f)
Ova/ri/ec/to/'mie (f)
Ova/rio/'ce/le (f)
Ova/rio/cen/'te/se (f)
Ova/rio/cy'e/se (f)
ova/rio/'gen (ad)
ova/rio/'ly/tisch (ad)
Ova/rio/pe/'xie (f)
Ova/ri/or/'rhe/xis (f)
Ova/rio/ste/'re/se (f)
Ova/rio/to/'mie (f)
ova/rio/tu/'bal (ad)
O'va/ri/um (n)
ovi/'cid (ad)
Ovi/'duct (m)
o'vin (ad)
ovi/'par (ad)
Ovo/'cyt (m)
Ovo/fla/'vin (n)
Ovo/glo/bu/'lin (n)
Ovo/mu/'cin (n)
Ovo/'plas/ma (n)
ovo/te/sti/cu/'lar (ad)
Ovo/'te/stis (m)
Ovo/vi/tel/'lin (n)
ovu/'lar (ad)
Ovu/la/ti/'on (f)
ovu/la/'to/risch (ad)
'Ovum (n)
Oxa/cil/'lin (n)
Oxal/ace/'tat (n)
Oxal/ae/'mie (f)
Oxa/'lat (n)
Oxal/u'rie (f)
O'xid (n)
'Oxi/dans (n)
Oxi/'da/se (f)
Oxi/da/ti/'on (f)
oxi/'die/ren (v)
Oxi/do/re/duc/'ta/se (f)
Oxi/do/re/duc/ti/'on (f)
Oxo/ge/'ston (n)
Oxy/ben/'zon (n)
oxy/ce/'phal (ad)
Oxy/chro/ma/'tin (n)
Oxy/'gen (n)
Oxy/ge/'na/se (f)
Oxy/ge/na/ti/'on (f)
Oxy/'gen/ca/pa/ci/tät (f)
oxy/ge/'nie/ren (v)
Oxy/'ge/ni/um (n)
Oxy/'gen/sa/tu/ra/ti/on (f)
Oxy/hae/mo/glo/'bin (n)
Oxy/mor/'phon (n)
Oxy/ner/'von (n)
oxy/'phil (ad)
Oxy/ste/ro/'id (n)
Oxy/te/tra/cy/'clin (n)
Oxy/to/'cie (f)
Oxy/to/'cin (n)
Oxy/u'ria/sis (f)
O'zae/na (f)
O'zon (n)
O'zon/the/ra/pie (f)
Pac/chi'o/nisch (ad)
Pa/chy/a'crie (f)
Pa/chy/'ble/pha/ron (n)
Pa/chy/ce/pha/'lie (f)
Pa/chy/chei/'lie (f)
Pa/chy/chi/'lie (f)
Pa/chy/dac/ty/'lie (f)
Pa/chy/'der/ma (n)
Pa/chy/der/'mie (f)
Pa/chy/glos/'sie (f)
pa/chy/'hae/misch (ad)
Pa/chy/me/nin/'gi/tis (f)
Pa/chy/'me/ninx (f)
Pa/chy/'ne/ma (n)
Pa/chy/ony/'chie (f)
Pa/chy/o'tie (f)
Pa/chy/'taen (n)
Pa/chy/va/gi/'ni/tis (f)
Pa/'ci/nisch (ad)
Paed/a'go/ge (m)
Paed/a'go/gic (f)
paed/a'go/gisch (ad)
Paed/atro/'phie (f)
Paed/e'rast (m)
Paed/era/'stie (f)
Paed/i'a/ter (m)
Paed/ia/'trie (f)

paed/i'a/trisch (ad)
Paed/odon/'tie (f)
Pae/do/lo/'gie (f)
Pae/do/phi/'lie (f)
Pa/lae/en/'ce/pha/lon (n)
Pa/laeo/ce/re/'bel/lum (n)
Pa/laeo/ge/'ne/tic (f)
Pa/laeo/ki/'ne/tic (f)
Pa/lae/on/to/lo/'gie (f)
Pa/laeo/'pal/li/um (n)
Pa/laeo/pa/tho/lo/'gie (f)
Pa/laeo/stri'a/tum (n)
Pa/laeo/'tha/la/mus (m)
pa/la/'tin (ad)
pa/la/'ti/nus, -na, -num (adj)
Pa/la/'ti/tis (f)
Pa/lat/ody/'nie (f)
pa/la/to/glos/'sal (ad)
Pa/la/to/'glos/sus (m)
pa/la/to/'glos/sus, -sa, -sum (adj)
pa/la/to/ma/xil/'lar (ad)
pa/la/to/pha/'ryn/ge/us, -gea, -um (adj)
Pa/la/to/'pla/stic (f)
Pa/la/tor/rha/'phie (f)
Pa/la/to/'schi/se (f)
Pa/la/'to/schi/sis (f)
Pa/'la/tum (n)
pa/lin/'drom (ad)
Pal/'la/di/um (n)
Pall/an/aes/the/'sie (f)
Pall/aes/the/'sie (f)
Pal/lia/ti/'on (f)
pal/lia/'tiv (ad)
Pal/lia/'ti/vum (n)
pal/li/'ie/ren (v)
pal/li/do/fu/'gal (ad)
Pal/li/do/to/'mie (f)
'Pal/li/dum (n)
'pal/li/dus, -da, -dum (adj)
'Pal/li/um (n)
'Pal/lor (m)
'Pal/ma (f)
pal/'mar (ad)
pal/'mar/flec/tie/ren (v)
Pal/'mar/fle/xi/on (f)
pal/'ma/ris, -re (adj)
Pal/mi/'tat (n)
pal/mo/plan/'tar (ad)
pal/'pa/bel (ad)
pal/'pa/bi/lis, -le (adj)
Pal/pa/ti/'on (f)
pal/pa/'to/risch (ad)
pal/'pie/ren (v)
'Pal/pe/bra (f)
pal/pe/'bral (ad)
pal/pe/'bra/lis, -le (adj)
pal/'pie/ren (v)
Pal/pi/ta/ti/'on (f)
pal/pi/'tie/ren (v)
pam/pi/ni/'form (ad)
pam/pi/ni/'for/mis, -me (adj)
Pan/ag/glu/ti/na/ti/'on (f)
Pan/an/aes/the/'sie (f)
Pan/ar/te/ri/'itis (f)
Pan/ar/'thri/tis (f)
Pan/atro/'phie (f)
Pan/car/'di/tis (f)
'Pan/coast-Syn/drom (n)
'Pan/cre/as (n)
Pan/cre/at/ec/to/'mie (f)
pan/cre/at/ec/to/'mie/ren (v)
pan/crea/ti/co/duo/de/'nal (ad)
pan/crea/ti/co/'sple/nisch (ad)
Pan/crea/'tin (n)
pan/cre'a/tisch (ad)
Pan/crea/'ti/tis (f)
pan/crea/'ti/tisch (ad)
pan/crea/to/'gen (ad)
Pan/crea/to/li/'pa/se (f)
Pan/crea/to/'lith (m)
Pan/crea/to/'ly/se (f)
Pan/crea/'to/ly/sis (f)
pan/crea/to/'ly/tisch (ad)
Pan/crea/to/to/'mie (f)
Pan/creo/pa/'thie (f)
Pan/creo/'zym (n)
Pan/cy/to/pe/'nie (f)
Pan/de/'mie (f)
pan/'de/misch (ad)
Pan/en/ce/pha/'li/tis (f)
Pan/hae/mo/cy/to/pe/'nie (f)
Pan/hy/po/pi/tui/ta/'ris/mus (m)
Pan/hy/ster/ec/to/'mie (f)
'Pa/nic (f)
'pa/nisch (ad)
pan/lo/bu/'lar (ad)
Pan/me/'tri/tis (f)
Pan/myo/'si/tis (f)
Pan/ni/cu/'li/tis (f)
Pan/'ni/cu/lus (m)
'Pan/nus (m)
Pan/oph/thal/'mi/tis (f)
Pan/oste/'itis (f)
Pan/o'ti/tis (f)
Pan/phle/'bi/tis (f)
Pan/si/nu/'si/tis (f)
Pan/to/then/a'cid (n)
Pan/to/the/'nat (n)

Pan/to/the/nat/ki/'na/se (f)
Pan/uve/'itis (f)
pan/zo'o/tisch (ad)
Pa/pa/'in (n)
'Pa/pel (f)
Pa/'pil/la (f)
pa/pil/'lar (ad)
pa/pil/'la/ris, -re (adj)
Pa/pil/'lar/mus/kel (m)
Pa/'pil/le (f)
Pa/pill/ec/to/'mie (f)
Pa/pil/'li/tis (f)
Pa/pill/oe/'dem (n)
Pa/pil/'lom (n)
pa/pil/lo/ma/cu/'lar (ad)
pa/pil/lo/ma/'tos (ad)
Pa/pil/lo/ma/'to/sis (f)
pa/pil/lo/ma/'to/sus, -sa, -sum (adj)
Pa/pil/lo/re/ti/'ni/tis (f)
Pa/pil/lo/sto/'mie (f)
Pa/po/va/'vi/rus (n)
'Pa/pu/la (f)
pa/pu/'lar (ad)
Pa/pu/la/ti/'on (f)
pa/pu/'la/tus, -ta, -tum (adj)
pa/pu/'lie/ren (v)
pa/pu/'los (ad)
pa/pu/'lo/sus, -sa, -sum (adj)
pa/py/'ra/ce/us, -cea, -um (adj)
Pa/que/'lin-Cau/ter (m)
'pa/ra (ad)
Pa/ra/ami/no/sa/li/cyl/a'cid (n)
pa/ra/a'or/ti/cus, -ca, -cum (adj)
Pa/ra/bi'o/sis (f)
Pa/ra/bu/'lie (f)
Par/acan/'thom (n)
Par/acan/'tho/sis (f)
pa/ra/ca/ri/'nal (ad)
Pa/ra/ca/se/'in (n)
Pa/ra/'cel/sisch (ad)
Pa/ra/cen/'te/se (f)
pa/ra/cen/'tral (ad)
pa/ra/cen/'tra/lis, -le (ad)
Pa/ra/'ce/pha/lus (m)
Pa/ra/cho/'lie (f)
pa/ra/chor/'dal (ad)
Par/'ac/me (f)
pa/ra/coc/ci/dio/i'dal (ad)
Pa/ra/coc/ci/dio/ido/my/'co/sis (f)
Pa/ra/co/'li/tis (f)
Pa/ra/col/'pi/tis (f)
Pa/ra/'col/pi/um (n)
pa/ra/con/dy/'lar (ad)
Par/a'cu/sis (f)
Pa/ra/cy'e/se (f)
Pa/ra/cy'e/sis (f)
Pa/ra/cy/'sti/tis (f)
Par/ade/'ni/tis (f)
Pa/ra/den/'to/sis (f)
Pa/ra/'di/dy/mis (f)
pa/ra/'dox (ad)
Pa/ra/do/'xie (f)
pa/ra/'do/xus, -xa, -xum (adj)
pa/ra/duo/de/'na/lis, -le (adj)
pa/ra/oe/so/pha/ge/'al (ad)
Par/aes/the/'sie (f)
pa/ra/fas/ci/cu/'lar (ad)
Par/af/'fin (n)
Par/af/fi/'nom (n)
pa/ra/fol/li/cu/'lar (ad)
Pa/ra/gam/ma/'cis/mus (m)
Pa/ra/gan/gli/'om (n)
Pa/ra/'gan/gli/on (n)
Pa/ra/geu/'sie (f)
Par/ag/glu/ti/na/ti/'on (f)
pa/ra/gle/no/i'dal (ad)
Pa/ra/go/ni/'mia/sis (f)
Pa/ra/'go/ni/mus (m)
Pa/ra/hae/mo/phi/'lie (f)
pa/ra/he/'pa/tisch (ad)
Pa/ra/he/pa/'ti/tis (f)
pa/ra/hip/po/cam/'pal (ad)
Pa/ra/hor/'mon (n)
Pa/ra/ke/ra/'to/sis (f)
Pa/ra/ki/'ne/se (f)
Pa/ra/ki/'ne/sis (f)
Pa/ra/lamb/da/'cis/mus (m)
Par/al/bu/'min (n)
Par/al/de/'hyd (m)
Pa/ra/leu/co/'blast (m)
Pa/ra/leu/co/bla/'sto/sis (f)
Par/al/ge/'sie (f)
par/al/lac/tisch (ad)
Par/al/'la/xe (f)
Pa/ra/'ly/se (f)
Pa/'ra/ly/sis (f)
pa/ra/'ly/tisch (ad)
pa/ra/ma/'gne/tisch (ad)
Pa/ra/ma/'sti/tis (f)
Pa/ra/ma/sto/i'di/tis (f)
Pa/ra/me/di/'cin (f)
pa/ra/me/di/'ci/nisch (ad)
pa/ra/me/so/'ne/phrisch (ad)
Pa/ra/me/'tri/tis (f)
pa/ra/me/'tri/tisch (ad)
Pa/ra/'me/tri/um (n)
Pa/ra/me/tro/pa/'thie (f)

Pa/ra/mi/'mie (f)
Para/'mne/sis (f)
Pa/ra/mu/'cin (n)
Pa/ra/mye/lo/'blast (m)
Par/amy/lo/'id (n)
Par/amy/lo/i'do/sis (f)
Pa/ra/my'o/clo/nus (m)
Pa/ra/myo/to/'nie (f)
Pa/ra/my/xo/'vi/rus (n)
pa/ra/na/'sal (ad)
pa/ra/neo/'pla/stisch (ad)
pa/ra/'ne/phrisch (ad)
Pa/ra/ne/'phri/tis (f)
pa/ra/neu/'ral (ad)
Pa/ra/'noia (f)
pa/ra/no/'id (ad)
Pa/ra/'noi/ker (m)
pa/ra/'no/isch (ad)
par/an/'tral (ad)
Pa/ra/nu/cle/'in (n)
pa/ra/nu/cle/'ar (ad)
Pa/ra/'nu/cle/us (m)
pa/ra/pan/cre'a/tisch (ad)
Pa/ra/pha/'sie (f)
Pa/ra/phi/'mo/sis (f)
Pa/ra/pho/'nie (f)
Pa/ra/phra/'sie (f)
Pa/'ra/phra/sis (f)
Pa/ra/phre/'nie (f)
Pa/ra/phre/'ni/tis (f)
Pa/ra/'phy/se (f)
Pa/'ra/phy/sis (f)
Pa/ra/pla/'sie (f)
Pa/ra/'plas/ma (n)
Pa/ra/ple/'gie (f)
Par/apo/ple/'xie (f)
Pa/ra/proc/'ti/tis (f)
Pa/ra/'proc/ti/um (n)
Pa/ra/pro/te/'in (n)
Pa/ra/pro/te/in/ae/'mie (f)
Pa/ra/pso/'ria/sis (f)
pa/ra/'psy/chisch (ad)
Pa/ra/psy/cho/lo/'gie (f)
pa/ra/py/cno/'morph (ad)
pa/ra/rec/'tal (ad)
Pa/ra/rho/ta/'cis/mus (m)
pa/ra/sa/'cral (ad)
Pa/ra/'sit (m)
Pa/ra/sit/ae/'mie (f)
Pa/ra/si/ti/'cid (n)
Pa/ra/si/'tis/mus (m)
Pa/ra/si/ti/sa/ti/'on (f)
pa/ra/si/ti/'sie/ren (v)
pa/ra/si/to/'gen (ad)
Pa/ra/si/to/lo/'gie (f)
Pa/ra/si/to/pho/'bie (f)
Pa/ra/si/'to/sis (f)
pa/ra/si/to/'trop (ad)
Pa/ra/spa/'die (f)
pa/ra/ster/'nal (ad)
Pa/ra/sym/pa/thi/co/'ly/ti/cum (n)
Pa/ra/sym/pa/thi/co/mi/'me/ti-cum (n)
Pa/ra/sym/'pa/thi/cus (m)
pa/ra/sym/'pa/thisch (ad)
Pa/ra/'sy/phi/lis (f)
Pa/ra/'sy/sto/le (f)
Pa/ra/sy/sto/'lie (f)
pa/ra/sy/'sto/lisch (ad)
pa/ra/ter/mi/'na/lis, -le (adj)
Pa/ra/thy/ro/id/ec/to/'mie (f)
Pa/ra/thy/ro/'idea (f)
pa/ra/thy/ro/'ide/us, -'idea, -um (adj)
pa/ra/thy/ro/'priv (ad)
pa/ra/thy/ro/'trop (ad)
pa/ra/ton/sil/'lar (ad)
Pa/ra/tra/'chom (n)
Pa/ra/ty/'phli/tis (f)
pa/ra/um/bi/li/'cal (ad)
pa/ra/ure/'thral (ad)
pa/ra/ute/'rin (ad)
pa/ra/vac/ci/'nal (ad)
pa/ra/vas/cu/'lar (ad)
pa/ra/ven/tri/cu/'lar (ad)
pa/ra/ver/te/'bral (ad)
pa/ra/ve/si/'cal (ad)
par/axi/'al (ad)
Par/'axon (n)
Par/'ec/ta/sis (f)
Par/en/'chym (n)
Par/'en/chy/ma (n)
par/en/chy/'mal (ad)
Par/en/chy/ma/'ti/tis (f)
par/en/chy/ma/'tos (ad)
par/en/chy/ma/'to/sus, -sa, -sum (adj)
pa/ren/'tal (ad)
par/en/te/'ral (ad)
Pa/'re/se (f)
'Pa/re/sis (f)
pa/'re/tisch (ad)
Par/eu/'nie (f)
Par/hi/'dro/sis (f)
'Pa/ri/es (f)
pa/rie/'tal (ad)
Pa/rie/'tal/cel/le (f)
pa/rie/'ta/lis, -le (adj)
pa/rie/to/oc/ci/pi/'tal (ad)

pa/rie/to/pon/'tin (ad)
pa/rie/to/pon/'ti/nus, -na, -num (adj)
pa/rie/to/vis/ce/'ral (ad)
Pa/ri/'naud-Syn/drom (n)
Par/'isth/mi/on (n)
Par/kin/so/'nis/mus (m)
'Par/kin/sonsch (ad)
Par/odon/'ti/tis (f)
Par/o'don/ti/um (n)
Par/odon/'to/sis (f)
Par/ody/'nie (f)
par/ol/fac/'to/risch (ad)
Par/ony/'chie (f)
Par/o'ny/chi/um (n)
Par/ony/cho/my/'co/sis (f)
Par/oo/pho/'ri/tis (f)
Par/o'o/pho/ron (n)
Par/o're/xia (f)
Par/'os/mia (f)
Par/os/'phre/sis (f)
par/'otisch (ad)
Par/otid/ec/to/'mie (f)
par/o'ti/de/us, -dea, -um (adj)
Par/oti/do/scle/'ro/sis (f)
Par/o'ti/tis (f)
par/ova/ri/'al (ad)
Par/o'va/ri/um (n)
par/oxys/'mal (ad)
Par/o'xys/mus (m)
Pars (f)
Par/the/no/ge/'ne/se (f)
Par/the/no/'ge/ne/sis (f)
par/ti/'al (ad)
par/ti'a/lis, -le (ad)
Par/'ti/cu/la (f)
Par/'ti/kel (f)
par/'tu/ri/ens (adj)
par/tu/ri/'fa/ci/ens (adj)
Par/tu/ri/ti/'on (f)
'Par/tus (m)
Par/'ulis (f)
par/um/bi/li/'cal (ad)
par/vi/cel/lu/'lar (ad)
par/vi/lo/cu/'lar (ad)
Par/vo/'vi/rus (n)
'par/vus, -va, -vum (adj)
Pas/'cal (n)
Pas/'sa/ge (f)
pas/'siv (ad)
'Pa/sta (f)
'Pa/ste (f)
Pa/steu/'rel/la (f)
Pa/steu/rel/'lo/sis (f)
Pa/steu/ri/sa/ti/'on (f)
Pa/steu/ri/'sa/tor (m)
pa/steu/ri/'sie/ren (v)
Pa/'stil/le (f)
Pa/'stil/lus (m)
Pa/sto/'ral/me/di/cin (f)
pa/'stos (ad)
pa/'sto/sus, -sa, -sum (adj)
Pa/'tel/la (f)
pa/tel/'lar (ad)
Pa/tell/ec/to/'mie (f)
pa/tel/lo/fe/mo/'ral (ad)
pa/ter/'nal (ad)
Pa/'thie (f)
Pa/tho/'gen (n)
pa/tho/'gen (ad)
pa/tho/gno/'mo/nisch (ad)
Pa/tho/'lo/ge (m)
pa/tho/'lo/gi/cus, -ca, -cum (adj)
Pa/tho/lo/'gie (f)
pa/tho/'lo/gisch (ad)
Pa/tho/phy/sio/lo/'gie (f)
pa/tho/phy/sio/'lo/gisch (ad)
Pa/tho/psy/cho/lo/'gie (f)
Pa/ti/'ent (m)
Pa/tri/'cid (m)
pa/tri/li/ne/'al (ad)
'Pa/vor (m)
pect/an/gi/'nos (ad)
pect/an/gi/'no/sus, -sa, -sum (adj)
Pec/'ta/se (f)
'Pec/ten (m)
Pec/'tin (n)
Pec/ti/'na/se (f)
pec/ti/'na/tus, -ta, -tum (adj)
pec/ti/ne'a/lis, -le (adj)
pec/'ti/ne/us, -nea, -um (adj)
pec/to/'ral (ad)
pec/to/'ra/lis, -le (adj)
'Pec/tus (n)
Pe/di/al/'gie (f)
pe/di/cu/'lar (ad)
Pe/di/cu/la/ti/'on (f)
pe/di/cu/'la/tus, -ta, -tum (adj)
Pe/di/cu/li/'cid (n)
pe/di/cu/li/'cid (ad)
Pe/di/cu/lo/'ides (m)
pe/di/cu/'los (ad)
Pe/di/cu/'lo/sis (f)
Pe/'di/cu/lus (m)
Pé/di/'cu/re (f)
Pe/do/pa/'thie (f)
pe/dun/cu/'lar (ad)
pe/dun/cu/'la/ris, -re (adj)

Pe/dun/cu/lo/to/'mie (f)
Pe/'dun/cu/lus (m)
Pe/li'o/sis (f)
'Pel/la (f)
'Pell/agra (n)
Pel/'li/cu/la (f)
pel/li/cu/'lar (ad)
pel/lu/'cid (ad)
pel/'lu/ci/dus, -da, -dum (adj)
Pe/lo/'id (n)
'pel/vi/cus, -ca, -cum (adj)
Pel/vi/'ec/ta/sis (f)
Pel/vi/me/'trie (f)
pel/'vin (ad)
pel/'vi/nus, -na, -num (adj)
Pel/vio/to/'mie (f)
'Pel/vis (f)
'pel/visch (ad)
Pel/vi/sco/'pie (f)
Pel/vi/sec/ti/'on (f)
Pem/phi/go/'id (n)
'Pem/phi/gus (m)
'pen/du/lans (adj)
Pe/ne/'tranz (f)
Pe/ne/tra/ti/'on (f)
pe/ne/'trie/ren (v)
Pe/ni/ci/'din (n)
Pe/ni/cill/a'min (n)
pe/ni/cil/'lar (ad)
pe/ni/cil/'la/tus, -ta, -tum (adj)
Pe/ni/cil/'lin (n)
Pe/ni/cil/li/'na/se (f)
Pe/ni/cil/li'o/sis (f)
Pe/ni/'cil/li/um (n)
Pe/ni/'cil/lus (m)
'Pe/nis (m)
pen/'na/tus, -ta, -tum (adj)
pe/no/scro/'tal (ad)
'Pen/rose-Drain (m)
pen/ta/dac/'tyl (ad)
Pen/ta/ga/'strin (n)
Pen/ta/lo/'gie (f)
Pent/ami/'din (n)
Pen/'tan (n)
Pen/tan-'di/acid (n)
Pen/ta/pep/'tid (n)
Pen/ta/sac/cha/'rid (n)
pen/ta/va/'lent (ad)
Pen/'ten (n)
Pen/'to/se (f)
Pen/to/se/phos/'phat (n)
Pen/to/'sid (n)
Pen/tos/u'rie (f)
Pent/o'xid (n)
Pen/'tyl (n)
'Pep/per-Syn/drom (n)
Pep/'sin (n)
Pep/si/no/'gen (n)
Pep/sta/'tin (n)
Pep/'tid (n)
Pep/ti/'da/se (f)
pep/ti/do/'ly/tisch (ad)
Pep/'ton (n)
Pep/ton/ae/'mie (f)
Pep/to/ni/sa/ti/'on (f)
pep/to/ni/'sie/ren (v)
Pep/to/no/'ly/se (f)
Pep/to/'no/ly/sis (f)
pep/to/no/'ly/tisch (ad)
Pep/ton/u'rie (f)
Per/bo/'rat (n)
Per/cen/'til (n)
Per/cep/ti/'on (n)
Per/chlo/'rat (n)
Per/chlor/a'cid (n)
per/ci/'pie/ren (v)
Per/co/'lat (n)
Per/co/la/ti/'on (f)
Per/co/'la/tor (m)
per/co/'lie/ren (v)
Per/cus/si/'on (f)
per/cu/'tan (ad)
per/cu/'tie/ren (v)
per/'fect (ad)
per/'fec/tus, -ta, -tum (adj)
'per/fo/rans (adj)
Per/fo/ra/ti/'on (f)
Per/fo/'ra/tor (m)
Per/fo/ra/'to/ri/um (n)
per/fo/'ra/tus, -ta, -tum (adj)
per/fo/'rie/ren (v)
per/fun/'die/ren (v)
Per/fu/'sat (n)
Per/fu/si/'on (f)
pe/ri/aci/'nar (ad)
Pe/ri/ade/'ni/tis (f)
pe/ri/a'nal (ad)
pe/ri/api/'cal (ad)
Pe/ri/ap/pen/di/'ci/tis (f)
pe/ri/ap/pen/di/cu/'lar (ad)
pe/ri/aquae/duc/'tal (ad)
pe/ri/ar/ti/cu/'lar (ad)
pe/ri/ar/ti/cu/'la/ris, -re (adj)
pe/ri/au/ri/cu/'lar (ad)
pe/ri/cae/'cal (ad)
Pe/ri/cae/'ci/tis (f)
pe/ri/ca/li/ce/'al (ad)
pe/ri/ca/ly/ce/'al (ad)
pe/ri/ca/na/li/cu/'lar (ad)

pe/ri/ca/pil/'lar (ad)
Pe/ri/'card (n)
pe/ri/car/di/'al (ad)
Pe/ri/car/di/ec/to/'mie (f)
Pe/ri/car/dio/cen/'te/se (f)
pe/ri/car/dio/pleu/'ral (ad)
Pe/ri/car/di/or/rha/'phie (f)
Pe/ri/car/dio/sto/'mie (f)
Pe/ri/car/dio/to/'mie (f)
Pe/ri/car/'di/tis (f)
pe/ri/car/'di/tisch (ad)
Pe/ri/'car/di/um (n)
pe/ri/ca/'val (ad)
pe/ri/cel/lu/'lar (ad)
pe/ri/cen/trio/'lar (ad)
pe/ri/'cen/trisch (ad)
Pe/ri/chol/an/gi/'itis (f)
Pe/ri/cho/le/cy/'sti/tis (f)
Pe/ri/chon/'dri/tis (f)
Pe/ri/'chon/dri/um (n)
Pe/ri/chon/'drom (n)
pe/ri/clau/'stral (ad)
pe/ri/coc/cy/ge/'al (ad)
Pe/ri/co/'li/tis (f)
Pe/ri/con/'chi/tis (f)
pe/ri/cor/ne/'al (ad)
pe/ri/cor/ne'a/lis, -le (adj)
pe/ri/co/ro/'nal (ad)
pe/ri/co/'stal (ad)
pe/ri/cra/ni/'al (ad)
Pe/ri/'cra/ni/um (n)
Pe/ri/cy/'sti/tis (f)
Pe/ri/'cy/sti/um (n)
Pe/ri/'cyt (m)
Pe/ri/cy/'tom (n)
Pe/ri/di/ver/ti/cu/'li/tis (f)
pe/ri/duc/'tal (ad)
pe/ri/du/'ral (ad)
Pe/ri/en/ce/pha/'li/tis (f)
pe/ri/fo/'cal (ad)
pe/ri/fol/li/cu/'lar (ad)
Pe/ri/fol/li/cu/'li/tis (f)
pe/ri/fu/ni/cu/'lar (ad)
Pe/ri/ga/'stri/tis (f)
pe/ri/glan/du/'lar (ad)
Pe/ri/he/pa/'ti/tis (f)
pe/ri/hi/'lar (ad)
pe/ri-ilia/'cal (ad)
Pe/ri/je/ju/'ni/tis (f)
pe/ri/len/ti/cu/'lar (ad)
pe/ri/lu/'nar (ad)
Pe/ri/'lym/phe (f)
pe/ri/ma/cu/'lar (ad)
Pe/ri/me/'tri/tis (f)
Pe/ri/'me/tri/um (n)
Pe/ri/'my/si/um (n)
pe/ri/na/'tal (ad)
pe/ri/ne/'al (ad)
Pe/ri/neo/'pla/stic (f)
pe/ri/neo/rec/'tal (ad)
Pe/ri/ne/or/rha/'phie (f)
pe/ri/neo/scro/'tal (ad)
Pe/ri/neo/to/'mie (f)
pe/ri/'ne/phrisch (ad)
Pe/ri/ne/'phri/tis (f)
pe/ri/ne/'phri/tisch (ad)
Pe/ri/'ne/phri/um (n)
Pe/ri/'ne/um (n)
pe/ri/neu/'ral (ad)
pe/ri/neu/ri/'al (ad)
Pe/ri/neu/'ri/tis (f)
Pe/ri/'neu/ri/um (n)
pe/ri/nu/cle/'ar (ad)
pe/ri/ocu/'lar (ad)
Pe/ri/'ode (f)
Pe/ri/odi/ci/'tät (f)
pe/ri/'odisch (ad)
pe/ri/odon/'tal (ad)
Pe/ri/odon/'ti/tis (f)
Pe/ri/o'don/ti/um (n)
Pe/ri/ony/'chie (f)
Pe/ri/o'ny/chi/um (n)
Pe/ri/'onyx (m)
Pe/ri/oo/pho/'ri/tis (f)
pe/ri/o'ral (ad)
Pe/ri/'or/bi/ta (f)
Pe/ri/'ost (n)
pe/ri/oste/'al (ad)
Pe/ri/'oste/um (n)
Pe/ri/o'sti/tis (f)
Pe/ri/pan/crea/'ti/tis (f)
pe/ri/pe/dun/cu/'lar (ad)
pe/ri/'pher (ad)
Pe/ri/phe/'rie (f)
Pe/ri/plo/'cin (n)
pe/ri/proc/'tal (ad)
pe/ri/'proc/tisch (ad)
Pe/ri/proc/'ti/tis (f)
pe/ri/rec/'tal (ad)
pe/ri/re/'nal (ad)
Pe/ri/'sal/pinx (f)
Pe/ri/sig/mo/i'di/tis (f)
Pe/ri/sple/'ni/tis (f)
Pe/ri/'stal/sis (f)
Pe/ri/'stal/tic (f)
pe/ri/'stal/tisch (ad)
Pe/ri/'sta/se (f)
Pe/'ri/sta/sis (f)
pe/ri/'sta/tisch (ad)
Pe/'ri/sto/le (f)

pe/ri/'sto/lisch (ad)
Pe/ri/ten/'di/ne/um (n)
Pe/ri/ten/di/'ni/tis (f)
Pe/ri/'thel (n)
pe/ri/the/li/'al (ad)
Pe/ri/'the/li/um (n)
Pe/ri/thy/ro/i'di/tis (f)
pe/ri/to/nae/'al (ad)
Pe/ri/to/naea/li/sa/ti/'on (f)
pe/ri/to/naea/li/'sie/ren (v)
Pe/ri/to/naeo/cen/'te/se (f)
Pe/ri/to/'nae/um (n)
Pe/ri/to/'ni/tis (f)
pe/ri/ton/sil/'lar (ad)
Pe/ri/tra/che/'itis (f)
pe/ri/'trich (ad)
Pe/ri/ty/'phli/tis (f)
pe/ri/um/bi/li/'cal (ad)
pe/ri/un/gu/'al (ad)
pe/ri/ure/'thral (ad)
pe/ri/vas/cu/'lar (ad)
pe/ri/vas/cu/'la/ris, -re (adj)
Pe/ri/vas/cu/'li/tis (f)
pe/ri/ve/'nos (ad)
pe/ri/ven/tri/cu/'lar (ad)
pe/ri/ve/si/'cal (ad)
pe/ri/ve/si/cu/'lar (ad)
Pe/ri/ve/si/cu/'li/tis (f)
pe/ri/vis/ce/'ral (ad)
Pe/ri/vis/ce/'ri/tis (f)
pe/ri/vi/tel/'lin (ad)
Pe/ri/xe/'ni/tis (f)
per/ma/'nent (ad)
Per/man/ga/'nat (n)
per/me'a/bel (ad)
Per/mea/bi/li/'tät (f)
Per/me'a/se (f)
Per/mea/ti/'on (f)
per/me/'ie/ren (v)
per/ni/ci/'os (ad)
per/ni/ci'o/sus, -sa, -sum (adj)
'Per/nio (m)
Per/ni'o/sis (f)
Pe/ro/'bra/chi/us (m)
Pe/ro/'ce/pha/lus (m)
Pe/ro/'chi/rus (m)
Pe/ro/'cor/mus (m)
Pe/ro/'dac/ty/lus (m)
Pe/'ro/me/lus (m)
pe/ro/nae/'al (ad)
Pe/ro/'nae/us (m)
pe/ro/'nae/us, -'naea, -um (adj)
'Pe/ro/pus (m)
per/o'ral (ad)
Pe/'ro/sis (f)
Pe/ro/'so/mus (m)
Pe/ro/splanch/'nie (f)
Per/oxi/'da/se (f)
Per/oxi/'da/se-Re/ac/ti/on (f)
Per/oxi/'som (n)
per/pen/di/cu/'lar (ad)
Per/se/ve/ra/ti/'on (f)
per/se/ve/'rie/ren (v)
per/si/'stent (ad)
Per/si/'stenz (f)
per/si/'stie/ren (v)
Per/'so/na (f)
per/sor/'bie/ren (v)
Per/sorp/ti/'on (f)
Per/spi/ra/ti/'on (f)
per/spi/ra/'to/risch (ad)
per/spi/'rie/ren (v)
Per/sul/'phat (n)
Per/sul/'phid (n)
Per/tur/ba/ti/'on (f)
Per/'tus/sis (f)
per/ve/'nos (ad)
per/'vers (ad)
Per/ver/si/'on (f)
per/ver/'tie/ren (v)
Per/vi/'gi/li/um (n)
Pes (m)
Pes/'sar (n)
Pes/'sa/ri/um (n)
Pest (f)
Pe/sti/'cid (n)
pe/sti/'cid (ad)
Pe/sti/'lenz (f)
Pe/sti/'len/tia (f)
'Pe/stis (f)
Pe/'tio/lus (m)
Pe/tri/fi/ca/ti/'on (f)
pe/tri/fi/'cie/ren (v)
Pé/tris/'sa/ge (f)
pe/tro/'che/misch (ad)
pe/tro/oc/ci/pi/'tal (ad)
pe/tro/oc/ci/pi/'ta/lis, -le (adj)
pe/tro/squa/'mos (ad)
pe/tro/squa/'mo/sus, -sa, -sum (adj)
pe/'tros (ad)
pe/'tro/sus, -sa, -sum (adj)
pe/tro/tym/'pa/ni/cus, -ca, -cum (adj)
'Pet/ting (n)
Pe/'xie (f)
'Pe/xis (f)
Pha/'ci/tis (f)
pha/co/ana/phy/'lac/tisch (ad)
Pha/co/ana/phy/'la/xe (f)

Pha/co/ana/phy/'la/xis (f)
Pha/co/'ce/le (f)
Pha/co/'cy/ste (f)
Pha/co/cyst/ec/to/'mie (f)
Pha/co/'ly/se (f)
Pha/'co/ly/sis (f)
pha/co/'ly/tisch (ad)
Pha/'com (n)
Pha/'co/ma (n)
Pha/co/ma/'to/sis (f)
Pha/co/scle/'ro/sis (f)
pha/co/'to/xisch (ad)
Phaen (n)
Phae/no/'typ (m)
phae/no/'ty/pisch (ad)
phaeo/'chrom (ad)
Phaeo/chro/mo/'cyt (m)
Phaeo/chro/mo/cy/'tom (n)
'Pha/ge (m)
Pha/go/'cyt (m)
pha/go/cy/'tie/ren (v)
Pha/go/cy/'to/sis (f)
Pha/go/'som (n)
pha/lan/ge/'al (ad)
Pha/lang/ec/to/'mie (f)
Pha/lan/gi/sa/ti/'on (f)
pha/lan/gi/'sie/ren (v)
Pha/lan/'gi/tis (f)
pha/lan/go/pha/lan/ge/'al (ad)
'Pha/lanx (f)
'phal/lisch (ad)
Phal/lo/'pla/stic (f)
'Phal/lus (m)
pha/ne/ro/'gen (ad)
Phan/ta/'sie (f)
phan/ta/'sie/ren (v)
Phan/'tas/ma (n)
Phan/'tom (n)
Phar/ma/'ceu/tic (f)
Phar/ma/'ceu/ti/cum (n)
phar/ma/'ceu/tisch (ad)
Phar/'ma/cia (f)
Phar/ma/'cie (f)
Phar/ma/co/dy/'na/mic (f)
phar/ma/co/dy/'na/misch (ad)
phar/ma/co/'gen (ad)
Phar/ma/co/ge/'ne/tic (f)
Phar/ma/co/'gno/se (f)
phar/ma/co/'gno/stisch (ad)
Phar/ma/co/ki/'ne/tic (f)
phar/ma/co/ki/'ne/tisch (ad)
Phar/ma/co/'lo/ge (m)
Phar/ma/co/lo/'gie (f)
phar/ma/co/'lo/gisch (ad)
'Phar/ma/con (n)
Phar/ma/co/'poe (f)
Phar/ma/co/'poe/ia (f)
Phar/ma/co/psy/'cho/sis (f)
Phar/ma/co/the/ra/'pie (f)
Pha/ryng/al/'gie (f)
pha/ryn/ge/'al (ad)
Pha/ryng/ec/to/'mie (f)
pha/'ryn/ge/us, -gea, -um (adj)
Pha/ryn/'gis/mus (m)
Pha/ryn/'gi/tis (f)
Pha/ryn/go/'ce/le (f)
pha/ryn/go/con/junc/ti/'val (ad)
Pha/ryng/ody/'nie (f)
Pha/ryn/go/ke/ra/'to/sis (f)
Pha/ryn/go/la/ryn/'gi/tis (f)
Pha/ryn/go/lo/'gie (f)
Pha/ryn/go/my/'co/sis (f)
Pha/ryn/go/pa/'thie (f)
Pha/ryn/go/'pla/stic (f)
Pha/ryn/go/ple/'gie (f)
Pha/ryn/go/'scop (n)
Pha/ryn/go/sco/'pie (f)
pha/ryn/go/sco/'pie/ren (v)
pha/ryn/go/'sco/pisch (ad)
Pha/ryn/go/'spas/mus (m)
Pha/ryn/go/to/'mie (f)
Pha/ryn/go/ton/sil/'li/tis (f)
'Pha/rynx (m)
'Pha/se (f)
'Pha/sen/con/trast (m)
'Pha/sen/con/trast-Mi/cro/sco/pie (f)
'pha/sisch (ad)
Phen/an/'thren (n)
Phen/a'zon (n)
Phen/azo/py/ri/'din (n)
Phen/be/ni/cil/'lin (n)
Phen/but/a'zon (n)
Phen/carb/a'mid (n)
Phen/cy/cli/'din (n)
Phen/el/'zin (n)
Phe/'nol (n)
Phe/no/'la/se (f)
Phe/no/'lat (n)
Phe/nol/phtha/le/'in (n)
Phe/nol/u'rie (f)
Phen/oxy/acet/a'cid (n)
Phen/oxy/benz/a'min (n)
Phe/'nyl (n)
Phe/nyl/acet/a'cid (n)
Phe/nyl/ala/'nin (n)
Phe/nyl/but/a'zon (n)
Phe/nyl/glu/cos/a'zon (n)
Phe/nyl/hy/dra/'zin (n)
Phe/nyl/hy/dra/'zon (n)

Phe/nyl/ke/ton/u'rie (f)
Phe/ro/'mon (n)
Phi/'lie (f)
'Phil/trum (n)
Phi/'mo/sis (f)
Phleb/al/'gie (f)
Phleb/ec/'ta/se (f)
Phleb/ec/'ta/sia (f)
Phleb/ec/ta/'sie (f)
Phleb/'ec/ta/sis (f)
Phleb/ec/to/'mie (f)
Phleb/ec/to/'pie (f)
Phleb/em/'phra/xis (f)
Phle/'bi/tis (f)
phle/'bi/tisch (ad)
Phle/bo/'gramm (n)
Phle/bo/gra/'phie (f)
phle/bo/'gra/phisch (ad)
Phle/bo/'lith (m)
Phle/bo/li/'thia/sis (f)
Phle/bo/lo/'gie (f)
Phle/bo/ma/no/'me/ter (n)
Phle/bo/phle/bo/sto/'mie (f)
Phle/bo/'pla/stic (f)
Phle/bor/rha/'phie (f)
Phle/bor/'rhe/xis (f)
Phle/bo/scle/'ro/sis (f)
Phle/'bo/sta/sis (f)
Phle/bo/ste/'no/sis (f)
Phle/bo/throm/'bo/sis (f)
Phle/bo/to/'mie (f)
Phle/'bo/to/mus (m)
'Phleg/ma (n)
Phleg/ma/'sie (f)
Phleg/'ma/ti/ker (m)
phleg/'ma/tisch (ad)
phleg/mo/'nos (ad)
phleg/mo/'no/sus, -sa, -sum (adj)
phlo/'gi/sti/cus, -ca, -cum (adj)
phlo/'gi/stisch (ad)
Phlo/gi/'ston (n)
phlo/go/'gen (ad)
Phlo/'go/sis (f)
Phlo/go/ze/lo/'tis/mus (m)
Phlyc/'tae/na (f)
phlyc/tae/'nar (ad)
Phlyc/'tae/ne (f)
Phlyc/'tae/nu/la (f)
phlyc/tae/nu/'lar (ad)
Phlyc/tae/'nu/le (f)
Phlyc/tae/nu/'lo/sis (f)
'Pho/bia (f)
Pho/'bie (f)
'pho/bisch (ad)
Pho/bo/pho/'bie (f)
Pho/co/'me/lia (f)
Pho/co/me/'lie (f)
Pho/'co/me/lus (m)
Phon/asthe/'nie (f)
Pho/na/ti/'on (f)
Pho/'nem (n)
Pho/'ne/ma (n)
Phon/en/do/'scop (n)
Pho/'ne/tic (f)
pho/'ne/tisch (ad)
Phon/ia/'trie (f)
pho/'nie/ren (v)
Pho/no/car/dio/'gramm (n)
Pho/no/car/dio/'graph (m)
Pho/no/car/dio/gra/'phie (f)
pho/no/car/dio/'gra/phisch (ad)
Pho/no/'gramm (n)
Pho/no/'graph (m)
Pho/no/lo/'gie (f)
Pho/no/mas/'sa/ge (f)
Pho/no/'me/ter (n)
Pho/no/me/'trie (f)
Pho/no/pa/'thie (f)
Pho/no/pho/'bie (f)
Phor/'op/ter (m)
Phos/'gen (n)
Phos/'phat (n)
Phos/phat/ae/'mie (f)
Phos/pha/'ta/se (f)
Phos/'phat/cy/clus (m)
Phos/pha/'tid (n)
Phos/pha/tid/a'cid (n)
Phos/pha/ti/dyl/cho/'lin (n)
Phos/pha/ti/dyl/etha/nol/a'min (n)
Phos/'phaen (n)
Phos/'phid (n)
Phos/'phit (n)
Phos/pho/cho/'lin (n)
Phos/pho/crea/'tin (n)
Phos/pho/di/este/'ra/se (f)
Phos/pho/enol/pyr/u'vat (n)
Phos/pho/fruc/to/ki/'na/se (f)
Phos/pho/fruc/to/mu/'ta/se (f)
Phos/pho/ga/lac/'to/se (f)
Phos/pho/glu/co/mu/'ta/se (f)
Phos/pho/glu/'co/se (f)
Phos/pho/gly/cer/al/de/'hyd (m)
Phos/pho/gly/ce/ro/mu/'ta/se (f)
Phos/pho/he/xo/iso/me/'ra/se (f)
Phos/pho/he/xo/ki/'na/se (f)
Phos/pho/li/'pa/se (f)
Phos/pho/li/'pid (n)
Phos/pho/mo/no/este/'ra/se (f)

Phos/pho/pro/te/'in (n)
'Phos/phor (m)
phos/pho/res/'cent (ad)
Phos/pho/res/'cenz (f)
phos/pho/res/'cie/ren (v)
Phos/pho/ro/'ly/se (f)
Phos/pho/'ro/ly/sis (f)
phos/pho/ro/'ly/tisch (ad)
'Phos/pho/rus (m)
Phos/pho/'ryl (n)
Phos/pho/ry/'la/se (f)
Phos/pho/ry/la/ti/'on (f)
phos/pho/ry/'lie/ren (v)
Phot/aes/the/'sie (f)
Phot/al/'gie (f)
'pho/tisch (ad)
Pho/'tis/mus (m)
pho/to/ac/'ti/nisch (ad)
Pho/to/bac/'te/ri/um (n)
Pho/to/ca/ta/'ly/se (f)
Pho/to/ca/'ta/ly/sis (f)
pho/to/ca/ta/'ly/tisch (ad)
Pho/to/che/'mie (f)
pho/to/'che/misch (ad)
Pho/to/co/agu/la/ti/'on (f)
pho/to/co/agu/'lie/ren (v)
Pho/to/der/ma/'ti/tis (f)
Phot/ody/'nie (f)
Pho/to/elec/tri/ci/'tät (f)
pho/to/e'lec/trisch (ad)
Pho/to/e'lec/tron (n)
pho/to/'gen (ad)
Pho/to/'gramm (n)
pho/to/mo/'to/risch (ad)
'Pho/ton (n)
Pho/'to/no/sus (m)
Pho/to/par/aes/the/'sie (f)
Pho/to/pho/'bie (f)
phot/'op (ad)
Phot/'opia (f)
Phot/o'pie (f)
Phot/'op/sia (f)
Phot/op/'sie (f)
Phot/'op/sis (f)
phot/'op/tisch (ad)
Pho/to/re/'cep/tor (m)
Pho/to/sen/si/ti/sa/ti/'on (f)
pho/to/sen/si/ti/'sie/ren (v)
pho/to/sen/si/'tiv (ad)
Pho/to/sen/si/ti/vi/'tät (f)
Pho/to/syn/'the/se (f)
Pho/to/'syn/the/sis (f)
pho/to/syn/'the/tisch (ad)
pho/to/'tac/tisch (ad)
Pho/to/'ta/xis (f)
Pho/to/the/ra/'pie (f)
pho/to/'troph (ad)
Pho/to/tro/'pis/mus (m)
pho/to/vol/'ta/isch (ad)
Phren/al/'gie (f)
Phren/asthe/'nie (f)
Phre/'ne/se (f)
phre/'ne/tisch (ad)
phre/ni/co/'co/lisch (ad)
phre/ni/co/co/'stal (ad)
phre/ni/co/lie/'nal (ad)
Phre/ni/co/to/'mie (f)
Phre/ni/co/trip/'sie (f)
'Phre/ni/cus (m)
'phre/ni/cus, -ca, -cum (adj)
Phre/no/car/'die (f)
Phre/no/lo/'gie (f)
Phre/no/pa/'thie (f)
Phthi/'ria/sis (f)
'Phthi/ri/us (m)
'Phthi/se (f)
Phthi/sio/lo/'gie (f)
'Phthi/sis (f)
Phy/co/bi/'lin (n)
Phy/co/'chrom (n)
Phy/co/col/lo/'id (n)
Phy/co/cya/'nin (n)
Phy/co/ery/'thrin (n)
Phy/co/my/'co/sis (f)
Phy/'la/xe (f)
Phy/'la/xis (f)
phy/'le/tisch (ad)
Phy/lo/ge/'ne/se (f)
Phy/lo/'ge/ne/sis (f)
phy/lo/ge/'ne/tisch (ad)
'Phy/lum (n)
'Phy/ma (n)
Phy/ma/'to/sis (f)
Phys/i'a/ter (m)
Phys/i'a/tric (f)
Phys/ia/'trie (f)
phys/i'a/trisch (ad)
Phy/'sic (f)
'Phy/si/ca (f)
phy/si/'ca/lis, -le (adj)
phy/si/'ca/lisch (ad)
phy/si/co/'che/misch (ad)
'Phy/si/cum (n)
'phy/si/cus, -ca, -cum (adj)
'Phy/si/ker (m)
Phy/sio/gno/'mie (f)
Phy/sio/'lo/ge (m)
Phy/sio/lo/'gie (f)
phy/sio/'lo/gisch (ad)
phy/sio/lo/gisch-'che/misch (ad)

Phy/sio/pa/tho/lo/'gie (f)
phy/sio/pa/tho/'lo/gisch (ad)
Phy/sio/the/ra/'peut (m)
phy/sio/the/ra/'peu/tisch (ad)
Phy/sio/the/ra/'pie (f)
Phy/so/'me/tra (f)
Phy/so/stig/'min (n)
Phy/'ta/se (f)
Phy/to/be/zo/'ar (m)
Phy/to/che/'mie (f)
phy/to/'gen (ad)
Phy/to/haem/ag/glu/ti/'nin (n)
Phy/to/hor/'mon (n)
Phy/to/pa/ra/'sit (m)
phy/to/pa/tho/'gen (ad)
Phy/to/pa/tho/lo/'gie (f)
phy/to/'phag (ad)
Phy/to/phar/ma/co/lo/'gie (f)
Phy/to/pneu/mo/co/ni'o/sis (f)
Phy/to/prae/ci/pi/'tin (n)
Phy/'to/sis (f)
Phy/to/ste/'rol (n)
Phy/to/throm/bo/ki/'na/se (f)
Phy/to/to/'xin (n)
phy/to/'to/xisch (ad)
'Pia (f)
'Pick/wick-Syn/drom (n)
Pi/co/cu/'rie (n)
Pi/co/'gramm (n)
Pi/co-RN'A-Vi/rus (n)
Pi/co/se/'cun/de (f)
Pi/'crat (n)
Pi/crin/a'cid (n)
Pi/cro/car/'min (n)
Pi/cro/ni/gro/'sin (n)
Pi/cro/to/'xin (n)
Pi'e/dra (f)
Pie/zo/elec/tri/ci/'tät (f)
pie/zo/e'lec/trisch (ad)
Pig/'ment (n)
Pig/men/ta/ti/'on (f)
pig/men/'tie/ren (v)
Pig/men/to/'ge/ne/sis (f)
Pig/men/to/'pha/ge (m)
pig/men/'to/sus, -sa, -sum (adj)
Pig/'men/tum (n)
Pi/'itis (f)
pi/'lar (ad)
pi/'la/ris, -re (adj)
'Pil/le (f)
Pi/lo/car/'pin (n)
Pi/lo/ma/tri/'com (n)
pi/lo/mo/'to/risch (ad)
pi/lo/ni/'dal (ad)
pi/'los (ad)
Pi/'lo/sis (f)
Pi/lo/si/'tät (f)
pi/'lo/sus, -sa, -sum (adj)
'Pi/lu/la (f)
'Pi/lus (m)
pi/ne/'al (ad)
Pi/ne/al/ec/to/'mie (f)
pi/ne'a/lis, -le (adj)
Pi/nea/'lis/mus (m)
Pi/nea/'lom (n)
Pin/gu'i/cu/la (f)
'Pin/na (f)
Pi/no/cy/'to/sis (f)
pi/no/cy/'to/tisch (ad)
Pi/no/'som (n)
'Pin/ta (f)
Pi/per/acet/a'zin (n)
Pi/per/a'zin (n)
Pi/pe/ri/'din (n)
Pi/per/o'xan (n)
Pi/'pet/te (f)
pi/pet/'tie/ren (v)
Pi/'qû/re (f)
pi/ri/'form (ad)
Pi/ri/'for/mis (m)
pi/ri/'for/mis, -me (adj)
Pi/ro/'plas/ma (n)
Pi/ro/plas/'mo/sis (f)
pi/si/'form (ad)
Pi/si/'for/me (n)
pi/si/'for/mis, -me (adj)
pi/so/ha/'ma/tus, -ta, -tum (adj)
pi/so/me/ta/'car/pe/us, -pea, -um (adj)
Pith/ia/'tis/mus (m)
Pi/tui/'cyt (m)
Pi/tui/cy/'tom (n)
pi/tui/'tar (ad)
Pi/tui/ta/'ris/mus (m)
pi/tui/'ta/ri/us, -ria, -um (adj)
Pi/ty/'ria/sis (f)
Piv/am/pi/cil/'lin (n)
Pla/'ce/bo (n)
Pla/'cen/ta (f)
pla/cen/'tal (ad)
pla/cen/'tar (ad)
Pla/cen/ta/ti/'on (f)
Pla/cen/'ti/tis (f)
Pla/cen/to/gra/'phie (f)
pla/cen/to/'id (ad)
Pla/cen/to/lo/'gie (f)
pla/gio/ce/'phal (ad)
Pla/gio/ce/pha/'lie (f)
Pla/gio/'ce/pha/lus (m)

'Planc/ton (n)
pla/no/cel/lu/'lar (ad)
pla/no/con/'cav (ad)
pla/no/con/'vex (ad)
Pla/no/'cyt (m)
'Plan/ta (f)
plan/'tar (ad)
plan/'tar/flec/tie/ren (v)
Plan/'tar/fle/xi/on (f)
Plan/'ta/ris (m)
plan/'ta/ris, -re (adj)
Plan/'tar/re/flex (m)
'Pla/nu/la (f)
'Pla/num (n)
'Pla/que (f)
'Plas/ma (n)
'Plas/ma/cel/le (f)
'Plas/ma/ex/pan/der (m)
Plas/ma/lo/'gen (n)
'Plas/ma/mem/bran (f)
'Plas/ma/pro/te/in (n)
'Plas/ma-Skim/ming (n)
plas/'ma/tisch (ad)
Plas/'min (n)
Plas/mi/no/'gen (n)
Plas/mi/no/ge/no/pe/'nie (f)
'plas/misch (ad)
Plas/mo/'cyt (m)
plas/mo/'cy/tisch (ad)
Plas/mo/cy/'tom (n)
Plas/mo/cy/'to/sis (f)
Plas/mo/di/'cid (n)
plas/mo/di/'cid (ad)
Plas/'mo/di/um (n)
Plas/mo/'ly/se (f)
plas/mo/ly/'sie/ren (v)
Plas/'mo/ly/sis (f)
plas/mo/'ly/tisch (ad)
'Plas/mon (n)
Plas/mo/'schi/se (f)
Plas/'mo/schi/sis (f)
Plas/mo/'som (n)
Plas/mo/'zym (n)
'Pla/stic (f)
Pla/sti/ci/'tät (f)
'pla/sti/cus, -ca, -cum (adj)
'pla/stisch (ad)
Pla/'teau (n)
'Pla/tin (n)
Plat/ony/'chie (f)
Pla/ty/ba/'sie (f)
pla/ty/ce/'phal (ad)
Pla/ty/cne/'mie (f)
pla/ty/'cne/misch (ad)
Pla/ty/mor/'phie (f)
Pla/ty/po/'die (f)
pla/tyr/'rhin (ad)
Pla/'tys/ma (n)
Pla/ty/spon/dy/'lie (f)
'Ple/gia (f)
Ple/'gie (f)
'ple/gisch (ad)
Pleo/chro/'mie (f)
pleo/'morph (ad)
Pleo/mor/'phis/mus (m)
Ple/on/ae/'mie (f)
Pleo/'nas/mus (m)
pleo/'na/stisch (ad)
Ple/on/oste'o/sis (f)
Ple/on/'otus (m)
Ple/si/o'pie (f)
Pless/aes/the/'sie (f)
Ple/'tho/ra (f)
Ple/thys/mo/'gramm (n)
Ple/thys/mo/'graph (m)
'Pleu/ra (f)
pleu/'ral (ad)
Pleur/al/'gie (f)
pleu/'ra/lis, -le (adj)
Pleur/apo/'phy/se (f)
Pleur/a'po/phy/sis (f)
Pleur/ec/to/'mie (f)
Pleu/'ri/tis (f)
Pleu/ro/cen/'te/se (f)
Pleu/ro/cen/'te/sis (f)
pleu/ro/cu/'tan (ad)
Pleur/ody/'nie (f)
Pleu/ro/'ly/se (f)
Pleu/'ro/ly/sis (f)
Pleu/'ro/me/lus (m)
pleu/ro/pe/ri/car/di/'al (ad)
Pleu/ro/pe/ri/car/'di/tis (f)
pleu/ro/pe/ri/to/nae/'al (ad)
Pleu/ro/pneu/mo/'nie (f)
Pleu/ro/'spas/mus (m)
Pleu/ro/to/'mie (f)
pleu/ro/vis/ce/'ral (ad)
ple/xi/'form (ad)
'Ple/xus (m)
'Pli/ca (f)
Pli/ca/ti/'on (f)
pli/'ca/tus, -ta, -tum (adj)
pli/'cie/ren (v)
'Plom/be (f)
plom/'bie/ren (v)
'Plum/bum (n)
plu/ri/de/fi/ci/'ent (ad)
Plu/ri/de/fi/ci/'enz (f)
plu/ri/fo/'cal (ad)
plu/ri/glan/du/'lar (ad)

Plu/ri/'gra/vi/da (f)
plu/ri/lo/cu/'lar (ad)
plu/ri/ori/fi/ci/'al (ad)
plu/ri/ori/fi/ci'a/lis, -le (adj)
Plu/'ri/pa/ra (f)
plu/ri/po/'tent (ad)
Plu/'to/ni/um (n)
Pneum/ar/'thro/sis (f)
Pneu/'ma/tic (f)
pneu/'ma/ti/cus, -ca, -cum (adj)
Pneu/ma/ti/sa/ti/'on (f)
pneu/ma/ti/'sie/ren (v)
pneu/'ma/tisch (ad)
Pneu/ma/to/car/'die (f)
Pneu/ma/to/'ce/le (f)
Pneu/ma/to/'gramm (n)
Pneu/ma/to/gra/'phie (f)
Pneu/ma/to/lo/'gie (f)
Pneu/ma/to/me/'trie (f)
Pneu/ma/'to/sis (f)
Pneu/mat/u'rie (f)
Pneum/en/ce/pha/lo/gra/'phie (f)
Pneu/mo/ba/'cil/lus (m)
Pneu/mo/cen/'te/se (f)
Pneu/mo/'ce/pha/lus (m)
Pneu/mo/cocc/ae/'mie (f)
pneu/mo/coc/'cal (ad)
pneu/mo/coc/co/'cid (ad)
Pneu/mo/coc/cos/u'rie (f)
Pneu/mo/'coc/cus (m)
Pneu/mo/'coc/ke (f)
Pneu/mo/'co/lon (n)
Pneu/mo/co/ni'o/sis (f)
Pneu/mo/'cy/stis (f)
Pneu/mo/cy/sto/gra/'phie (f)
Pneu/mo/'gramm (n)
Pneu/mo/gra/'phie (f)
Pneu/mo/'lith (m)
Pneu/mo/li/'thia/sis (f)
Pneu/mo/lo/'gie (f)
Pneu/mo/'ly/se (f)
Pneu/'mo/ly/sis (f)
Pneu/mo/me/dia/'sti/num (n)
Pneu/mo/me/'trie (f)
Pneu/mo/my/'co/sis (f)
Pneu/mon/ec/to/'mie (f)
Pneu/'mo/nia (f)
Pneu/mo/'nie (f)
pneu/'mo/nisch (ad)
Pneu/mo/'ni/tis (f)
Pneu/mo/pa/'thie (f)
Pneu/mo/pe/ri/to/'nae/um (n)
Pneu/mo/pe/'xie (f)
Pneu/mor/rha/'phie (f)
Pneu/mo/scle/'ro/sis (f)
Pneu/mo/si/de/'ro/sis (f)
Pneu/mo/ta/cho/'graph (m)
Pneu/mo/'ta/xis (f)
Pneu/mo/'tho/rax (m)
Pneu/mo/to/'mie (f)
Pneu/mo/to/'xin (n)
pneu/mo/'to/xisch (ad)
pneu/mo/'trop (ad)
Pneu/mo/'ty/phus (m)
Pneu/mo/ven/tri/cu/lo/gra/'phie (f)
'Pod/agra (n)
Pod/al/'gie (f)
Pod/ar/'thri/tis (f)
Pod/'ar/thrum (n)
Pod/ia/'trie (f)
Po/do/brom/hi/'dro/sis (f)
Po/do/'cyt (m)
po/do/'cy/tisch (ad)
Pod/ody/'nie (f)
Pod/oe/'dem (n)
Po'e/se (f)
Po'e/sis (f)
Poe/'tin (n)
po'e/tisch (ad)
Poi/ki/lo/'blast (m)
Poi/ki/lo/'cyt (m)
Poi/ki/lo/cyt/hae/'mie (f)
Poi/ki/lo/cy/'to/sis (f)
Poi/ki/lo/'der/ma (n)
poi/ki/lo/'therm (ad)
Poi/ki/lo/ther/'mie (f)
Po'i/se (n)
po/'lar (ad)
Po/la/ri/me/'trie (f)
Po/la/ri/sa/ti/'on (f)
Po/la/ri/'sa/tor (m)
po/la/ri/'sie/ren (v)
Po/la/ri/'tät (f)
'Po/li/cli/nic (f)
'Po/lio (f)
Po/lio/dys/tro/'phie (f)
Po/lio/en/ce/pha/'li/tis (f)
Po/lio/mye/'li/tis (f)
po/lio/mye/'li/tisch (ad)
Po/lio/mye/lo/pa/'thie (f)
Po/li'o/sis (f)
Pol/la/kis/u'rie (f)
'Pol/lex (m)
Pol/li/ci/sa/ti/'on (f)
pol/li/ci/'sie/ren (v)
Pol/li/'no/sis (f)
Pol/lu/ti/'on (f)
Po/lo/'cyt (m)
Po/'lo/ni/um (n)

'Po/lus (m)
Po/ly/a'cid (n)
Po/ly/ae/'mie (f)
Po/ly/aes/the/'sie (f)
Po/ly/a'min (n)
Po/ly/an/'drie (f)
Po/ly/an/gi/'itis (f)
Po/ly/ar/'thri/tis (f)
po/ly/ar/ti/cu/'lar (ad)
po/ly/ato/'mar (ad)
po/ly/'ba/sisch (ad)
Po/ly/chon/'dri/tis (f)
po/ly/'chrom (ad)
Po/ly/chro/'mie (f)
Po/ly/chro/mo/'cyt (m)
po/ly/chro/mo/'phil (ad)
po/ly/clo/'nal (ad)
Po/ly/co/'rie (f)
po/ly/'cy/clisch (ad)
Po/ly/cy'e/se (f)
Po/ly/cy'e/sis (f)
po/ly/'cy/stisch (ad)
Po/ly/cyt/hae/'mie (f)
Po/ly/dac/ty/'lie (f)
Po/ly/dip/'sie (f)
Po/ly/em/bryo/'nie (f)
Po/ly/'en (n)
Po/ly/ethy/'len (n)
Po/ly/ga/lac/'tie (f)
po/ly/'gam (ad)
Po/ly/ga/'mie (f)
po/ly/'hy/drisch (ad)
Po/ly/ma/'stie (f)
Po/ly/me/'lie (f)
Po/'ly/me/lus (m)
Po/ly/me/nor/'rhoe (f)
Po/ly/'mer (n)
Po/ly/me/'ra/se (f)
Po/ly/me/'rie (f)
Po/ly/me/ri/sa/ti/'on (f)
po/ly/me/ri/'sie/ren (v)
po/ly/'morph (ad)
po/ly/mor/pho/nu/cle/'ar (ad)
Po/ly/my/al/'gie (f)
Po/ly/my'o/clo/nus (m)
Po/ly/myo/'si/tis (f)
Po/ly/my/'xin (n)
po/ly/neu/'ral (ad)
Po/ly/neur/al/'gie (f)
Po/ly/neu/'ri/tis (f)
Po/ly/neu/ro/pa/'thie (f)
po/ly/nu/cle/'ar (ad)
Po/ly/nu/cleo/'tid (n)
Po/ly/nu/cleo/ti/'da/se (f)
Po/ly/'om (n)
Po/ly'o/ma (n)
Po/ly'o/ma/vi/rus (n)
Po/ly/ony/'chie (f)
Po/ly/o'pie (f)
Po/ly/'op/sis (f)
Po/ly/or/'chie (f)
Po/ly/o'tie (f)
Po/ly/o'xyl (n)
Po/ly/oxyl/stea/'rat (n)
Po/'lyp (m)
Po/lyp/ec/to/'mie (f)
Po/ly/pep/'tid (n)
Po/ly/pep/tid/ae/'mie (f)
Po/ly/pep/ti/'da/se (f)
Po/ly/pep/ti/dor/rha/'chie (f)
Po/ly/pho/'bie (f)
po/ly/phy/'le/tisch (ad)
Po/ly/phy/le/'tis/mus (m)
po/ly/phy/o'dont (ad)
po/ly/pi/'fer (ad)
po/ly/plo/'id (ad)
Po/ly/plo/i'die (f)
Po/ly/po/'die (f)
po/ly/po/'id (ad)
po/ly/'pos (ad)
Po/ly/'po/sis (f)
po/ly/'po/sus, -sa, -sum (adj)
'Po/ly/pus (m)
Po/ly/ra/di/cu/'li/tis (f)
Po/ly/ri/bo/'som (n)
Po/ly/sac/cha/'rid (n)
Po/ly/se/ro/'si/tis (f)
Po/ly/'som (n)
Po/ly/'so/mus (m)
Po/ly/sper/'mie (f)
Po/ly/sti/'chie (f)
Po/ly/sty/'ren (n)
po/ly/sym/pto/'ma/tisch (ad)
po/ly/syn/'ap/tisch (ad)
Po/ly/ter/'pen (n)
Po/ly/the/'lie (f)
Po/ly/to/xi/co/ma/'nie (f)
Po/ly/tri/'chie (f)
Po/ly/u'rie (f)
po/ly/va/'lent (ad)
Po/ly/va/'lenz (f)
'Pom/pho/lyx (f)
'Po/mum (n)
Pon/'cet-Ope/ra/ti/on (f)
Pons (m)
pon/'tin (ad)
pon/'ti/nus, -na, -num (adj)
pon/to/ce/re/bel/'lar (ad)
'Po/ples (m)
po/'pli/te/us, -tea, -um (adj)

Po/pu/la/ti/'on (f)
por/'cin (ad)
'Po/re (f)
Por/en/ce/pha/'lie (f)
Por/no/gra/'phie (f)
por/no/'gra/phisch (ad)
Po/ro/ce/pha/'lia/sis (f)
Po/ro/'ce/pha/lus (m)
Po/ro/ke/ra/'to/sis (f)
po/'ros (ad)
Po/'ro/sis (f)
Po/ro/si/'tät (f)
po/'ro/sus, -sa, -sum (adj)
po/'ro/tisch (ad)
Por/'phin (n)
Por/phy/'rie (f)
Por/phy/'rin (n)
Por/phy/rin/u'rie (f)
Por/phyr/op/'sin (n)
'Por/ta (f)
por/'tal (ad)
por/'ta/lis, -le (adj)
'Por/tio (f)
por/to/ca/'val (ad)
Por/to/'gramm (n)
Por/to/gra/'phie (f)
'Po/rus (m)
Po/'si/tio (f)
Po/si/ti/'on (f)
po/si/'tiv (ad)
'Po/si/tron (n)
post/ab/or/'tal (ad)
post/a'cut (ad)
post/an/aes/'the/tisch (ad)
post/apo/'plec/tisch (ad)
Post/car/dio/to/'mie-Syn/drom (n)
post/cen/'tral (ad)
post/cen/'tra/lis, -le (adj)
post/ci/'bal (ad)
post/cla/vi/cu/'lar (ad)
post/co/i'tal (ad)
Post/com/mis/su/ro/to/'mie-Syn-drom (n)
post/con/cep/tu/'al (ad)
Post/con/cus/si/'on-Syn/drom (n)
post/con/dy/'lar (ad)
post/con/nu/bi/'al (ad)
post/con/vul/'siv (ad)
post/co/'stal (ad)
post/di/'crot (ad)
post/di/ge/'stiv (ad)
post/em/bryo/'nal (ad)
post/en/ce/pha/'li/tisch (ad)
post/epi/'lep/tisch (ad)
po/'ste/ri/or, -us (adj)
po/ste/ri/'or (ad)
po/ste/ro/an/'te/ri/or, -us (adj)
po/ste/ro/an/te/ri/'or (ad)
po/ste/ro/la/te/'ral (ad)
po/ste/ro/la/te/'ra/lis, -le (adj)
po/ste/ro/me/di/'al (ad)
po/ste/ro/me/di'a/lis, -le (adj)
post/fe/'bril (ad)
post/ga/strec/'to/misch (ad)
post/gle/no/i'dal (ad)
post/gra/'vid (ad)
post/he/mi/'ple/gisch (ad)
post/he/'pa/tisch (ad)
post/he/pa/'ti/tisch (ad)
Pos/'thi/tis (f)
post/'hum (ad)
post/hyp/'no/tisch (ad)
post/ic/'tal (ad)
post/ic/'te/risch (ad)
Post/in/'farct-Syn/drom (n)
post/mast/ec/'to/misch (ad)
post/ma/'tur (ad)
Post/ma/tu/ri/'tät (f)
post/men/'ar/chisch (ad)
post/me/no/pau/'sal (ad)
post/men/stru/'al (ad)
post/mor/'tal (ad)
post/na/'tal (ad)
post/ne/'cro/tisch (ad)
post/ne/phrec/'to/misch (ad)
post/ope/ra/'tiv (ad)
post/phle/'bi/tisch (ad)
post/po/'nie/ren (v)
Post/po/si/ti/'on (f)
post/pran/di/'al (ad)
post/pu/be/'ral (ad)
post/pu/bes/'cent (ad)
post/py/'cno/tisch (ad)
post/re/'nal (ad)
post/splen/ec/'to/misch (ad)
post/ste/'no/tisch (ad)
post/syn/'ap/tisch (ad)
post/sy/phi/'li/tisch (ad)
post/ta/chy/car/di/'al (ad)
post/throm/'bo/tisch (ad)
post/trau/'ma/tisch (ad)
po/stu/'ral (ad)
post/vac/ci/'nal (ad)
post/ve/si/'cal (ad)
po/'tent (ad)
Po/ten/ti/'al (n)
Po/ten/tia/ti/'on (f)
po/ten/ti/'ell (ad)
Po/'tenz (f)
Po/ti/'on (f)

prac/ti/'cie/ren (v)
'Prac/ti/cum (n)
'Prac/ti/ker (m)
'prac/tisch (ad)
prae/ago/'nal (ad)
prae/an/aes/'the/tisch (ad)
prae/au/ri/cu/'lar (ad)
Prae/be/ta/li/po/pro/te/'in (n)
prae/can/ce/ros (ad)
prae/ca/pil/'lar (ad)
prae/car/di/'al (ad)
prae/cen/'tral (ad)
prae/cen/'tra/lis, -le (adj)
prae/cer/vi/'cal (ad)
Prae/'ci/pi/tans (n)
Prae/ci/pi/'tat (n)
Prae/ci/pi/ta/ti/'on (f)
Prae/ci/pi/'ta/tor (m)
prae/ci/pi/'tie/ren (v)
Prae/ci/pi/'tin (n)
prae/'cli/nisch (ad)
prae/co/i'tal (ad)
prae/co/ma/'tos (ad)
prae/com/mis/su/'ral (ad)
prae/con/cep/tio/'nal (ad)
prae/con/vul/'siv (ad)
'prae/cox (adj)
Prae/'cur/sor (m)
prae/di/'crot (ad)
prae/di/ge/'stie/ren (v)
Prae/di/ge/sti/'on (f)
Prae/di/lec/ti/'on (f)
prae/dis/po/'nie/ren (v)
Prae/dis/po/si/ti/'on (f)
Prae/ec/lamp/'sie (f)
prae/ec/'lamp/tisch (ad)
prae/fi/'bro/tisch (ad)
Prae/for/ma/ti/'on (f)
prae/he/'pa/tisch (ad)
prae/ic/'te/risch (ad)
prae/in/va/'siv (ad)
prae/li/mi/'nar (ad)
prae/ma/'tur (ad)
Prae/ma/tu/ri/'tät (f)
prae/ma/'tu/rus, -ra, -rum (adj)
Prae/me/di/ca/ti/'on (f)
prae/me/di/'cie/ren (v)
prae/me/no/pau/'sal (ad)
prae/men/stru/'al (ad)
prae/mo/'lar (ad)
prae/mo/'la/ris, -re (adj)
prae/mo/ni/'to/risch (ad)
prae/mor/'tal (ad)
prae/mo/'to/risch (ad)
Prae/mu/ni/sa/ti/'on (f)
prae/mu/ni/'sie/ren (v)
prae/na/'tal (ad)
prae/ope/ra/'tiv (ad)
prae/'op/tisch (ad)
Prae/pa/'rat (n)
Prae/pa/ra/ti/'on (f)
Prae/pa/'ra/tor (m)
prae/pa/'rie/ren (v)
prae/par/'tal (ad)
prae/pa/tel/'lar (ad)
prae/pe/ri/to/nae/'al (ad)
prae/psy/'cho/tisch (ad)
prae/pu/be/'ral (ad)
prae/pu/ti/'al (ad)
Prae/'pu/ti/um (n)
prae/py/'lo/risch (ad)
prae/schi/zo/'phren (ad)
prae/scle/'ro/tisch (ad)
prae/scri/'bie/ren (v)
Prae/scrip/ti/'on (f)
prae/scrip/'tiv (ad)
prae/se/'nil (ad)
Prae/se/ni/li/'tät (f)
Prae/'se/ni/um (n)
Prae/sen/ta/ti/'on (f)
prae/sen/'tie/ren (v)
Prae/ser/va/'tiv (n)
prae/ser/va/'tiv (ad)
prae/sym/pto/'ma/tisch (ad)
prae/syn/'ap/tisch (ad)
Prae/'sy/sto/le (f)
prae/sy/'sto/lisch (ad)
prae/tec/'tal (ad)
Prae/va/'lenz (f)
prae/ve/'nie/ren (v)
Prae/ven/ti/'on (f)
prae/ven/'tiv (ad)
Prae/ven/'to/ri/um (n)
prae/ver/te/'bral (ad)
prae/ver/te/'bra/lis, -le (adj)
Prae/zyg/apo/'phy/se (f)
Prae/zyg/a'po/phy/sis (f)
pran/di/'al (ad)
Pra/seo/'dym (n)
Pra/seo/'dy/mi/um (n)
'Pra/xis (f)
Pres/by/a'cu/sis (f)
Pres/by/car/'die (f)
Pres/byo/phre/'nie (f)
Pres/by/o'pie (f)
'Pres/sor (m)
Pres/so/re/'cep/tor (m)
pres/'so/risch (ad)
pres/so/sen/si/'tiv (ad)
Pres/'sur (f)

Pria/'pis/mus (m)
Price-'Jones-Cur/ve (f)
pri/'mar (ad)
pri/'ma/ri/us, -ria, -um (adj)
Pri/'mat (m)
Pri/mi/'gra/vi/da (f)
Pri/'mi/pa/ra (f)
pri/mi/'tiv (ad)
pri/mi/'ti/vus, -va, -vum (adj)
prim/or/di/'al (ad)
prim/or/di'a/lis, -le (adj)
Prim/'or/di/um (n)
'pri/mus, -ma, -mum (adj)
'prin/ceps (adj)
Prin/'cip (n)
prin/ci/'pal (ad)
prin/ci/'pa/lis, -le (adj)
Prin/'ci/pi/um (n)
'Pris/ma (n)
pris/'ma/tisch (ad)
Pro/ac/ce/le/'rin (n)
Pro/ac/ti/'va/tor (m)
Pro/'am/ni/on (n)
Pro/'band (m)
'Pro/be (f)
Pro/ca/'in (n)
Pro/ca/in/a'mid (n)
Pro/'cal/lus (m)
Pro/carb/a'zin (n)
Pro/ca/ry/'ot (m)
pro/ca/ry/'ot (ad)
pro/'ce/rus, -ra, -rum (adj)
Pro/'cess (m)
Pro/'ces/sus (m)
Pro/chei/'lie (f)
Pro/'chei/lon (n)
pro/chon/'dral (ad)
Pro/co/'agu/lans (n)
Pro/con/ver/'tin (n)
Pro/crea/ti/'on (f)
pro/crea/'tiv (ad)
pro/cre/'ie/ren (v)
'Proct/agra (n)
Proct/al/'gie (f)
Proct/atre/'sie (f)
Proct/ec/ta/'sie (f)
Proct/'ec/ta/sis (f)
Proct/ec/to/'mie (f)
Proct/eu/'ryn/ter (m)
Proc/'ti/tis (f)
Proc/to/'ce/le (f)
Proct/ody/'nie (f)
Proc/to/lo/'gie (f)
Proc/to/pe/'xie (f)
Proc/to/'pla/stic (f)
Proc/to/'pto/sis (f)
Proc/tor/rha/'phie (f)
Proc/to/'scop (n)
Proc/to/sco/'pie (f)
Proc/to/'spas/mus (m)
Proc/'to/sta/sis (f)
Proc/to/ste/'no/sis (f)
Proc/to/sto/'mie (f)
Proc/to/to/'mie (f)
Pro/'drom (n)
'Pro/dro/ma (n)
pro/dro/'mal (ad)
Pro/'duct (n)
pro/duc/'tiv (ad)
Pro/'duc/tum (n)
Pro/en/'zym (n)
Pro/ery/thro/'blast (m)
Pro/ery/thro/'cyt (m)
Pro/fer/'ment (n)
pro/'fund (ad)
pro/'fun/dus, -da, -dum (adj)
Pro/ge/'rie (f)
Pro/ge/sta/'gen (n)
Pro/ge/sta/ti/'on (f)
Pro/ge/ste/'ron (n)
Pro/ge/'stin (n)
Pro/gna/'thie (f)
pro/'gna/thisch (ad)
Pro/'gno/sis (f)
pro/gno/sti/'cie/ren (v)
pro/'gno/stisch (ad)
Pro/gra/nu/lo/'cyt (m)
pro/gre/di/'ent (ad)
pro/gre/'die/ren (v)
Pro/gres/si/'on (f)
pro/gres/'siv (ad)
Pro/in/su/'lin (n)
Pro/jec/ti/'on (f)
pro/ji/'cie/ren (v)
Pro/ki/'na/se (f)
Pro/lac/'tin (n)
Pro/'laps (m)
Pro/'lap/sus (m)
Pro/leu/co/'cyt (m)
Pro/li/fe/ra/ti/'on (f)
pro/li/fe/ra/'tiv (ad)
pro/li/fe/'rie/ren (v)
Pro/'lin (n)
Pro/li/'na/se (f)
Pro/lin/u'rie (f)
Pro/li/'pa/se (f)
Pro/'lyl (n)
Pro/lym/pho/'cyt (m)
Pro/me/ga/ca/ryo/'cyt (m)
Pro/me/ga/lo/'blast (m)

Pro/'me/thi/um (n)
'pro/mi/nens (adj)
Pro/mi/'nen/tia (f)
Pro/mi/'nenz (f)
Pro/mis/cui/'tät (f)
Pro/mo/no/'cyt (m)
Pro/mon/'to/ri/um (n)
Pro/mye/lo/'cyt (m)
Pro/na/ti/'on (f)
Pro/'na/tor (m)
Pro/'ne/phros (m)
pro/'nie/ren (v)
Pro/nor/mo/'blast (m)
Pro/nor/mo/'cyt (m)
Pro/'nu/cle/us (m)
Pro/pae/'deu/tic (f)
pro/pae/'deu/tisch (ad)
Pro/pa/ga/ti/'on (f)
pro/pa/'gie/ren (v)
Pro/'pan (n)
Pro/pan/di/'ol (n)
Pro/pa/'non (n)
Pro/'pen (n)
Pro/pen/a'cid (n)
Pro/pe/'nyl (n)
Pro/pep/'sin (n)
Pro/pep/'ton (n)
Pro/pep/ton/u'rie (f)
Pro/per/'din (n)
'Pro/pha/sis (f)
Pro/phy/'lac/ti/cum (n)
pro/phy/'lac/tisch (ad)
Pro/phy/'la/xe (f)
Pro/phy/'la/xis (f)
Pro/pi/cil/'lin (n)
Pro/pi/on/a'cid (n)
Pro/pio/'nat (n)
Pro/pio/ni/bac/'te/ri/um (n)
Pro/plas/mo/'cyt (m)
Prop/oxy/ca/'in (n)
Pro/prio/cep/ti/'on (f)
pro/prio/cep/'tiv (ad)
Pro/prio/'cep/tor (m)
'pro/pri/us, -pria, -um (adj)
Pro/'pto/sis (f)
pro/'pto/tisch (ad)
Pro/pul/si/'on (f)
pro/pul/'siv (ad)
Pro/'pyl (n)
Pro/'pyl/al/co/hol (m)
pro/se/'cie/ren (v)
Pro/se/cre/'tin (n)
Pro/'sec/tor (m)
pros/en/ce/'phal (ad)
Pros/en/'ce/pha/lon (n)
Pros/odon/'tie (f)
Pros/op/agno/'sie (f)
Pros/op/al/'gie (f)
Pro/so/pla/'sie (f)
Pros/opo/ano/'schi/se (f)
Pros/opo/a'no/schi/sis (f)
Pros/opo/di/ple/'gie (f)
Pros/op/ody/'nie (f)
Pros/opo/neur/al/'gie (f)
Pros/o'po/pa/gus (m)
Pros/opo/ple/'gie (f)
Pros/o'po/schi/sis (f)
Pros/opo/'spas/mus (m)
Pros/opo/tho/ra/'co/pa/gus (m)
Pros/'opus (m)
Pro/sta/glan/'din (n)
'Pro/sta/ta (f)
Pro/stat/ec/to/'mie (f)
pro/'sta/ti/cus, -ca, -cum (adj)
Pro/sta/'ti/tis (f)
pro/sta/'ti/tisch (ad)
Pro/sta/to/gra/'phie (f)
Pro/sta/to/li/'thia/sis (f)
Pro/sta/tor/'rhoe (f)
pros/'the/tisch (ad)
pro/sti/tu/'ie/ren (v)
Pro/sti/tu/'ier/te (f)
Pro/sti/tu/ti/'on (f)
Pro/stra/ti/'on (f)
Prot/ac/'ti/ni/um (n)
Prot/ago/'nist (m)
Prot/a'min (n)
prot/an/'op (ad)
Prot/an/o'pie (f)
Pro/te'a/se (f)
Pro/te/'id (n)
Pro/te/'in (n)
Pro/tei/'na/se (f)
Pro/te/in/ki/'na/se (f)
Pro/tei/'no/sis (f)
Pro/te/in/u'rie (f)
Pro/teo/'ly/se (f)
Pro/te'o/ly/sis (f)
pro/teo/'ly/tisch (ad)
'Pro/te/us (m)
Pro/'the/se (f)
Pro/'the/tic (f)
pro/'the/tisch (ad)
Pro/throm/'bin (n)
Pro/throm/bin/ae/'mie (f)
pro/throm/bi/no/'gen (ad)
Pro/throm/bi/no/pe/'nie (f)
Pro/throm/bo/ki/'na/se (f)
Pro/'tist (m)
Pro/ti/sto/lo/'gie (f)

'Pro/ti/um (n)
Pro/to/'blast (m)
Pro/to/di'a/sto/le (f)
pro/to/dia/'sto/lisch (ad)
Pro/to/'ly/se (f)
Pro/'to/ly/sis (f)
pro/to/'ly/tisch (ad)
'Pro/ton (n)
Pro/to/na/ti/'on (f)
Pro/to/'neu/ron (n)
pro/to/'nie/ren (v)
pro/to/'pa/thisch (ad)
pro/to/'phil (ad)
Pro/to/'phyt (m)
Pro/'to/phy/ton (n)
Pro/to/'plas/ma (n)
pro/to/'plas/mi/cus, -ca, -cum (adj)
pro/to/'plas/misch (ad)
Pro/to/por/phy/'rin (n)
Pro/to/por/phy/rin/u'rie (f)
Pro/to/'sy/sto/le (f)
pro/to/sy/'sto/lisch (ad)
Pro/to/the/'co/sis (f)
Pro/to/'xin (n)
Pro/to/zoo/'cid (n)
Pro/to/zoo/lo/'gie (f)
Pro/to/'zo/on (n)
Pro/to/zoo/'pha/ge (m)
Pro/trac/ti/'on (f)
Pro/'trac/tor (m)
pro/tra/'hie/ren (v)
pro/tru/'die/ren (v)
Pro/tru/si/'on (f)
Pro/tu/be/'ran/tia (f)
Pro/tu/be/'ranz (f)
pro/tu/be/'rie/ren (v)
Pro/ty/ro/si/'na/se (f)
Pro/ven/'tri/cu/lus (m)
Pro/vit/a'min (n)
Pro/vo/ca/ti/'on (f)
pro/vo/ca/'tiv (ad)
pro/vo/'cie/ren (v)
'Prow/er-Fac/tor (m)
pro/xi/'mal (ad)
pro/xi/'ma/lis, -le (adj)
'pro/xi/mus, -ma, -mum (adj)
pru/ri/gi/'nos (ad)
pru/ri/gi/'no/sus, -sa, -sum (adj)
Pru/'ri/go (f)
Pru/'ri/tus (m)
Psam/'mom (n)
Psam/'mo/ma (n)
Psam/mo/sar/'com (n)
Pseud/a'cu/sis (f)
Pseud/aes/the/'sie (f)
Pseud/ar/'thro/sis (f)
pseud/ar/'thro/tisch (ad)
Pseu/do/an/ae/'mie (f)
pseu/do/an/'ae/misch (ad)
Pseu/do/an/'gi/na (f)
Pseu/do/as/'ci/tes (m)
pseu/do/bul/'bar (ad)
Pseu/do/cir/'rho/sis (f)
Pseu/do/'co/ma (n)
Pseu/do/'croup (m)
Pseu/do/crypt/or/'chis/mus (m)
Pseu/do/cy'e/se (f)
Pseu/do/cy'e/sis (f)
Pseu/do/de/'men/tia (f)
Pseu/do/de/'menz (f)
Pseu/do/di/ver/'ti/cu/lum (n)
Pseu/do/di/ver/'ti/kel (n)
Pseu/do/gra/vi/di/'tät (f)
Pseu/do/gy/nae/co/ma/'stie (f)
Pseu/do/hal/lu/ci/na/ti/'on (f)
Pseu/do/herm/aphro/di/'tis/mus (m)
Pseu/do/hy/dro/'ce/pha/lus (m)
Pseu/do/hy/per/tro/'phie (f)
Pseu/do/hy/po/pa/ra/thy/ro/i'dis-mus (m)
Pseu/do/'ile/us (m)
Pseu/do/leuc/'ae/mia (f)
pseu/do/leuc/'ae/mi/cus, -ca, -cum (adj)
Pseu/do/leuc/ae/'mie (f)
pseu/do/leuc/'ae/misch (ad)
Pseu/do/men/strua/ti/'on (f)
Pseu/do/'mne/sia (f)
Pseu/do/mne/'sie (f)
pseu/do/'mne/stisch (ad)
Pseu/'do/mo/nas (f)
Pseu/do/mon/go/'lis/mus (m)
Pseu/do/mu/'cin (n)
Pseu/do/my/'xom (n)
Pseu/do/'po/di/um (n)
Pseu/do/por/en/ce/pha/'lie (f)
Pseud/op/'sie (f)
Pseud/'op/sis (f)
Pseu/do/psy/cho/pa/'thie (f)
Pseu/do/pte/'ry/gi/um (n)
Pseu/do/'pto/sis (f)
Pseu/do/re/ac/ti/'on (f)
Pseu/do/re/tar/da/ti/'on (f)
Pseu/do/scle/'ro/sis (f)
Pseud/os/'mie (f)
Pseu/do/'ta/bes (f)
pseu/do/'ta/bisch (ad)

Pseu/do/ta/chy/car/'die (f)
Pseu/do/te/ta/'nie (f)
Pseu/do/'trun/cus (m)
Pseu/do/tu/ber/cu/'lo/sis (f)
Pseu/do/'tu/mor (m)
Pseu/do/xan/'thom (n)
Psi/lo/'cin (n)
Psi/'lo/sis (f)
Psit/ta/'co/sis (f)
'Pso/as (m)
'Pso/dy/mus (m)
Pso/'itis (f)
Pso/'ria/sis (f)
pso/ri'a/tisch (ad)
Psych/a'go/ge (m)
Psych/a'go/gic (f)
psych/a'go/gisch (ad)
Psych/al/'gie (f)
Psych/asthe/'nie (f)
'Psy/che (f)
Psych/i'a/ter (m)
Psych/ia/'trie (f)
psych/i'a/trisch (ad)
'psy/chisch (ad)
Psy/cho/ana/'ly/se (f)
psy/cho/ana/ly/'sie/ren (v)
Psy/cho/a'na/ly/sis (f)
Psy/cho/ana/'ly/ti/ker (m)
psy/cho/ana/'ly/tisch (ad)
Psy/cho/bio/lo/'gie (f)
Psy/cho/chir/ur/'gie (f)
psy/cho/chir/'ur/gisch (ad)
Psy/cho/dia/'gno/sis (f)
Psy/cho/dia/'gno/stic (f)
psy/cho/dia/'gno/stisch (ad)
Psy/cho/'dra/ma (n)
psy/cho/dra/'ma/tisch (ad)
Psy/cho/dy/'na/mic (f)
psy/cho/dy/'na/misch (ad)
psy/cho/gal/'va/nisch (ad)
psy/cho/'gen (ad)
Psy/cho/'ge/ne/sis (f)
Psy/cho/'gramm (n)
Psy/cho/ki/'ne/sis (f)
Psy/cho/'lep/ti/cum (n)
Psy/cho/'lo/ge (m)
Psy/cho/lo/'gie (f)
psy/cho/'lo/gisch (ad)
Psy/cho/me/'trie (f)
Psy/cho/mo/'to/ric (f)
psy/cho/mo/'to/risch (ad)
Psy/cho/neu/'ro/sis (f)
psy/cho/neu/'ro/tisch (ad)
Psy/cho/'path (m)
Psy/cho/'pa/thia (f)
Psy/cho/pa/'thie (f)
psy/cho/'pa/thisch (ad)
Psy/cho/pa/tho/lo/'gie (f)
psy/cho/pa/tho/'lo/gisch (ad)
Psy/cho/phar/ma/co/lo/'gie (f)
psy/cho/phar/ma/co/'lo/gisch (ad)
Psy/cho/'phar/ma/con (n)
Psy/cho/phy/'sic (f)
psy/cho/'phy/sisch (ad)
Psy/cho/phy/sio/lo/'gie (f)
psy/cho/phy/sio/'lo/gisch (ad)
Psy/cho/'ple/gi/cum (n)
Psy/'cho/sis (f)
psy/cho/so/ci/'al (ad)
Psy/cho/so/'ma/tic (f)
psy/cho/so/'ma/tisch (ad)
Psy/cho/the/ra/'peut (m)
Psy/cho/the/ra/'peu/tic (f)
psy/cho/the/ra/'peu/tisch (ad)
Psy/cho/the/ra/'pie (f)
Psy/'cho/ti/ker (m)
psy/'cho/tisch (ad)
psy/cho/to/'gen (ad)
Psy/cho/to/mi/'me/ti/cum (n)
psy/cho/to/mi/'me/tisch (ad)
Psy/cho/'to/ni/cum (n)
psy/cho/'trop (ad)
Psy/chro/aes/the/'sie (f)
Psy/chro/al/'gie (f)
psy/chro/'phil (ad)
Psy/chro/the/ra/'pie (f)
'Ptar/mi/cum (n)
'Ptar/mus (m)
Pte/ri/'din (n)
Pte/ri/do/'phyt (m)
Pte/ri/'do/phy/ton (n)
Pte/'rin (n)
'Pte/ri/on (n)
Pte/'ry/gi/um (n)
pte/ry/go/'id (ad)
pte/ry/go/'ide/us, -'idea, -um (adj)
pte/ry/go/pa/la/'tin (ad)
pte/ry/go/pa/la/'ti/nus, -na, -num (adj)
pte/ry/go/pha/'ryn/ge/us, -gea, -um (adj)
pte/ry/go/spi/'nos (ad)
pte/ry/go/spi/'no/sus, -sa, -sum (adj)
Pti/'lo/sis (f)
Pto/ma/'in (n)
'Pto/sis (f)
'pto/tisch (ad)

Ptya/'lin (n)
Ptya/li/no/'gen (n)
Ptya/'lis/mus (m)
Ptya/lo/'ce/le (f)
Ptya/lo/'lith (m)
Ptya/lo/li/'thia/sis (f)
Ptya/lor/'rhoe (f)
Pub/'ar/che (f)
Pu/'ber/tas (f)
Pu/ber/'tät (f)
'Pu/bes (f)
pu/bes/'cent (ad)
Pu/bes/'cenz (f)
'pu/bi/cus, -ca, -cum (adj)
Pu/bio/to/'mie (f)
'Pu/bis (n)
pu/bo/ad/duc/'to/risch (ad)
pu/bo/cap/su/'lar (ad)
pu/bo/coc/cy/ge/'al (ad)
pu/bo/coc/'cy/ge/us, -gea, -um (adj)
pu/bo/fe/mo/'ra/lis, -le (adj)
pu/bo/pe/ri/to/nae'a/lis, -le (adj)
pu/bo/pro/'sta/ti/cus, -ca, -cum (adj)
pu/bo/rec/'ta/lis, -le (adj)
pu/bo/scro/'tal (ad)
pu/bo/trans/ver/'sa/lis, -le (adj)
pu/bo/ve/si/'cal (ad)
pu/bo/ve/si/'ca/lis, -le (adj)
Pu/'dend/agra (n)
pu/den/'da/lis, -le (adj)
Pu/'den/dum (n)
pu/'den/dus, -da, -dum (adj)
pue/'ril (ad)
pue/'ri/lis, -le (adj)
Pue/ri/'lis/mus (m)
Pu/'er/pe/ra (f)
pu/er/pe/'ral (ad)
pu/er/pe/'ra/lis, -le (adj)
Pu/er/'pe/ri/um (n)
'Pu/lex (m)
pu/li/'ca/ris, -re (adj)
Pu/li/ca/ti/'on (f)
Pu/li/'cid (n)
pu/li/'cid (ad)
Pu/'li/ci/da (f)
pu/li/'cie/ren (v)
pu/li/'co/sus, -sa, -sum (adj)
'Pul/mo (m)
pul/mo/car/di/'al (ad)
Pul/mo/lo/'gie (f)
pul/mo/'nal (ad)
pul/mo/'na/lis, -le (adj)
pul/mo/'nar (ad)
pul/mo/'na/ri/us, -ria, -um (adj)
Pul/mon/ec/to/'mie (f)
Pul/mo/'ni/tis (f)
Pul/'mo/tor (m)
'Pul/pa (f)
Pulp/ec/to/'mie (f)
Pul/'pi/tis (f)
pul/'pos (ad)
pul/'po/sus, -sa, -sum (adj)
Puls (m)
Pul/sa/ti/'on (f)
Pul/'sa/tor (m)
'Puls/fre/quenz (f)
pul/'sie/ren (v)
'Pul/sus (m)
'Pul/ver (n)
Pul/ve/ri/sa/ti/'on (f)
pul/ve/ri/'sie/ren (v)
Pul/'vi/nar (n)
'Pul/vis (m)
Punct (m)
Punc/'tat (n)
punc/'ta/tus, -ta, -tum (adj)
Punc/'ti/cu/lum (n)
punc/'tie/ren (v)
punc/ti/'form (ad)
punc/ti/'for/mis, -me (adj)
Punc/ti/'on (f)
'Punc/tum (n)
Punc/'tur (f)
Punc/'tu/ra (f)
Pu/'pil/la (f)
pu/pil/'lar (ad)
pu/pil/'la/ris, -re (adj)
Pu/'pil/le (f)
Pu/pil/lo/con/'stric/tor (m)
pu/pil/lo/con/stric/'to/risch (ad)
Pu/pil/lo/di/la/'ta/tor (m)
pu/pil/lo/di/la/ta/'to/risch (ad)
Pu/pil/lo/me/'trie (f)
Pu/pil/lo/sta/to/me/'trie (f)
Pu/pil/lo/to/'nie (f)
'Pur/gans (n)
'pur/gans (adj)
Pur/ga/ti/'on (f)
pur/ga/'tiv (ad)
Pur/ga/'ti/vum (n)
pur/ga/'ti/vus, -va, -vum (adj)
pur/'gie/ren (v)
Pu/ri/fi/ca/ti/'on (f)
pu/ri/fi/'cie/ren (v)
pu/ri/'form (ad)

Pu/'rin (n)
pu/ro/mu/'cos (ad)
Pu/ro/my/'cin (n)
'Pur/pu/ra (f)
pu/ru/'lent (ad)
Pu/ru/'len/tia (f)
pu/ru/'len/tus, -ta, -tum (adj)
Pu/ru/'lenz (f)
'pu/rus, -ra, -rum (adj)
Pus (n)
'Pus-Cel/le (f)
'Pu/stel (f)
'Pu/stu/la (f)
pu/stu/'lar (ad)
Pu/stu/la/ti/'on (f)
pu/stu/'lie/ren (v)
pu/stu/'los (ad)
Pu/stu/'lo/sis (f)
pu/stu/'lo/sus, -sa, -sum (adj)
Pu/'ta/men (n)
Pu/tre/fac/ti/'on (f)
pu/tre/fac/'tiv (ad)
pu/tres/'cent (ad)
Pu/tres/'cenz (f)
Pu/tres/'cin (n)
pu/'trid (ad)
'pu/tri/dus, -da, -dum (adj)
Py/ae/'mie (f)
Py/ar/'thro/sis (f)
'Py/cni/ker (m)
'py/cnisch (ad)
Py/cno/dys/o'sto/sis (f)
Py/cno/lep/'sie (f)
Py/cno/'me/ter (n)
Py/'cno/sis (f)
py/'cno/tisch (ad)
Py/el/'ec/ta/sis (f)
Pye/'li/tis (f)
pye/'li/tisch (ad)
Pye/lo/cy/'sti/tis (f)
pye/lo/'gen (ad)
Pye/lo/'gramm (n)
Pye/lo/gra/'phie (f)
Pye/lo/'lith (m)
Pye/lo/li/tho/to/'mie (f)
'Pye/lon (n)
Pye/lo/ne/'phri/tis (f)
Pye/lo/'pla/stic (f)
Pye/lo/pli/ca/ti/'on (f)
pye/lo/pli/'cie/ren (v)
Pye/lo/sco/'pie (f)
Pye/lo/sto/'mie (f)
Pye/lo/to/'mie (f)
pye/lo/tu/bu/'lar (ad)
Py/en/'ce/pha/lus (m)
Pyg/al/'gie (f)
Py/'go/me/lus (m)
Py/go/'pa/ge (m)
Py/'go/pa/gus (m)
Py/go/pa/ra/'sit (m)
Py/go/pa/ra/'si/tus (m)
Py/go/te/ra/to/'ides (m)
Pyl/em/'phra/xis (f)
Py/le/phleb/'ec/ta/sis (f)
Py/le/phle/'bi/tis (f)
Py/le/throm/'bo/sis (f)
Py/lor/al/'gie (f)
Py/lor/ec/to/'mie (f)
py/'lo/ri/cus, -ca, -cum (adj)
py/'lo/risch (ad)
py/lo/ro/duo/de/'nal (ad)
Py/lo/ro/myo/to/'mie (f)
Py/lo/ro/'pla/stic (f)
Py/lo/ro/'spas/mus (m)
Py/lo/ro/ste/'no/sis (f)
Py/lo/ro/sto/'mie (f)
Py/lo/ro/to/'mie (f)
Py/'lo/rus (m)
Pyo/'ce/le (f)
Pyo/che/'zie (f)
Pyo/'coc/cus (m)
Pyo/'coc/ke (f)
Pyo/col/po/'ce/le (f)
Pyo/'col/pos (m)
Pyo/cya/'na/se (f)
Pyo/cya/'nin (n)
Pyo/cya/no/ly/'sin (n)
Pyo/'cy/ste (f)
Pyo/'cy/stis (f)
Pyo/'der/ma (n)
Pyo/'gen (n)
pyo/'gen (ad)
py'o/ge/nes (adj)
Pyo/'ge/ne/sis (f)
pyo/ge/'ne/tisch (ad)
Pyo/hae/mo/'tho/rax (m)
Pyo/'me/tra (f)
Pyo/ne/'phro/sis (f)
Pyo/pe/ri/'card (n)
Pyo/pe/ri/'car/di/um (n)
Pyo/pe/ri/to/'nae/um (n)
Py/oph/thal/'mie (f)
Pyo/phy/'lac/ti/cum (n)
pyo/phy/'lac/tisch (ad)
Pyo/phy/'la/xe (f)
Pyo/phy/'la/xis (f)
Pyo/po'e/se (f)
Pyo/po'e/sis (f)
pyo/po'e/tisch (ad)
Py/or/'rhoe (f)

Pyo/'sal/pinx (f)
Pyo/sper/'mie (f)
Pyo/'sta/ti/cum (n)
pyo/'sta/tisch (ad)
Pyo/'tho/rax (m)
py/ra/mi/'dal (ad)
py/ra/mi/'da/lis, -le (adj)
Py/ra/'mi/de (f)
Py/ra/mi/do/to/'mie (f)
'Py/ra/mis (f)
Py'ran (n)
Py/ra/'no/se (f)
Pyr/azin/a'mid (n)
Pyr/azo/fu/'rin (n)
Pyr/a'zol (n)
Pyr/azo/'lon (n)
Py/'re/ti/cum (n)
py/'re/tisch (ad)
Pyr/go/ce/pha/'lie (f)
Pyr/go/'ce/pha/lus (m)
Py/ri/'din (n)
Py/rid/o'xal (n)
Py/rid/ox/a'min (n)
Py/rid/o'xin (n)
Py/ri/'dyl (n)
Py/ro/cat/e'chol (n)
Py/ro/'gen (n)
py/ro/'gen (ad)
Py/ro/glo/bu/'lin (n)
Py/ro/'ly/se (f)
Py/'ro/ly/sis (f)
py/ro/'ly/tisch (ad)
Py/ro/ma/'nie (f)
Py/'ron (n)
Py/ro/'nin (n)
py/ro/ni/no/'phil (ad)
Py/ro/phos/'phat (n)
Py/ro/phos/pha/'ta/se (f)
Py/ro/phos/phor/a'cid (n)
Py/'ro/sis (f)
py/'ro/tisch (ad)
Pyr/ox/a'min (n)
Pyr/'rol (n)
Pyr/uv/a'cid (n)
Pyr/u'vat (n)
Pyr/uvat/ki/'na/se (f)
Py/u're/ter (m)
Py/u'rie (f)
qua/dran/gu/'lar (ad)
qua/dran/gu/'la/ris, -re (adj)
Qua/'drant (m)
Qua/drant/an/'op/sis (f)
qua/'dra/tus, -ta, -tum (adj)
'Qua/dri/ceps (m)
'qua/dri/ceps (adj)
qua/dri/'ge/mi/nus, -na, -num (adj)
qua/dri/la/te/'ral (ad)
Qua/'dri/pa/ra (f)
Qua/dri/pa/'re/se (f)
Qua/dri/ple/'gie (f)
'Quan/tum (n)
Qua/ran/'tai/ne (f)
quar/'ta/nus, -na, -num (adj)
'quar/tus, -ta, -tum (adj)
qua/ter/'na/ri/us, -ria, -um (adj)
qui/es/'cent (ad)
Quin/a'crin (n)
Quin/azo/'sin (n)
Qui/ni/'din (n)
Qui/'nin (n)
qui/no/'id (ad)
Qui/'non (n)
quin/'ta/nus, -na, -num (adj)
Quin/'ti/pa/ra (f)
'quin/tus, -ta, -tum (adj)
quo/ti/di'a/nus, -na, -num (adj)
Quo/ti/'ent (m)
'ra/bi/dus, -da, -dum (adj)
'Ra/bi/es (f)
Ra/ce/'mat (n)
Ra/ce/mi/sa/ti/'on (f)
ra/'ce/misch (ad)
ra/ce/mi/'sie/ren (v)
ra/ce/'mos (ad)
ra/ce/'mo/sus, -sa, -sum (adj)
Rad (n)
Rad/ec/to/'mie (f)
ra/di/'al (ad)
ra/di'a/lis, -le (adj)
Ra/di'a/tio (f)
Ra/dia/ti/'on (f)
ra/di'a/tus, -ta, -tum (adj)
Ra/di/'cal (n)
ra/di/'cal (ad)
Ra/di/co/to/'mie (f)
ra/di/cu/'lar (ad)
ra/di/cu/'la/ris, -re (adj)
Ra/di/cul/ec/to/'mie (f)
Ra/di/cu/'li/tis (f)
Ra/di/ec/to/'mie (f)
ra/di/'ie/ren (v)
ra/dio/ac/'tiv (ad)
Ra/dio/ac/ti/vi/'tät (f)
Ra/dio/bio/lo/'gie (f)
ra/dio/bio/'lo/gisch (ad)
ra/dio/car/'pal (ad)
ra/dio/'car/pe/us, -pea, -um (adj)

Ra/dio/che/'mie (f)
Ra/dio/'co/balt (n)
ra/dio/cu/'ra/bel (ad)
Ra/dio/cu/ra/bi/li/'tät (f)
Ra/dio/den/si/'tät (f)
Ra/dio/der/ma/'ti/tis (f)
Ra/dio/dia/'gno/sis (f)
ra/dio/dia/'gno/stisch (ad)
Ra/dio/ele/'ment (n)
ra/dio/'gen (ad)
Ra/dio/'gramm (n)
Ra/dio/'graph (m)
Ra/dio/gra/'phie (f)
ra/dio/gra/'phie/ren (v)
ra/dio/'gra/phisch (ad)
ra/dio/hu/me/'ral (ad)
Ra/dio/im/mu/no/as/'say (m)
Ra/dio/im/mu/no/elec/tro/pho/'re-
se (f)
Ra/dio/i'od (n)
Ra/dio/iso/'top (n)
Ra/dio/ky/mo/gra/'phie (f)
Ra/dio/'lo/ge (m)
Ra/dio/lo/'gie (f)
ra/dio/'lo/gisch (ad)
ra/dio/lu/'cent (ad)
Ra/dio/lu/'cenz (f)
ra/dio/lu/mi/nes/'cent (ad)
Ra/dio/lu/mi/nes/'cenz (f)
Ra/dio/'ly/se (f)
Ra/di'o/ly/sis (f)
ra/dio/'ly/tisch (ad)
Ra/dio/'me/ter (n)
ra/dio/'me/trisch (ad)
Ra/dio/mi/cro/'me/ter (n)
Ra/dio/mi/'me/ti/cum (n)
ra/dio/mi/'me/ti/cus, -ca, -cum
(adj)
ra/dio/mi/'me/tisch (ad)
Ra/dio/ne/'cro/sis (f)
ra/dio/ne/'cro/tisch (ad)
Ra/dio/neu/'ri/tis (f)
Ra/dio/neu/ro/pa/'thie (f)
Ra/dio/ni/tro/'gen (n)
Ra/dio/nu/'clid (n)
Ra/di/opa/ci/'tät (f)
ra/di/o'pac (ad)
Ra/dio/pa/tho/lo/'gie (f)
Ra/dio/pel/vi/me/'trie (f)
Ra/dio/'phar/ma/con (n)
Ra/dio/'phos/phor (m)
ra/dio/re/si/'stent (ad)
Ra/dio/re/si/'stenz (f)
Ra/dio/sco/'pie (f)
ra/dio/'sco/pisch (ad)
ra/dio/sen/si/'tiv (ad)
Ra/dio/sen/si/ti/vi/'tät (f)
Ra/dio/ste/reo/sco/'pie (f)
ra/dio/ste/reo/'sco/pisch (ad)
Ra/dio/the/ra/'peut (m)
Ra/dio/the/ra/'peu/tic (f)
ra/dio/the/ra/'peu/tisch (ad)
Ra/dio/the/ra/'pie (f)
Ra/dio/trans/pa/'renz (f)
ra/dio/ul/'nar (ad)
'Ra/di/um (n)
'Ra/di/us (m)
'Ra/dix (f)
'Ra/don (n)
Raf/fi/'na/se (f)
Raf/fi/'no/se (f)
Ra/go/'cyt (m)
Ra/mi/fi/ca/ti/'on (f)
ra/mi/fi/'cie/ren (v)
Ra/mi/sec/ti/'on (f)
ra/'mos (ad)
ra/'mo/sus, -sa, -sum (adj)
'Ra/mu/lus (m)
'Ra/mus (m)
Ran/do/mi/sa/ti/'on (f)
ran/do/mi/'sie/ren (v)
Ra/ni/my/'cin (n)
'Ra/nu/la (f)
'Ra/phe (f)
'Rap/tus (m)
Ra/re/fi/ca/ti/'on (f)
ra/re/fi/'cie/ren (v)
Ras/pa/ra/'to/ri/um (n)
'Ra/te (f)
Ra/tio/na/li/sa/ti/'on (f)
ra/tio/na/li/'sie/ren (v)
Re/ac/ti/'on (f)
re/ac/'tiv (ad)
Re/ac/ti/va/ti/'on (f)
re/ac/ti/'vie/ren (v)
Re/ac/ti/vi/'tät (f)
Re/'ac/tor (m)
Re/'agens (n)
re/a'gie/ren (v)
Re/a'gin (n)
Re/ami/na/ti/'on (f)
re/ami/'nie/ren (v)
Re/am/pu/ta/ti/'on (f)
re/am/pu/'tie/ren (v)
Re/ani/ma/ti/'on (f)
re/ani/'mie/ren (v)
Re/cal/ci/fi/ca/ti/'on (f)
re/cal/ci/fi/'cie/ren (v)
re/ce/'die/ren (v)
re/'cent (ad)

Re/'cept (n)
Re/cep/'ta/cu/lum (n)
re/cep/'tiv (ad)
Re/'cep/tor (m)
Re/'cep/tor/po/ten/ti/al (n)
Re/cep/'tur (f)
Re/'cess (m)
Re/ces/si/'on (f)
re/ces/'siv (ad)
Re/ces/si/vi/'tät (f)
Re/'ces/sus (m)
Re/ci/'div (n)
re/ci/'div (ad)
Re/ci/di/va/ti/'on (f)
re/ci/di/'vie/ren (v)
Re/ci/di/vi/'tät (f)
re/ci/'proc (ad)
Re/ci/pro/ci/'tät (f)
re/'ci/pi/ens (adj)
Re/ci/pi/'ent (m)
re/ci/'pie/ren (v)
Re/ca/na/li/sa/ti/'on (f)
re/ca/na/li/'sie/ren (v)
Re/cli/na/ti/'on (f)
re/cli/'nie/ren (v)
re/co/'gnie/ren (v)
Re/co/gni/ti/'on (f)
re/com/bi/'nant (ad)
Re/com/bi/na/ti/'on (f)
re/com/bi/'nie/ren (v)
Re/com/pen/sa/ti/'on (f)
re/com/pen/'sie/ren (v)
re/com/po/'nie/ren (v)
Re/com/po/si/ti/'on (f)
Re/com/pres/si/'on (f)
re/com/pri/'mie/ren (v)
Re/con/struc/ti/'on (f)
re/con/struc/'tiv (ad)
re/con/stru/'ie/ren (v)
Re/con/va/les/'cent (m)
re/con/va/les/'cent (ad)
Re/con/va/les/'cenz (f)
re/con/va/les/'cie/ren (v)
Re/crea/ti/'on (f)
re/crea/'tiv (ad)
re/cre/'ie/ren (v)
Re/cre/'ment (n)
re/cru/des/'cent (ad)
Re/cru/des/'cenz (f)
re/cru/des/'cie/ren (v)
rec/'tal (ad)
rec/'ta/lis, -le (adj)
Rec/ti/fi/ca/ti/'on (f)
rec/ti/fi/'cie/ren (v)
rec/ti/li/ne/'ar (ad)
Rec/to/'ce/le (f)
Rec/'to/cly/sis (f)
rec/to/coc/cy/ge/'al (ad)
rec/to/coc/'cy/ge/us, -gea, -um (adj)
Rec/to/pe/'xie (f)
Rec/to/'pla/stic (f)
Rec/to/rec/to/sto/'mie (f)
Rec/to/sa/cro/pe/'xie (f)
Rec/to/'scop (n)
Rec/to/sco/'pie (f)
rec/to/sco/'pie/ren (v)
rec/to/'sco/pisch (ad)
Rec/to/ste/'no/sis (f)
Rec/to/sto/'mie (f)
Rec/to/to/'mie (f)
rec/to/va/gi/'nal (ad)
rec/to/ve/si/'cal (ad)
'Rec/tum (n)
'Rec/tus (m)
'rec/tus, -ta, -tum (adj)
Re/cu/pe/ra/ti/'on (f)
re/cu/pe/ra/'tiv (ad)
re/cu/pe/'rie/ren (v)
Re/'cur/rens (m)
re/'cur/rens (adj)
re/cur/'rent (ad)
Re/cur/'renz (f)
re/cur/'rie/ren (v)
Re/cur/va/ti/'on (f)
re/cur/'vie/ren (v)
re/dif/fe/ren/'cie/ren (v)
Re/dif/fe/ren/tia/ti/'on (f)
'Red/ox (f)
'Red/ox/po/ten/ti/al (n)
'Red/ox/sy/stem (n)
Re/dres/se/'ment (n)
re/dres/'sie/ren (v)
re/du/'ci/bel (ad)
re/du/'cie/ren (v)
Re/'duc/tans (n)
Re/duc/'ta/se (f)
Re/duc/ti/'on (f)
Re/duc/ti/'ons/di/aet (f)
Re/du/pli/ca/ti/'on (f)
re/du/pli/'cie/ren (v)
Re/edu/ca/ti/'on (f)
re/edu/'cie/ren (v)
Re/flec/'tanz (f)
re/flec/'tie/ren (v)
Re/'flec/tor (m)
re/flec/'to/risch (ad)
Re/'flex (m)
Re/'fle/xio (f)
Re/fle/xi/'on (f)

'Re/flux (m)
re/frac/'tar (ad)
re/frac/'ta/ri/us, -ria, -um (adj)
Re/frac/ti/'on (f)
re/frac/'tiv (ad)
Re/frac/ti/vi/'tät (f)
Re/frac/to/'me/ter (n)
re/frac/'to/risch (ad)
Re/frac/'tur (f)
Re/'fri/ge/rans (n)
re/'fri/ge/rans (adj)
Re/fri/ge/ra/ti/'on (f)
re/fri/ge/'rie/ren (v)
re/fun/'die/ren (v)
Re/fu/si/'on (f)
re/ge/ne/'ra/bel (ad)
Re/ge/ne/ra/ti/'on (f)
re/ge/ne/ra/'tiv (ad)
re/ge/ne/'rie/ren (v)
'Re/gio (f)
Re/gi/'on (f)
re/gio/'nal (ad)
re/gre/'die/ren (v)
Re/gres/si/'on (f)
re/gres/'siv (ad)
Re/gu/la/ti/'on (f)
Re/gu/'la/tor (m)
Re/gu/'la/tor-Gen (n)
re/gu/'lie/ren (v)
re/gur/gi/'tant (ad)
Re/gur/gi/ta/ti/'on (f)
re/gur/gi/'tie/ren (v)
Re/ha/bi/li/ta/ti/'on (f)
re/ha/bi/li/'tie/ren (v)
Re/ha/la/ti/'on (f)
re/ha/'lie/ren (v)
Re/im/plan/ta/ti/'on (f)
re/im/plan/'tie/ren (v)
Re/in/'farct (m)
Re/in/fec/ti/'on (f)
re/in/fi/'cie/ren (v)
re/in/fun/'die/ren (v)
Re/in/fu/si/'on (f)
Re/in/ner/va/ti/'on (f)
re/in/ner/'vie/ren (v)
Re/in/ocu/la/ti/'on (f)
re/in/ocu/'lie/ren (v)
re/in/se/'rie/ren (v)
Re/in/ser/ti/'on (f)
Re/in/te/gra/ti/'on (f)
re/in/te/'grie/ren (v)
Re/in/ver/si/'on (f)
re/in/ver/'tie/ren (v)
Re/jec/ti/'on (f)
re/ji/'cie/ren (v)
re/la/'bie/ren (v)
Re/'laps (m)
Re/'lap/sus (m)
re/la/'ti/vus, -va, -vum (adj)
Re/'la/xans (n)
re/'la/xans (adj)
Re/la/xa/ti/'on (f)
re/la/'xie/ren (v)
Re/la/'xin (n)
Re/'leas/ing-Fac/tor (m)
Re/lo/my/'cin (n)
Re/lu/xa/ti/'on (f)
re/lu/'xie/ren (v)
re/me/di/'al (ad)
re/me/di'a/lis, -le (adj)
Re/'me/di/um (n)
Re/mi/ne/ra/li/sa/ti/'on (f)
re/mi/ne/ra/li/'sie/ren (v)
Re/mis/si/'on (f)
re/'mit/tens (adj)
re/mit/'tent (ad)
re/mit/'tie/ren (v)
re/'mot (ad)
re/'mo/tus, -ta, -tum (adj)
Ren (m)
re/'nal (ad)
re/'na/lis, -le (adj)
'Ren/cu/lus (m)
Re/'nin (n)
Re/ni/punc/'tur (f)
Ren/'nin (n)
Re/no/'gramm (n)
Re/no/gra/'phie (f)
re/no/'priv (ad)
re/no/re/'nal (ad)
re/no/'troph (ad)
re/no/vas/cu/'lar (ad)
Re/no/va/so/'gramm (n)
Re/no/va/so/gra/'phie (f)
'Ren/shaw-Cel/le (f)
'Ren/shaw-In/hi/bi/ti/on (f)
Re/or/ga/ni/sa/ti/'on (f)
re/or/ga/ni/'sie/ren (v)
REO-'Vi/rus (n)
Re/pa/ra/ti/'on (f)
re/pa/ra/'tiv (ad)
re/pa/'rie/ren (v)
Re/plan/ta/ti/'on (f)
re/plan/'tie/ren (v)
Re/pli/ca/ti/'on (f)
re/pli/'cie/ren (v)
re/po/'ni/bel (ad)
re/po/'nie/ren (v)
Re/po/si/ti/'on (f)

Re/pres/si/'on (f)
Re/'pres/sor (m)
re/pri/'mie/ren (v)
re/pro/du/'cie/ren (v)
Re/pro/duc/ti/'on (f)
re/pro/duc/'tiv (ad)
re/se/'cie/ren (v)
Re/sec/ti/'on (f)
Re/sec/to/'scop (n)
re/ser/'va/tus, -ta, -tum (adj)
Re/'ser/ve (f)
re/si/du/'al (ad)
Re/si/du/'al/vo/lu/men (n)
Re/'si/du/um (n)
re/si/li/'ent (ad)
Re/si/li/'enz (f)
re/si/'stent (ad)
Re/si/'stenz (f)
re/si/'stie/ren (v)
Re/si/sto/my/'cin (n)
Re/so/lu/ti/'on (f)
Re/'sol/vens (n)
re/'sol/vens (adj)
re/sol/'vent (ad)
re/sol/'vie/ren (v)
re/so/'nant (ad)
Re/so/'nanz (f)
Re/so/'na/tor (m)
re/so/'nie/ren (v)
Re/'sor/bens (n)
re/'sor/bens (adj)
re/sor/'bie/ren (v)
Re/sorp/ti/'on (f)
Res/or/'cin (n)
Res/or/ci/'nol (n)
Res/or/ci/nol/phtha/le/'in (n)
re/spi/'ra/bel (ad)
Re/spi/ra/bi/li/'tät (f)
Re/spi/ra/ti/'on (f)
Re/spi/'ra/tor (m)
re/spi/ra/'to/risch (ad)
re/spi/ra/'to/ri/us, -ria, -um (adj)
re/spi/'rie/ren (v)
Re/spi/ro/'me/ter (n)
re/spon/'die/ren (v)
Re/spon/si/bi/li/'tät (f)
re/sti/tu/'ie/ren (v)
Re/sti/'tu/tio (f)
Re/sti/tu/ti/'on (f)
Re/stric/ti/'on (f)
Re/'strin/gens (n)
re/strin/'gie/ren (v)
Re/sus/ci/ta/ti/'on (f)
Re/sus/ci/'ta/tor (m)
re/sus/ci/'tie/ren (v)
Re/tar/da/ti/'on (f)
re/tar/'die/ren (v)
'Re/te (n)
Re/ten/ti/'on (f)
re/ti/cu/'lar (ad)
re/ti/cu/'la/ris, -re (adj)
Re/ti/cu/la/ti/'on (f)
re/ti/cu/'la/tus, -ta, -tum (adj)
re/ti/cu/'lie/ren (v)
Re/ti/cu/'lin (n)
Re/ti/cu/lo/'cyt (m)
re/ti/cu/lo/'cy/tisch (ad)
Re/ti/cu/lo/cy/'to/sis (f)
re/ti/cu/lo/en/do/the/li/'al (ad)
re/ti/cu/lo/spi/'na/lis, -le (adj)
Re/'ti/cu/lum (n)
Re/'ti/cu/lum-Cel/le (f)
Re/'ti/na (f)
Re/ti/'na/cu/lum (n)
re/ti/'nie/ren (v)
Re/ti/'ni/tis (f)
Re/ti/no/bla/'stom (n)
Re/ti/no/cho/rio/i'di/tis (f)
Re/ti/no/cy/'tom (n)
Re/ti/no/pa/'thie (f)
Re/ti/no/pe/'xie (f)
Re/ti/no/'schi/se (f)
Re/ti/'no/schi/sis (f)
Re/ti/no/sco/'pie (f)
Re/'tor/te (f)
Re/to/'thel (n)
Re/to/'the/li/um (n)
re/trac/'til (ad)
Re/trac/ti/li/'tät (f)
Re/trac/ti/'on (f)
Re/'trac/tor (m)
re/tra/'hie/ren (v)
re/tro/bul/'bar (ad)
re/tro/cae/'cal (ad)
re/tro/car/di/'al (ad)
Re/tro/'col/lis (m)
re/tro/flec/'tie/ren (v)
Re/tro/fle/xi/'on (f)
re/tro/'fle/xus, -xa, -xum (adj)
re/tro/'grad (ad)
re/tro/len/'tal (ad)
re/tro/mal/leo/'lar (ad)
re/tro/mam/'mar (ad)
re/tro/man/di/bu/'lar (ad)
re/tro/ma/xil/'lar (ad)
re/tro/pe/ri/to/nae/'al (ad)
re/tro/pe/ri/to/nae'a/lis, -le (adj)
re/tro/pla/cen/'tal (ad)

re/tro/pla/cen/'tar (ad)
re/tro/po/'nie/ren (v)
Re/tro/po/si/ti/'on (f)
re/tro/'pu/bi/cus, -ca, -cum (adj)
Re/tro/pul/si/'on (f)
re/tro/ton/sil/'lar (ad)
Re/tro/ver/si/'on (f)
re/tro/ver/'tie/ren (v)
re/tro/ve/si/'cal (ad)
re/tru/'die/ren (v)
Re/tru/si/'on (f)
Re/uni/'on (f)
Re/vac/ci/na/ti/'on (f)
re/vac/ci/'nie/ren (v)
Re/vas/cu/la/ri/sa/ti/'on (f)
re/vas/cu/la/ri/'sie/ren (v)
Re/ver/be/ra/ti/'on (f)
re/ver/be/'rie/ren (v)
re/ver/'si/bel (ad)
Re/ver/si/bi/li/'tät (f)
Re/ver/si/'on (f)
re/ver/'tie/ren (v)
Re/vi/ta/li/sa/ti/'on (f)
re/vi/ta/li/'sie/ren (v)
Re/vi/vi/fi/ca/ti/'on (f)
re/vi/vi/fi/'cie/ren (v)
Rhab/do/'cyt (m)
Rhab/do/myo/'ly/se (f)
Rhab/do/my'o/ly/sis (f)
Rhab/do/my/'om (n)
Rhab/do/my'o/ma (n)
Rhab/do/myo/sar/com (n)
Rhab/do/'vi/rus (n)
Rha/chi/al/'gie (f)
Rha/chi/an/aes/the/'sie (f)
Rha/chi/'ce/le (f)
Rha/chi/cen/'te/se (f)
Rha/chi/cen/'te/sis (f)
Rha/chi/'ly/se (f)
Rha/'chi/ly/sis (f)
Rha/chi/ody/'nie (f)
Rha/chio/pa/'thie (f)
Rha/chio/sco/li'o/sis (f)
Rha/chio/to/'mie (f)
Rha/chi/'pa/ge (m)
Rha/'chi/pa/gus (m)
Rha/chi/'schi/se (f)
Rha/'chi/schi/sis (f)
Rha/'chi/tis (f)
rha/'chi/tisch (ad)
Rha/'ga/de (f)
Rham/no/glu/co/'sid (n)
Rham/'no/se (f)
Rham/no/'sid (n)
'Rha/phe (f)
Rha/'phie (f)
rha/'phie/ren (v)
'Rhe/ni/um (n)
Rheo/'ba/se (f)
Rhe'o/ba/sis (f)
Rheo/car/dio/gra/'phie (f)
Rheo/en/ce/pha/lo/gra/'phie (f)
Rheo/lo/'gie (f)
rheo/'lo/gisch (ad)
Rheo/'me/ter (n)
Rheo/'stat (m)
rheo/'tac/tisch (ad)
Rheo/'ta/xis (f)
Rheo/tro/'pis/mus (m)
'Rhe/sus/fac/tor (m)
'Rheu/ma (n)
rheu/'ma/ti/cus, -ca, -cum (adj)
Rheu/'ma/ti/ker (m)
rheu/'ma/tisch (ad)
Rheu/ma/'tis/mus (m)
rheu/ma/to/'id (ad)
Rheu/ma/to/'lo/ge (m)
Rheu/ma/to/lo/'gie (f)
rheu/ma/to/'lo/gisch (ad)
'Rhe/xis (f)
rhi/'nal (ad)
Rhin/al/'gie (f)
rhin/en/ce/'phal (ad)
Rhin/en/'ce/pha/lon (n)
Rhi/'ni/tis (f)
Rhin/ody/'nie (f)
rhi/no/'gen (ad)
Rhi/no/'lith (m)
Rhi/no/lo/'gie (f)
Rhi/no/my/'co/sis (f)
Rhi/no/pa/'thie (f)
Rhi/no/pha/ryn/'gi/tis (f)
Rhi/no/'pla/stic (f)
rhi/no/'pla/stisch (ad)
Rhi/no/po/'lyp (m)
Rhi/no/'po/ly/pus (m)
Rhi/nor/rha/'gie (f)
Rhi/nor/rha/'phie (f)
Rhi/nor/'rhoe (f)
Rhi/no/'schi/se (f)
Rhi/'no/schi/sis (f)
Rhi/no/scle/'rom (n)
Rhi/no/'scop (n)
Rhi/no/sco/'pie (f)
rhi/no/'sco/pisch (ad)
Rhi/no/spo/ri/di'o/sis (f)
Rhi/no/spo/'ri/di/um (n)
Rhi/no/ste/'no/sis (f)
Rhi/no/'vi/rus (n)

Rhi/pi/'ce/pha/lus (m)
Rhi/'zom (n)
Rhi/'zo/ma (n)
Rhi/zo/pte/'rin (n)
'Rhi/zo/pus (m)
Rhi/zo/to/'mie (f)
Rhod/a'min (n)
'Rho/di/um (n)
Rhod/op/'sin (n)
rhomb/en/ce/'phal (ad)
Rhomb/en/'ce/pha/lon (n)
Rhom/bo/'coel (n)
Rhom/bo/'ide/us (m)
rhom/bo/'ide/us, -'idea, -um (adj)
'Rhon/chus (m)
Rho/ta/'cis/mus (m)
Rhy/po/pha/'gie (f)
Rhy/po/pho/'bie (f)
'rhyth/misch (ad)
'Rhyth/mus (m)
Rhy/tid/ec/to/'mie (f)
Rhy/ti/do/'pla/stic (f)
Rhy/ti/'do/sis (f)
Ri/bo/fla/'vin (n)
Ri/bo/nu/cle'a/se (f)
Ri/bo/nu/cle/in/a'cid (n)
Ri/bo/nu/cleo/pro/te/'in (n)
Ri/'bo/se (f)
Ri/bo/'som (n)
ri/bo/so/'mal (ad)
Ri/'cin (n)
Ri/ci/'nis/mus (m)
Ric/kett/si'o/sis (f)
ri/'gid (ad)
Ri/'gi/di/tas (f)
Ri/gi/di/'tät (f)
'ri/gi/dus, -da, -dum (adj)
'Ri/gor (m)
'Ri/ma (f)
ri/'mo/sus, -sa, -sum (adj)
'Ring/er-So/lu/ti/on (f)
Ri/'so/ri/us (m)
ri/'so/ri/us, -ria, -um (adj)
'Ri/sus (m)
'Ri/vus (m)
RNA-po/ly/me/'ra/se (f)
RNA-re/pli/'ca/se (f)
RN'A-Vi/rus (n)
'Ro/bo/rans (n)
Ro/den/ti/'cid (n)
ro/den/ti/'cid (ad)
Ro/'sa/cea (f)
Ro/'seo/la (f)
Ros/ox/a'cin (n)
Ros/so/'li/mo-Re/flex (m)
ro/'stral (ad)
ro/'stra/lis, -le (adj)
'Ro/strum (n)
Ro/'ta/tio (f)
Ro/ta/ti/'on (f)
Ro/'ta/tor (m)
ro/ta/'to/risch (ad)
ro/'tie/ren (v)
Rot/ox/a'min (n)
ro/'tun/dus, -da, -dum (adj)
Rou/'get-Cel/le (f)
Rou/'leau/for/ma/ti/on (f)
'Rous-Sar/com (n)
Ru/be/'fa/ci/ens (n)
ru/be/'fa/ci/ens (adj)
Ru/'bel/la (f)
Ru/'beo/la (f)
Ru/be'o/sis (f)
'ru/ber, -bra, -brum (adj)
Ru/bid/a'zon (n)
Ru/'bi/di/um (n)
ru/bi/gi/'nos (ad)
ru/bi/gi/'no/sus, -sa, -sum (adj)
Ru/'bin/ic/te/rus (m)
'Ru/bor (m)
ru/bro/bul/'bar (ad)
ru/bro/re/ti/cu/'lar (ad)
ru/bro/spi/'nal (ad)
ru/bro/spi/'na/lis, -le (adj)
ru/bro/tha/'la/misch (ad)
'Ru/brum (n)
Ruc/'ta/tio (f)
Ruc/ta/ti/'on (f)
'Ruc/tus (m)
Ru/di/'ment (n)
ru/di/men/'tar (ad)
Ru/di/'men/tum (n)
Ruf/'fi/ni-Cor/pus/kel (n)
'Ru/ga (f)
ru/'gos (ad)
Ru/go/si/'tät (f)
ru/'go/sus, -sa, -sum (adj)
'Ru/men (n)
Ru/mi/'na/tio (f)
Ru/mi/na/ti/'on (f)
ru/mi/'nie/ren (v)
'Ru/mor (m)
rum/'pie/ren (v)
Rup/'tur (f)
Rup/'tu/ra (f)
Ru/'the/ni/um (n)
'Ruth/er/ford (n)
Sac/cha/'ra/se (f)

Sac/char/ep/hi/'dro/sis (f)
Sac/cha/'rid (n)
Sac/cha/ri/fi/ca/ti/'on (f)
sac/cha/ri/fi/'cie/ren (v)
Sac/cha/ri/'me/ter (n)
Sac/cha/ri/me/'trie (f)
sac/cha/ri/'me/trisch (ad)
Sac/cha/'rin (n)
Sac/cha/ro/'ly/se (f)
Sac/cha/'ro/ly/sis (f)
sac/cha/ro/'ly/tisch (ad)
sac/cha/ro/me/ta/'bol (ad)
Sac/cha/ro/me/ta/bo/'lis/mus (m)
sac/cha/ro/my/'ce/tisch (ad)
Sac/cha/ro/my/'co/sis (f)
sac/cha/ro/my/'co/tisch (ad)
Sac/cha/'ro/se (f)
'Sac/cha/rum (n)
sac/ci/'form (ad)
sac/ci/'for/mis, -me (adj)
sac/cu/'lar (ad)
sac/cu/'la/ris, -re (adj)
Sac/cu/la/ti/'on (f)
sac/cu/'lie/ren (v)
'Sac/cu/lus (m)
'Sac/cus (m)
'sa/cer, -cra, -crum (adj)
sa/'cral (ad)
sa/'cra/lis, -le (adj)
Sa/cra/li/sa/ti/'on (f)
sa/cra/li/'sie/ren (v)
Sa/crec/to/'mie (f)
sa/cro/coc/cy/ge/'al (ad)
sa/cro/coc/'cy/ge/us, -gea, -um (adj)
Sa/cro/cox/al/'gie (f)
Sa/cro/co/'xi/tis (f)
Sa/cro/dy/'nie (f)
sa/cro/ilia/'cal (ad)
sa/cro/i'lia/cus, -ca, -cum (adj)
sa/cro/lum/'bal (ad)
sa/cro/lum/'ba/lis, -le (adj)
sa/cro/spi/'nal (ad)
sa/cro/spi/'na/lis, -le (adj)
sa/cro/tu/be/'ra/lis, -le (adj)
'Sa/crum (n)
Sac/to/'sal/pinx (f)
Sa/'dis/mus (m)
Sa/'dist (m)
sa/'di/stisch (ad)
Sa/do/ma/so/'chis/mus (m)
Sa/do/ma/so/'chist (m)
sa/do/ma/so/'chi/stisch (ad)
sa/git/'tal (ad)
sa/git/'ta/lis, -le (adj)
Sa/li/'cyl (n)
Sa/li/cyl/a'cid (n)
Sa/li/cyl/a'mid (n)
Sa/li/cy/'lat (n)
Sa/li/cy/'lis/mus (m)
Sa/li/fi/ca/ti/'on (f)
sa/li/fi/'cie/ren (v)
sa/'li/nisch (ad)
sa/'li/nus, -na, -num (adj)
Sa/'li/va (f)
Sa/'li/va-E/jec/tor (m)
'Sa/li/vans (n)
sa/li/'var (ad)
Sa/li/'va/tio (f)
Sa/li/va/ti/'on (f)
Sa/li/'va/tor (m)
sa/li/va/'to/risch (ad)
sa/li/'vie/ren (v)
Sa/li/vo/'lith (m)
Sa/li/vo/li/'thia/sis (f)
'Salk-Vac/ci/ne (f)
Sal/mo/'nel/la (f)
Sal/mo/'nel/le (f)
Sal/mo/nel/'lo/sis (f)
Sal/ping/ec/to/'mie (f)
Sal/ping/em/'phra/xis (f)
Sal/pin/'gi/tis (f)
sal/pin/'gi/tisch (ad)
Sal/pin/go/'ce/le (f)
Sal/pin/go/cy'e/se (f)
Sal/pin/go/cy'e/sis (f)
Sal/pin/go/'gramm (n)
Sal/pin/go/gra/'phie (f)
Sal/pin/go/'ly/se (f)
Sal/pin/'go/ly/sis (f)
sal/pin/go/'ly/tisch (ad)
Sal/ping/oo/phor/ec/to/'mie (f)
Sal/ping/oo/pho/'ri/tis (f)
Sal/ping/ova/ri/ec/to/'mie (f)
sal/pin/go/pa/la/'ti/nus, -na, -num (adj)
Sal/pin/go/pe/'xie (f)
Sal/pin/go/'pe/xis (f)
sal/pin/go/pha/'ryn/ge/us, -gea, -um (adj)
Sal/pin/go/'pla/stic (f)
Sal/pin/gor/rha/'phie (f)
Sal/pin/go/sal/pin/go/sto/'mie (f)
Sal/pin/go/sto/'mie (f)
sal/pin/go/the/'cal (ad)
Sal/pin/go/to/'mie (f)
'Sal/pinx (f)
Sal/'ta/tio (f)
Sal/ta/ti/'on (f)
sal/ta/'to/risch (ad)

sal/ta/'to/ri/us, -ria, -um (adj)
Sa/lu/bri/'tät (f)
Sal/u're/se (f)
Sal/u're/sis (f)
Sal/u're/ti/cum (n)
sal/u're/tisch (ad)
Sa/'ma/ri/um (n)
Sa/na/'rel/li-Vi/rus (n)
Sa/na/'to/ri/um (n)
sa/na/'to/ri/us, -ria, -um (adj)
san/gui/'fer (ad)
san/gui/'na/ri/us, -ria, -um (adj)
san/gu'i/ne/us, -nea, -um (adj)
San/gu'i/ni/ker (m)
san/gu'i/nisch (ad)
san/gui/no/'lent (ad)
san/gui/no/'len/tus, -ta, -tum (adj)
san/gui/no/pu/ru/'lent (ad)
san/gui/no/se/'ros (ad)
'San/gu/is (m)
San/gui/suc/ti/'on (f)
sa/'nie/ren (v)
'Sa/ni/tas (f)
sa/ni/'tar (ad)
Sa/ni/'tät (f)
Sa/ni/'tä/ter (m)
Sa/ni/ta/ti/'on (f)
Sa/'phe/na (f)
Sa/'phe/nus (m)
sa/'phe/nus, -na, -num (adj)
'Sa/po (m)
Sa/po/ni/fi/ca/ti/'on (f)
sa/po/ni/fi/'cie/ren (v)
Sa/po/'nin (n)
Sap/'phis/mus (m)
Sa/prae/'mie (f)
Sa/pro/'gen (n)
sa/pro/'gen (ad)
sa/pro/'phag (ad)
Sa/pro/'phyt (m)
sa/pro/'phy/tisch (ad)
Sar/'ci/na (f)
Sar/'ci/ne (f)
Sar/co/'blast (m)
Sar/co/'ce/le (f)
Sar/co/'id (n)
sar/co/'id (ad)
Sar/co/i'do/sis (f)
Sar/co/lact/a'cid (n)
Sar/co/'lemm (n)
Sar/co/'lem/ma (n)
Sar/'com (n)
Sar/'co/ma (n)
sar/co/ma/to/'id (ad)
sar/co/ma/'tos (ad)
Sar/co/ma/'to/sis (f)
Sar/co/'mer (n)
Sar/co/'plas/ma (n)
sar/co/'plas/misch (ad)
sar/co/po'e/tisch (ad)
Sar/co/'sin (n)
Sar/co/sin/ae/'mie (f)
Sar/co/sin/oxi/'da/se (f)
Sar/co/spo/ri/di'o/sis (f)
Sar/co/spo/'ri/di/um (n)
Sar/co/'tu/bu/lus (m)
Sar/pi/cil/'lin (n)
Sar/'to/ri/us (m)
Sa/tel/'lit (m)
Sa/tel/'li/ten/cel/le (f)
Sa/tel/li/'to/sis (f)
sa/'ti/vus, -va, -vum (adj)
Sa/tu/ra/ti/'on (f)
sa/tu/'rie/ren (v)
sa/tur/'ni/nus, -na, -num (adj)
Sa/tur/'nis/mus (m)
Sa/ty/'ria/sis (f)
'Sau/na (f)
Sca/bi/'cid (n)
sca/bi/'cid (ad)
'Sca/bi/es (f)
sca/bi/'os (ad)
sca/bi'o/sus, -sa, -sum (adj)
Sca/'bri/ti/es (f)
'Sca/la (f)
Sca/len/ec/to/'mie (f)
Sca/'le/nus (m)
sca/'le/nus, -na, -num (adj)
Scal/'pell (n)
Scal/'pel/lum (n)
scal/'pie/ren (v)
'Scan/di/um (n)
'Scan/ner (m)
'Sca/pha (f)
Sca/pho/'ide/um (n)
sca/pho/'ide/us, -'idea, -um (adj)
'Sca/pu/la (f)
Sca/pul/al/'gie (f)
sca/pu/'lar (ad)
sca/pu/'la/ris, -re (adj)
Sca/pul/ec/to/'mie (f)
sca/pu/lo/cla/vi/cu/'la/ris, -re (adj)
sca/pu/lo/co/'stal (ad)
sca/pu/lo/hu/me/'ral (ad)
Sca/pu/lo/pe/'xie (f)
Sca/pu/lo/'pe/xis (f)

Sca/ra/'bia/sis (f)
Sca/ri/fi/'ca/tio (f)
Sca/ri/fi/ca/ti/'on (f)
Sca/ri/fi/'ca/tor (m)
sca/ri/fi/'cie/ren (v)
Scar/la/'ti/na (f)
scar/la/ti/ni/'form (ad)
scar/la/ti/ni/'for/mis, -me (adj)
scar/la/ti/'nos (ad)
scar/la/ti/'no/sus, -sa, -sum (adj)
Sca/to/lo/'gie (f)
Sca/'tom (n)
sca/to/'phag (ad)
Sca/to/pha/'gie (f)
sca/to/'phil (ad)
Sca/to/phi/'lie (f)
Sca/to/sco/'pie (f)
'Schi/se (f)
'Schi/sis (f)
Schi/sto/'ce/pha/lus (m)
Schi/sto/'cor/mus (m)
Schi/sto/'cyt (m)
Schi/sto/cy/'to/sis (f)
Schi/'sto/me/lus (m)
Schi/sto/pros/o'pie (f)
Schi/sto/pros/'opus (m)
Schi/stor/'rha/chis (f)
Schi/sto/'so/ma (n)
Schi/sto/so/'mia/sis (f)
Schi/sto/'so/mus (m)
Schiz/'am/ni/on (n)
Schiz/en/ce/pha/'lie (f)
schi/zo/af/fec/'tiv (ad)
schi/zo/'id (ad)
Schi/zo/my/'cet (m)
Schi/'zont (m)
Schi/zon/ti/'cid (n)
schi/zon/ti/'cid (ad)
Schiz/o'ny/chia (f)
Schiz/ony/'chie (f)
schi/zo/'phren (ad)
Schi/zo/'phre/nia (f)
Schi/zo/phre/'nie (f)
Schi/zo/'so/ma (n)
schi/zo/'thym (ad)
Schi/zo/'thy/mia (f)
Schi/zo/thy/'mie (f)
schi/zo/'trich (ad)
Schi/zo/'tri/chia (f)
Schi/zo/tri/'chie (f)
Schi/zo/try/pa/no/sto/'mia/sis (f)
sci/en/'ti/fi/cus, -ca, -cum (adj)
sci/en/'ti/fisch (ad)
Sci/'en/tia (f)
Sce/no/'test (m)
Scin/ti/'gramm (n)
Scin/ti/'graph (m)
Scin/ti/gra/'phie (f)
scin/ti/gra/'phie/ren (v)
Scin/til/la/ti/'on (f)
scin/til/'lie/ren (v)
Scin/ti/me/'trie (f)
scin/ti/'me/trisch (ad)
scir/'rhos (ad)
scir/'rho/sus, -sa, -sum (adj)
'Scir/rhus (m)
'Scle/ra (f)
Scler/'ac/ne (f)
Scler/ade/'ni/tis (f)
scle/'ral (ad)
scle/'ra/lis, -le (adj)
Scler/ec/'ta/sia (f)
Scler/ec/ta/'sie (f)
Scler/'ec/ta/sis (f)
Scler/ec/'to/mia (f)
Scler/ec/to/'mie (f)
Scle/'rem (n)
Scle/'re/ma (n)
Scler/en/ce/'pha/lia (f)
Scler/en/ce/pha/'lie (f)
Scler/en/'chym (n)
Scler/'en/chy/ma (n)
Scle/'ri/tis (f)
scle/'ri/tisch (ad)
scle/ro/con/junc/ti/'val (ad)
Scle/ro/con/junc/ti/'vi/tis (f)
scle/ro/con/junc/ti/'vi/tisch (ad)
Scle/ro/'cor/nea (f)
scle/ro/cor/ne/'al (ad)
scle/ro/'cy/stisch (ad)
scle/ro/dac/'tyl (ad)
Scle/ro/dac/'ty/lia (f)
Scle/ro/dac/ty/'lie (f)
Scle/ro/'der/ma (n)
Scle/ro/der/ma/'ti/tis (f)
Scle/ro/'der/mia (f)
Scle/ro/der/'mie (f)
Scle/ro/der/'mi/tis (f)
Scler/oe/'dem (n)
Scler/oe/'de/ma (n)
scle/ro/'gen (ad)
Scle/ro/ke/ra/'ti/tis (f)
Scle/'rom (n)
Scle/'ro/ma (n)
Scle/ro/ma/'la/cia (f)
Scle/ro/ma/la/'cie (f)
Scler/ony/'chie (f)
Scle/ro/'ny/xis (f)

Scler/oo/pho/'ri/tis (f)
Scle/ro/'pla/stic (f)
Scle/ro/pro/te/'in (n)
scle/ro/'sie/ren (v)
Scle/'ro/sis (f)
Scle/ro/ste/'no/sis (f)
Scle/ro/sto/'mie (f)
scle/'ro/tisch (ad)
Scle/ro/'tom (n)
Scle/ro/to/'mie (f)
'Sco/lex (m)
Sco/lio/lor/'do/sis (f)
Sco/li'o/sis (f)
sco/li'o/tisch (ad)
Sco/'pie (f)
Scor/'but (m)
scor/'bu/tisch (ad)
Scor/'bu/tus (m)
Scor/pi/'on (m)
Sco/to/'di/nia (f)
Sco/to/di/'nie (f)
Sco/'tom (n)
Sco/'to/ma (n)
Sco/to/'pho/bia (f)
Sco/to/pho/'bie (f)
Sco/to/pho/'bin (n)
scot/'op (ad)
Scot/'opia (f)
Scot/o'pie (f)
Scot/op/'sin (n)
Scot/'op/sis (f)
scot/'op/tisch (ad)
'Screen/ing (n)
Scro/'bi/cu/lus (m)
Scro/fu/lo/'der/ma (n)
scro/fu/'los (ad)
Scro/fu/'lo/sis (f)
scro/fu/'lo/sus, -sa, -sum (adj)
scro/'tal (ad)
scro/'ta/lis, -le (adj)
Scrot/ec/'to/mia (f)
Scrot/ec/to/'mie (f)
Scro/to/'pla/stic (f)
'Scro/tum (n)
scu/tu/'la/tus, -ta, -tum (adj)
'Scu/tu/lum (n)
'Scu/tum (n)
'Scy/ba/lum (n)
se/ba/ceo/fol/li/cu/'lar (ad)
se/'ba/ce/us, -cea, -um (adj)
Se/bo/'lith (m)
Se/bor/'rhoe (f)
Se/bor/'rhoea (f)
se/bor/'rhoi/cus, -ca, -cum (adj)
se/bor/'rho/isch (ad)
'Se/bum (n)
se/clu/'die/ren (v)
Se/'clu/sio (f)
Se/clu/si/'on (f)
sec/o'dont (ad)
Se/cret/a'go/gum (n)
Se/cre/'tin (n)
Se/cre/ti/'na/se (f)
Se/'cre/tio (f)
Se/cre/ti/'on (f)
Se/cre/to/der/ma/'to/sis (f)
se/cre/to/der/ma/'to/tisch (ad)
Se/cre/to/'ly/se (f)
Se/cre/'to/ly/sis (f)
Se/cre/to/'ly/ti/cum (n)
se/cre/to/'ly/ti/cus, -ca, -cum (adj)
se/cre/to/'ly/tisch (ad)
Sẹ/'cre/tor (m)
se/cre/'to/risch (ad)
'Sec/tio (f)
Sec/ti/'on (f)
se/cun/'dar (ad)
se/cun/'da/ri/us, -ria, -um (adj)
Se/'cun/de (f)
se/cun/di/gra/'vid (ad)
Se/cun/di/'gra/vi/da (f)
se/cun/di/'par (ad)
Se/cun/'di/pa/ra (f)
Se/'da/tio (f)
Se/da/ti/'on (f)
se/da/'tiv (ad)
Se/da/'ti/vum (n)
se/da/'ti/vus, -va, -vum (adj)
se/'die/ren (v)
Se/di/'ment (n)
Se/di/men/ta/ti/'on (f)
se/di/men/'tie/ren (v)
Se/di/'men/tum (n)
Seg/'ment (n)
seg/men/'tal (ad)
seg/men/'ta/lis, -le (adj)
Seg/men/ta/ti/'on (f)
Seg/ment/ec/to/'mie (f)
seg/men/'tie/ren (v)
Seg/'men/tum (n)
Se/gre/ga/ti/'on (f)
Se/gre/'ga/tor (m)
se/gre/'gie/ren (v)
Se/'junc/tio (f)
Se/junc/ti/'on (f)
se/jun/'gie/ren (v)
Se/'lec/tio (f)

Se/lec/ti/'on (f)
se/lec/'tiv (ad)
Se/'lec/tor (m)
Se/'len (n)
Se/'le/ni/um (n)
Se/le/'no/sis (f)
'Sel/la (f)
sel/'lar (ad)
sel/'la/ris, -re (adj)
Se/'man/tic (f)
se/'man/tisch (ad)
Se/mio/gra/'phie (f)
Se/mio/lo/'gie (f)
se/mio/'lo/gisch (ad)
Se/mi'o/tic (f)
se/mi'o/tisch (ad)
'Se/men (n)
Se/mi/a'ce/pha/lus (m)
Se/mi/ca/'nal (m)
Se/mi/ca/'na/lis (m)
Se/mi/carb/a'zid (n)
Se/mi/carb/a'zon (n)
se/mi/car/ti/la/gi/'nos (ad)
se/mi/cir/cu/'lar (ad)
se/mi/cir/cu/'la/ris, -re (adj)
Se/mi/'co/ma (n)
se/mi/co/ma/'tos (ad)
se/mi/flec/'tie/ren (v)
Se/mi/fle/xi/'on (f)
se/mi/la/te/'ral (ad)
se/mi/la/te/'ra/lis, -le (adj)
se/mi/le/'thal (ad)
se/mi/lu/'nar (ad)
se/mi/lu/'na/ris, -re (adj)
se/mi/mem/bra/'nos (ad)
se/mi/mem/bra/'no/sus, -sa, -sum (adj)
se/mi/'nal (ad)
se/mi/'na/lis, -le (adj)
Se/mi/'na/tio (f)
Se/mi/na/ti/'on (f)
se/mi/'nie/ren (v)
se/mi/ni/'fer (ad)
se/'mi/ni/fer, -mi/'ni/fe/ra, -mi-'ni/fe/rum (adj)
Se/mi/'nom (n)
Se/mi/'no/ma (n)
se/mi/nor/'mal (ad)
Se/min/'uria (f)
Se/min/u'rie (f)
Se/mio/gra/'phie (f)
Se/mio/lo/'gie (f)
se/mio/'lo/gisch (ad)
Se/mi'o/tic (f)
se/mi'o/tisch (ad)
se/mi/o'val (ad)
se/mi/o'va/lis, -le (adj)
se/mi/pen/'na/tus, -ta, -tum (adj)
se/mi/per/me'a/bel (ad)
Se/mi/per/mea/bi/li/'tät (f)
Se/mi/pla/'cen/ta (f)
Se/mi/pro/na/ti/'on (f)
se/mi/pro/'nie/ren (v)
Se/mi/'pto/sis (f)
se/mi/spi/'nal (ad)
Se/mi/spi/'na/lis (m)
se/mi/spi/'na/lis, -le (adj)
Se/mi/su/pi/na/ti/'on (f)
se/mi/su/pi/'nie/ren (v)
se/mi/syn/'the/tisch (ad)
se/mi/ten/di/'nos (ad)
Se/mi/ten/di/'no/sus (m)
se/mi/ten/di/'no/sus, -sa, -sum (adj)
se/nes/'cent (ad)
Se/nes/'cenz (f)
se/nes/'cie/ren (v)
se/'nil (ad)
se/'ni/lis, -le (adj)
Se/'ni/li/tas (f)
Se/ni/li/'tät (f)
'Se/ni/um (n)
Sen/no/'sid (n)
Sen/'opia (f)
Sen/o'pie (f)
Sen/'op/sis (f)
Sen/'sa/tio (f)
Sen/sa/ti/'on (f)
sen/'si/bel (ad)
Sen/si/bi/li/sa/ti/'on (f)
Sen/si/bi/li/'sa/tor (m)
Sen/si/'bi/li/tas (f)
Sen/si/bi/li/'tät (f)
Sen/si/ti/sa/ti/'on (f)
Sen/si/ti/'sa/tor (m)
sen/si/ti/'sie/ren (v)
sen/si/'tiv (ad)
Sen/si/ti/vi/'tät (f)
'Sen/sor (m)
sen/so/ri/mo/'to/risch (ad)
sen/so/ri/neu/'ral (ad)
sen/'so/risch (ad)
Sen/'so/ri/um (n)
sen/'so/ri/us, -ria, -um (adj)
sen/su/'al (ad)
sen/su'a/lis, -le (adj)
Sen/sua/li/'tät (f)
'Sen/sus (m)
'sen/ti/ens (adj)

Se/pa/ra/ti/'on (f)
Se/pa/'ra/tor (m)
se/pa/'rie/ren (v)
'Sep/sis (f)
Sept/ae/'mie (f)
sep/'tal (ad)
Sep/ta/pep/'tid (n)
Sept/ec/to/'mie (f)
Sept/hae/'mie (f)
Sep/tic/ae/'mie (f)
sep/tic/'ae/misch (ad)
Sep/ti/co/py/ae/'mie (f)
'sep/ti/cus, -ca, -cum (adj)
Sep/ti/'gra/vi/da (f)
Sep/'ti/pa/ra (f)
'sep/tisch (ad)
sep/to/mar/gi/'na/lis, -le (adj)
Sep/to/'pla/stic (f)
Sep/to/sto/'mie (f)
Sep/to/to/'mie (f)
'Sep/tu/lum (n)
'Sep/tum (n)
'Sep/tum/de/fect (m)
Se/'quen/tia (f)
se/quen/ti/'al (ad)
Se/'quenz (f)
Se/que/stra/ti/'on (f)
Se/que/strec/to/'mie (f)
se/que/'strie/ren (v)
Se/'que/strum (n)
Ser/al/bu/'min (n)
Ser/'gent-Li/nie (f)
Se/'rin (n)
Se/ro/dia/'gno/sis (f)
Se/ro/dia/'gno/stic (f)
se/ro/dia/'gno/stisch (ad)
se/ro/fi/bri/'nos (ad)
Se/ro/li/'pa/se (f)
Se/ro/'lo/ge (m)
Se/ro/lo/'gie (f)
se/ro/'lo/gisch (ad)
Se/ro/ly/'sin (n)
Se/'rom (n)
se/ro/mem/bra/'nos (ad)
se/ro/mu/'cos (ad)
se/ro/mus/cu/'lar (ad)
se/ro/ne/ga/'tiv (ad)
se/ro/po/si/'tiv (ad)
se/ro/pu/ru/'lent (ad)
Se/ro/re/ac/ti/'on (f)
se/'ros (ad)
Se/'ro/sa (f)
se/ro/'sal (ad)
se/ro/se/'ros (ad)
Se/ro/'si/tis (f)
se/'ro/sus, -sa, -sum (adj)
Se/ro/the/ra/'pie (f)
Se/ro/to/'nin (n)
Se/ro/'typ (m)
'ser/pens (adj)
ser/pi/gi/'nos (ad)
Ser/'ra/tus (m)
ser/'ra/tus, -ta, -tum (adj)
Ser/'to/li-Cel/le (f)
'Se/rum (n)
'Se/rum/al/bu/min (n)
'Se/rum/con/ser/ve (f)
'Se/rum/glo/bu/lin (n)
'Se/rum/he/pa/ti/tis (f)
'Se/rum/pro/te/in (n)
Se/'ryl (n)
se/sa/mo/'id (ad)
se/sa/mo/'ide/us, -'idea, -um (adj)
Se/sa/mo/i'di/tis (f)
ses/'sil (ad)
'ses/si/lis, -le (adj)
Sex (m)
Se/xo/'lo/ge (m)
Se/xo/lo/'gie (f)
se/xo/'lo/gisch (ad)
Sex/ti/'gra/vi/da (f)
Sex/'ti/pa/ra (f)
se/xu/'al (ad)
Se/xu/'al/chro/ma/tin (n)
Se/xu/'al/chro/mo/som (n)
Se/xu/'al/hor/mon (n)
Se/xua/li/sa/ti/'on (f)
se/xua/li/'sie/ren (v)
Se/xua/li/'tät (f)
se/xu/'ell (ad)
'Se/xus (m)
Shift (m)
'Shi/ga-Ba/cil/lus (m)
Shi/'gel/la (f)
Shi/gel/'lo/sis (f)
'Shrap/nell-Mem/bran (f)
Shunt (m)
'shun/ten (v)
Si/al/ade/'ni/tis (f)
si/al/a'go/gisch (ad)
Si/al/a'go/gum (n)
Si/al/ec/ta/'sie (f)
Sia/lo/ga/'stron (n)
sia/lo/'gen (ad)
Sia/lo/'gramm (n)
Sia/lo/gra/'phie (f)
Sia/lo/'lith (m)
Sia/lo/li/'thia/sis (f)
Sia/lo/mu/'cin (n)

Sia/lor/'rhoe (f)
Sia/lor/'rhoea (f)
Sia/'me/sisch (ad)
'si/bi/lans (adj)
'Sic/cans (n)
'sic/cans (adj)
sic/ca/'tiv (ad)
Sic/ca/'ti/vum (n)
sic/ca/'ti/vus, -va, -vum (adj)
sic/'ca/tus, -ta, -tum (adj)
'sic/cus, -ca, -cum (adj)
Si/de/ro/'cyt (m)
Si/de/ro/cy/'to/sis (f)
Si/de/ro/pe/'nie (f)
si/de/ro/'pe/nisch (ad)
si/de/ro/'phil (ad)
Si/de/ro/phi/'lie (f)
Si/de/ro/phi/'lin (n)
Si/de/ro/si/li/'co/sis (f)
Si/de/'ro/sis (f)
si/de/'ro/tisch (ad)
'Sig/ma (n)
'Sig/ma/fac/tor (m)
Sig/ma/'tis/mus (m)
Sig/mo/'id (n)
sig/mo/'id (ad)
Sig/mo/id/ec/to/'mie (f)
Sig/mo/'ide/um (n)
sig/mo/'ide/us, -'idea, -um (adj)
Sig/mo/i'di/tis (f)
Sig/mo/ido/pe/'xie (f)
Sig/mo/ido/'scop (n)
Sig/mo/ido/sco/'pie (f)
Sig/mo/ido/sto/'mie (f)
Sig/mo/ido/to/'mie (f)
sig/mo/ido/ve/si/'cal (ad)
Si/gna/'tur (f)
Si/gna/'tu/ra (f)
si/'gnie/ren (v)
si/gni/fi/'cant (ad)
Si/gni/fi/'canz (f)
si/gni/fi/'cie/ren (v)
'Si/gnum (n)
Sil/an/'dron (n)
'si/lens (adj)
Si/li/'cat (n)
Si/li/ca/'to/sis (f)
Si/'li/ci/um (n)
Si/li/ci/um/di/o'xid (n)
Si/li/'con (n)
Si/li/'co/sis (f)
si/li/'co/tisch (ad)
Si/li/co/tu/ber/cu/'lo/sis (f)
Si/'mi/li/mum (n)
si/'mi/li/mus, -ma, -mum (adj)
'si/mi/lis, -le (adj)
'sim/plex (adj)
Si/mu/'lant (m)
Si/mu/la/ti/'on (f)
Si/mu/'la/tor (m)
si/mu/'lie/ren (v)
sin/ci/pi/'tal (ad)
'Sin/ci/put (n)
sin/gu/'lar (ad)
sin/gu/'la/ris, -re (adj)
Sin/gul/ta/ti/'on (f)
Sin/'gul/tus (m)
si/'ni/ster, -stra, -strum (adj)
si/ni/'stral (ad)
Si/ni/stra/li/'tät (f)
Si/ni/stro/car/'die (f)
si/ni/stro/ma/nu/'al (ad)
si/no/atri/'al (ad)
si/nu/atri/'al (ad)
si/nu/atri'a/lis, -le (adj)
si/nu/'os (ad)
si/nu'o/sus, -sa, -sum (adj)
'Si/nus (m)
Si/nu/'si/tis (f)
Si/nu/so/'id (n)
si/nu/so/'id (ad)
Si/'re/ne (f)
Si/re/no/me/'lie (f)
Si/re/'no/me/lus (m)
Si/to/'stan (n)
Si/to/ste/'rol (n)
'Si/tus (m)
ske/le/'tal (ad)
Ske/le/ti/sa/ti/'on (f)
ske/le/ti/'sie/ren (v)
'Ske/le/ton (n)
Ske/'lett (n)
Skia/sco/'pie (f)
'Smeg/ma (n)
'Smith/wick-Ope/ra/ti/on (f)
so/ci/'al (ad)
so/ci'a/lis, -le (adj)
So/cia/li/sa/ti/'on (f)
so/cia/li/'sie/ren (v)
So/ci/'al/me/di/cin (f)
So/ci/'al/psych/ia/trie (f)
so/ci/'al/psych/ia/trisch (ad)
So/cio/bio/lo/'gie (f)
so/cio/bio/'lo/gisch (ad)
So/cio/lo/'gie (f)
so/cio/'lo/gisch (ad)
so/cio/me/di/'ci/nisch (ad)
So/cio/'path (m)
so/cio/'pa/thisch (ad)

So/do/'mie (f)
So/do/'mist (m)
Sol (n)
So/la/'na/cea (f)
So/la/'nin (n)
so/'lar (ad)
so/'la/ris, -re (adj)
So/la/ri/sa/ti/'on (f)
so/la/ri/'sie/ren (v)
So/'lar/ple/xus (m)
So/'lar/the/ra/pie (f)
So/la/ti/'on (f)
'So/le/us (m)
'so/le/us, -lea, -um (adj)
so/'lid (ad)
So/li/di/fi/ca/ti/'on (f)
so/li/di/fi/'cie/ren (v)
'so/li/dus, -da, -dum (adj)
Sol/ip/'sis/mus (m)
so/li/'tar (ad)
so/li/'ta/ri/us, -ria, -um (adj)
so/'lu/bel (ad)
so/'lu/bi/lis, -le (adj)
So/lu/bi/li/sa/ti/'on (f)
so/lu/bi/li/'sie/ren (v)
So/lu/bi/li/'tät (f)
So/'lut (n)
So/'lu/tio (f)
So/lu/ti/'on (f)
so/'lu/tus, -ta, -tum (adj)
Sol/'vat (n)
Sol/va/ti/'on (f)
'Sol/vens (n)
'sol/vens (adj)
sol/'vie/ren (v)
'So/ma (n)
Som/aes/the/'sie (f)
som/aes/'the/tisch (ad)
so/ma/ti/co/vis/ce/'ral (ad)
So/ma/ti/sa/ti/'on (f)
so/ma/ti/'sie/ren (v)
so/'ma/tisch (ad)
So/ma/to/lo/'gie (f)
so/ma/to/'lo/gisch (ad)
So/ma/to/me/'din (n)
so/ma/to/mo/'to/risch (ad)
So/ma/'to/pa/gus (m)
So/ma/to/pa/'thie (f)
so/ma/to/'pa/thisch (ad)
So/ma/to/'plas/ma (n)
So/ma/to/'pleu/ra (f)
so/ma/to/pleu/'ral (ad)
so/ma/to/sen/'so/risch (ad)
So/ma/to/sta/'tin (n)
So/ma/to/sta/ti/'nom (n)
so/ma/to/the/ra/'peu/tisch (ad)
So/ma/to/the/ra/'pie (f)
so/ma/to/'top (ad)
so/ma/to/'trop (ad)
So/ma/to/tro/'pin (n)
So/'mit (m)
so/'mi/tisch (ad)
som/nam/bu/'lant (ad)
Som/nam/bu/'lis/mus (m)
Som/nam/bu/'list (ad)
som/ni/'al (ad)
som/ni'a/lis, -le (adj)
Som/nia/ti/'on (f)
'som/ni/fer, som/'ni/fe/ra, som-'ni/fe/rum (adj)
Som/'ni/fe/rum (n)
Som/'ni/fi/cum (n)
som/'ni/fi/cus, -ca, -cum (adj)
Som/ni/lo/'quie (f)
Som/ni/'path (m)
Som/ni/pa/'thie (f)
som/ni/'pa/thisch (ad)
som/no/'lent (ad)
Som/no/'len/tia (f)
Som/no/'lenz (f)
'Som/nus (m)
'So/ni/tus (m)
So/no/'gramm (n)
So/no/gra/'phie (f)
so/no/gra/'phie/ren (v)
so/'nor (ad)
So/pho/ma/'nie (f)
so/pho/'ma/nisch (ad)
'So/por (m)
so/po/'rie/ren (v)
so/'po/ri/fer, so/po/'ri/fe/ra, so/po/'ri/fe/rum (adj)
So/po/'ri/fe/rum (n)
So/po/'ri/fi/cum (n)
so/po/'ri/fi/cus, -ca, -cum (adj)
so/po/'ros (ad)
Sor/'bo/se (f)
'Sor/des (f)
Spar/ga/'no/sis (f)
'Spar/ga/num (n)
Spar/so/my/'cin (n)
Spar/te/'in (n)
spas/'mo/disch (ad)
spas/mo/'gen (ad)
Spas/mo/'ly/se (f)
spas/mo/ly/'sie/ren (v)
Spas/'mo/ly/sis (f)
Spas/mo/'ly/ti/cum (n)
spas/mo/'ly/ti/cus, -ca, -cum (adj)

spas/mo/'ly/tisch (ad)
spas/mo/'phil (ad)
Spas/mo/phi/'lie (f)
'Spas/mus (m)
'spa/sti/cus, -ca, -cum (adj)
'Spa/sti/ker (m)
'spa/stisch (ad)
spa/ti/'al (ad)
'Spa/ti/um (n)
Spe/cia/'list (m)
Spe/cia/li/'tät (f)
spe/ci/'ell (ad)
'Spe/ci/es (f)
Spe/ci/fi/ci/'tät (f)
Spe/'ci/fi/cum (n)
spe/'ci/fi/cus, -ca, -cum (adj)
spe/'ci/fisch (ad)
Spec/ti/no/my/'cin (n)
spec/'tral (ad)
Spec/tro/'gramm (n)
Spec/tro/'graph (m)
Spec/tro/gra/'phie (f)
Spec/tro/'me/ter (n)
Spec/tro/me/'trie (f)
spec/tro/'me/trisch (ad)
Spec/tro/'scop (n)
Spec/tro/sco/'pie (f)
spec/tro/'sco/pisch (ad)
'Spec/trum (n)
'Spe/cu/lum (n)
'Sper/ma (n)
sper/'ma/ti/cus, -ca, -cum (adj)
Sper/ma/'tid (n)
Sper/ma/to/'ce/le (f)
Sper/ma/to/cel/ec/to/'mie (f)
Sper/ma/to/'cid (n)
sper/ma/to/'cid (ad)
Sper/ma/to/cyst/ec/to/'mie (f)
Sper/ma/to/cy/'sti/tis (f)
Sper/ma/to/cy/sto/gra/'phie (f)
Sper/ma/to/cy/sto/to/'mie (f)
Sper/ma/to/'cyt (m)
sper/ma/to/'gen (ad)
Sper/ma/to/'ge/ne/sis (f)
Sper/ma/to/'go/ni/um (n)
Sper/ma/tor/'rhoe (f)
Sper/ma/tor/'rhoea (f)
sper/ma/to/zo/'al (ad)
sper/ma/to/'zo/isch (ad)
Sper/ma/to/'zo/on (n)
Sper/mat/u'rie (f)
Sper/mi/'cid (n)
sper/mi/'cid (ad)
Sper/mio/'ge/ne/sis (f)
Sper/mio/'gramm (n)
Spha/ce/la/ti/'on (f)
spha/ce/'lie/ren (v)
Spha/ce/'lis/mus (m)
Spha/ce/lo/'der/ma (n)
'Spha/ce/lus (m)
Sphaer/aes/the/'sie (f)
'sphae/ri/cus, -ca, -cum (adj)
'sphae/risch (ad)
Sphae/ro/'ce/pha/lus (m)
Sphae/ro/cy/'lin/der (m)
spae/ro/cy/'lin/drisch (ad)
Sphae/ro/'cyt (m)
sphae/ro/'cy/ti/cus, -ca, -cum (adj)
sphae/ro/'cy/tisch (ad)
Sphae/ro/cy/'to/sis (f)
sphae/ro/cy/'to/ti/cus, -ca, -cum (adj)
sphae/ro/cy/'to/tisch (ad)
Sphae/'ro/cy/tus (m)
sphae/ro/'id (ad)
sphae/ro/'ide/us, -'idea, -um (adj)
Sphae/ro/'me/ter (n)
Sphae/ro/pha/'kie (f)
'Sphe/ni/on (n)
sphe/no/ba/si/'lar (ad)
sphe/no/ce/'phal (ad)
Sphe/no/ce/pha/'lie (f)
Sphe/no/'ce/pha/lus (m)
sphe/no/eth/mo/i'dal (ad)
sphe/no/eth/mo/i'da/lis, -le (adj)
sphe/no/fron/'tal (ad)
sphe/no/fron/'ta/lis, -le (adj)
sphe/no/i'da/lis, -le (adj)
Sphe/no/i'di/tis (f)
sphe/no/man/di/bu/'la/ris, -re (adj)
sphe/no/ma/xil/'lar (ad)
sphe/no/oc/ci/pi/'tal (ad)
sphe/no/oc/ci/pi/'ta/lis, -le (adj)
Sphe/'no/pa/gus (m)
sphe/no/pa/la/'tin (ad)
sphe/no/pa/rie/'tal (ad)
sphe/no/pe/'tro/sus, -sa, -sum (adj)
sphe/no/squa/'mo/sus, -sa, -sum (adj)
sphe/no/tem/po/'ral (ad)
sphe/no/zy/go/'ma/ti/cus, -ca, -cum (adj)
'Sphinc/ter (m)
Sphinc/ter/al/'gie (f)

Sphinc/ter/ec/to/'mie (f)
Sphin/go/li/'pid (n)
Sphin/go/li/pi/'do/sis (f)
Sphin/go/mye/'lin (n)
Sphin/go/'sin (n)
Sphyg/mo/bo/lo/'me/ter (n)
Sphyg/mo/chro/no/'graph (m)
Sphyg/mo/dy/na/mo/'me/ter (n)
Sphyg/mo/'gramm (n)
Sphyg/mo/'graph (m)
Sphyg/mo/gra/'phie (f)
sphyg/mo/'gra/phisch (ad)
Sphyg/mo/ma/no/'me/ter (n)
Sphyg/mo/'me/ter (n)
Sphyg/mo/os/cil/lo/'me/ter (n)
Sphyg/mo/pal/pa/ti/'on (f)
Sphyg/mo/'phon (n)
Sphyg/mo/'scop (n)
Sphyg/mo/'sy/sto/le (f)
'Spi/ca (f)
'Spi/ca-Ban/da/ge (f)
Spike (m)
'Spi/na (f)
spi/'nal (ad)
Spi/'na/lis (m)
spi/'na/lis, -le (adj)
spi/no/bul/'bar (ad)
spi/no/cel/lu/'lar (ad)
spi/no/ce/re/bel/'lar (ad)
spi/'nos (ad)
spi/'no/sus, -sa, -sum (adj)
spi/no/tec/'tal (ad)
spi/no/tec/'ta/lis, -le (adj)
spi/no/trans/ver/'sa/ri/us, -ria, -um (adj)
Spin/the/'ris/mus (m)
Spi/'ra/le (f)
spi/'ra/lig (ad)
spi/'ra/lis, -le (adj)
Spi/ra/my/'cin (n)
Spi/'rem (n)
spi/ril/'lar (ad)
Spi/'ril/le (f)
Spi/ril/li/'cid (n)
spi/ril/li/'cid (ad)
Spi/ril/'lo/sis (f)
Spi/'ril/lum (n)
Spi/ro/'chae/ta (f)
Spi/ro/'chae/te (f)
Spi/ro/chae/ti/'cid (n)
Spi/ro/chae/to/'ly/se (f)
Spi/ro/chae/'to/ly/sis (f)
Spi/ro/chae/'to/sis (f)
spi/ro/chae/'to/tisch (ad)
Spi/ro/'gramm (n)
Spi/ro/'graph (m)
Spi/ro/gra/'phie (f)
spi/ro/'gra/phisch (ad)
Spi/ro/'me/ter (n)
Spi/ro/me/'trie (f)
spi/ro/'me/trisch (ad)
Spi/ro/no/lac/'ton (n)
Spis/si/'tu/do (f)
'spis/sus, -sa, -sum (adj)
Splanch/nec/to/'pie (f)
Splanch/nem/'phra/xis (f)
Splanch/nic/ec/to/'mie (f)
Splanch/ni/co/to/'mie (f)
'Splanch/ni/cus (m)
'splanch/ni/cus, -ca, -cum (adj)
'splanch/nisch (ad)
Splanch/no/'ce/le (f)
Splanch/no/'coel (n)
Splanch/no/di'a/sta/sis (f)
Splanch/no/'lo/gia (f)
Splanch/no/lo/'gie (f)
Splanch/no/me/ga/'lie (f)
Splanch/no/mi/'crie (f)
Splanch/no/pa/'thie (f)
Splanch/no/'pleu/ra (f)
Splanch/no/'pto/sis (f)
Splanch/no/scle/'ro/sis (f)
Splanch/no/sco/'pie (f)
Splen (m)
Splen/al/'gie (f)
Splen/ec/to/'mie (f)
splen/ec/to/'mie/ren (v)
Splen/ec/to/'pie (f)
sple/ni/co/pan/cre'a/tisch (ad)
'sple/ni/cus, -ca, -cum (adj)
Sple/ni/sa/ti/'on (f)
sple/ni/'sie/ren (v)
Sple/'ni/tis (f)
'Sple/ni/um (n)
'Sple/ni/us (m)
'sple/ni/us, -nia, -um (adj)
Sple/no/'cyt (m)
Splen/ody/'nie (f)
sple/no/'gen (ad)
Sple/no/'gramm (n)
Sple/no/gra/nu/lo/ma/'to/sis (f)
Sple/no/gra/'phie (f)
sple/no/'gra/phisch (ad)
sple/no/he/pa/to/me/'gal (ad)
Sple/no/he/pa/to/me/ga/'lie (f)
Sple/no/'ly/se (f)
Sple/'no/ly/sis (f)
sple/no/'ly/tisch (ad)
Sple/no/ma/'la/cia (f)
Sple/no/ma/la/'cie (f)

Sple/no/me/'ga/lia (f)
Sple/no/me/ga/'lie (f)
Sple/no/'pa/thia (f)
Sple/no/pa/'thie (f)
Sple/no/pe/'xie (f)
Sple/no/'pe/xis (f)
Sple/no/por/to/'gramm (n)
Sple/no/por/to/gra/'phie (f)
Sple/no/'pto/sis (f)
sple/no/re/'nal (ad)
Sple/nor/rha/'phie (f)
Sple/no/'to/mia (f)
Sple/no/to/'mie (f)
Sple/no/to/'xin (n)
sple/no/'to/xisch (ad)
'Sple/nu/lus (m)
Spon/dyl/'al/gia (f)
Spon/dyl/al/'gie (f)
Spon/dyl/ar/'thri/tis (f)
spon/dyl/ar/'thri/tisch (ad)
Spon/dyl/ar/'thro/sis (f)
spon/dyl/ar/'thro/tisch (ad)
Spon/dyl/ex/ar/'thro/sis (f)
spon/dyl/ex/ar/'thro/tisch (ad)
Spon/dy/'li/tis (f)
spon/dy/'li/tisch (ad)
Spon/dyl/o'dy/nia (f)
Spon/dyl/ody/'nie (f)
Spon/dyl/olis/'the/sis (f)
spon/dyl/olis/'the/tisch (ad)
Spon/dy/lo/'ly/se (f)
Spon/dy/'lo/ly/sis (f)
spon/dy/lo/'ly/tisch (ad)
Spon/dy/lo/mye/'li/tis (f)
Spon/dy/lo/'pa/thia (f)
Spon/dy/lo/pa/'thie (f)
Spon/dy/'lo/sis (f)
spon/dy/'lo/tisch (ad)
Spon/dy/lo/'to/mia (f)
Spon/dy/lo/to/'mie (f)
'Spon/dy/lus (m)
spon/gi/'form (ad)
Spon/gio/'blast (m)
Spon/gio/bla/'stom (n)
Spon/gio/bla/'sto/ma (n)
Spon/gio/'cyt (m)
Spon/gio/cy/'tom (n)
Spon/gio/cy/'to/ma (n)
Spon/gi'o/cy/tus (m)
Spon/gio/'plas/ma (n)
spon/gi/'os (ad)
Spon/gi'o/sis (f)
Spon/gio/'si/tis (f)
spon/gio/'si/tisch (ad)
spon/gi'o/sus, -sa, -sum (adj)
spon/gi'o/tisch (ad)
spon/'tan (ad)
spon/'ta/ne/us, -nea, -um (adj)
spo/'ra/di/cus, -ca, -cum (adj)
spo/'ra/disch (ad)
Spor/'an/gi/um (n)
'Spo/re (f)
Spo/ri/'cid (n)
spo/ri/'cid (ad)
Spo/'ri/di/um (n)
Spo/ro/'blast (m)
Spo/ro/'cy/ste (f)
Spo/ro/'cyt (m)
spo/ro/'gen (ad)
Spo/ro/'ge/ne/sis (f)
Spo/ro/'phyt (m)
Spo/ro/tri/'chin (n)
Spo/ro/tri/'cho/sis (f)
Spo/'ro/tri/chum (n)
Spo/ro/zo/'it (m)
Spo/ro/'zo/on (n)
Spo/ru/la/ti/'on (f)
spo/ru/'lie/ren (v)
'Spot/ting (n)
Spray (n)
Sprue (f)
'spu/ri/us, -ria, -um (adj)
'Spu/tum (n)
Squa/'len (n)
'Squa/ma (f)
squa/mo/ba/'sal (ad)
squa/mo/co/lum/'nar (ad)
squa/mo/oc/ci/pi/'tal (ad)
squa/mo/pa/rie/'tal (ad)
squa/'mos (ad)
Squa/'mo/sa (f)
squa/'mo/sus, -sa, -sum (adj)
sta/'bil (ad)
Sta/bi/li/'sa/tor (m)
Sta/chy/'drin (n)
Sta/chy'o/se (f)
'Sta/di/um (n)
'Stag/ing (n)
Sta/gna/ti/'on (f)
sta/'gnie/ren (v)
Sta/lag/mo/'me/ter (n)
Stal/li/my/'cin (n)
'Sta/men (n)
'Stan/dard (m)
Stan/dar/di/sa/ti/'on (f)
stan/dar/di/'sie/ren (v)
'Stan/dard/so/lu/ti/on (f)
'Stan/dard/tem/pe/ra/tur (f)
'Stan/ford-Test (m)
'Stan/num (n)

Sta/no/'lon (n)
Sta/no/zo/'lol (n)
Sta/ped/ec/'to/mia (f)
Sta/ped/ec/to/'mie (f)
Sta/'pe/di/us (m)
sta/'pe/di/us, -dia, -um (adj)
'Sta/pes (m)
'Sta/phy/le (f)
Sta/phyl/ec/'to/mia (f)
Sta/phyl/ec/to/'mie (f)
sta/phy/'li/nus, -na, -num (adj)
Sta/'phy/li/on (n)
Sta/phy/'li/tis (f)
Sta/phy/lo/cocc/'ae/mia (f)
Sta/phy/lo/cocc/ae/'mie (f)
sta/phy/lo/cocc/'ae/misch (adj)
sta/phy/lo/coc/'cal (ad)
Sta/phy/lo/'coc/cus (m)
Sta/phy/lo/'coc/ke (f)
sta/phy/lo/'coc/kisch (ad)
Sta/phy/lo/'der/ma (n)
Sta/phy/lo/'der/mia (f)
Sta/phy/lo/der/'mie (f)
sta/phy/lo/'gen (ad)
sta/phy/'lo/ge/nes (adj)
Sta/phy/lo/ki/'na/se (f)
Sta/phy/lo/ly/'sin (n)
Sta/phy/'lom (n)
Sta/phy/'lo/ma (n)
sta/phy/lo/ma/'tos (ad)
Sta/phy/lo/my/'co/sis (f)
sta/phy/lo/my/'co/tisch (ad)
Sta/phyl/'on/cus (m)
Sta/phy/lo/'pla/stic (f)
Sta/phy/lo/'pto/sis (f)
Sta/phy/lor/rha/'phie (f)
Sta/phy/lo/'schi/se (f)
Sta/phy/'lo/schi/sis (f)
Sta/phy/lo/to/'mie (f)
Sta/phy/lo/to/'xin (n)
'Sta/sis (f)
Stath/mo/ki/'ne/se (f)
Stath/mo/ki/'ne/sis (f)
Stath/mo/ki/'ne/ti/cum (n)
stath/mo/ki/'ne/tisch (ad)
'Sta/tic (f)
'sta/ti/cus, -ca, -cum (adj)
'sta/tisch (ad)
Sta/ti/'on (f)
sta/tio/'nar (ad)
Sta/'ti/stic (f)
sta/'ti/sti/cus, -ca, -cum (adj)
sta/'ti/stisch (ad)
sta/to/a'cu/sti/cus, -ca, -cum
(adj)
sta/to/a'cu/stisch (ad)
Sta/to/'co/nie (f)
Sta/to/'co/ni/um (n)
sta/to/ki/'ne/tisch (ad)
sta/to/mo/'to/ri/us, -ria, -um
(adj)
Sta/'tur (f)
Sta/'tu/ra (f)
'Sta/tus (m)
'Sta/xis (f)
Stea/'rat (n)
Stea/'rin (n)
Ste/ar/'rhoe (f)
Ste/ar/'rhoea (f)
ste/ar/'rho/isch (ad)
Stea/'ryl (n)
Stea/'ti/tis (f)
Stea/to/cryp/'to/sis (f)
Stea/to/cy/'stom (n)
Stea/to/cy/'sto/ma (n)
stea/to/'gen (ad)
Stea/to/'ly/se (f)
Stea/'to/ly/sis (f)
stea/to/'ly/tisch (ad)
Stea/'tom (n)
Stea/'to/ma (n)
Stea/to/'py/gia (f)
Stea/to/py/'gie (f)
Stea/'to/sis (f)
Stef/fi/my/'cin (n)
'Stel/la (f)
stel/'lar (ad)
Stel/'la/tum (n)
stel/'la/tus, -ta, -tum (adj)
Sten/bo/'lon (n)
Ste/no/'car/dia (f)
Ste/no/car/'die (f)
ste/no/'car/disch (ad)
ste/no/ce/'phal (ad)
Ste/no/ce/'pha/lia (f)
ste/no/ce/'pha/li/cus, -ca, -cum
(adj)
Ste/no/ce/pha/'lie (f)
Ste/no/'ce/pha/lus (m)
Ste/no/'co/ria (f)
Ste/no/co/'rie (f)
sten/o'dont (ad)
sten/o'pae/isch (ad)
ste/no/'sie/ren (v)
Ste/'no/sis (f)
ste/'no/tisch (ad)
Ste/'pha/ni/on (n)
Ste/pha/no/fi/la/'ria/sis (f)
Ster/co/bi/'lin (n)
Ster/co/bi/li/no/'gen (n)

Ster/co/bi/lin/'uria (f)
Ster/co/bi/lin/u'rie (f)
Ster/co/'lith (m)
ster/co/'ral (ad)
ster/co/'ra/lis, -le (adj)
'Ster/cus (n)
Ste/reo/a'gno/sis (f)
Ste/reo/an/aes/the/'sie (f)
Ste/reo/che/'mie (f)
ste/reo/'che/misch (ad)
Ste/reo/'ci/li/um (n)
Ste/reo/en/ce/pha/lo/'tom (n)
Ste/reo/en/ce/pha/lo/to/'mie (f)
Ste/reo/'gno/sis (f)
ste/reo/'gno/stisch (ad)
Ste/reo/iso/'mer (n)
ste/reo/iso/'mer (ad)
Ste/reo/iso/me/'rie (f)
Ste/re/'op/sis (f)
Ste/re/'op/ter (m)
ste/re/'op/tisch (ad)
Ste/reo/ra/dio/gra/'phie (f)
ste/reo/ra/dio/'gra/phisch (ad)
Ste/reo/'scop (n)
Ste/reo/sco/'pie (f)
ste/reo/'sco/pisch (ad)
ste/reo/spe/'ci/fisch (ad)
Ste/reo/spe/ci/fi/'tät (f)
ste/reo/'tac/tisch (ad)
Ste/reo/'ta/xis (f)
Ste/'rig/ma (n)
ste/'ril (ad)
Ste/ri/li/sa/ti/'on (f)
Ste/ri/li/'sa/tor (m)
ste/ri/li/'sie/ren (v)
Ste/ri/li/'tät (f)
Ste/'rin (n)
ster/'nal (ad)
Stern/al/'gie (f)
ster/'na/lis, -le (ad)
Ster/'nal/punc/ti/on (f)
ster/no/cla/vi/cu/'lar (ad)
ster/no/cla/vi/cu/'la/ris, -re
(adj)
ster/no/clei/do/ma/sto/'ide/us,
-'idea, -um (adj)
ster/no/co/'stal (ad)
ster/no/co/'sta/lis, -le (adj)
ster/no/hyo/'ide/us, -'idea, -um
(adj)
Ster/no/'pa/ge (m)
Ster/no/'pa/gia (f)
Ster/no/pa/'gie (f)
Ster/'no/pa/gus (m)
ster/no/pe/ri/car/'dia/cus, -ca,
-cum (adj)
ster/no/pe/ri/car/di/'al (ad)
Ster/no/'schi/se (f)
Ster/'no/schi/sis (f)
ster/no/thy/ro/'ide/us, -'idea,
-um (adj)
Ster/no/'to/mia (f)
Ster/no/to/'mie (f)
'Ster/num (n)
Ster/nu/'ta/tio (f)
Ster/nu/ta/ti/'on (f)
Ster/nu/'ta/tor (m)
Ster/nu/ta/'to/ri/um (n)
ster/nu/ta/'to/ri/us, -ria, -um
(adj)
Ste/ro/'id (n)
ste/ro/'id (ad)
ste/ro/ido/'gen (ad)
Ste/ro/ido/'ge/ne/sis (f)
Ste/'rol (n)
Ste/'ron (n)
'Ster/tor (m)
ster/to/'ros (ad)
Ste/tho/'gramm (n)
Ste/tho/'graph (m)
Ste/tho/gra/'phie (f)
Ste/tho/'scop (n)
Ste/tho/sco/'pie (f)
ste/tho/sco/'pie/ren (v)
ste/tho/'sco/pisch (ad)
'Sthe/nia (f)
Sthe/'nie (f)
'sthe/nisch (ad)
'Sti/bi/um (n)
'Stig/ma (n)
Stig/ma/ti/sa/ti/'on (f)
stig/ma/ti/'sie/ren (v)
Stig/ma/'tis/mus (m)
Stil/'ben (n)
Stilb/oe/'strol (n)
'Sti/mu/lans (n)
'sti/mu/lans (adj)
Sti/mu/la/ti/'on (f)
Sti/mu/'la/tor (m)
sti/mu/'lie/ren (v)
Sti/mu/'lin (n)
'Sti/mu/lus (m)
'Sto/ma (n)
Sto/'ma/ca/ce (f)
Sto/'ma/chi/cum (n)
'Sto/ma/chus (m)
Sto/mat/'al/gia (f)
Sto/mat/al/'gie (f)
Sto/'ma/ti/cum (n)
Sto/ma/'ti/tis (f)

Sto/mat/o'dy/nia (f)
Sto/mat/ody/'nie (f)
Sto/ma/to/lo/'gie (f)
sto/ma/to/'lo/gisch (ad)
Sto/ma/to/my/'co/sis (f)
sto/ma/to/my/'co/tisch (ad)
Sto/ma/to/pa/'thie (f)
Sto/ma/to/'pla/stic (f)
sto/ma/to/'pla/stisch (ad)
Sto/ma/tor/rha/'gie (f)
Sto/ma/to/'schi/se (f)
Sto/ma/'to/schi/sis (f)
Stom/o'dae/um (n)
Sto/mo/'schi/se (f)
Sto/'mo/schi/sis (f)
Stra/'bis/mus (m)
Stra/bo/'me/ter (n)
Stra/bo/me/'trie (f)
Stra/bo/to/'mie (f)
Stran/gu/la/ti/'on (f)
stran/gu/'lie/ren (v)
Strang/'uria (f)
Strang/u'rie (f)
Stra/ti/fi/ca/ti/'on (f)
stra/ti/fi/'cie/ren (v)
Stra/ti/'gramm (n)
Stra/ti/gra/'phie (f)
stra/ti/'gra/phisch (ad)
'Stra/tum (n)
'Stre/pi/tus (m)
Strept/a'min (n)
Strep/ti/'din (n)
strep/to/ba/cil/'lar (ad)
Strep/to/ba/'cil/lus (m)
strep/to/coc/'cal (ad)
Strep/to/'coc/cus (m)
Strep/to/'coc/ke (f)
Strep/to/ki/'na/se (f)
Strep/to/ly/'sin (n)
Strep/to/'my/ces (m)
Strep/to/my/'cet (m)
Strep/to/my/'cin (n)
Strep/to/my/'co/sis (f)
strep/to/my/'co/tisch (ad)
Strep/to/ni/'grin (n)
Strep/to/sep/tic/'ae/mia (f)
Strep/to/sep/tic/ae/'mie (f)
Strep/to/thri/'cin (n)
Strep/to/thri/'co/sis (f)
strep/to/thri/'co/tisch (ad)
'Strep/to/thrix (f)
Stress (m)
'Stress/frac/tur (f)
'Stria (f)
stri/'ar (ad)
Stria/ti/'on (f)
stria/to/ni/'gral (ad)
stria/to/pal/li/'dal (ad)
Stri'a/tum (n)
stri'a/tus, -ta, -tum (adj)
Stric/'tur (f)
Stric/'tu/ra (f)
'Stri/dor (m)
'Strip/ping (n)
Stro/bo/'scop (n)
stro/bo/'sco/pisch (ad)
'Stro/ma (n)
Stron/gy/lo/i'dia/sis (f)
'Stron/ti/um (n)
Stroph/an/thi/'din (n)
Stroph/an/'thin (n)
Stroph/'an/thus (m)
'Stro/phu/lus (m)
Struc/'tur (f)
Struc/'tu/ra (f)
struc/tu/'ral (ad)
Struc/'tur/for/mel (f)
Struc/'tur/gen (n)
'Stru/ma (f)
Strum/ec/to/'mie (f)
strum/ec/to/'mie/ren (v)
stru/mi/'gen (ad)
stru/mi/'priv (ad)
Stru/'mi/tis (f)
stru/'mos (ad)
stru/'mo/sus, -sa, -sum (adj)
Strych/'nin (n)
Strych/ni/ni/sa/ti/'on (f)
strych/ni/ni/'sie/ren (v)
'Stu/art-Fac/tor (m)
Stu/art-'Prow/er-Fac/tor (m)
'Stu/por (m)
stu/po/'ros (ad)
Sty/lo/'glos/sus (m)
sty/lo/'glos/sus, -sa, -sum (adj)
Sty/lo/hyo/'ide/us (m)
sty/lo/hyo/'ide/us, -'idea, -um (adj)
sty/lo/'ide/us, -'idea, -um (adj)
sty/lo/man/di/bu/'la/ris, -re (adj)
sty/lo/ma/sto/'ide/us, -'idea, -um (adj)
Sty/lo/pha/'ryn/ge/us (m)
sty/lo/pha/'ryn/ge/us, -gea, -um (adj)
'Sty/lus (m)
'Styp/sis (f)
'Styp/ti/cum (n)
'styp/ti/cus, -ca, -cum (adj)

Sty/'ren (n)
sub/a'ci/disch (ad)
Sub/aci/di/'tät (f)
sub/acro/mi/'al (ad)
sub/acro/mi'a/lis, -le (adj)
sub/a'cut (ad)
sub/a'cu/tus, -ta, -tum (adj)
Sub/ali/men/ta/ti/'on (f)
sub/ali/men/'tie/ren (v)
sub/aor/'tal (ad)
sub/api/'cal (ad)
sub/a'qual (ad)
sub/arach/no/ide/'al (ad)
sub/arach/no/ide'a/lis, -le (adj)
sub/ar/cu'a/tus, -ta, -tum (adj)
sub/areo/'lar (ad)
sub/ato/'mar (ad)
sub/au/ri/cu/'lar (ad)
sub/axil/'lar (ad)
sub/cal/ca/'rin (ad)
sub/cal/'los (ad)
sub/cal/'lo/sus, -sa, -sum (adj)
sub/ca/pi/'tal (ad)
sub/cap/su/'lar (ad)
sub/cer/vi/'cal (ad)
sub/chon/'dral (ad)
sub/'chro/ni/cus, -ca, -cum (adj)
sub/'chro/nisch (ad)
Sub/'clas/se (f)
Sub/'cla/via (f)
sub/'cla/vi/us, -via, -um (adj)
sub/'cli/nisch (ad)
Sub/'co/ma (n)
sub/con/junc/ti/'val (ad)
sub/con/junc/ti/'va/lis, -le (adj)
sub/cor/ti/'cal (ad)
sub/cor/ti/'ca/lis, -le (adj)
sub/co/'stal (ad)
sub/co/'sta/lis, -le (adj)
Sub/cul/'tur (f)
sub/cu/'tan (ad)
sub/cu/'ta/ne/us, -nea, -um (adj)
Sub/'cu/tis (f)
Sub/de/'li/ri/um (n)
sub/del/to/'id (ad)
sub/del/to/'ide/us, -'idea, -um (adj)
sub/dia/phrag/'ma/ti/cus, -ca, -um (adj)
sub/dia/phrag/'ma/tisch (ad)
sub/du/'cie/ren (v)
Sub/duc/ti/'on (f)
sub/du/'ral (ad)
sub/du/'ra/lis, -le (adj)
sub/du/ro/pleu/'ral (ad)
sub/en/do/car/di/'al (ad)
sub/en/do/the/li/'al (ad)
sub/ep/en/dy/mal (ad)
Sub/ep/en/dy/'mom (n)
sub/epi/der/'mal (ad)
sub/epi/the/li/'al (ad)
sub/fal/ci/'al (ad)
Sub/fa/'mi/lie (f)
sub/fas/ci/'al (ad)
sub/fas/ci'a/lis, -le (adj)
sub/fe/'bril (ad)
sub/glan/du/'lar (ad)
sub/he/'pa/tisch (ad)
Sub/'ic/te/rus (m)
Sub/'icu/lum (n)
Sub/in/ci/si/'on (f)
Sub/in/fec/ti/'on (f)
sub/in/fi/'cie/ren (v)
sub/in/gui/'nal (ad)
sub/in/gui/'na/lis, -le (adj)
Sub/in/vo/lu/ti/'on (f)
sub/in/vol/'vie/ren (v)
sub/jec/'tiv (ad)
sub/le/'tal (ad)
sub/leuc/'ae/misch (ad)
Sub/li/'mat (n)
Sub/li/ma/ti/'on (f)
sub/li/'mie/ren (v)
sub/'li/mis, -me (adj)
sub/lin/gu/'al (ad)
sub/lin/gu'a/lis, -le (adj)
Sub/lu/xa/ti/'on (f)
sub/lu/'xie/ren (v)
sub/mal/leo/'lar (ad)
sub/mam/'mar (ad)
sub/man/di/bu/'lar (ad)
sub/man/di/bu/'la/ris, -re (adj)
sub/ma/xil/'lar (ad)
sub/ma/xil/'la/ris, -re (adj)
sub/men/'tal (ad)
sub/men/'ta/lis, -le (adj)
sub/mi/cro/'sco/pisch (ad)
sub/mu/'cos (ad)
Sub/mu/'co/sa (f)
sub/mu/'co/sus, -sa, -sum (adj)
sub/nor/'mal (ad)
Sub/nor/ma/li/'tät (f)
Sub/'nu/cle/us (m)
sub/oc/ci/pi/'tal (ad)
sub/oc/ci/pi/'ta/lis, -le (adj)
sub/oc/ci/pi/to/breg/'ma/ti/cus, -ca, -cum (adj)
sub/oc/ci/pi/to/breg/'ma/tisch

(ad)
sub/or/bi/'tal (ad)
sub/pa/rie/'tal (ad)
sub/pa/rie/'ta/lis, -le (adj)
sub/pec/to/'ral (ad)
sub/pe/ri/car/di/'al (ad)
sub/pe/ri/o'stal (ad)
sub/pe/ri/oste/'al (ad)
sub/pe/ri/to/nae/'al (ad)
sub/'phre/ni/cus, -ca, -cum (adj)
sub/'phre/nisch (ad)
sub/pla/cen/'tal (ad)
sub/pleu/'ral (ad)
sub/'pu/bi/cus, -ca, -cum (adj)
sub/'pu/bisch (ad)
sub/sca/pu/'lar (ad)
Sub/sca/pu/'la/ris (m)
sub/sca/pu/'la/ris, -re (adj)
sub/scri/'bie/ren (v)
Sub/'scrip/tio (f)
Sub/scrip/ti/'on (f)
sub/se/'ros (ad)
sub/se/'ro/sus, -sa, -sum (adj)
Sub/'spe/ci/es (f)
Sub/'stan/tia (f)
Sub/'stanz (f)
sub/ster/'nal (ad)
Sub/sti/tu/'ent (m)
sub/sti/tu/'ie/ren (v)
Sub/sti/tu/ti/'on (f)
sub/sti/tu/'tiv (ad)
Sub/'strat (n)
Sub/'sul/tus (m)
sub/su/'pe/ri/or, -us (adj)
sub/su/pe/ri/'or (ad)
sub/syn/'ap/tisch (ad)
sub/ta/'la/ris, -re (adj)
sub/tem/po/'ral (ad)
sub/ten/'di/ne/us, -nea, -um (adj)
sub/tha/'la/mi/cus, -ca, -cum (adj)
sub/tha/'la/misch (ad)
Sub/ti/'lin (n)
Sub/ti/li/'sin (n)
sub/to/'tal (ad)
Sub/to/xi/'co/sis (f)
Sub/trac/ti/'on (f)
sub/tra/'hie/ren (v)
sub/tro/chan/'te/risch (ad)
sub/um/bi/li/'cal (ad)
sub/un/gu/'al (ad)
sub/un/gu'a/lis, -le (adj)
sub/ure/'thral (ad)
sub/val/vu/'lar (ad)
suc/ce/'dan (ad)
suc/ce/'da/ne/us, -nea, -um (adj)
suc/cen/tu/ri'a/tus, -ta, -tum (adj)
Suc/ci/'nat (n)
Suc/ci/'nyl (n)
suc/cu/'lent (ad)
suc/cu/'len/tus, -ta, -tum (adj)
Suc/cu/'lenz (f)
'Suc/cus (m)
Suc/'cus/sio (f)
Suc/cus/si/'on (f)
suc/cu/'tie/ren (v)
Su/'cra/se (f)
Su/'crat (n)
Su/'cro/se (f)
Su/cros/'uria (f)
Su/cros/u'rie (f)
'Suc/tio (f)
Suc/ti/'on (f)
Su/'da/men (n)
su/da/no/'phil (ad)
Su/da/no/'phi/lia (f)
Su/da/no/phi/'lie (f)
Su/'da/tio (f)
Su/da/ti/'on (f)
Su/da/'to/ri/um (n)
su/do/mo/'to/risch (ad)
'Su/dor (m)
su/do/'ral (ad)
su/do/'ra/lis, -le (adj)
su/'do/ri/fer, su/do/'ri/fe/ra, su/do/'ri/fe/rum (adj)
su/do/ri/'fer (ad)
Su/do/'ri/fe/rum (n)
Su/do/'ri/fi/cum (n)
su/do/'ri/fi/cus, -ca, -cum (adj)
su/do/ri/'par (ad)
su/do/'ri/pa/rus, -ra, -rum (adj)
suf/fi/ci/'ent (ad)
Suf/fi/ci/'enz (f)
suf/fi/'cie/ren (v)
Suf/fo/ca/ti/'on (f)
suf/fo/'cie/ren (v)
suf/fun/'die/ren (v)
Suf/fu/si/'on (f)
sug/ge/'rie/ren (v)
sug/ge/'sti/bel (ad)
Sug/ge/sti/bi/li/'tät (f)
Sug/'ge/stio (f)
Sug/ge/sti/'on (f)
Sui/'cid (m)

sui/'cid (ad)
sui/ci/'dal (ad)
Sui/ci/do/lo/'gie (f)
sul/'ca/tus, -ta, -tum (adj)
'Sul/cus (m)
Sul/pha/benz/a'mid (n)
Sulph/acet/a'mid (n)
Sul/pha/chlor/py/rid/a'zin (n)
Sul/pha/cy/'tin (n)
Sul/pha/di/a'zin (n)
Sul/pha/di/meth/o'xin (n)
Sul/pha/ethi/'dol (n)
Sul/pha/ethyl/thia/di/a'zol (n)
Sul/pha/gua/ni/'din (n)
Sul/pha/'len (n)
Sul/pha/mer/a'zin (n)
Sul/pha/meth/a'zin (n)
Sul/pha/meth/ox/a'zol (n)
Sul/pha/meth/oxy/di/a'zin (n)
Sul/'phat (n)
Sul/pha/'ta/se (f)
Sul/pha/'tid (n)
Sul/pha/ti/'do/sis (f)
Sulph/hae/mo/glo/'bin (n)
Sulph/hae/mo/glo/bin/ae/'mie (f)
Sulph/hy/'drat (n)
Sulph/hy/'dryl (n)
Sul/'phid (n)
Sul/phin/pyr/a'zon (n)
Sulph/is/ox/a'zol (n)
Sul/'phit (n)
Sul/pho/a'cid (n)
Sul/pho/mu/'cin (n)
Sul/'phon (n)
Sul/phon/a'mid (n)
Sul/pho/na/ti/'on (f)
sul/pho/'nie/ren (v)
Sul/'pho/ni/um (n)
Sul/phon/me/'than (n)
Sul/pho/'nyl (n)
Sul/pho/phe/'nat (n)
Sul/pho/sa/li/cyl/a'cid (n)
Sulph/o'xid (n)
'Sul/phur (m)
Sul/phu/ra/ti/'on (f)
Sul/phu/'ra/tor (m)
Sul/phur/di/o'xid (n)
sul/phu/'rie/ren (v)
Sul/phur/tri/o'xid (n)
Sum/ma/ti/'on (f)
sum/'mie/ren (v)
su/per/a'ci/disch (ad)
Su/per/aci/di/'tät (f)
su/per/ci/li/'ar (ad)
su/per/ci/li'a/ris, -re (adj)
Su/per/'ci/li/um (n)
su/per/du/'cie/ren (v)
Su/per/'duc/tio (f)
Su/per/duc/ti/'on (f)
Su/per/'ego (n)
Su/per/eva/cua/ti/'on (f)
su/per/eva/cu/'ie/ren (v)
Su/per/ex/ci/ta/ti/'on (f)
su/per/ex/ci/'tie/ren (v)
Su/per/fe/cun/'da/tio (f)
Su/per/fe/cun/da/ti/'on (f)
su/per/fe/cun/'die/ren (v)
su/per/fi/ci/'al (ad)
su/per/fi/ci'a/lis, -le (adj)
Su/per/'fi/ci/es (f)
Su/per/foe/'ta/tio (f)
Su/per/foe/ta/ti/'on (f)
su/per/foe/'tie/ren (v)
su/per/fun/'die/ren (v)
Su/per/'fu/sio (f)
Su/per/fu/si/'on (f)
Su/per/im/prae/gna/ti/'on (f)
su/per/im/prae/'gnie/ren (v)
su/per/in/du/'cie/ren (v)
Su/per/in/duc/ti/'on (f)
Su/per/in/fec/ti/'on (f)
su/per/in/fi/'cie/ren (v)
Su/per/in/vo/lu/ti/'on (f)
su/per/in/vol/'vie/ren (v)
su/'pe/ri/or, -us (adj)
su/pe/ri/'or (ad)
Su/pe/rio/ri/'täts/com/plex (m)
su/pe/ro/in/'fe/ri/or, -us (adj)
su/pe/ro/in/fe/ri/'or (ad)
Su/per/o'xid (n)
Su/per/pa/ra/'sit (m)
su/per/pa/ra/'si/tisch (ad)
Su/per/pa/ra/si/'tis/mus (m)
su/per/po/'nie/ren (v)
Su/per/po/si/ti/'on (f)
su/per/scri/'bie/ren (v)
Su/per/'scrip/tio (f)
Su/per/scrip/ti/'on (f)
su/per/se/cer/'nie/ren (v)
Su/per/se/cre/ti/'on (f)
Su/per/spi/'na/tus (m)
su/per/spi/'na/tus, -ta, -tum (adj)
su/per/ve/'nie/ren (v)
Su/per/'ven/tio (f)
Su/per/ven/ti/'on (f)
Su/pi/na/ti/'on (f)
Su/pi/'na/tor (m)
su/pi/'nie/ren (v)
Sup/po/si/'to/ri/um (n)

sup/po/si/'to/ri/us, -ria, -um (adj)
Sup/'pres/sio (f)
Sup/pres/si/'on (f)
Sup/'pres/sor (m)
sup/pri/'mie/ren (v)
Sup/pu/'ra/tio (f)
Sup/pu/ra/ti/'on (f)
Sup/pu/ra/'ti/vum (n)
sup/pu/ra/'ti/vus, -va, -vum (adj)
sup/pu/'rie/ren (v)
su/pra/api/'cal (ad)
su/pra/ar/ti/cu/'lar (ad)
su/pra/cal/lo/'sal (ad)
su/pra/car/di/'nal (ad)
su/pra/cer/vi/'cal (ad)
su/pra/cla/vi/cu/'lar (ad)
su/pra/cla/vi/cu/'la/ris, -re (adj)
su/pra/cli/no/'id (ad)
su/pra/con/dy/'lar (ad)
su/pra/con/dy/'la/ris, -re (adj)
su/pra/co/'stal (ad)
su/pra/co/'sta/lis, -le (adj)
su/pra/cri/'stal (ad)
su/pra/dia/phrag/'ma/tisch (ad)
su/pra/gle/no/i'da/lis, -le (adj)
su/pra/gra/nu/'lar (ad)
su/pra/hyo/'id (ad)
su/pra/hyo/'ide/us, -'idea, -um (adj)
su/pra/li/mi/'nal (ad)
su/pra/ma/mil/'lar (ad)
su/pra/mar/gi/'nal (ad)
su/pra/mar/gi/'na/lis, -le (adj)
su/pra/op/ti/co/phy/si/'al (ad)
su/pra/op/ti/co/phy/si'a/lis, -le (adj)
su/pra/'op/ti/cus, -ca, -cum (adj)
su/pra/'op/tisch (ad)
su/pra/or/bi/'tal (ad)
su/pra/or/bi/'ta/lis, -le (adj)
su/pra/pa/tel/'lar (ad)
su/pra/pel/'vin (ad)
su/pra/'pel/visch (ad)
su/pra/pi/ne/'al (ad)
su/pra/pi/ne'a/lis, -le (adj)
su/pra/pleu/'ral (ad)
su/pra/pleu/'ra/lis, -le (adj)
su/pra/'pu/bi/cus, -ca, -cum (adj)
su/pra/'pu/bisch (ad)
su/pra/re/'nal (ad)
su/pra/re/'na/lis, -le (adj)
su/pra/sca/pu/'lar (ad)
su/pra/sca/pu/'la/ris, -re (adj)
su/pra/scle/'ral (ad)
su/pra/sel/'lar (ad)
su/pra/spi/'nal (ad)
su/pra/spi/'na/lis, -le (adj)
su/pra/spi/'na/tus, -ta, -tum (adj)
su/pra/ster/'nal (ad)
su/pra/ster/'na/lis, -le (adj)
su/pra/ton/sil/'lar (ad)
su/pra/ton/sil/'la/ris, -re (adj)
su/pra/tro/chle/'ar (ad)
su/pra/tro/chle'a/ris, -re (adj)
su/pra/um/bi/li/'cal (ad)
su/pra/va/gi/'nal (ad)
su/pra/ven/tri/cu/'lar (ad)
su/pra/ven/tri/cu/'la/ris, -re (adj)
su/pra/ve/si/'cal (ad)
su/pra/ve/si/'ca/lis, -le (adj)
su/pra/vi/'tal (ad)
su/'pre/mus, -ma, -mum (adj)
'Su/ra (f)
su/'ral (ad)
su/'ra/lis, -le (adj)
'Sur/di/tas (f)
Sur/'fac/tant (n)
Sur/ro/'gat (n)
sus/cep/'ti/bel (ad)
Sus/cep/ti/bi/li/'tät (f)
sus/ci/'tie/ren (v)
sus/pen/'die/ren (v)
Sus/'pen/sio (f)
Sus/pen/si/'on (f)
Sus/pen/'so/ri/um (n)
sus/pen/'so/ri/us, -ria, -um (adj)
Sus/ten/'ta/cu/lum (n)
Su/sur/'ra/tio (f)
Su/sur/ra/ti/'on (f)
su/sur/'rie/ren (v)
Su/'sur/rus (m)
Su/'tur (f)
Su/'tu/ra (f)
su/tu/'ral (ad)
su/tu/'rie/ren (v)
'Sved/berg (n)
Sy/'com (n)
Sy/'co/ma (n)
sy/co/si/'form (ad)
Sy/'co/sis (f)
'Syd/en/ham-Cho/rea (f)
Sym/bi/'ont (m)

Sym/bi'o/sis (f)
sym/bi'o/tisch (ad)
Sym/'ble/pha/ron (n)
Sym/'me/lia (f)
Sym/me/'lie (f)
'Sym/me/lus (m)
Sym/'me/tria (f)
Sym/me/'trie (f)
sym/'me/trisch (ad)
Sym/path/ec/'to/mia (f)
Sym/path/ec/to/'mie (f)
Sym/pa/tho/'blast (m)
Sym/pa/tho/bla/'stom (n)
sym/pa/tho/chrom/af/'fin (ad)
Sym/pa/tho/'go/ni/um (n)
Sym/pa/tho/'ly/ti/cum (n)
sym/pa/tho/'ly/ti/cus, -ca, -cum (adj)
sym/pa/tho/'ly/tisch (ad)
Sym/pa/tho/mi/'me/ti/cum (n)
sym/pa/tho/mi/'me/ti/cus, -ca, -cum (adj)
sym/pa/tho/mi/'me/tisch (ad)
Sym/pa/tho/neu/'ri/tis (f)
Sym/pa/tho/pa/'thie (f)
sym/pa/tho/'ton (ad)
Sym/pa/tho/'to/nia (f)
Sym/pa/tho/to/'nie (f)
Sym/pa/'tho/to/nus (m)
sym/pa/tho/'trop (ad)
Sym/'phy/se (f)
Sym/phys/ec/'to/mia (f)
Sym/phys/ec/to/'mie (f)
sym/phy/si/'al (ad)
sym/phy/si'a/lis, -le (adj)
Sym/phy/sio/to/'mie (f)
'Sym/phy/sis (f)
Sym/'plas/ma (n)
Sym/'po/dia (f)
Sym/po/'die (f)
Sym/'ptom (n)
Sym/'pto/ma (n)
sym/pto/'ma/ti/cus, -ca, -cum (adj)
sym/pto/'ma/tisch (ad)
Sym/pto/ma/to/'lo/gia (f)
Sym/pto/ma/to/lo/'gie (f)
sym/pto/ma/to/'lo/gisch (ad)
Sym/'ptom/com/plex (m)
'Sym/pus (m)
Syn/a'del/phus (m)
Syn/aes/'the/sia (f)
Syn/aes/the/'sie (f)
syn/aes/'the/tisch (ad)
Syn/'al/gia (f)
Syn/al/'gie (f)
syn/'al/gisch (ad)
syn/an/'throp (ad)
Syn/'ap/se (f)
Syn/'ap/sis (f)
syn/'ap/tisch (ad)
Syn/ap/to/'lemm (n)
Syn/ap/to/'lem/ma (n)
Syn/ar/'thro/sis (f)
Syn/'can/thus (m)
Syn/'ca/ry/on (n)
Syn/car/ci/no/ge/'ne/se (f)
Syn/car/ci/no/'ge/ne/sis (f)
Syn/car/ci/no/'ly/se (f)
Syn/car/ci/'no/ly/sis (f)
Syn/'ce/pha/lus (m)
Syn/chei/'lie (f)
Syn/chi/'lie (f)
Syn/'cho/li/cum (n)
Syn/chon/'dro/sis (f)
syn/'chron (ad)
Syn/'chro/nia (f)
Syn/chro/'nie (f)
'Syn/chy/sis (f)
syn/'cli/tisch (ad)
Syn/cli/'tis/mus (m)
syn/'clo/nisch (ad)
'Syn/clo/nus (m)
'Syn/co/pe (f)
syn/cy/ti/'al (ad)
Syn/cy/tio/tro/pho/'blast (m)
Syn/'cy/ti/um (n)
syn/dac/'tyl (ad)
Syn/dac/'ty/lia (f)
Syn/dac/ty/'lie (f)
Syn/'dac/ty/lus (m)
Syn/des/mo/di'a/sta/sis (f)
Syn/des/mo/'lo/gia (f)
Syn/des/mo/lo/'gie (f)
syn/des/mo/'lo/gisch (ad)
Syn/des/mo/pe/'xie (f)
Syn/des/mo/'pe/xis (f)
Syn/des/mo/'phyt (m)
Syn/des/mor/rha/'phie (f)
Syn/des/'mo/sis (f)
Syn/'drom (n)
Syn/'dro/ma (n)
syn/dro/'mal (ad)
Syn/dro/mo/'lo/gia (f)
Syn/dro/mo/lo/'gie (f)
syn/dro/mo/'lo/gisch (ad)
Syn/'echia (f)
Syn/e'chie (f)
Syn/echo/to/'mie (f)
syn/er/'ge/tisch (ad)

Syn/'er/gia (f)
Syn/er/'gie (f)
syn/'er/gisch (ad)
Syn/er/'gis/mus (m)
Syn/er/'gist (m)
syn/er/'gi/stisch (ad)
Syn/ki/'ne/se (f)
Syn/ki/'ne/sis (f)
syn/ki/'ne/tisch (ad)
Syn/ne/ma/'tin (n)
'Syn/ophrys (f)
Syn/oph/'thal/mia (f)
Syn/oph/thal/'mie (f)
Syn/oph/'thal/mus (m)
Syn/or/'chie (f)
syn/osto/'sie/ren (v)
Syn/o'sto/sis (f)
syn/o'sto/tisch (ad)
Syn/'otia (f)
Syn/o'tie (f)
syn/'otisch (ad)
Syn/'otus (m)
Syn/ov/ec/'to/mia (f)
Syn/ov/ec/to/'mie (f)
Syn/'ovia (f)
syn/ovi/'al (ad)
Syn/ovi'a/lis (f)
syn/ovi'a/lis, -le (adj)
Syn/ovia/'lom (n)
Syn/ovia/'lo/ma (n)
Syn/ovi/'om (n)
Syn/ovi'o/ma (n)
syn/ovi/'par (ad)
syn/o'vi/pa/rus, -ra, -rum (adj)
Syn/o'vi/tis (f)
syn/'tac/tisch (ad)
Syn/'tha/se (f)
Syn/'the/se (f)
'Syn/the/sis (f)
syn/'the/tisch (ad)
syn/the/ti/'sie/ren (v)
Syn/to/'nin (n)
Syn/'uria (f)
Syn/u'rie (f)
Sy/phi/'lid (n)
'Sy/phi/lis (f)
Sy/phi/li/sa/ti/'on (f)
sy/phi/li/'sie/ren (v)
sy/phi/'li/ti/cus, -ca, -cum
(adj)
Sy/phi/'li/ti/ker (m)
sy/phi/'li/tisch (ad)
Sy/phi/lo/'der/ma (n)
Sy/phi/lo/'ge/ne/sis (f)
Sy/phi/lo/'id (n)
Sy/phi/lo/lo/'gie (f)
Sy/phi/'lom (n)
Sy/phi/'lo/ma (n)
Sy/phi/lo/'ma/nia (f)
Sy/phi/lo/ma/'nie (f)
Sy/phil/o'ny/chia (f)
Sy/phil/ony/'chie (f)
Sy/phi/lo/'pho/bia (f)
Sy/phi/lo/pho/'bie (f)
Sy/phi/lo/the/'ra/pia (f)
Sy/phi/lo/the/ra/'pie (f)
Sy/'rin/ga (f)
Sy/'rin/ge (f)
Sy/rin/'gi/tis (f)
Sy/rin/go/'bul/bia (f)
Sy/rin/go/bul/'bie (f)
Sy/rin/'gom (n)
Sy/rin/'go/ma (n)
Sy/rin/go/my'e/lia (f)
Sy/rin/go/mye/'lie (f)
Sy/rin/go/'pla/stic (f)
'Sy/rinx (f)
Sy/'stem (n)
Sy/'ste/ma (n)
sy/ste/'ma/ti/cus, -ca, -cum
(adj)
Sy/ste/ma/ti/sa/ti/'on (f)
sy/ste/'ma/tisch (ad)
sy/ste/ma/ti/'sie/ren (v)
sy/'ste/misch (ad)
'Sy/sto/le (f)
sy/'sto/lisch (ad)
'Ta/bac (m)
Ta/ba/'co/sis (f)
Ta/ba/ti'è/re (f)
'Ta/bes (f)
ta/bes/'cent (ad)
Ta/bes/'cenz (f)
ta/bes/'cie/ren (v)
'Ta/bi/ker (m)
'ta/bisch (ad)
Ta/'blet/te (f)
ta/blet/'tie/ren (v)
Ta/bu/'let/ta (f)
Ta/bo/pa/ra/'ly/se (f)
Ta/bo/pa/'ra/ly/sis (f)
Ta/bo/pa/'re/se (f)
Ta/bo/'pa/re/sis (f)
'Ta/bu/la (f)
ta/bu/'lar (ad)
ta/bu/'la/ris, -re (adj)
Ta/bu/'let/ta (f)
'Ta/che (f)
Ta/chy/ar/'rhyth/mia (f)
Ta/chy/ar/rhyth/'mie (f)

ta/chy/ar/'rhyth/misch (ad)
ta/chy/'card (ad)
Ta/chy/'car/dia (f)
Ta/chy/car/'die (f)
ta/chy/phy/'lac/tisch (ad)
Ta/chy/phy/'la/xe (f)
Ta/chy/phy/'la/xia (f)
Ta/chy/phy/la/'xie (f)
Ta/chy/phy/'la/xis (f)
Ta/'chy/pnoe (f)
Ta/chy/'pnoea (f)
Ta/chy/ste/'rol (n)
Ta/chy/'uria (f)
Ta/chy/u'rie (f)
tac/'til (ad)
'Tae/di/um (n)
'Tae/nia (f)
Tae/'nia/sis (f)
tae/ni/'form (ad)
'Tae/nie (f)
Ta/ka/ta-'Ara-Test (m)
Tal/'al/gia (f)
Tal/al/'gie (f)
Tal/am/pi/cil/'lin (n)
ta/'lar (ad)
ta/'la/ris, -re (adj)
Tal/'co/sis (f)
'Tal/cum (n)
'Ta/li/pes (m)
Ta/li/'po/ma/nus (f)
ta/lo/cal/ca/ne/'al (ad)
ta/lo/cal/ca/neo/na/vi/cu/'lar (ad)
ta/lo/cal/ca/neo/na/vi/cu/'la/ris, -re (adj)
ta/lo/cal/'ca/ne/us, -nea, -um (adj)
ta/lo/cru/'ral (ad)
ta/lo/fi/bu/'lar (ad)
ta/lo/fi/bu/'la/ris, -re (adj)
ta/lo/mal/leo/'lar (ad)
ta/lo/na/vi/cu/'lar (ad)
ta/lo/na/vi/cu/'la/ris, -re (adj)
Ta/'lo/se (f)
'Ta/lus (m)
Tam/'pon (m)
Tam/po/'na/de (f)
tam/po/'nie/ren (v)
Tan/'na/se (f)
Tan/'nat (n)
Tan/'nin (n)
tan/no/'phil (ad)
'Tan/tal (n)
'Tan/ta/lum (n)
ta/pe/to/re/ti/'nal (ad)
Ta/'pe/tum (n)
Ta/pho/'pho/bia (f)
Ta/pho/pho/'bie (f)
Ta/po/te/'ment (n)
Ta/ran/'tis/mus (m)
Ta/ra/xe/'in (n)
tar/'div (ad)
tar/'di/vus, -va, -vum (adj)
'tar/dus, -da, -dum (adj)
Tars/ade/'ni/tis (f)
tar/'sal (ad)
Tars/'al/gia (f)
Tars/al/'gie (f)
tar/'sa/lis, -le (adj)
Tar/'si/tis (f)
Tar/so/ma/'la/cia (f)
Tar/so/ma/la/'cie (f)
tar/so/me/ta/tar/'sal (ad)
tar/so/pha/lan/ge/'al (ad)
Tar/so/'pla/stic (f)
Tar/so/'pto/sis (f)
Tar/sor/rha/'phie (f)
'Tar/sus (m)
'Tart-Cel/le (f)
Tar/'trat (n)
Tau/'rin (n)
Tau/ro/chol/a'cid (n)
Tau/ro/cho/'lat (n)
taur/o'dont (ad)
Tau/'ryl (n)
tau/to/'mer (ad)
Tau/to/me/'rie (f)
Tau/to/me/'ris/mus (m)
'Ta/xis (f)
'Ta/xon (n)
Ta/xo/no/'mie (f)
ta/xo/'no/misch (ad)
Tech/'ne/ti/um (n)
'Tech/nic (f)
'Tech/ni/ker (m)
Tec/no/'cyt (m)
tec/'tal (ad)
tec/to/ce/re/bel/'lar (ad)
tec/to/pon/'tin (ad)
tec/to/re/ti/cu/'lar (ad)
tec/to/ri/'al (ad)
tec/'to/ri/us, -ria, -um (adj)
tec/to/spi/'nal (ad)
tec/to/spi/'na/lis, -le (adj)
'Tec/tum (n)
'Teg/men (n)
teg/men/'tal (ad)
teg/men/'ta/lis, -le (adj)
teg/men/to/bul/'bar (ad)
Teg/'men/tum (n)

Teich/'op/sia (f)
Teich/op/'sie (f)
Teich/'op/sis (f)
'Te/la (f)
Tel/aes/'the/sia (f)
Tel/aes/the/'sie (f)
tel/aes/'the/tisch (ad)
Tel/'al/gia (f)
Tel/al/'gie (f)
tel/'al/gisch (ad)
Tel/an/gi/ec/'ta/sia (f)
Tel/an/gi/ec/ta/'sie (f)
Tel/an/gi/'ec/ta/sis (f)
tel/an/gi/ec/'ta/ti/cus, -ca, -cum (adj)
tel/an/gi/ec/'ta/tisch (ad)
Tel/an/gi/'om (n)
Tel/an/gi'o/ma (n)
Tel/'an/gi/on (n)
Tel/an/gi/'itis (f)
Te/le/'cep/tor (m)
Te/le/ki/'ne/se (f)
Te/le/ki/'ne/sis (f)
te/le/ki/'ne/tisch (ad)
Tel/elec/tro/car/dio/'gramm (n)
Te/le/me/'trie (f)
te/le/'me/trisch (ad)
tel/en/ce/'phal (ad)
Tel/en/'ce/pha/lon (n)
Te/leo/lo/'gie (f)
te/leo/'lo/gisch (ad)
Te/le/'path (m)
Te/le/pa/'thie (f)
te/le/'pa/thisch (ad)
Tel/'lur (n)
Tel/'lu/ri/um (n)
te/lo/'cen/trisch (ad)
Te/lo/'den/dron (n)
te/lo/le/ci/'thal (ad)
Te/lo/'mer (n)
Te/lo/'pha/se (f)
Te/'lo/pha/sis (f)
Tem/pe/ra/'ment (n)
Tem/pe/'ran/ti/um (n)
Tem/pe/ra/'tur (f)
Tem/pe/ra/'tu/ra (f)
'Tem/pus (n)
tem/po/'ral (ad)
tem/po/'ra/lis, -le (adj)
tem/po/'rar (ad)
tem/po/'ra/ri/us, -ria, -um (adj)
tem/po/ro/fron/'tal (ad)
tem/po/ro/man/di/bu/'lar (ad)
tem/po/ro/man/di/bu/'la/ris, -re (adj)
tem/po/ro/oc/ci/pi/'tal (ad)
tem/po/ro/oc/ci/pi/'ta/lis, -le (adj)
tem/po/ro/pa/rie/'tal (ad)
tem/po/ro/pa/rie/'ta/lis, -le (adj)
tem/po/ro/pon/'tin (ad)
tem/po/ro/pon/'ti/nus, -na, -num (adj)
Te/na/ci/'tät (f)
Ten/'al/gia (f)
Ten/al/'gie (f)
ten/'di/ne/us, -nea, -um (adj)
Ten/di/'ni/tis (f)
Ten/di/no/'pla/stic (f)
'Ten/do (m)
Ten/do/'ly/se (f)
Ten/'do/ly/sis (f)
Ten/do/mu/'cin (n)
Ten/do/my'o/sis (f)
Ten/do/'pa/thia (f)
Ten/do/pa/'thie (f)
Ten/do/pe/ri/o'sto/sis (f)
Ten/do/'pla/stic (f)
Ten/do/syn/o'vi/tis (f)
Ten/do/va/gi/'ni/tis (f)
Te/'nes/mus (m)
Ten/o'dy/nia (f)
Ten/ody/'nie (f)
Te/'non-Cap/sel (f)
Te/no/'ni/tis (f)
Te/no/'pla/stic (f)
Te/nor/rha/'phie (f)
Ten/o'sto/sis (f)
Te/no/syn/ov/ec/to/'mie (f)
Te/no/syn/o'vi/tis (f)
Te/no/'tom (n)
Te/no/to/'mie (f)
te/no/to/'mie/ren (v)
Te/no/va/gi/'ni/tis (f)
'Ten/sio (f)
Ten/si/'on (f)
'Ten/si/tas (f)
Ten/si/'tät (f)
'Ten/sor (m)
'ten/sus, -sa, -sum (adj)
Ten/'ti/go (f)
ten/to/ri/'al (ad)
Ten/'to/ri/um (n)
te/nu/'ie/ren (v)
'te/nu/is, -nue (adj)
Te/'nui/tas (f)
Te/nui/'tät (f)
te/ra/'morph (ad)

Te/ra/to/car/ci/'nom (n)
Te/ra/to/car/ci/'no/ma (n)
Te/ra/to/'gen (n)
te/ra/to/'gen (ad)
Te/ra/to/ge/'ne/se (f)
Te/ra/to/'ge/ne/sis (f)
te/ra/to/'id (ad)
Te/ra/to/'lo/ge (f)
Te/ra/to/lo/'gie (f)
te/ra/to/'lo/gisch (ad)
Te/ra/'tom (n)
Te/ra/'to/ma (n)
Te/ra/to/'sper/mia (f)
Te/ra/to/sper/'mie (f)
'Ter/bi/um (n)
'Te/res (m)
'te/res (adj)
ter/mi/'nal (ad)
ter/mi/'na/lis, -le (adj)
Ter/mi/'na/tio (f)
Ter/mi/na/ti/'on (f)
Ter/mi/na/ti/'on-Co/don (n)
ter/mi/'nie/ren (v)
Ter/mi/no/'lo/gia (f)
Ter/mi/no/lo/'gie (f)
ter/mi/no/'lo/gisch (ad)
'Ter/mi/nus (m)
Ter/'pen (n)
'Ter/ra (f)
Ter/'rain-Cur (f)
ter/ti/'an (ad)
ter/ti'a/nus, -na, -num (adj)
ter/ti/'ar (ad)
ter/ti'a/ri/us, -ria, -um (adj)
Ter/ti/'ar/struc/tur (f)
Ter/'ti/pa/ra (f)
'ter/ti/us, -tia, -um (adj)
Test (m)
'te/sten (v)
Test/'al/gia (f)
Test/al/'gie (f)
te/sti/cu/'lar (ad)
te/sti/cu/'la/ris, -re (adj)
Te/'sti/cu/lus (m)
Te/'sti/kel (m)
'Te/stis (m)
Te/'sti/tis (f)
Te/sto/lac/'ton (n)
Te/sto/ste/'ron (n)
Te/'ta/nia (f)
te/'ta/ni/cus, -ca, -cum (adj)
Te/ta/'nie (f)
te/ta/ni/'form (ad)
te/ta/ni/'gen (ad)
Te/ta/ni/sa/ti/'on (f)
te/ta/ni/'sie/ren (v)
Te/ta/no/can/na/'bin (n)
Te/ta/no/'ly/se (f)
Te/ta/no/ly/'sin (n)
Te/ta/'no/ly/sis (f)
Te/ta/no/spas/'min (n)
'Te/ta/nus (m)
te/tra/'ba/sisch (ad)
Te/tra/'bra/chi/us (m)
Te/tra/ca/'in (n)
Te/tra/'chi/rus (m)
Te/tra/'coc/cus (m)
Te/tra/cy/'clin (n)
Te/'tra/de (f)
Te/tra/hy/dro/fol/a'cid (n)
Te/tra/hy/dro/zo/'lin (n)
Te/tra/'lo/gia (f)
Te/tra/lo/'gie (f)
Te/tra/'ma/stia (f)
Te/tra/ma/'stie (f)
Te/'tra/me/lus (m)
Te/tra/'mer (n)
te/tra/'mer (ad)
Te/tra/nu/cleo/'tid (n)
Te/tra/pa/'re/se (f)
Te/tra/'pa/re/sis (f)
Te/tra/pep/'tid (n)
Te/tra/'ple/gia (f)
Te/tra/ple/'gie (f)
Te/tra/'ple/gi/ker (m)
te/tra/plo/'id (ad)
'Te/tra/pus (m)
Te/tra/sac/cha/'rid (n)
te/tra/so/'mal (ad)
Te/tra/so/'mie (f)
Te/tra/thio/'nat (n)
Te/tra/vac/'ci/ne (f)
te/tra/va/'lent (ad)
Te/'tro/se (f)
Te/'tro/tus (m)
Te/tro/'xid (n)
Tex/'tur (f)
Tex/'tu/ra (f)
'Tex/tus (m)
Tha/lam/en/'ce/pha/lon (n)
tha/'la/mi/cus, -ca, -cum (adj)
tha/'la/misch (ad)
tha/la/mo/cor/ti/'cal (ad)
tha/la/mo/cor/ti/'ca/lis, -le (adj)
tha/la/mo/len/ti/cu/'lar (ad)
Tha/la/mo/'to/mia (f)
Tha/la/mo/to/'mie (f)
tha/la/mo/to/'mie/ren (v)
'Tha/la/mus (m)

Tha/lass/'ae/mia (f)
Tha/lass/ae/'mie (f)
tha/lass/'ae/misch (ad)
Tha/las/so/'pho/bia (f)
Tha/las/so/pho/'bie (f)
Tha/las/so/the/'ra/pia (f)
Tha/las/so/the/ra/'pie (f)
'Thal/li/um (n)
Thal/lo/'phyt (m)
'Thal/lus (m)
Tha/na/to/'lo/gia (f)
Tha/na/to/lo/'gie (f)
tha/na/to/'lo/gisch (ad)
Tha/na/to/'pho/bia (f)
Tha/na/to/pho/'bie (f)
The/ba/'in (n)
'The/ca (f)
'The/ca-Cel/le (f)
the/'cal (ad)
The/'ci/tis (f)
thec/o'dont (ad)
The/'com (n)
The/'co/ma (n)
Thei/'le/ria (f)
Thei/le/'ria/sis (f)
The/'in (n)
Thei/'nis/mus (m)
Thel/'al/gia (f)
Thel/al/'gie (f)
Thel/'ar/che (f)
The/la/'zia/sis (f)
The/'li/tis (f)
Thel/'on/cus (m)
The/lor/'rha/gia (f)
The/lor/rha/'gie (f)
The/ly/'to/cia (f)
The/ly/to/'cie (f)
'The/nar (n)
The/nyl/di/a'min (n)
Theo/bro/'min (n)
Theo/'ma/nia (f)
Theo/ma/'nie (f)
Theo/'pho/bia (f)
Theo/pho/'bie (f)
Theo/phyl/'lin (n)
The'o/ria (f)
Theo/'rie (f)
The/ra/'peut (m)
The/ra/'peu/tic (f)
The/ra/'peu/ti/cum (n)
the/ra/'peu/ti/cus, -ca, -cum (adj)
the/ra/'peu/tisch (ad)
The/'ra/pia (f)
The/ra/'pie (f)
Therm/aes/'the/sia (f)
Therm/aes/the/'sie (f)
therm/aes/'the/tisch (ad)
ther/'mal (ad)
Therm/'al/gia (f)
Therm/al/'gie (f)
therm/'al/gisch (ad)
Therm/an/aes/'the/sia (f)
Therm/an/aes/the/'sie (f)
therm/an/aes/'the/tisch (ad)
Ther/ma/to/'lo/gia (f)
Ther/ma/to/lo/'gie (f)
ther/ma/to/'lo/gisch (ad)
'Ther/me (f)
'ther/misch (ad)
Ther/'mi/stor (m)
Ther/mo/bio/'lo/gia (f)
Ther/mo/bio/lo/'gie (f)
ther/mo/bio/'lo/gisch (ad)
Ther/mo/'cau/stic (f)
ther/mo/'cau/stisch (ad)
Ther/mo/'cau/ter (m)
Ther/mo/che/'mie (f)
ther/mo/'che/misch (ad)
Ther/mo/co/agu/la/ti/'on (f)
ther/mo/co/agu/'lie/ren (v)
Ther/mo/dy/'na/mic (f)
ther/mo/dy/'na/misch (ad)
ther/mo/e'lec/trisch (ad)
ther/mo/'gen (ad)
Ther/mo/'gramm (n)
Ther/mo/'graph (m)
Ther/mo/gra/'phie (f)
ther/mo/'gra/phisch (ad)
Ther/mo/hy/per/al/ge/'sie (f)
ther/mo/la/'bil (ad)
Ther/mo/la/bi/li/'tät (f)
Ther/mo/'ly/se (f)
Ther/mo/ly/'sin (n)
Ther/'mo/ly/sis (f)
ther/mo/'ly/tisch (ad)
Ther/mo/mas/'sa/ge (f)
ther/mo/mas/'sie/ren (v)
Ther/mo/'me/ter (n)
Ther/mo/me/'trie (f)
ther/mo/me/'trie/ren (v)
ther/mo/'me/trisch (ad)
ther/mo/'phil (ad)
Ther/mo/'phi/lia (f)
Ther/mo/phi/'lie (f)
Ther/mo/'pho/bia (f)
Ther/mo/pho/'bie (f)
Ther/mo/'phor (m)
ther/mo/'pla/stisch (ad)
Ther/mo/'ple/gia (f)

Ther/mo/ple/'gie (f)
Ther/mo/po/'ly/pnoe (f)
Ther/mo/po/ly/'pnoea (f)
Ther/mo/re/cep/ti/'on (f)
Ther/mo/re/'cep/tor (m)
ther/mo/re/cep/'to/risch (ad)
Ther/mo/re/gu/la/ti/'on (f)
Ther/mo/re/gu/'la/tor (m)
ther/mo/re/gu/'lie/ren (v)
ther/mo/sta/'bil (ad)
Ther/mo/sta/bi/li/'tät (f)
Ther/mo/'stat (m)
ther/mo/'sta/tisch (ad)
ther/mo/'tac/tisch (ad)
Ther/mo/'ta/xis (f)
ther/mo/the/ra/'peu/tisch (ad)
Ther/mo/the/'ra/pia (f)
Ther/mo/the/ra/'pie (f)
ther/mo/'trop (ad)
Ther/mo/tro/'pis/mus (m)
The/sau/ris/'mo/sis (f)
The/sau/'ro/sis (f)
The/'sau/rus (m)
'The/ta (n)
'The/ta-An/ti/gen (n)
'The/ta-Rhyth/mus (m)
The/'tin (n)
The/ve/'tin (n)
Thi/a'min (n)
Thi/ami/'na/se (f)
Thi/ami/'prin (n)
Thi/am/phe/ni/'col (n)
Thi/a'zid (n)
Thi/a'zin (n)
Thi/a'zol (n)
Thig/maes/'the/sia (f)
Thig/maes/the/'sie (f)
thig/maes/'the/tisch (ad)
thig/mo/'tac/tisch (ad)
Thig/mo/'ta/xis (f)
thig/mo/'trop (ad)
Thig/mo/tro/'pis/mus (m)
Thio/a'cid (n)
Thio/al/co/'hol (m)
Thio/al/de/'hyd (m)
Thio/bac/'te/ri/um (n)
Thio/bar/bi/tu/'rat (n)
Thio/'chrom (n)
Thio/cy/an/a'cid (n)
Thio/cya/'nat (n)
Thio/'ester (m)
Thio/gua/'nin (n)
Thi/'ol (n)
Thio/'nin (n)
thio/'phil (ad)
Thio/se/mi/carb/a'zon (n)
Thio/sin/a'min (n)
Thio/sul/'phat (n)
Thio/sul/phur/a'cid (n)
Thio/thi/'xen (n)
Thio/ura/'cil (n)
thi/xo/'trop (ad)
Thlips/en/'ce/pha/lus (m)
'Thom/as-Pes/sar (n)
tho/ra/'cal (ad)
tho/ra/'ca/lis, -le (adj)
tho/'ra/ci/cus, -ca, -cum (adj)
tho/ra/co/ab/do/mi/'nal (ad)
tho/ra/co/acro/mi/'al (ad)
tho/ra/co/acro/mi'a/lis, -le (adj)
Tho/ra/co/coe/lio/to/'mie (f)
Tho/ra/co/coe/lo/'schi/se (f)
Tho/ra/co/coe/'lo/schi/sis (f)
Tho/ra/co/cen/'te/se (f)
Tho/ra/co/cen/'te/sis (f)
tho/ra/co/dor/'sal (ad)
tho/ra/co/dor/'sa/lis, -le (adj)
Tho/rac/o'dy/nia (f)
Tho/rac/ody/'nie (f)
Tho/ra/co/ga/stro/'schi/se (f)
Tho/ra/co/ga/'stro/schi/sis (f)
Tho/ra/co/la/pa/ro/to/'mie (f)
tho/ra/co/lum/'bal (ad)
tho/ra/co/lum/'ba/lis, -le (adj)
Tho/ra/co/'ly/se (f)
Tho/ra/'co/ly/sis (f)
Tho/ra/'co/me/lus (m)
Tho/ra/'co/pa/gus (m)
Tho/ra/co/'pla/stic (f)
Tho/ra/co/'schi/se (f)
Tho/ra/'co/schi/sis (f)
Tho/ra/co/'scop (n)
Tho/ra/co/sco/'pie (f)
Tho/ra/co/sto/'mie (f)
Tho/ra/co/to/'mie (f)
tho/ra/co/to/'mie/ren (v)
Thor/a'del/phus (m)
'Tho/rax (m)
'Tho/ri/um (n)
'Thorn-Test (m)
Threo/'nin (n)
Threo/'nyl (n)
Thre'o/se (f)
Thromb/ag/glu/ti/na/ti/'on (f)
Thromb/ar/te/ri/ec/to/'mie (f)
Thromb/a'sthe/nia (f)
Thromb/asthe/'nie (f)
thromb/a'sthe/nisch (ad)
Thromb/ec/to/'mie (f)
Throm/'bin (n)

Throm/bi/no/'gen (n)
Throm/bo/'blast (m)
Throm/bo/'cla/se (f)
Throm/'bo/cla/sis (f)
throm/bo/'cla/stisch (ad)
Throm/bo/'cyt (m)
Throm/bo/cyt/'hae/mia (f)
Throm/bo/cyt/hae/'mie (f)
throm/bo/cyt/'hae/misch (ad)
throm/bo/'cy/tisch (ad)
Throm/bo/cy/to/'crit (m)
Throm/bo/cy/to/'ly/se (f)
Throm/bo/cy/'to/ly/sis (f)
throm/bo/cy/to/'ly/ti/cus, -ca, -cum (adj)
throm/bo/cy/to/'ly/tisch (ad)
Throm/bo/cy/to/'pa/thia (f)
Throm/bo/cy/to/pa/'thie (f)
throm/bo/cy/to/'pa/thisch (ad)
Throm/bo/cy/to/'pe/nia (f)
Throm/bo/cy/to/pe/'nie (f)
throm/bo/cy/to/'pe/nisch (ad)
Throm/bo/cy/'to/sis (f)
throm/bo/cy/'to/tisch (ad)
throm/bo/'gen (ad)
Throm/bo/ge/'ne/se (f)
Throm/bo/'ge/ne/sis (f)
throm/bo/ge/'ne/tisch (ad)
Throm/bo/ki/'na/se (f)
Throm/bo/lymph/an/'gi/tis (f)
Throm/bo/'ly/se (f)
Throm/'bo/ly/sis (f)
throm/bo/'ly/tisch (ad)
throm/bo/'phil (ad)
Throm/bo/'phi/lia (f)
Throm/bo/phi/'lie (f)
Throm/bo/phle/'bi/tis (f)
Throm/bo/pla/'stin (n)
Throm/bo/pla/sti/no/'gen (n)
throm/bo/'pla/stisch (ad)
Throm/bo/po'e/se (f)
Throm/bo/po'e/sis (f)
throm/bo/po'e/tisch (ad)
Throm/'bo/sis (f)
Throm/bo/'sta/se (f)
Throm/'bo/sta/sis (f)
throm/bo/'sta/tisch (ad)
Throm/bo/sthe/'nin (n)
throm/'bo/tisch (ad)
Throm/bo/'zym (n)
'Throm/bus (m)
'Thryp/sis (f)
Thu/'jon (n)
'Thu/li/um (n)
Thym/ec/'to/mia (f)
Thym/ec/to/'mie (f)
thym/ec/to/'mie/ren (v)
thy/mi/co/lym/'pha/tisch (ad)
'thy/mi/cus, -ca, -cum (adj)
Thy/mi/'din (n)
Thy/'min (n)
'thy/misch (ad)
Thy/'mi/tis (f)
Thy/mo/'cyt (m)
thy/mo/'cy/tisch (ad)
Thy/'mo/cy/tus (m)
thy/mo/'gen (ad)
Thy/'mol (n)
Thy/mo/'lep/ti/cum (n)
thy/mo/'lep/ti/cus, -ca, -cum (adj)
thy/mo/'lep/tisch (ad)
Thy/mol/phtha/le/'in (n)
Thy/'mom (n)
Thy/'mo/ma (n)
Thy/mo/'path (m)
Thy/mo/'pa/thia (f)
Thy/mo/pa/'thie (f)
thy/mo/'pa/thisch (ad)
thy/mo/pha/'ryn/ge/us, -gea, -um (adj)
thy/mo/'priv (ad)
Thy/mo/'sin (n)
'Thy/mus (m)
Thyr/a'pla/sia (f)
Thyr/apla/'sie (f)
Thy/ro/'ce/le (f)
thy/ro/cer/vi/'cal (ad)
thy/ro/cer/vi/'ca/lis, -le (adj)
Thy/ro/cri/co/to/'mie (f)
thy/ro/epi/'glot/ti/cus,-ca, -cum (adj)
thy/ro/epi/'glot/tisch (ad)
thy/ro/'gen (ad)
Thy/ro/glo/bu/'lin (n)
thy/ro/glos/'sal (ad)
thy/ro/'glos/sus, -sa, -sum (adj)
thy/ro/hyo/'id (ad)
thy/ro/hyo/'ide/us, -'idea, -um (adj)
thy/ro/'id (ad)
thy/ro/'ide/us, -'idea, -um (adj)
Thy/ro/i'dis/mus (m)
thy/ro/i'di/stisch (ad)
Thy/ro/i'di/tis (f)
Thy/ro/ido/to/'mie (f)
Thy/ro/ido/to/'xin (n)
Thy/ro/me/ga/'lie (f)

thy/ro/mi/'me/tisch (ad)
Thyr/'on/cus (m)
Thy/ro/'nyl (n)
thy/ro/pha/'ryn/ge/us, -gea, -um (adj)
thy/ro/'priv (ad)
thy/ro/'pri/vus, -va, -vum (adj)
Thy/ro/pro/te/'in (n)
Thy/ro/'pto/sis (f)
Thy/ro/'sta/ti/cum (n)
thy/ro/'sta/ti/cus, -ca, -cum (adj)
thy/ro/'sta/tisch (ad)
Thy/ro/to/'mie (f)
Thy/ro/to/xi/'co/sis (f)
Thy/ro/to/'xin (n)
thy/ro/'to/xisch (ad)
thy/ro/'trop (ad)
Thy/ro/tro/'pin (n)
Thyr/o'xin (n)
'Ti/bia (f)
ti/bi/'al (ad)
Ti/bi/'al/gia (f)
Ti/bi/al/'gie (f)
Ti/bi'a/lis (m)
ti/bi'a/lis, -le (adj)
ti/bio/cal/'ca/ne/us, -nea, -um (adj)
ti/bio/fe/mo/'ral (ad)
ti/bio/fi/bu/'lar (ad)
ti/bio/fi/bu/'la/ris, -re (adj)
ti/bio/na/vi/cu/'lar (ad)
ti/bio/na/vi/cu/'la/ris, -re (adj)
Tic (m)
Ti/car/cil/'lin (n)
Ti/ge/'stol (n)
ti/gro/'id (ad)
Ti/gro/'ly/se (f)
Ti/'gro/ly/sis (f)
Ti/mid/a'zol (n)
Tinc/'tur (f)
Tinc/'tu/ra (f)
'Ti/nea (f)
tin/'gie/ren (v)
Ti/nid/a'zol (n)
Tin/'ni/tus (m)
Ti/'tan (n)
Ti/'ta/ni/um (n)
'Ti/ter (m)
Ti/til/'la/tio (f)
Ti/til/la/ti/'on (f)
ti/til/'lie/ren (v)
Ti/tra/ti/'on (f)
ti/'trie/ren (v)
Ti/tu/'ba/tio (f)
Ti/tu/ba/ti/'on (f)
To/bra/my/'cin (n)
To/cam/'phyl (n)
To/co/dy/na/mo/'me/ter (n)
To/co/'graph (m)
To/co/gra/'phie (f)
to/co/'gra/phisch (ad)
To/co/'lo/ge (m)
To/co/lo/'gie (f)
to/co/'lo/gisch (ad)
To/co/'ma/nia (f)
To/co/ma/'nie (f)
To/co/'me/ter (n)
To/co/me/'trie (f)
to/co/'me/trisch (ad)
To/co/phe/'rol (n)
To/co/'pho/bia (f)
To/co/pho/'bie (f)
'To/ga/vi/rus (n)
Tol/az/a'mid (n)
Tol/azo/'lin (n)
Tol/but/a'mid (n)
to/le/'rant (ad)
To/le/'ran/tia (f)
To/le/'ranz (f)
to/le/'rie/ren (v)
to/le/ro/'gen (ad)
Tol/me/'tin (n)
Tol/naf/'tat (n)
Tol/pyrr/a'mid (n)
To/lu/'en (n)
To/lu/'ol (n)
To/ma/'tin (n)
To/'men/tum (n)
Tom/ma/'sel/li-Syn/drom (n)
To/mo/'gramm (n)
To/mo/'graph (m)
To/mo/gra/'phie (f)
to/mo/gra/'phie/ren (v)
to/mo/'gra/phisch (ad)
To/mo/'ma/nia (f)
To/mo/ma/'nie (f)
To/mo/'to/cia (f)
To/mo/to/'cie (f)
To/ni/ci/'tät (f)
to/ni/co/'clo/nisch (ad)
'To/ni/cum (n)
'to/nisch (ad)
to/nisch-'clo/nisch (ad)
to/ni/'sie/ren (v)
To/no/fi/'bril/le (f)
To/no/'gramm (n)
To/no/'graph (m)
To/no/gra/'phie (f)
to/no/'gra/phisch (ad)

To/no/'me/ter (n)
To/no/me/'trie (f)
to/no/'me/trisch (ad)
Ton/'sil/la (f)
ton/sil/'lar (ad)
ton/sil/'la/ris, -re (adj)
Ton/'sil/le (f)
Ton/sill/ec/'to/mia (f)
Ton/sill/ec/to/'mie (f)
ton/sill/ec/to/'mie/ren (v)
Ton/sil/'li/tis (f)
ton/sil/'li/tisch (ad)
Ton/sil/lo/pha/ryn/'gi/tis (f)
Ton/sil/lo/'tom (n)
Ton/sil/lo/'to/mia (f)
Ton/sil/lo/to/'mie (f)
Ton/'sur (f)
Ton/'su/ra (f)
'To/nus (m)
Top/aes/'the/sia (f)
Top/aes/the/'sie (f)
top/aes/'the/tisch (ad)
Top/a'gno/sia (f)
Top/agno/'sie (f)
Top/a'gno/sis (f)
top/a'gno/stisch (ad)
Top/'al/gia (f)
Top/al/'gie (f)
top/'al/gisch (ad)
Top/ec/'to/mia (f)
Top/ec/to/'mie (f)
top/ec/to/'mie/ren (v)
'To/phus (m)
'To/pic (f)
'To/pi/cum (n)
'to/pi/cus, -ca, -cum (adj)
'to/pisch (ad)
To/po/'gno/sis (f)
to/po/'gno/stisch (ad)
To/po/'gra/phia (f)
To/po/gra/'phie (f)
to/po/'gra/phisch (ad)
To/po/nar/'co/sis (f)
to/po/nar/'co/tisch (ad)
To/po/'pho/bia (f)
To/po/pho/'bie (f)
'Tor/cu/lar (n)
'Tor/men (n)
tor/'pid (ad)
'Tor/por (m)
tor/'quie/ren (v)
Torr (n)
'Tor/sio (f)
Tor/si/'on (f)
'Tor/so (m)
Tor/ti/'col/lis (m)
tor/tu/'os (ad)
Tor/tu'o/si/tas (f)
Tor/tuo/si/'tät (f)
tor/tu'o/sus, -sa, -sum (adj)
To/rul/'op/sis (f)
To/ru/'lo/sis (f)
'To/ru/lus (m)
'To/rus (m)
to/'tal (ad)
To/'tal/ca/pa/ci/tät (f)
to/'ta/lis, -le (adj)
'To/ti-Ope/ra/ti/on (f)
to/ti/po/'tent (ad)
To/ti/po/'tenz (f)
tou/'chie/ren (v)
Tour/ni/'quet (n)
Tour/ni/'quet-Pa/ra/ly/se (f)
Tox/'ae/mia (f)
Tox/ae/'mie (f)
tox/'ae/mi/cus, -ca, -cum (adj)
tox/'ae/misch (ad)
To/xi/ci/'tät (f)
To/xi/co/den/'drol (n)
To/xi/co/'den/dron (n)
To/xi/co/'der/ma (n)
to/xi/co/'gen (ad)
To/xi/co/'lo/ge (m)
To/xi/co/lo/'gie (f)
to/xi/co/'lo/gisch (ad)
To/xi/co/'ma/nia (f)
To/xi/co/ma/'nie (f)
to/xi/co/'ma/nisch (ad)
To/xi/'co/sis (f)
to/xi/'fer (ad)
to/xi/'gen (ad)
To/xi/ge/ni/'tät (f)
To/'xin (n)
'to/xisch (ad)
To/xi/ste/'rol (n)
To/xo/'id (n)
To/xo/'phor (n)
To/xo/'plas/ma (n)
to/xo/plas/'ma/tisch (ad)
To/xo/plas/'min (n)
To/xo/plas/'mo/sis (f)
Tra/'be/cu/la (f)
tra/be/cu/'lar (ad)
tra/be/cu/'la/ris, -re (adj)
Tra/be/cu/lo/to/'mie (f)
Tra/'be/kel (f)
'Trac/er (m)
'Tra/chea (f)
tra/che/'al (ad)
Tra/che/'al/gia (f)

Tra/che/al/'gie (f)
tra/che'a/lis, -le (adj)
Tra/che/'itis (f)
Tra/chel/ec/'to/mia (f)
Tra/chel/ec/to/'mie (f)
Tra/che/'lis/mus (m)
Tra/che/'li/tis (f)
Tra/chel/o'dy/nia (f)
Tra/chel/ody/'nie (f)
Tra/che/lo/ky/'pho/sis (f)
tra/che/lo/ky/'pho/tisch (ad)
Tra/che/lo/pa/ra/'sit (m)
Tra/che/lo/'pe/xia (f)
Tra/che/lo/pe/'xie (f)
Tra/che/lo/'pe/xis (f)
Tra/che/lo/'pla/stic (f)
Tra/che/lor/rha/'phie (f)
Tra/che/lor/'rhec/ter (m)
Tra/che/lo/'schi/se (f)
Tra/che/'lo/schi/sis (f)
Tra/che/lo/to/'mie (f)
Tra/cheo/blen/nor/'rhoea (f)
tra/cheo/bron/chi/'al (ad)
Tra/cheo/bron/'chi/tis (f)
Tra/cheo/bron/cho/me/ga/'lie (f)
Tra/cheo/bron/cho/sco/'pie (f)
Tra/cheo/'ce/le (f)
Tra/cheo/fis/'sur (f)
Tra/cheo/'gramm (n)
Tra/cheo/gra/'phie (f)
tra/cheo/'gra/phisch (ad)
Tra/cheo/ma/'la/cia (f)
Tra/cheo/ma/la/'cie (ad)
tra/cheo/ma/'la/cisch (ad)
tra/cheo/oe/so/pha/ge/'al (ad)
Tra/cheo/'pa/thia (f)
Tra/cheo/pa/'thie (f)
tra/cheo/'pa/thisch (ad)
Tra/cheo/'pla/stic (f)
Tra/cheo/py'o/sis (f)
Tra/che/or/'rha/gia (f)
Tra/che/or/rha/'gie (f)
tra/che/or/'rha/gisch (ad)
Tra/che/or/rha/'phie (f)
Tra/cheo/'schi/se (f)
Tra/che'o/schi/sis (f)
Tra/cheo/'scop (n)
Tra/cheo/sco/'pie (f)
tra/cheo/sco/'pie/ren (v)
tra/cheo/'sco/pisch (ad)
Tra/cheo/ste/'no/sis (f)
Tra/cheo/'sto/ma (n)
Tra/cheo/sto/'mie (f)
Tra/cheo/'tom (n)
Tra/cheo/to/'mie (f)
tra/cheo/to/'mie/ren (v)
Tra/'chom (n)
Tra/'cho/ma (n)
tra/cho/ma/'tos (ad)
tra/cho/ma/'to/sus, -sa, -sum (adj)
Tra/chy/'pho/nia (f)
Tra/chy/pho/'nie (f)
Tract (m)
Trac/ti/'on (f)
Trac/ti/'on-Di/ver/ti/cu/lum (n)
Trac/ti/'on-Di/ver/ti/kel (n)
'Trac/tor (m)
Trac/to/'to/mia (f)
Trac/to/to/'mie (f)
'Trac/tus (m)
'Tra/gi/cus (m)
'tra/gi/cus, -ca, -cum (adj)
'Tra/gus (m)
tra/'hie/ren (v)
'Tran/ce (f)
'Tran/quil/is/er (m)
Tran/'quil/lans (n)
trans (ad)
trans/ab/do/mi/'nal (ad)
Trans/ami/'na/se (f)
Trans/ami/na/ti/'on (f)
trans/ami/'nie/ren (v)
trans/ca/vi/'tar (ad)
trans/con/dy/'lar (ad)
trans/cor/ti/'cal (ad)
Trans/cor/'tin (n)
tran/scri/'bie/ren (v)
Tran/scrip/ti/'on (f)
trans/du/'cie/ren (v)
Trans/duc/ti/'on (f)
Trans/'duc/tor (m)
trans/duo/de/'nal (ad)
tran/se/'cie/ren (v)
Tran/sec/ti/'on (f)
Trans/'fer (m)
Trans/fe/'ra/se (f)
trans/fe/'rie/ren (v)
Trans/fer/'rin (n)
Trans/'fer-RNA (f)
trans/fi/'gie/ren (v)
Trans/'fi/xio (f)
Trans/fi/xi/'on (f)
Trans/fo/ra/ti/'on (f)
Trans/fo/'ra/tor (m)
trans/fo/'rie/ren (v)
Trans/for/'ma/tio (f)
Trans/for/ma/ti/'on (f)
Trans/for/'ma/tor (m)
trans/for/'mie/ren (v)

trans/fun/'die/ren (v)
Trans/fu/si/'on (f)
trans/he/'pa/tisch (ad)
'trans/iens (adj)
trans/i'ent (ad)
trans/ilia/'cal (ad)
trans/il/lu/mi/'na/bel (ad)
Trans/il/lu/mi/na/bi/li/'tät (f)
Trans/il/lu/mi/na/ti/'on (f)
trans/il/lu/mi/'nie/ren (v)
Tran/'si/stor (m)
Trans/'itio (f)
Trans/iti/'on (f)
trans/itio/'nal (ad)
Trans/iti/'vis/mus (m)
trans/i'to/risch (ad)
Trans/'la/tio (f)
Trans/la/ti/'on (f)
trans/la/'to/risch (ad)
Trans/lo/ca/ti/'on (f)
trans/lo/'cie/ren (v)
trans/lu/'cent (ad)
trans/lu/'cid (ad)
trans/lu/'cie/ren (v)
Trans/me/thy/la/ti/'on (f)
trans/me/thy/'lie/ren (v)
Trans/mi/'gra/tio (f)
Trans/mi/gra/ti/'on (f)
trans/mi/'grie/ren (v)
Trans/'mis/sio (f)
Trans/mis/si/'on (f)
Trans/'mit/ter (m)
Trans/'mit/ter-Sub/stanz (f)
trans/mu/'ral (ad)
Trans/mu/'ta/tio (f)
Trans/mu/ta/ti/'on (f)
trans/mu/'tie/ren (v)
trans/ocu/'lar (ad)
trans/or/bi/'tal (ad)
trans/pa/'rent (ad)
Trans/pa/'renz (f)
trans/pa/'rie/ren (v)
Trans/phos/pho/ry/'la/se (f)
tran/spi/'ra/bel (ad)
Tran/spi/ra/bi/li/'tät (f)
Tran/spi/ra/ti/'on (f)
tran/spi/'rie/ren (v)
trans/pla/cen/'tal (ad)
Trans/plan/'tat (n)
Trans/plan/ta/ti/'on (f)
trans/plan/'tie/ren (v)
trans/pleu/'ral (ad)
trans/po/'nie/ren (v)
Trans/po/si/ti/'on (f)
Tran/su/'dat (n)
Tran/su/da/ti/'on (f)
tran/su/'die/ren (v)
Trans/u'ran (n)
trans/ure/'thral (ad)
trans/va/gi/'nal (ad)
trans/'vers (ad)
trans/ver/'sal (ad)
trans/ver/'sa/lis, -le (adj)
Trans/vers/ec/to/'mie (f)
trans/'ver/sus, -sa, -sum (adj)
Trans/ve/'stis/mus (m)
Trans/ve/'stit (m)
Tra/nyl/cy/pro/'min (n)
tra/pe/zio/me/ta/car/'pal (ad)
Tra/'pe/zi/um (n)
Tra/'pe/zi/us (m)
tra/'pe/zi/us, -zia, -um (adj)
Tra/pe/zo/'id (n)
Tra/pe/zo/'ide/um (n)
tra/pe/zo/'ide/us, -'idea, -um (adj)
'Trau/ma (n)
trau/'ma/ti/cus, -ca, -cum (adj)
trau/'ma/tisch (ad)
trau/ma/ti/'sie/ren (v)
Trau/ma/to/'lo/ge (m)
Trau/ma/to/lo/'gie (f)
trau/ma/to/'lo/gisch (ad)
Trau/ma/'to/pnoe (f)
Trau/ma/to/'pnoea (f)
Tre/ha/'lo/se (f)
Trê/'lat-Spe/cu/lum (n)
'Tre/ma (n)
Tre/ma/to/'dia/sis (f)
'Tre/mor (m)
Tre/'pan (m)
Tre/pa/na/ti/'on (f)
tre/pa/'nie/ren (v)
Tre/'phi/ne (f)
tre/phi/'nie/ren (v)
Tre/'phon (n)
Tre/pi/'da/tio (f)
Tre/pi/da/ti/'on (f)
Tre/po/'ne/ma (n)
tre/po/ne/'mal (ad)
Tre/po/ne/'mia/sis (f)
tre/po/ne/mi/'cid (ad)
Tri/acyl/gly/ce/'rol (n)
Tri'a/ge (f)
tri/an/gu/'lar (ad)
tri/an/gu/'la/ris, -re (adj)
'Tri/as (f)
tri/atri/'al (ad)
tri/axi/'al (ad)
Tri/azo/'lam (n)

Tri/'ba/de (f)
Tri/ba/'dis/mus (m)
tri/ba/si/'lar (ad)
Tri/ba/si/'lar/syn/osto/sis (f)
Tri/'bra/chi/us (m)
Tri/carb/oxyl/a'cid (n)
Tri/carb/oxyl/a'cid-Cy/clus (m)
Tri/'ce/pha/lus (m)
'Tri/ceps (m)
Tri/cet/a'mid (n)
Tri/'chia/sis (f)
Tri/'chi/ne (f)
Tri/chi/'nia/sis (f)
Tri/chi/'no/sis (f)
Tri/'chi/tis (f)
Tri/cho/'cla/sia (f)
Tri/cho/cla/'sie (f)
Tri/'cho/cla/sis (f)
Tri/cho/cryp/'to/sis (f)
Tri/cho/'gen (n)
Tri/cho/'glos/sia (f)
Tri/cho/glos/'sie (f)
Tri/cho/hya/'lin (n)
Tri/'chom (n)
Tri/'cho/ma (n)
Tri/cho/ma/'to/sis (f)
Tri/cho/mo/na/'cid (n)
tri/cho/mo/na/'cid (ad)
Tri/'cho/mo/nas (f)
Tri/cho/mo/'nia/sis (f)
Tri/cho/mo/ni/'cid (n)
Tri/cho/my/'cet (m)
Tri/cho/my/'co/sis (f)
Tri/cho/no/car/di'o/sis (f)
Tri/cho/no/'do/sis (f)
Tri/cho/'pa/thia (f)
Tri/cho/pa/'thie (f)
Tri/cho/'phyt (m)
Tri/cho/'phy/tia (f)
tri/cho/'phy/ti/cus, -ca, -cum (adj)
Tri/cho/phy/'tie (f)
Tri/cho/phy/'tin (n)
Tri/'cho/phy/ton (n)
Tri/cho/phy/'to/sis (f)
Tri/cho/po/li'o/sis (f)
Tri/cho/pti/'lo/sis (f)
Tri/chor/'rhe/xis (f)
Tri/cho/'schi/se (f)
Tri/'cho/schi/sis (f)
Tri/cho/si/de/'rin (n)
Tri/'cho/sis (f)
Tri/'cho/spo/ron (n)
Tri/cho/spo/'ro/sis (f)
Tri/'cho/sta/sis (f)
Tri/cho/stron/gy/'lia/sis (f)
Tri/cho/the/'cin (n)
Tri/cho/til/lo/'ma/nia (f)
Tri/cho/til/lo/ma/'nie (f)
Tri/chro/ma/'sie (f)
Tri/chro/'mat (m)
tri/chro/'ma/tisch (ad)
Tri/chro/mat/'op/sia (f)
Tri/chro/mat/op/'sie (f)
Tri/chro/mat/'op/sis (f)
tri/chro/mat/'op/tisch (ad)
tri/'chrom (ad)
Trich/u'ria/sis (f)
tri/ci/pi/'tal (ad)
tri/ci/pi/'ta/lis, -le (adj)
tri/'crot (ad)
Tri/cro/'tie (f)
Tri/cro/'tis/mus (m)
tri/cus/pi/'dal (ad)
Tri/cus/pi/'da/lis (f)
tri/cus/pi/'da/lis, -le (adj)
tri/dac/'tyl (ad)
tri/fo/'cal (ad)
Tri/fo/li'o/sis (f)
Tri/fur/ca/ti/'on (f)
tri/fur/'cie/ren (v)
tri/'ga/strisch (ad)
tri/ge/mi/'nal (ad)
tri/ge/mi/'na/lis, -le (adj)
Tri/ge/mi/'nie (f)
Tri/'ge/mi/nus (m)
tri/'ge/mi/nus, -na, -num (adj)
'Trig/ger (m)
'Trig/ger/zo/ne (f)
Tri/gly/ce/'rid (n)
Tri/go/'ni/tis (f)
Tri/go/no/ce/pha/'lie (f)
Tri/go/no/'ce/pha/lus (m)
Tri/'go/num (n)
tri/'go/nus, -na, -num (adj)
Tri/io/do/thy/ro/'nin (n)
tri/la/mi/'nar (ad)
Tri/lin/ole/'in (n)
tri/lo/'ba/tus, -ta, -tum (adj)
tri/lo/cu/'lar (ad)
tri/lo/cu/'la/ris, -re (adj)
Tri/me/tho/benz/a'mid (n)
Tri/me/tho/'prim (n)
Tri/me/thyl/a'min (n)
tri/'morph (ad)
Tri/mor/'phis/mus (m)
Tri/mox/a'min (n)
Tri/ni/tro/phe/'nol (n)
Tri/ni/tro/to/lu/'en (n)
Tri/nu/cleo/'tid (n)

Trio/'lis/mus (m)
Trio/'list (m)
Tri/oph/'thal/mus (m)
Tri/o'po/dy/mus (m)
Tri/'or/chis (m)
Tri'o/se (f)
Trio/se/phos/'phat (n)
Tri/oxy/pu/'rin (n)
'Tri/pa/ra (f)
Tri/pep/'tid (n)
Tri/pha/'lan/gia (f)
Tri/pha/lan/'gie (f)
Tri/pha/lan/'gis/mus (m)
Tri/'phar/ma/con (n)
Tri/'phar/ma/cum (n)
tri/'pha/sisch (ad)
Tri/'ple/gia (f)
Tri/ple/'gie (f)
tri/plo/'id (ad)
Tri/plo/i'die (f)
Tri/'plo/pia (f)
Tri/plo/'pie (f)
Tri/'plop/sia (f)
Tri/plop/'sie (f)
Tri/'plop/sis (f)
tri/'plop/tisch (ad)
Tri/pros/'opus (m)
'Tri/pus (m)
'Tri/que/trum (n)
'tri/que/trus, -tra, -trum (adj)
Tri/sac/cha/'rid (n)
tri/se/'cie/ren (v)
Tri/sec/ti/'on (f)
'Tris/mus (m)
tri/so/'mal (ad)
Tri/so/'mie (f)
Tri/'so/mus (m)
Tri/sti/'chia/sis (f)
Trit/an/'opia (f)
Trit/an/o'pie (f)
Tri/ter/'pen (n)
Tri/tia/ti/'on (f)
tri/ti/'ie/ren (v)
tri/'ti/ce/us, -cea, -um (adj)
'Tri/ti/cum (n)
'Tri/ti/um (n)
'Tri/ton (n)
Tri/tu/'ra/tio (f)
Tri/tu/ra/ti/'on (f)
tri/tu/'rie/ren (v)
tri/va/'lent (ad)
Tri/va/'lenz (f)
Tro/'cart (m)
Tro/'chan/ter (m)
tro/chan/'te/ri/cus, -ca, -cum (adj)
tro/chan/'te/risch (ad)
'Tro/chlea (f)
tro/chle/'ar (ad)
tro/chle'a/ris, -re (adj)
Tro/cho/'car/dia (f)
Tro/cho/car/'die (f)
Tro/cho/ce/'pha/lia (f)
Tro/cho/ce/pha/'lie (f)
Tro/cho/'ce/pha/lus (m)
Tro/cho/'gin/gly/mus (m)
tro/cho/'id (ad)
tro/cho/'ide/us, -'idea, -um (adj)
Tro/cho/'scop (n)
Trol/ni/'trat (n)
Trom/'bi/cu/la (f)
Trom/bi/cu/'lo/sis (f)
Trom/bi/di'o/sis (f)
Trom/'bi/di/um (n)
Tro/meth/a'min (n)
Tro/'pan (n)
'Tro/phic (f)
Tro/phi/ci/'tät (f)
'tro/phi/cus, -ca, -cum (adj)
'tro/phisch (ad)
Tro/pho/'blast (m)
tro/pho/'bla/stisch (ad)
Tro/pho/'cyt (m)
tro/pho/'cy/tisch (ad)
Tro/'pho/cy/tus (m)
Tro/pho/'derm (n)
tro/pho/der/'mal (ad)
Tro/pho/dy/'na/mic (f)
tro/pho/dy/'na/misch (ad)
Troph/oe/'dem (n)
Troph/oe/'de/ma (n)
Tro/pho/'lo/ge (m)
Tro/pho/'lo/gia (f)
Tro/pho/lo/'gie (f)
tro/pho/'lo/gisch (ad)
Tro/pho/neu/'ro/sis (f)
tro/pho/neu/'ro/tisch (ad)
Tro/pho/'pa/thia (f)
Tro/pho/'pa/thisch (ad)
Tro/pho/the/'ra/pia (f)
Tro/pho/the/ra/'pie (f)
tro/pho/'trop (ad)
Tro/pho/tro/'pis/mus (m)
Tro/pho/zo/'it (m)
'tro/pi/cus, -ca, -cum (adj)
Tro/'pin (n)
Tro/'pis/mus (m)
'tro/pisch (ad)
tro/po/'chrom (ad)

Tro/po/col/la/'gen (n)
Tro/po/myo/'sin (n)
Tro/po/'nin (n)
Trous/'seau-Phae/no/men (n)
Trous/'seau-Phae/no/me/non (n)
trun/'cal (ad)
trun/'ca/tus, -ta, -tum (adj)
trun/'cie/ren (v)
trun/cu/'lar (ad)
'Trun/cus (m)
Try/pa/no/'cid (n)
try/pa/no/'cid (ad)
Try/pa/no/'so/ma (n)
try/pa/no/so/'mal (ad)
Try/pa/no/so/'mia/sis (f)
Try/pa/no/to/'xyl (n)
Tryp/ars/a'mid (n)
Tryp/'sin (n)
Tryp/si/no/'gen (n)
Trypt/a'min (n)
tryp/to/'ly/tisch (ad)
Tryp/to/'phan (n)
Tryp/to/pha/'na/se (f)
Tryp/to/phan/'uria (f)
Tryp/to/phan/u'rie (f)
Tryp/to/'phyl (n)
'Tu/ba (f)
Tu/'ba/ge (f)
tu/'bal (ad)
tu/'ba/lis, -le (adj)
tu/'bar (ad)
tu/'ba/ri/us, -ria, -um (adj)
Tub/ec/'to/mia (f)
Tub/ec/to/'mie (f)
tub/ec/to/'mie/ren (v)
'Tu/ber (n)
tu/be/'ral (ad)
tu/be/'ra/lis, -le (adj)
tu/ber/cu/'lar (ad)
Tu/ber/cu/la/ti/'on (f)
Tu/ber/cu/'lid (n)
tu/ber/cu/'lie/ren (v)
Tu/ber/cu/'lin (n)
Tu/ber/cu/'lin-Re/ac/ti/on (f)
tu/ber/cu/'lin-ty/pisch (ad)
tu/ber/cu/lo/'id (ad)
Tu/ber/cu/'lom (n)
Tu/ber/cu/'lo/ma (n)
Tu/ber/cu/lo/pro/te/'in (n)
tu/ber/cu/'los (ad)
Tu/ber/cu/'lo/sis (f)
Tu/ber/cu/lo/'sta/ti/cum (n)
tu/ber/cu/lo/'sta/ti/cus, -ca,
-cum (adj)
tu/ber/cu/lo/'sta/tisch (ad)
tu/ber/cu/'lo/sus, -sa, -sum
(adj)
Tu/'ber/cu/lum (n)
Tu/be/'rin (n)
Tu/'ber/kel (n)
tu/be/'ros (ad)
Tu/be/'ro/si/tas (f)
Tu/be/ro/si/'tät (f)
tu/be/'ro/sus, -sa, -sum (adj)
tu/bo/ova/ri/'al (ad)
Tu/bo/'pla/stic (f)
tu/bo/ute/'rin (ad)
tu/bu/'lar (ad)
tu/bu/'la/ris, -re (adj)
Tu/bu/'lin (n)
Tu/bu/li/sa/ti/'on (f)
tu/bu/li/'sie/ren (v)
tu/bu/lo/al/veo/'lar (ad)
tu/bu/lo/in/ter/sti/ti/'al (ad)
'Tu/bu/lus (m)
'Tu/bus (m)
Tu/lar/'ae/mia (f)
Tu/lar/ae/'mie (f)
tu/mes/'cent (ad)
Tu/mes/'cen/tia (f)
Tu/mes/'cenz (f)
tu/mes/'cie/ren (v)
tu/'mid (ad)
'tu/mi/dus, -da, -dum (adj)
'Tu/mor (m)
tu/mor/af/'fin (ad)
tu/mo/'ros (ad)
Tun/'gia/sis (f)
'Tu/ni/ca (f)
Tu/ra/'no/se (f)
tur/'bid (ad)
Tur/bi/di/'me/ter (n)
Tur/bi/di/me/'trie (f)
tur/bi/di/'me/trisch (ad)
Tur/'bi/di/tas (f)
Tur/bi/di/'tät (f)
tur/bi/'na/tus, -ta, -tum (adj)
tur/'ges/cens (adj)
tur/ges/'cent (ad)
Tur/ges/'cenz (f)
tur/ges/'cie/ren (v)
'Tur/gor (m)
'Tur/ner-Syn/drom (n)
'Turn/over (m)
tur/ri/ce/'phal (ad)
Tur/ri/ce/'pha/lia (f)
Tur/ri/ce/pha/'lie (f)
Tur/ri/'ce/pha/lus (m)
Tus/si/cu/la/ti/'on (f)
'Tus/sis (f)

Tyb/a'mat (n)
Tyl/ec/to/'mie (f)
Ty/'lom (n)
Ty/'lo/ma (n)
Ty/'lo/sis (f)
ty/'lo/tisch (ad)
Tym/pan/ec/'to/mia (f)
Tym/pan/ec/to/'mie (f)
tym/pan/ec/to/'mie/ren (v)
Tym/'pa/nia (f)
tym/'pa/ni/cus, -ca, -cum (adj)
Tym/pa/'nie (f)
tym/'pa/nisch (ad)
Tym/pa/'nis/mus (m)
tym/pa/'ni/stisch (ad)
Tym/pa/'ni/tis (f)
tym/pa/'ni/tisch (ad)
tym/pa/no/ma/sto/'id (ad)
tym/pa/no/ma/sto/'ide/us,
-'idea, -um (adj)
Tym/pa/no/ma/sto/i'di/tis (f)
Tym/pa/no/'pla/stic (f)
Tym/pa/no/scle/'ro/sis (f)
tym/pa/no/squa/'mos (ad)
tym/pa/no/squa/'mo/sus, -sa,
-sum (adj)
tym/pa/no/sta/pe/di/'al (ad)
tym/pa/no/sta/'pe/di/us, -dia,
-um (adj)
'Tym/pa/num (n)
'Tyn/dall-Ef/fect (m)
Tyn/dal/li/sa/ti/'on (f)
tyn/dal/li/'sie/ren (v)
Typ (m)
Ty/phla/'to/nia (f)
Ty/phla/to/'nie (f)
Ty/phlec/'ta/sia (f)
Ty/phlec/ta/'sie (f)
Ty/'phlec/ta/sis (f)
Ty/phlec/'to/mia (f)
Ty/phlec/to/'mie (f)
Ty/'phli/tis (f)
Ty/pho/ba/cil/'lo/sis (f)
Ty/pho/bac/te/'rin (n)
Ty/pho/'id (n)
ty/pho/'id (ad)
ty/'phos (ad)
ty/'pho/sus, -sa, -sum (adj)
'Ty/phus (m)
'ty/pi/cus, -ca, -cum (adj)
'ty/pisch (ad)
'Ty/pus (m)
Tyr/a'min (n)
Ty/ro/ci/'din (n)
Ty/ro/'sin (n)
Ty/ro/si/'na/se (f)
Ty/ro/sin/'ae/mia (f)
Ty/ro/sin/ae/'mie (f)
Ty/ro/sin/'uria (f)
Ty/ro/sin/u'rie (f)
Ty/ro/'syl (n)
Ty/ro/thri/'cin (n)
Ubi/qui/'non (n)
ubi/qui/'tar (ad)
Ul/ce/'ra/tio (f)
Ul/ce/ra/ti/'on (f)
ul/ce/ra/'tiv (ad)
ul/ce/'rie/ren (v)
ul/ce/ro/'gen (ad)
ul/ce/ro/mem/bra/'na/ce/us,
-cea, -um (adj)
ul/ce/ro/'mu/ti/lans (adj)
ul/ce/'ros (ad)
ul/ce/'ro/sus, -sa, -sum (adj)
'Ul/cus (n)
'Ule (f)
Ule/'gy/ria (f)
Ule/gy/'rie (f)
Ul/ery/'them (n)
Ul/ery/'the/ma (n)
Ule/'to/mia (f)
Ule/to/'mie (f)
U'li/tis (f)
'Ul/na (f)
ul/'nar (ad)
Ul/'na/ris (m)
ul/'na/ris, -re (adj)
ul/no/car/'pal (ad)
ul/no/'car/pe/us, -pea, -um
(adj)
Ulo/der/ma/'ti/tis (f)
Ulor/'rha/gia (f)
Ulor/rha/'gie (f)
U'lo/sis (f)
'ul/ti/mus, -ma, -mum (adj)
ul/tra/cen/tri/fu/'gal (ad)
Ul/tra/cen/tri/fu/ga/ti/'on (f)
Ul/tra/cen/tri/'fu/ge (f)
ul/tra/cen/tri/fu/'gie/ren (v)
Ul/tra/fil/tra/ti/'on (f)
ul/tra/fil/'trie/ren (v)
Ul/tra/mi/cro/'scop (n)
Ul/tra/mi/cro/sco/'pie (f)
ul/tra/mi/cro/sco/'pie/ren (v)
ul/tra/mi/cro/'sco/pisch (ad)
Ul/tra/so/no/'gramm (n)
Ul/tra/so/no/gra/'phie (f)
ul/tra/so/no/gra/'phie/ren (v)
ul/tra/so/no/'gra/phisch (ad)
Ul/tra/so/no/'scop (n)

Ul/tra/struc/'tur (f)
ul/tra/struc/tu/'ral (ad)
Ul/tra/vio/'lett (n)
ul/tra/vio/'lett (ad)
Ul/tra/'vi/rus (n)
ul/tra/vi/'si/bel (ad)
Ul/tra/vi/si/bi/li/'tät (f)
Um/bil/ec/'to/mia (f)
Um/bil/ec/to/'mie (f)
um/bi/li/'cal (ad)
um/bi/li/'ca/lis, -le (adj)
Um/'bi/li/cus (m)
'Um/bo (m)
un/'cal (ad)
un/ci/'form (ad)
un/ci/'for/mis, -me (adj)
Un/ci/na/'ria/sis (f)
un/ci/'na/tus, -ta, -tum (adj)
'Unc/tio (f)
Unc/ti/'on (f)
unc/tu'o/sus, -sa, -sum (adj)
'Un/cus (m)
Un/de/'cyl (n)
'un/du/lans (adj)
un/du/'lant (ad)
Un/du/la/ti/'on (f)
un/du/'lie/ren (v)
un/gu/'al (ad)
Un/gu/'en/tum (n)
'Un/gu/is (m)
un/gu/'la/tus, -ta, -tum (adj)
uni/ar/ti/cu/'lar (ad)
uni/axi/'al (ad)
uni/ca/me/'ral (ad)
uni/cel/lu/'lar (ad)
uni/'cor/nis, -ne (adj)
Uni/'gra/vi/da (f)
uni/la/te/'ral (ad)
uni/la/te/'ra/lis, -le (adj)
uni/lo/'bar (ad)
uni/lo/cu/'lar (ad)
uni/lo/cu/'la/ris, -re (adj)
U'ni/pa/ra (f)
uni/pen/'na/tus, -ta, -tum (adj)
uni/po/'lar (ad)
uni/po/'la/ris, -re (adj)
uni/po/'tent (ad)
Uni/po/'tenz (f)
Uni/'ta/ri/er (m)
Uni/ta/'ris/mus (m)
uni/va/'lent (ad)
uni/ver/'sal (ad)
uni/ver/'sa/lis, -le (adj)
'Up/take (m)
'Ura/chus (m)
Ura/'cil (n)
Ur/'ae/mia (f)
ur/'ae/mi/cus, -ca, -cum (adj)
Ur/ae/'mie (f)
ur/'ae/misch (ad)
ur/a'go/gisch (ad)
Ur/a'go/gum (n)
U'ran (n)
Ura/'nis/mus (m)
U'ra/ni/um (n)
Ura/no/co/lo/'bom (n)
Ura/no/co/lo/'bo/ma (n)
Ura/no/'pla/stic (f)
Ura/nor/rha/'phie (f)
Ura/no/'schi/se (f)
Ura/'no/schi/sis (f)
Ura/'nyl (n)
U'rat (n)
Urat/'ae/mia (f)
Urat/ae/'mie (f)
Urat/'uria (f)
Urat/u'rie (f)
'Urea (f)
'Urea-Clear/ance (f)
'Urea-Cy/clus (m)
Ure'a/se (f)
U're/se (f)
Ure/si/aes/'the/sia (f)
Ure/si/aes/the/'sie (f)
U're/sis (f)
U're/ter (m)
Ure/ter/'ec/ta/sis (f)
Ure/ter/ec/'to/mia (f)
Ure/ter/ec/to/'mie (f)
ure/'te/ri/cus, -ca, -cum (adj)
ure/'te/risch (ad)
Ure/te/'ri/tis (f)
Ure/te/ro/'ce/le (f)
ure/te/ro/'cy/stisch (ad)
Ure/te/ro/cy/sto/sto/'mie (f)
Ure/te/ro/en/te/ro/sto/'mie (f)
Ure/te/ro/gra/'phie (f)
ure/te/ro/in/te/sti/'nal (ad)
Ure/te/ro/'lith (m)
Ure/te/ro/li/'thia/sis (f)
Ure/te/ro/li/tho/to/'mie (f)
Ure/te/ro/'ly/se (f)
Ure/te/'ro/ly/sis (f)
Ure/te/ro/me/ga/'lie (f)
Ure/te/ro/ne/phrec/to/'mie (f)
ure/te/ro/pel/'vin (ad)
ure/te/ro/'pel/visch (ad)
Ure/te/ro/'pla/stic (f)
Ure/te/ro/pye/'li/tis (f)
Ure/te/ro/pye/lo/gra/'phie (f)

Ure/te/ror/rha/'phie (f)
Ure/te/ro/sig/mo/ido/sto/'mie (f)
Ure/te/ro/'sto/mia (f)
Ure/te/ro/sto/'mie (f)
Ure/te/ro/'to/mia (f)
Ure/te/ro/to/'mie (f)
ure/te/ro/ure/'te/risch (ad)
ure/te/ro/ve/si/'cal (ad)
U're/thra (f)
ure/'thral (ad)
ure/'thra/lis, -le (adj)
Ure/'thri/tis (f)
Ure/thro/'ce/le (f)
Ure/thro/cy/'sti/tis (f)
Ure/thro/cy/sto/'gramm (n)
Ure/thro/cy/sto/gra/'phie (f)
Ure/thro/cy/sto/sco/'pie (f)
Ure/thro/'gramm (n)
Ure/thro/gra/'phie (f)
Ure/thro/'pla/stic (f)
ure/thro/pro/'sta/tisch (ad)
Ure/thror/rha/'phie (f)
Ure/thror/'rhoea (f)
Ure/thro/'scop (n)
Ure/thro/sco/'pie (f)
ure/thro/'sco/pisch (ad)
Ure/thro/sto/'mie (f)
Ure/thro/to/'mie (f)
ure/thro/ve/si/'cal (ad)
Ur/hi/'dro/sis (f)
Uric/'ae/mia (f)
Uric/ae/'mie (f)
Uri/co/'ly/se (f)
Uri/'co/ly/sis (f)
uri/co/'ly/tisch (ad)
Uri/cos/'uria (f)
Uri/cos/u'rie (f)
Uri/cos/'uri/cum (n)
uri/cos/'uri/cus, -ca, -cum (adj)
uri/cos/'urisch (ad)
Uri/'din (n)
U'rin (m)
U'ri/na (f)
Uri/'nal (n)
uri/'nar (ad)
uri/'na/ri/us, -ria, -um (adj)
Uri/na/ti/'on (f)
uri/'nie/ren (v)
uri/ni/'fer (ad)
u'ri/ni/fer, uri/'ni/fe/ra, uri-'ni/fe/rum (adj)
Uri/no/cryo/'sco/pia (f)
Uri/no/cryo/sco/'pie (f)
uri/no/cryo/'sco/pisch (ad)
Uri/no/me/'trie (f)
uri/'nos (ad)
uri/'no/sus, -sa, -sum (adj)
Uro/bi/'lin (n)
Uro/bi/lin/'ae/mia (f)
Uro/bi/lin/ae/'mie (f)
Uro/bi/li/no/'gen (n)
Uro/bi/li/no/gen/'uria (f)
Uro/bi/li/no/gen/u'rie (f)
Uro/bi/lin/'uria (f)
Uro/bi/lin/u'rie (f)
Uro/che/'zie (f)
Uro/'chrom (n)
Uro/chro/mo/'gen (n)
Uro/cya/no/'gen (n)
Uro/cya/'no/sis (f)
Ur/o'dae/um (n)
Uro/dy/'na/mic (f)
Ur/o'dy/nia (f)
Ur/ody/'nie (f)
Ur/oe/'dem (n)
Ur/oe/'de/ma (n)
Uro/ery/'thrin (n)
Uro/fla/'vin (n)
Uro/fus/'cin (n)
Uro/ga/'stron (n)
uro/ge/ni/'tal (ad)
Uro/ge/ni/'tal/ap/pa/rat (m)
Uro/ge/ni/'tal/sy/stem (n)
Uro/ge/ni/'tal/tract (m)
Uro/glau/'cin (n)
Uro/'gramm (n)
Uro/gra/'phie (f)
Uro/hy/per/ten/'sin (n)
Uro/ki/'na/se (f)
Uro/la/'gnie (f)
Uro/'lith (m)
Uro/li/'thia/sis (f)
Uro/li/tho/to/'mie (f)
Uro/'lo/ge (m)
Uro/'lo/gia (f)
Uro/'lo/gi/cum (n)
uro/'lo/gi/cus, -ca, -cum (adj)
Uro/lo/'gie (f)
uro/'lo/gisch (ad)
Uro/lu/te/'in (n)
Uro/me/la/'nin (n)
U'ro/me/lus (m)
Uro/mu/co/'id (n)
Uro/'pa/thia (f)
Uro/pa/'thie (f)
Uro/'pe/nia (f)
Uro/pe/'nie (f)
Uro/po'e/se (f)
Uro/po'e/sis (f)
uro/po'e/ti/cus, -ca, -cum (adj)

uro/po'e/tisch (ad)
Uro/por/phy/'rin (n)
uro/rec/'tal (ad)
Uro/ro/se/'in (n)
Uror/rho/'din (n)
Uror/rho/di/no/'gen (n)
Uro/ru/'bin (n)
Uro/sco/'pie (f)
uro/'sco/pisch (ad)
Uro/'sep/sis (f)
uro/'sep/tisch (ad)
Uro/spec/'trin (n)
Uro/'thel (n)
uro/the/li/'al (ad)
Uro/'the/li/um (n)
Uro/xan/'thin (n)
'Ur/ti/ca (f)
Ur/ti/'ca/ria (f)
ur/ti/ca/ri/'al (ad)
Uter/'al/gia (f)
Uter/al/'gie (f)
ute/'rin (ad)
ute/'ri/nus, -na, -num (adj)
Ute/'ri/tis (f)
ute/ro/ab/do/mi/'nal (ad)
Ute/ro/fi/xa/ti/'on (f)
Ute/ro/'gramm (n)
Ute/ro/gra/'phie (f)
ute/ro/'gra/phisch (ad)
ute/ro/ova/ri/'al (ad)
ute/ro/o'va/ri/cus, -ca, -cum (adj)
ute/ro/pla/cen/'tal (ad)
ute/ro/pla/cen/'ta/lis, -le (adj)
ute/ro/pla/cen/'tar (ad)
ute/ro/pla/cen/'ta/ris, -re (adj)
Ute/ro/'pla/stic (f)
ute/ro/rec/'tal (ad)
ute/ro/rec/'ta/lis, -le (adj)
ute/ro/sa/'cral (ad)
ute/ro/sa/'cra/lis, -le (adj)
Ute/ro/'scop (n)
ute/ro/tu/'bal (ad)
ute/ro/tu/'bar (ad)
ute/ro/va/gi/'nal (ad)
ute/ro/va/gi/'na/lis, -le (adj)
ute/ro/ve/si/'cal (ad)
ute/ro/ve/si/'ca/lis, -le (adj)
'Ute/rus (m)
Uti/li/sa/ti/'on (f)
uti/li/'sie/ren (v)
utri/cu/'lar (ad)
utri/cu/'la/ris, -re (adj)
Utri/cu/'li/tis (f)
utri/cu/lo/am/pul/'lar (ad)
utri/cu/lo/am/pu/'la/ris, -re (adj)
utri/cu/lo/sac/cu/'lar (ad)
utri/cu/lo/sac/cu/'la/ris, -re (adj)
U'tri/cu/lus (m)
U'tri/kel (m)
U'tri/kel/cy/ste (f)
'Uvea (f)
Uve/'itis (f)
Uveo/me/nin/go/en/ce/pha/'li/tis (f)
Uveo/par/o'ti/tis (f)
'Uvu/la (f)
uvu/'lar (ad)
Uvul/ec/'to/mia (f)
Uvul/ec/to/'mie (f)
Uvu/'li/tis (f)
Uvu/lo/'pto/sis (f)
Vac/'ci/na (f)
vac/ci/'na/bel (ad)
Vac/ci/na/bi/li/'tät (f)
vac/ci/'nal (ad)
vac/ci/'na/lis, -le (adj)
Vac/ci/na/ti/'on (f)
Vac/'ci/ne (f)
Vac/'ci/nia (f)
vac/ci/ni/'al (ad)
Vac/'ci/nia-Vi/rus (n)
vac/ci/ni/'form (ad)
vac/ci/ni/'for/mis, -me (adj)
Vac/ci/'no/sis (f)
Vac/ci/no/the/'ra/pia (f)
Vac/ci/no/the/ra/'pie (f)
va/cuo/'lar (ad)
Va/cuo/la/ti/'on (f)
Va/cu'o/le (f)
va/cuo/'lie/ren (v)
'Va/cu/um (n)
'Va/cu/um-Ex/trac/tor (m)
va/'gal (ad)
va/'ga/lis, -le (adj)
Va/'gi/na (f)
va/gi/'nal (ad)
va/gi/'na/lis, -le (adj)
Va/gi/'nis/mus (m)
Va/gi/'ni/tis (f)
Va/gi/no/fi/'xa/tio (f)
Va/gi/no/fi/xa/ti/'on (f)
Va/gi/no/my/'co/sis (f)
va/gi/no/my/'co/tisch (ad)
Va/gi/no/'pla/stic (f)
va/gi/no/rec/'tal (ad)
Va/gi/no/'scop (n)
Va/gi/no/sco/'pie (f)

Va/gi/no/to/'mie (f)
va/gi/no/ve/si/'cal (ad)
va/gi/no/ve/si/'ca/lis, -le (adj)
Va/'gi/tus (m)
va/go/ac/ces/'so/risch (ad)
Va/go/'ly/ti/cum (n)
va/go/'ly/ti/cus, -ca, -cum (adj)
va/go/'ly/tisch (ad)
va/go/pres/'so/risch (ad)
Va/go/'to/mia (f)
Va/go/to/'mie (f)
va/go/to/'mie/ren (v)
Va/go/'to/nia (f)
Va/go/'to/ni/cum (n)
va/go/'to/ni/cus, -ca, -cum (adj)
Va/go/'to/ni/ker (m)
Va/go/to/'nin (n)
va/go/'to/nisch (ad)
Va/'go/to/nus (m)
va/go/'trop (ad)
va/go/va/'gal (ad)
'Va/gus (m)
Va/'lenz (f)
Va/'len/tia (f)
Va/le/ri/an/a'cid (n)
'val/gus, -ga, -gum (adj)
Va/'lin (n)
Va/li/no/my/'cin (n)
val/'la/tus, -ta, -tum (adj)
Val/'le/cu/la (f)
Val/'leix-Punct (m)
'Val/lum (n)
Val/noct/a'mid (n)
Val/'sal/va-Test (m)
'Val/va (f)
val/'var (ad)
Val/vo/to/'mie (f)
'Val/vu/la (f)
val/vu/'lar (ad)
val/vu/'la/ris, -re (adj)
Val/vul/ec/'to/mia (f)
Val/vul/ec/to/'mie (f)
Val/vu/'li/tis (f)
Val/vu/lo/'pla/stic (f)
Val/vu/lo/'tom (n)
Val/vu/lo/'to/mia (f)
Val/vu/lo/to/'mie (f)
Va/'lyl (n)
Va/'na/di/um (n)
Van/co/my/'cin (n)
Va/nil/'lin (n)
Van-'Slyke-Met/ho/de (f)
Va/po/cau/te/ri/sa/ti/'on (f)
'Va/por (m)
Va/po/ri/sa/ti/'on (f)
Va/po/ri/'sa/tor (m)
va/po/ri/'sie/ren (v)
Va/po/the/'ra/pia (f)
Va/po/the/ra/'pie (f)
va/ri'a/bel (ad)
Va/ria/bi/li/'tät (f)
Va/ri'a/ble (f)
va/ri/'ant (ad)
Va/ri/'an/te (f)
Va/ri'a/tio (f)
Va/ria/ti/'on (f)
Va/ri/ca/ti/'on (f)
Va/'ri/ce (f)
va/ri/ce/'al (ad)
Va/ric/ec/'to/mia (f)
Va/ric/ec/to/'mie (f)
Va/ri/'cel/la (f)
Va/ri/'cel/le (f)
va/ri/cel/li/'form (ad)
va/ri/cel/li/'for/mis, -me (adj)
va/ri/cel/lo/'id (ad)
va/ri/ci/'form (ad)
Va/ri/co/'ble/pha/ron (n)
Va/ri/co/'ce/le (f)
Va/ri/co/cel/ec/'to/mia (f)
Va/ri/co/cel/ec/to/'mie (f)
Va/ri/co/gra/'phie (f)
va/ri/co/'id (ad)
Va/ric/'om/pha/lus (m)
Va/ri/co/phle/'bi/tis (f)
va/ri/co/phle/'bi/tisch (ad)
va/ri/'cos (ad)
Va/ri/'co/sis (f)
Va/ri/co/si/'tät (f)
Va/'ri/cu/la (f)
va/ri/'ie/ren (v)
Va/'rio/la (f)
va/rio/'lar (ad)
Va/rio/la/ti/'on (f)
va/rio/'lie/ren (v)
va/rio/li/'form (ad)
va/rio/li/'for/mis, -me (adj)
Va/rio/lo/'id (n)
va/rio/lo/'id (ad)
Va/rio/lo/vac/'ci/ne (f)
Va/rio/lo/vac/'ci/nia (f)
'Va/rix (f)
'va/rus, -ra, -rum (adj)
Vas (n)
va/'sal (ad)
Vas/'al/gia (f)
Vas/al/'gie (f)
vas/cu/'lar (ad)

vas/cu/'la/ris, -re (adj)
Vas/cu/la/ri/sa/ti/'on (f)
vas/cu/la/ri/'sie/ren (v)
Vas/cu/la/ri/'tät (f)
Vas/cu/la/'tur (f)
Vas/cu/'li/tis (f)
vas/cu/lo/'gen (ad)
Vas/cu/lo/'ge/ne/sis (f)
Vas/cu/lo/to/xi/ci/'tät (f)
vas/cu/lo/'to/xisch (ad)
'Vas/cu/lum (n)
Vas/ec/'to/mia (f)
Vas/ec/to/'mie (f)
Vas/e'li/ne (f)
Va/'si/tis (f)
va/so/ac/'tiv (ad)
Va/so/ac/ti/vi/'tät (f)
Va/so/con/stric/ti/'on (f)
va/so/con/stric/'tiv (ad)
Va/so/con/'stric/tor (m)
va/so/con/stric/'to/risch (ad)
va/so/de/pres/'siv (ad)
Va/so/de/'pres/sor (m)
va/so/de/pres/'so/risch (ad)
Va/so/di/la/ta/ti/'on (f)
va/so/di/la/ta/'tiv (ad)
Va/so/di/la/'ta/tor (m)
va/so/di/la/ta/'to/risch (ad)
va/so/di/la/'tie/ren (v)
Va/so/for/ma/ti/'on (f)
va/so/for/ma/'tiv (ad)
va/so/'gen (ad)
Va/so/'gramm (n)
Va/so/gra/'phie (f)
Va/so/li/ga/ti/'on (f)
Va/so/li/ga/'tur (f)
Va/so/mo/ti/'on (f)
Va/so/'mo/tor (m)
va/so/mo/'to/risch (ad)
Va/so/neu/'ro/sis (f)
Va/so/pa/'re/se (f)
Va/so/'pa/re/sis (f)
Va/so/'pa/thia (f)
Va/so/pa/'thie (f)
Va/so/pres/'sin (n)
Va/so/'pres/sor (m)
va/so/pres/'so/risch (ad)
Va/so/punc/'tur (f)
Va/so/re/la/xa/ti/'on (f)
va/so/re/la/'xie/ren (v)
Va/sor/rha/'phie (f)
Va/so/scle/'ro/sis (f)
va/so/scle/'ro/tisch (ad)
Va/so/sec/ti/'on (f)
Va/so/'spas/mus (m)
va/so/'spa/stisch (ad)
Va/so/'sti/mu/lans (n)
va/so/sti/mu/'lie/ren (v)
Va/so/sto/'mie (f)
Va/so/to/'mie (f)
Va/so/'to/ni/cum (n)
va/so/'to/nisch (ad)
va/so/'trop (ad)
va/so/'tro/phisch (ad)
va/so/va/'gal (ad)
'Va/stus (m)
'va/stus, -sta, -stum (adj)
'Vec/tor (m)
'Vec/tor/car/dio/gramm (n)
'Vec/tor/car/dio/graph (m)
'Vec/tor/car/dio/gra/phie (f)
vec/to/ri/'al (ad)
Ve/ge/'ta/ri/er (m)
Ve/ge/ta/ti/'on (f)
ve/ge/ta/'tiv (ad)
Ve/ge/ta/'ti/vum (n)
ve/ge/ta/'ti/vus, -va, -vum (adj)
Ve/'hi/cu/lum (n)
Ve/'hi/kel (n)
Veil/lo/'nel/la (f)
ve/la/men/'tos (ad)
ve/la/men/'to/sus, -sa, -sum (adj)
Ve/la/'men/tum (n)
ve/'lar (ad)
Ve/'lo/ci/tas (f)
Ve/lo/ci/'tät (f)
'Ve/lum (n)
'Ve/na (f)
Ven/ec/'to/mia (f)
Ven/ec/to/'mie (f)
ve/ne/'nos (ad)
ve/ne/'no/sus, -sa, -sum (adj)
Ve/'ne/num (n)
ve/'ne/re/us, -rea, -um (adj)
ve/'ne/risch (ad)
Ve/ne/ro/'lo/ge (m)
Ve/ne/ro/lo/'gie (f)
ve/ne/ro/'lo/gisch (ad)
Ve/ni/sec/ti/'on (f)
Ve/ni/su/'tur (f)
ve/no/atri/'al (ad)
Ve/no/dy/'na/mi/cum (n)
Ve/no/fi/'bro/sis (f)
Ve/no/'gramm (n)
Ve/no/gra/'phie (f)
ve/no/gra/'phie/ren (v)
ve/no/'gra/phisch (ad)
ve/no/mo/'to/risch (ad)

Ve/no/'pa/thia (f)
Ve/no/pa/'thie (f)
ve/no/pres/'so/risch (ad)
ve/'nos (ad)
Ve/no/scle/'ro/sis (f)
Ve/no/si/'tät (f)
Ve/'no/sta/sis (f)
ve/'no/sus, -sa, -sum (adj)
Ve/no/throm/'bo/sis (f)
Ve/no/to/'mie (f)
Ve/no/ve/no/sto/'mie (f)
'Ven/ter (m)
Ven/ti/la/ti/'on (f)
ven/ti/'lie/ren (v)
Ven/ti/lo/'me/ter (n)
Ven/ti/lo/me/'trie (f)
ven/ti/lo/'me/trisch (ad)
ven/'tral (ad)
ven/'tra/lis, -le (adj)
ven/tri/cu/'lar (ad)
ven/tri/cu/'la/ris, -re (adj)
Ven/tri/cu/'li/tis (f)
ven/tri/cu/lo/atri/'al (ad)
Ven/tri/cu/lo/ci/ster/no/sto/'mie (f)
Ven/tri/cu/lo/'gramm (n)
Ven/tri/cu/lo/gra/'phie (f)
ven/tri/cu/lo/gra/'phie/ren (v)
ven/tri/cu/lo/'gra/phisch (ad)
ven/tri/cu/lo/pe/ri/to/nae/'al (ad)
ven/tri/cu/lo/pleu/'ral (ad)
Ven/tri/cu/lo/punc/'tur (f)
Ven/tri/cu/lo/sco/'pie (f)
Ven/tri/cu/lo/sto/'mie (f)
Ven/'tri/cu/lus (m)
Ven/tro/cy/stor/rha/'phie (f)
Ven/tro/fi/'xa/tio (f)
Ven/tro/fi/xa/ti/'on (f)
Ven/tro/hy/ste/ro/pe/'xie (f)
ven/tro/la/te/'ral (ad)
ven/tro/la/te/'ra/lis, -le (adj)
ven/tro/me/di/'al (ad)
ven/tro/me/di'a/lis, -le (adj)
Ven/'tu/ri-Ef/fect (m)
Ven/tu/ri/'me/ter (n)
'Ve/nu/la (f)
ve/nu/'lar (ad)
Ve/'nu/le (f)
ver/'bal (ad)
ver/'ba/lis, -le (adj)
Ver/bi/ge/ra/ti/'on (f)
ver/bi/ge/'rie/ren (v)
Ver/do/hae/'min (n)
Verd/o'ny/chia (f)
Verd/ony/'chie (f)
Ver/mi/'cid (n)
ver/mi/'cid (ad)
ver/mi/cu/'lar (ad)
ver/mi/cu/'la/ris, -re (adj)
ver/mi/cu/'la/tus, -ta, -tum (adj)
ver/mi/cu/'los (ad)
ver/mi/cu/'lo/sus, -sa, -sum (adj)
Ver/'mi/cu/lus (m)
ver/mi/'form (ad)
ver/mi/'for/mis, -me (adj)
ver/mi/fu/'gal (ad)
Ver/'mi/fu/gum (n)
ver/'mi/fu/gus, -ga, -gum (adj)
ver/mi/'nos (ad)
ver/mi/'no/sus, -sa, -sum (adj)
'Ver/mis (m)
ver/'nal (ad)
ver/'na/lis, -le (adj)
'Ver/nix (f)
Ver/'ru/ca (f)
ver/ru/ci/'form (ad)
ver/ru/ci/'for/mis, -me (adj)
ver/ru/'cos (ad)
ver/ru/'co/sus, -sa, -sum (adj)
'Ver/sio (f)
Ver/si/'on (f)
'Ver/te/bra (f)
ver/te/'bral (ad)
ver/te/'bra/lis, -le (adj)
Ver/te/'brat (m)
Ver/te/'bra/tum (n)
ver/te/'bra/tus, -ta, -tum (adj)
Ver/te/brec/to/'mie (f)
ver/te/bro/co/'stal (ad)
'Ver/tex (m)
ver/ti/'cal (ad)
ver/ti/'ca/lis, -le (adj)
ver/ti/gi/'nos (ad)
ver/ti/gi/'no/sus, -sa, -sum (adj)
Ver/'ti/go (f)
've/rus, -ra, -rum (adj)
Ve/'sa/nia (f)
ve/'sa/nus, -na, -num (adj)
Ve/'si/ca (f)
ve/si/'cal (ad)
ve/si/'ca/lis, -le (adj)
Ve/si/ca/ti/'on (f)
ve/si/'cie/ren (v)
ve/si/co/ab/do/mi/'nal (ad)
ve/si/co/cer/vi/'cal (ad)
ve/si/co/cer/vi/'ca/lis, -le (adj)

ve/si/co/pro/'sta/tisch (ad)
ve/si/co/rec/'tal (ad)
ve/si/co/rec/'ta/lis, -le (adj)
ve/si/co/re/'nal (ad)
ve/si/co/re/'na/lis, -le (adj)
Ve/si/co/'sto/mia (f)
Ve/si/co/sto/'mie (f)
Ve/si/co/'to/mia (f)
Ve/si/co/to/'mie (f)
ve/si/co/um/bi/li/'cal (ad)
ve/si/co/um/bi/li/'ca/lis, -le (adj)
ve/si/co/ute/'rin (ad)
ve/si/co/ute/'ri/nus, -na, -num (adj)
ve/si/co/va/gi/'nal (ad)
ve/si/co/va/gi/'na/lis, -le (adj)
Ve/'si/cu/la (f)
ve/si/cu/'lar (ad)
ve/si/cu/'la/ris, -re (adj)
Ve/si/cu/la/ti/'on (f)
Ve/si/cul/ec/'to/mia (f)
Ve/si/cul/ec/to/'mie (f)
ve/si/cu/'lie/ren (v)
Ve/si/cu/'li/tis (f)
Ve/si/cu/lo/'gramm (n)
Ve/si/cu/lo/gra/'phie (f)
ve/si/cu/lo/'gra/phisch (ad)
ve/si/cu/'los (ad)
ve/si/cu/'lo/sus, -sa, -sum (adj)
Ve/si/cu/lo/'to/mia (f)
Ve/si/cu/lo/to/'mie (f)
ve/sti/bu/'lar (ad)
ve/sti/bu/'la/ris, -re (adj)
ve/sti/bu/lo/ce/re/bel/'lar (ad)
ve/sti/bu/lo/ce/re/bel/'la/ris, -re (adj)
ve/sti/bu/lo/co/chle/'ar (ad)
ve/sti/bu/lo/co/chle'a/ris, -re (adj)
ve/sti/bu/lo/ocu/'lar (ad)
ve/sti/bu/lo/spi/'nal (ad)
ve/sti/bu/lo/spi/'na/lis, -le (adj)
Ve/sti/bu/lo/to/'mie (f)
Ve/'sti/bu/lum (n)
ve/sti/gi/'al (ad)
Ve/'sti/gi/um (n)
Ve/te/ri/'nar (m)
ve/te/ri/'nar (ad)
ve/te/ri/'na/ri/us, -ria, -um (adj)
Ve/te/ri/'nar/me/di/cin (f)
Ve/te/ri/'nar/me/di/ci/ner (m)
'vi/brans (adj)
Vi/'bra/tio (f)
Vi/bra/ti/'on (f)
Vi/'bra/tor (m)
vi/'brie/ren (v)
'Vi/brio (m)
Vi/bri'o/sis (f)
Vi/'bris/sa (f)
Vi/bro/mas/'sa/ge (f)
Vi/'bur/num (n)
vi/ca/ri/'ie/ren (v)
vi/'ca/ri/us, -ria, -um (adj)
Vi/gil/am/bu/'lis/mus (m)
vi/gi/'lant (ad)
Vi/gi/'lanz (f)
Vi/'gi/lia (f)
Vil/li/ki/'nin (n)
vil/'los (ad)
Vil/lo/'si/tis (f)
vil/'lo/sus, -sa, -sum (adj)
'Vil/lus (m)
Vil/ox/a'zin (n)
Vin/bar/bi/'tal (n)
Vin/bla/'stin (n)
Vin/cri/'stin (n)
'Vin/cu/lum (n)
Vin/de/'sin (n)
Vin/gly/ci/'nat (n)
Vin/leu/ro/'sin (n)
Vin/ro/si/'din (n)
Vi/'nyl (n)
Vio/my/'cin (n)
Vir/'ae/mia (f)
Vir/ae/'mie (f)
Vi/ra/gi/ni/'tät (f)
Vi/'ra/go (f)
vi/'ral (ad)
Vir/gi/nia/my/'cin (n)
Vir/gi/ni/'tät (f)
'Vir/go (f)
'vi/ri/dans (adj)
Vi/ri/do/ful/'vin (n)
vi/ri/do/'gri/se/us, -sea, -um (adj)
vi/'ril (ad)
Vi/ri/li/sa/ti/'on (f)
vi/ri/li/'sie/ren (v)
Vi/ri/'lis/mus (m)
Vi/ri/li/'tät (f)
'Vi/ri/on (n)
Vi/ro/'id (n)
vi/ro/'id (ad)
Vi/ro/'lo/ge (m)
Vi/ro/'lo/gia (f)
Vi/ro/lo/'gie (f)
vi/ro/'lo/gisch (ad)

Vi/ro/'pe/xis (f)
Vi/ro/'sta/ti/cum (n)
vi/ro/'sta/ti/cus, -ca, -cum (adj)
vi/ro/'sta/tisch (ad)
vir/tu/'al (ad)
vir/tu'a/lis, -le (adj)
vi/ru/'lent (ad)
Vi/ru/'len/tia (f)
vi/ru/'len/tus, -ta, -tum (adj)
Vi/ru/'lenz (f)
'Vi/rus (n)
Vis (f)
'Vis/ce/ra (npl)
vis/ce/'ral (ad)
vis/ce/'ra/lis, -le (adj)
vis/ce/ro/car/di/'al (ad)
Vis/ce/ro/'cep/tor (m)
Vis/ce/ro/me/'ga/lia (f)
Vis/ce/ro/me/ga/'lie (f)
vis/ce/ro/mo/'to/risch (ad)
Vis/ce/ro/'pto/sis (f)
vis/ce/ro/sen/'so/risch (ad)
Vis/ce/ro/'tom (n)
vis/'cid (ad)
'vis/ci/dus, -da, -dum (adj)
Vis/ci/di/'tät (f)
vis/'cos (ad)
Vis/co/si/'me/ter (n)
Vis/'co/si/tas (f)
Vis/co/si/'tät (f)
vis/'co/sus, -sa, -sum (adj)
'Vis/cus (n)
vi/'si/bel (ad)
Vi/si/bi/li/'tät (f)
'Vi/sio (f)
Vi/si/'on (f)
vi/su/'al (ad)
vi/su'a/lis, -le (adj)
Vi/sua/li/sa/ti/'on (f)
vi/sua/li/'sie/ren (v)
'Vi/sus (m)
'Vi/ta (f)
vi/'tal (ad)
Vi/'tal/ca/pa/ci/tät (f)
vi/'ta/lis, -le (adj)
Vi/ta/li/sa/ti/'on (f)
vi/ta/li/'sie/ren (v)
Vi/ta/'lis/mus (m)
Vi/ta/'list (m)
vi/ta/'li/stisch (ad)
Vi/'ta/li/tas (f)
Vi/ta/li/'tät (f)
Vi/'tal/sta/ti/stic (f)
Vit/a'min (n)
Vit/ami/'no/sis (f)
Vi/tel/'lin (n)
vi/tel/'lin (ad)
vi/tel/'li/nus, -na, -num (adj)
Vi/tel/lo/lu/te/'in (n)
Vi/tel/lo/ru/'bin (n)
Vi/'tel/lus (m)
Vi/ti/'li/go (f)
vi/ti'o/sus, -sa, -sum (adj)
'Vi/ti/um (n)
Vi/tre/'in (n)
'vi/tre/us, -trea, -um (adj)
Vi/tri/'ol (n)
'vi/vax (adj)
Vi/vi/fi/ca/ti/'on (f)
vi/vi/fi/'cie/ren (v)
vi/vi/'par (ad)
vi/'vi/pa/rus, -ra, -rum (adj)
vi/vi/se/'cie/ren (v)
Vi/vi/sec/ti/'on (f)
Vi/vi/'sec/tor (m)
vo/'cal (ad)
vo/'ca/lis, -le (adj)
'Vo/la (f)
Vol/'ae/mia (f)
Vol/ae/'mie (f)
vol/'ae/mi/cus, -ca, -cum (adj)
vol/'ae/misch (ad)
vo/'lar (ad)
vo/'lar/flec/tie/ren (v)
Vo/'lar/fle/xi/on (f)
vo/'la/ris, -re (adj)
vo/la/'til (ad)
Volt (n)
Volt/'me/ter (n)
Vo/'lu/men (n)
vo/lu/'me/trisch (ad)
vo/lun/'tar (ad)
Vo/'lun/tas (f)
vo/lun/'ta/ri/us, -ria, -um (adj)
Vo/lu/'tin (n)
'Vol/vu/lus (m)
'Vo/mer (m)
vo/me/ro/na/'sal (ad)
vo/me/ro/na/'sa/lis, -le (adj)
vo/'mie/ren (v)
vo/mi/'tiv (ad)
Vo/mi/'to/ri/um (n)
'Vo/mi/tus (m)
Vo/'ra/ci/tas (f)
Vo/ra/ci/'tät (f)
'vo/rax (adj)
vo/'rie/ren (v)
'Vor/tex (m)
vor/ti/'cos (ad)

vor/ti/'co/sus, -sa, -sum (adj)
Vox (f)
vul/'ga/ris, -re (adj)
vul/ne/'ra/bel (ad)
vul/ne/'ra/bi/lis, -le (adj)
Vul/ne/ra/bi/li/'tät (f)
'Vul/nus (n)
'Vul/va (f)
vul/'var (ad)
Vulv/ec/'to/mia (f)
Vulv/ec/to/'mie (f)
Vul/'vi/tis (f)
vul/vo/va/gi/'nal (ad)
vul/vo/va/gi/'na/lis, -le (adj)
Vul/vo/va/gi/'ni/tis (f)
'Wal/ler-De/ge/ne/ra/ti/on (f)
Watt (n)
'Watt/me/ter (n)
'White/head-Ope/ra/ti/on (f)
'Wilde-In/ci/si/on (f)
'Wins/low-Fo/ra/men (n)
'Win/trobe-Met/ho/de (f)
Wolff-Par/kin/son-'White-Syn/drom (n)
Wu/che/'re/ria (f)
Wu/che/re/'ria/sis (f)
Xan/o'xat (n)
Xan/'that (n)
Xanth/e'las/ma (n)
Xan/'thin (n)
Xan/thin/oxi/'da/se (f)
Xan/thin/'uria (f)
Xan/thin/u'rie (f)
xan/tho/'chrom (ad)
Xan/tho/'chro/mia (f)
Xan/tho/chro/'mie (f)
xan/tho/cy/an/'op (ad)
Xan/tho/cy/an/'opia (f)
Xan/tho/cy/an/o'pie (f)
xan/tho/cy/an/'opisch (ad)
Xan/tho/cy/an/'op/sia (f)
Xan/tho/cy/an/op/'sie (f)
Xan/tho/cy/an/'op/sis (f)
xan/tho/cy/an/'op/tisch (ad)
Xan/tho/'cyt (m)
xan/tho/'cy/tisch (ad)
Xan/'tho/cy/tus (m)
xan/tho/'derm (ad)
Xan/tho/'der/ma (n)
Xan/tho/'der/mia (f)
Xan/tho/der/'mie (f)
Xan/'thom (n)
Xan/'tho/ma (n)
xan/tho/ma/'tos (ad)
Xan/tho/ma/'to/sis (f)
xan/tho/ma/'to/tisch (ad)
Xan/'thon (n)
Xan/tho/'phan (n)
Xan/tho/'phyll (n)
Xanth/'opia (f)
Xanth/o'pie (f)
xanth/'opisch (ad)
Xan/tho/pro/te/'in (n)
Xanth/'op/sia (f)
Xanth/op/'sie (f)
Xanth/op/'sin (n)
Xanth/'op/sis (f)
Xan/tho/pte/'rin (n)
xanth/'op/tisch (ad)
Xan/tho/rham/'nin (n)
Xan/thor/'rhoea (f)
Xan/tho/'sin (n)
Xan/'tho/sis (f)
Xan/'tho/xy/lum (n)
xe/no/'gen (ad)
'Xe/non (n)
Xe/no/'pho/bia (f)
Xe/no/pho/'bie (f)
Xe/no/trans/plan/'tat (n)
Xe/'ra/sia (f)
Xe/ra/'sie (f)
Xe/ro/'der/ma (n)
Xe/ro/'der/mia (f)
Xe/ro/der/'mie (f)
Xer/oph/'thal/mia (f)
Xer/oph/thal/'mie (f)
xer/oph/'thal/misch (ad)
Xe/ro/ra/dio/gra/'phie (f)
xe/ro/ra/dio/'gra/phisch (ad)
Xe/'ro/sis (f)
Xe/ro/'sto/mia (f)
Xe/ro/sto/'mie (f)
xe/'ro/tisch (ad)
Xe/ro/'to/cia (f)
Xe/ro/to/'cie (f)
xi/pho/co/'stal (ad)
Xiph/o'dy/nia (f)
Xiph/ody/'nie (f)
Xi/pho/'id (n)
xi/pho/'id (ad)
xi/pho/'ides (adj)
xi/pho/'ide/us, -'idea, -um (adj)
Xi/pho/i'di/tis (f)
Xi/'pho/pa/gus (m)
xi/pho/ster/'nal (ad)
xi/pho/ster/'na/lis, -le (adj)
Xyl/ami/'din (n)
Xy/'lan (n)
Xyl/a'zin (n)

Xy/'lem (n)
Xy/'len (n)
Xy/le/'nol (n)
Xy/lo/met/azo/'lin (n)
Xy/'lo/se (f)
Xy/'lyl (n)
Yer/'si/nia (f)
Yo/him/'bin (n)
Ype/'rit (n)
y/psi/li/'form (ad)
'Y/psi/lon (n)
Yt/'ter/bi/um (n)
'Yt/tri/um (n)
Zeo/'lit (m)
'Ze/ta (n)
'Ze/ta-Po/ten/ti/al (n)
Zinc (n)
Zinc/ace/'tat (n)
Zinc/chlo/'rid (n)
Zinc/o'xid (n)
Zinc/sul/'phat (n)
'Zin/cum (n)
Zir/'co/ni/um (n)
Zir/co/ni/um/di/o'xid (n)
Zol/a'min (n)
'Zo/na (f)
zo/'nal (ad)
zo/'na/lis, -le (adj)
'Zo/ne (f)
zo/ni/fu/'gal (ad)
zo/ni/pe/'tal (ad)
Zo/no/gra/'phie (f)
'Zo/nu/la (f)
zo/nu/'lar (ad)
zo/nu/'la/ris, -re (adj)
Zo/nu/'li/tis (f)
Zo/nu/lo/'ly/se (f)
Zo/nu/'lo/ly/sis (f)
Zo/nu/lo/to/'mie (f)
Zoo/an/thro/'pie (f)
Zoo/an/thro/'po/no/sis (f)
Zoo/e'ra/stia (f)
Zoo/era/'stie (f)
zoo/'gen (ad)
zoo/'id (ad)
Zoo/'la/gnia (f)
Zoo/la/'gnie (f)
Zoo/'lo/ge (m)
Zoo/'lo/gia (f)
Zoo/lo/'gie (f)
zoo/'lo/gisch (ad)
Zo'o/no/sis (f)
zoo/'no/tisch (ad)
Zoo/pa/ra/'sit (m)
zoo/pa/ra/'si/tisch (ad)
Zoo/'phi/lia (f)
Zoo/phi/'lie (f)
Zoo/phi/'lis/mus (m)
Zoo/'phyt (m)
Zoo/'pla/stic (f)
zoo/'pla/stisch (ad)
Zo/'op/sia (f)
Zo/op/'sie (f)
Zo/'op/sis (f)
Zoo/'spo/re (f)
Zoo/ste/'rin (n)
Zoo/ste/'rol (n)
Zoo/'to/mia (f)
Zoo/to/'mie (f)
zoo/'to/misch (ad)
Zoo/to/'xin (n)
Zor/ba/my/'cin (n)
'Zo/ster (m)
zo/ste/ri/'form (ad)
Zyg/apo/'phy/se (f)
zyg/apo/phy/se/'al (ad)
zyp/apo/phy/se'a/lis, -le (adj)
Zyg/a'po/phy/sis (f)
'Zy/gi/on (n)
Zy/'go/ma (n)
zy/go/ma/ti/co/fa/ci/'al (ad)
zy/go/ma/ti/co/fa/ci'a/lis, -le (adj)
zy/go/ma/ti/co/ma/xil/'lar (ad)
zy/go/ma/ti/co/ma/xil/'la/ris, -re (adj)
zy/go/ma/ti/co/or/bi/'tal (ad)
zy/go/ma/ti/co/or/bi/'ta/lis, -le (adj)
zy/go/ma/ti/co/tem/po/'ral (ad)
zy/go/ma/ti/co/tem/po/'ra/lis, -le (adj)
Zy/go/'ma/ti/cum (n)
Zy/go/'ma/ti/cus (m)
zy/go/'ma/ti/cus, -ca, -cum (adj)
zy/go/'ma/tisch (ad)
Zy/go/ma/xil/'la/re (n)
Zy/go/my/'cet (m)
Zy/go/my/'co/sis (f)
Zy/go/'ne/ma (n)
Zy/go/'spo/re (f)
Zy/'go/ta (f)
Zy/go/'taen (n)
zy/go/'tae/ni/cus, -ca, -cum (adj)
Zy/'go/te (f)
Zy/'ma/se (f)
'zy/misch (ad)
Zy/mo/'gen (n)

zy/mo/'gen (ad)
Zy/'mo/ge/num (n)
zy/'mo/ge/nus, -na, -num (adj)
Zy/mo/hy/dro/'ly/se (f)
Zy/mo/hy/'dro/ly/sis (f)
zy/mo/hy/dro/'ly/tisch (ad)
Zy/mo/'lo/gia (f)
Zy/mo/lo/'gie (f)
zy/mo/'lo/gisch (ad)
Zy/mo/'ly/se (f)
Zy/'mo/ly/sis (f)
zy/mo/'ly/tisch (ad)
Zy/mo/ne/ma/'to/sis (f)
Zy/mo/pro/te/'in (n)
Zy/'mo/sis (f)
zy/'mo/tisch (ad)
Zy/mo/ste/'rol (n)
Zym/'ur/gia (f)
Zym/ur/'gie (f)
zym/'ur/gisch (ad)